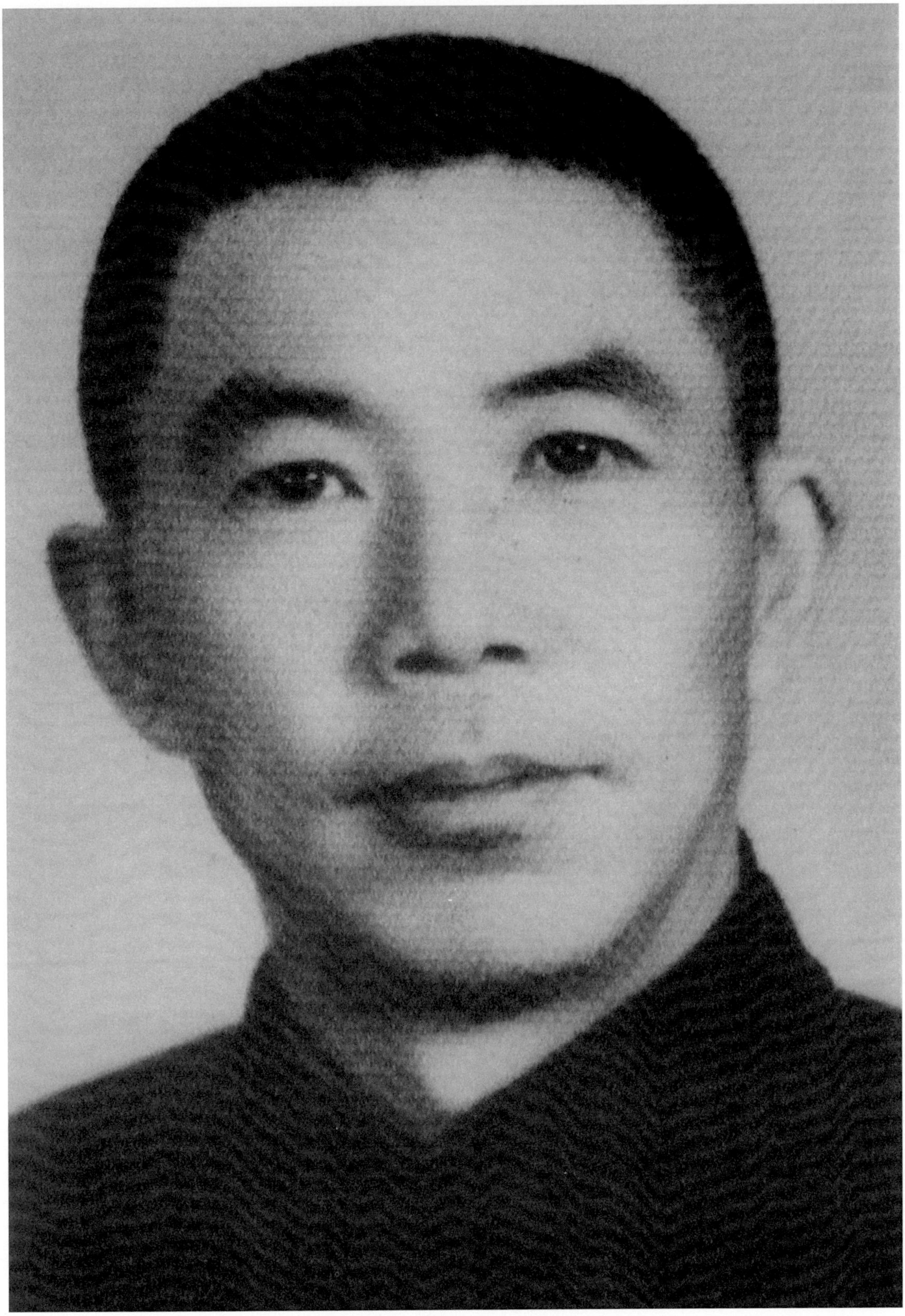

章次公先生遗照（1903—1959）

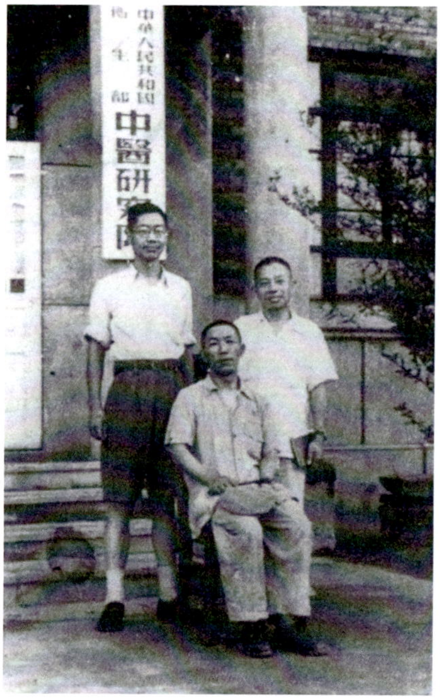

1956 年 7 月敬侍章次公老师摄于中医研究院，
右立者为同学萧熙，左立者为朱良春

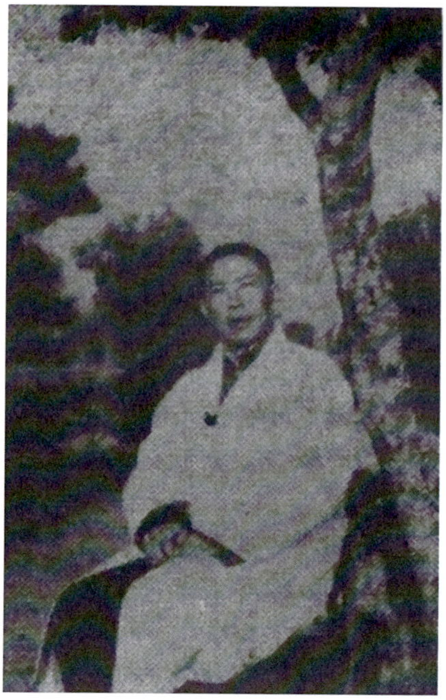

章次公先生摄于北京医院（1958 年）

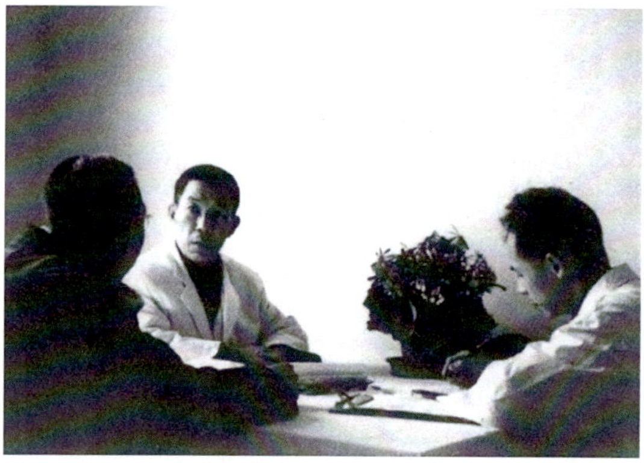

章次公先生诊治病员（俞志鸣同志提供）

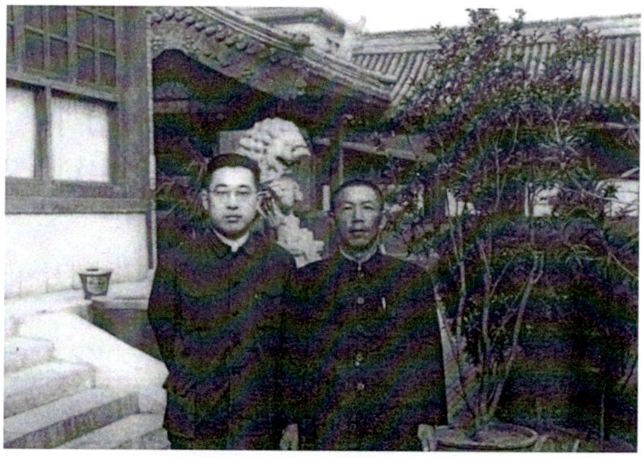

章次公先生（右）与张镜人先生（左）
在中央卫生部合影（1956 年）

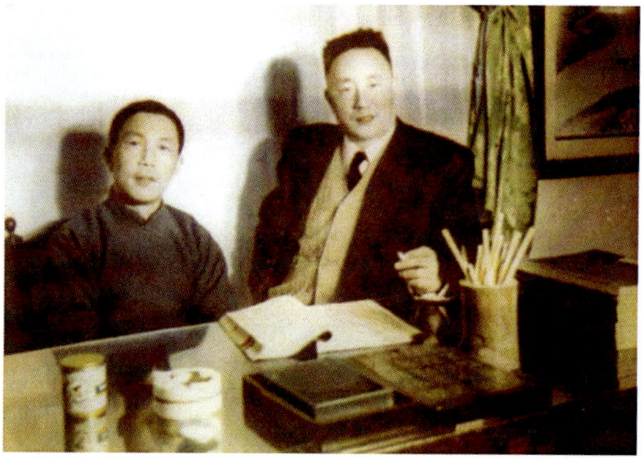

章次公先生与针灸大师陆瘦燕先生摄于其书斋
（陆焱垚教授提供）

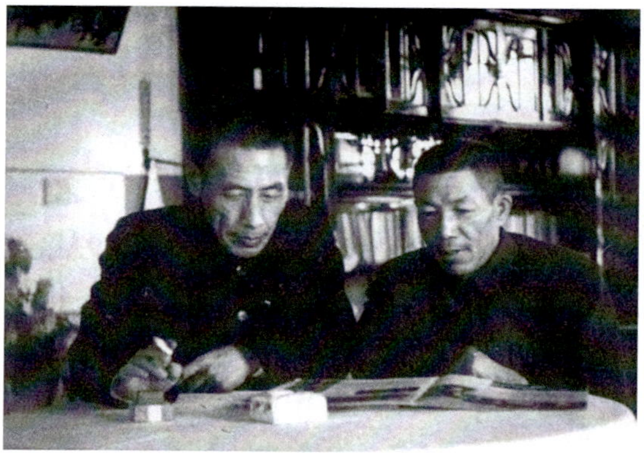

章次公先生与徐衡之先生在书斋讨论中医学术问题
（徐以协同志提供）

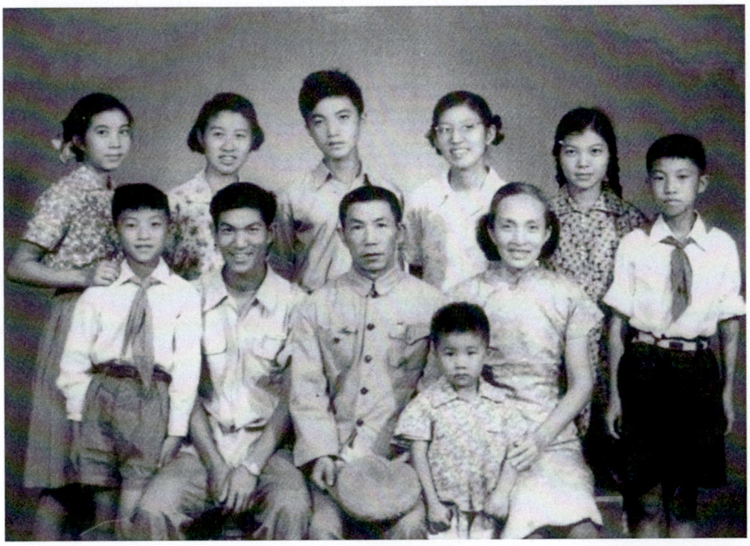

全家福

摄于1956年7月，北京

后排左起：章无忌（老五）、章月娟（老二）、章鸿远（老六）、章青（老大）、章兰兰（老四）、章鸿文（老七），前排左起：章鸿志（老八）、章鸿慈（老三）章次公（父亲）、章鸿新（老九）、戴福珍（母亲）

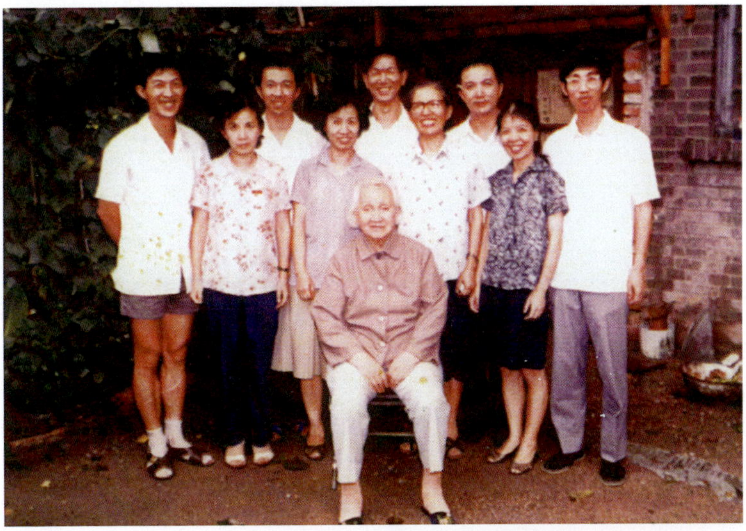

章师母与子女合影

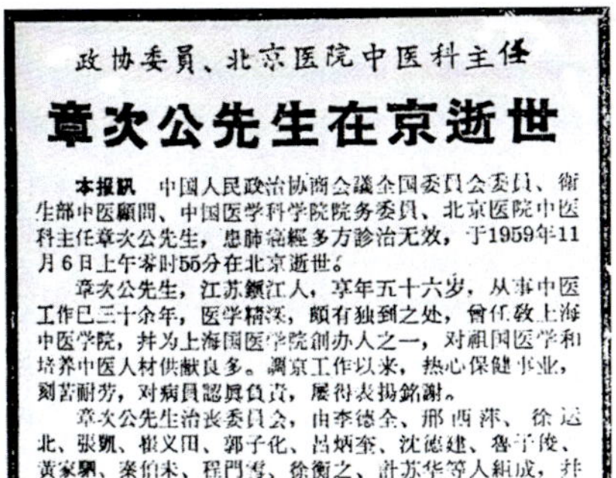

政协委員、北京医院中医科主任

章次公先生在京逝世

本报訊 中国人民政治协商会議全国委員会委員、衛生部中医顧問、中国医学科学院院务委員、北京医院中医科主任章次公先生，患肺癌經多方診治无效，于1959年11月6日上午零时55分在北京逝世。

章次公先生，江苏鎮江人，享年五十六岁，从事中医工作已三十余年，医学精深，頗有独到之处，曾任教上海中医学院，并为上海国医学院創办人之一，对祖国医学和培养中医人材供献良多。調京工作以来，热心保健事业，刻苦耐劳，对病員認真負責，屡得表揚銘謝。

章次公先生治丧委員会，由李德全、邢西萍、徐运北、張凱、崔义田、郭子化、呂炳奎、沈德建、魯之俊、黃家駟、秦伯未、程門雪、徐衡之、許苏华等人組成，并于11月8日上午在北京陶然亭举行公祭，骨灰安葬于八宝山烈士公墓。

讣告，载于《人民日报》及《健康报》

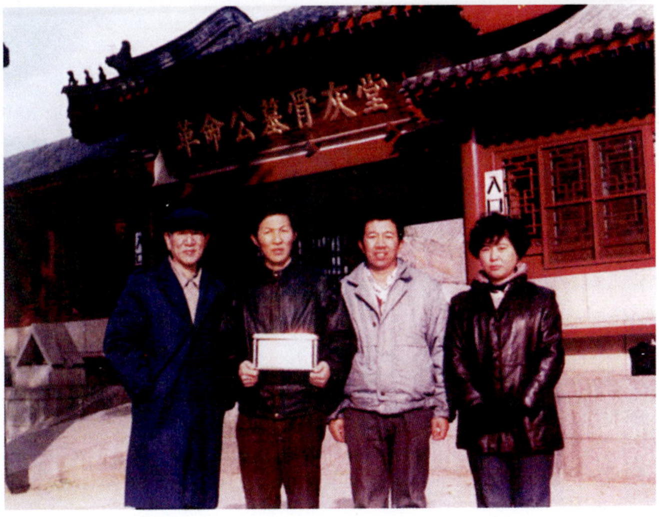

子女捧骨灰盒去革命公墓安葬

章次公先生逝世后，生前亲属、友好及门生分别在1979年先生逝世二十周年，1999年先生逝世四十周年，2003年先生百岁诞辰时举办纪念座谈会，缅怀先生遗泽，继承先生经验

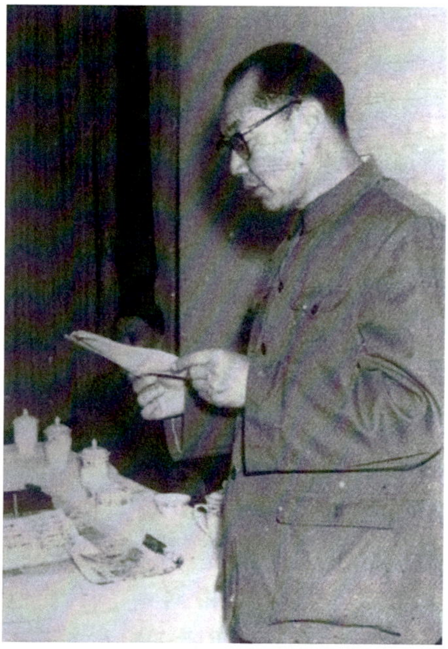

章次公先生逝世20周年纪念座谈会　1979年11月　上海
朱良春介绍章师生平

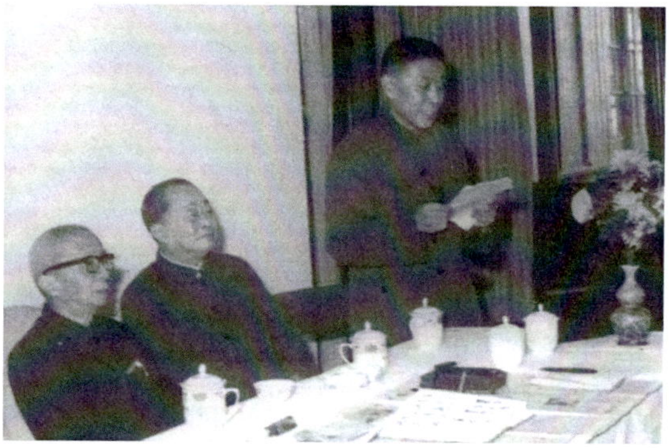

蒋敏达医师主持会议（右一）、黄文东院长（左一）、姜春华教授（左二）参加纪念会

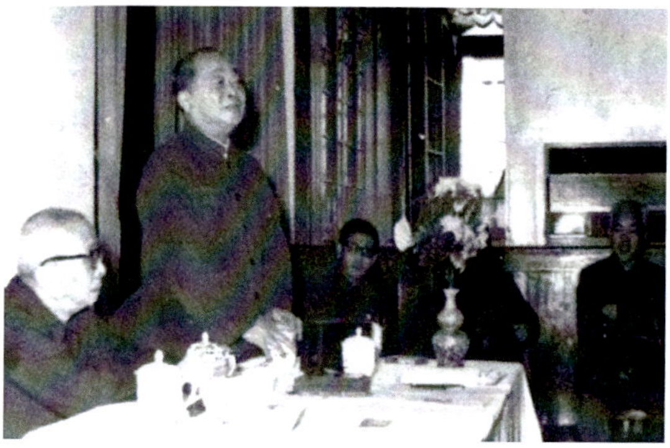

姜春华教授（左二）讲话

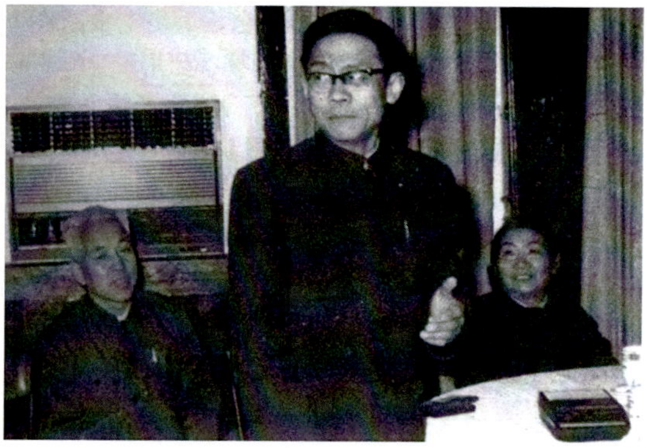

费开扬主编讲话（中），左为李树仁医师，右为姚守诚医师

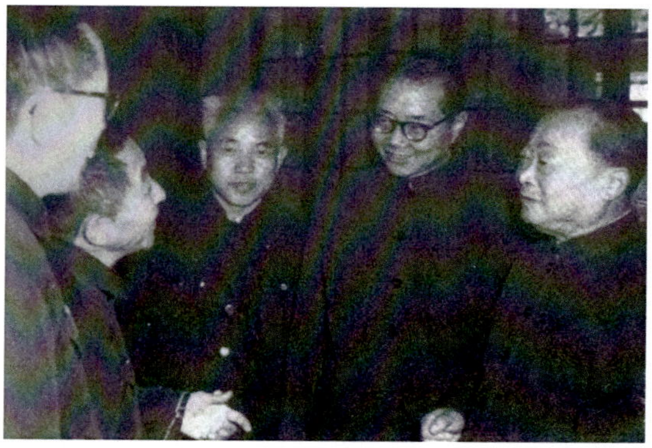

老同学在回忆章师的教诲
左起：张香圃、曹向平、李树仁、朱良春、姜春华

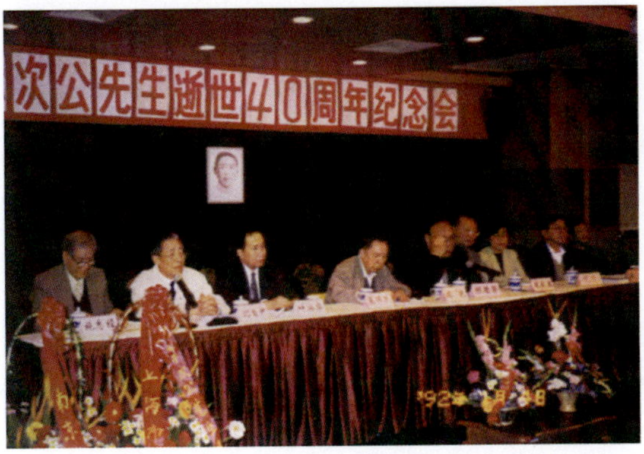

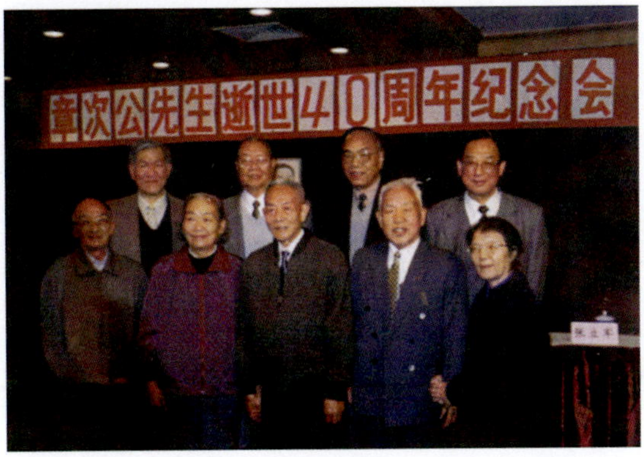

章次公先生逝世40周年纪念会　1999年11月　上海

自左至右：章鸿慈、沈自尹、叶兴华、周克、颜德馨、朱良春、童瑶、施杞

前排：钱承辉（左一）、姚守诚（左二）、史惠甫（左三）、李树仁（左四）、章兰兰（左五）

后排：章鸿慈（左一）、朱良春（左二）、颜德馨（左三）、王冠庭（左四）

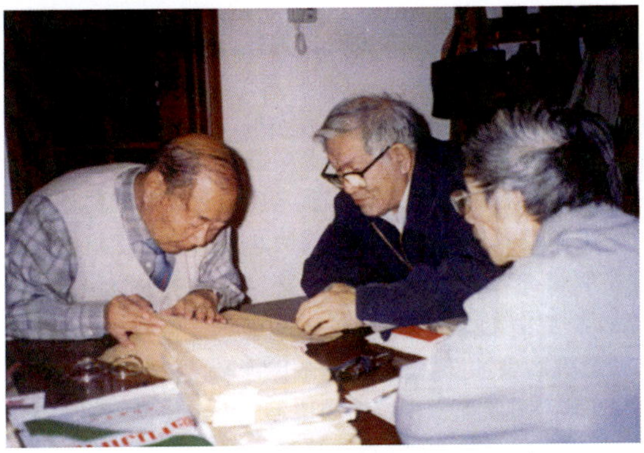

为纪念先生百岁诞辰，在北京寻找资料

左起：朱良春、章鸿慈、章鸿文

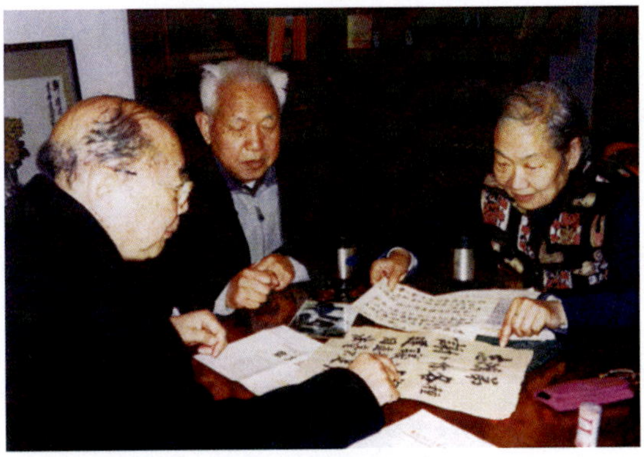

在上海研究资料

左起：朱良春、李树仁、姚守诚

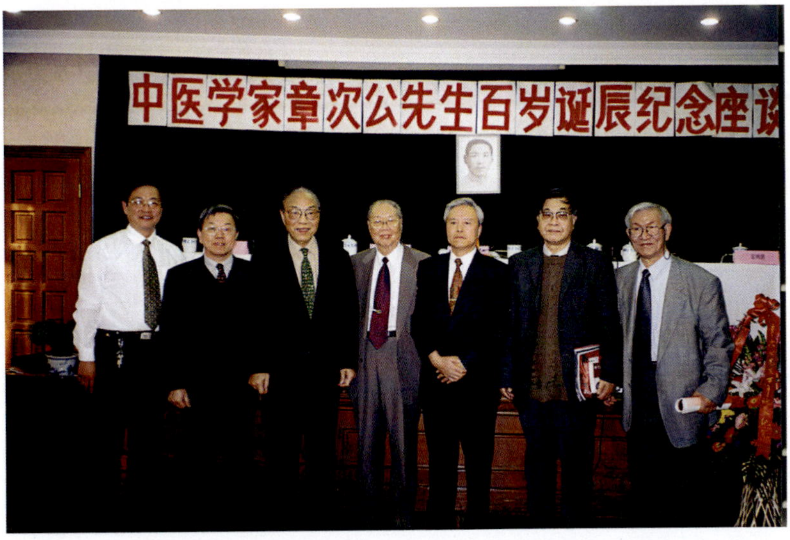

章次公先生百岁诞辰纪念座谈会　2003年4月　上海

从右至左：章鸿慈、柳曾符、诸国本、朱良春、颜德馨、施杞、朱晓春

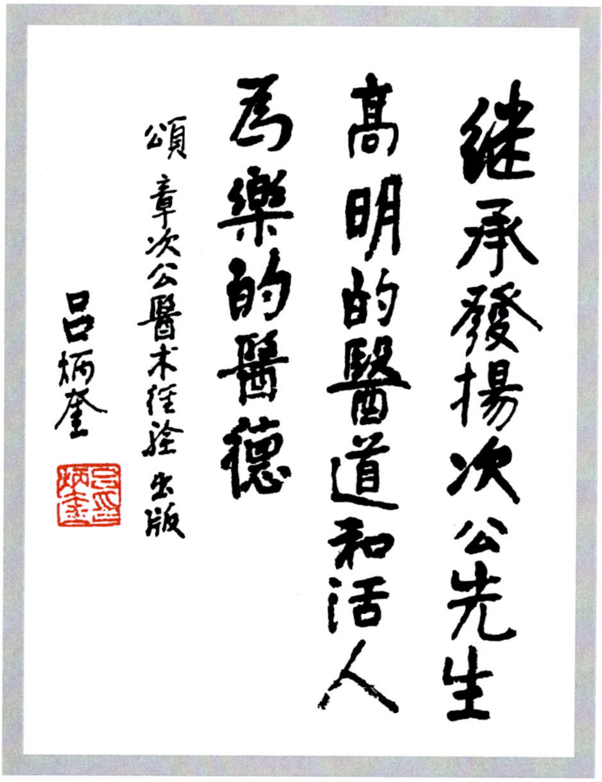

原中央卫生部中医司吕炳奎司长题词

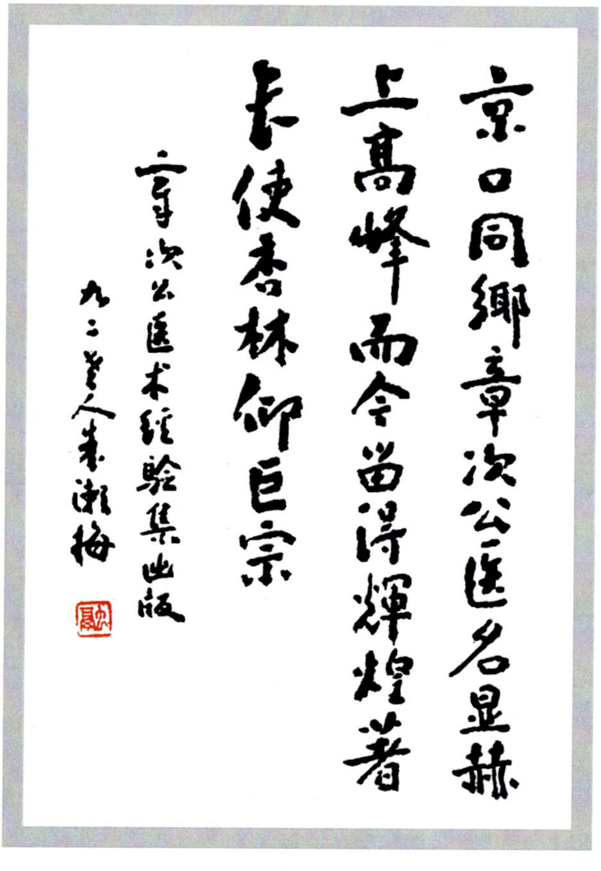

著名教育家，书法家朱漱梅先生题诗

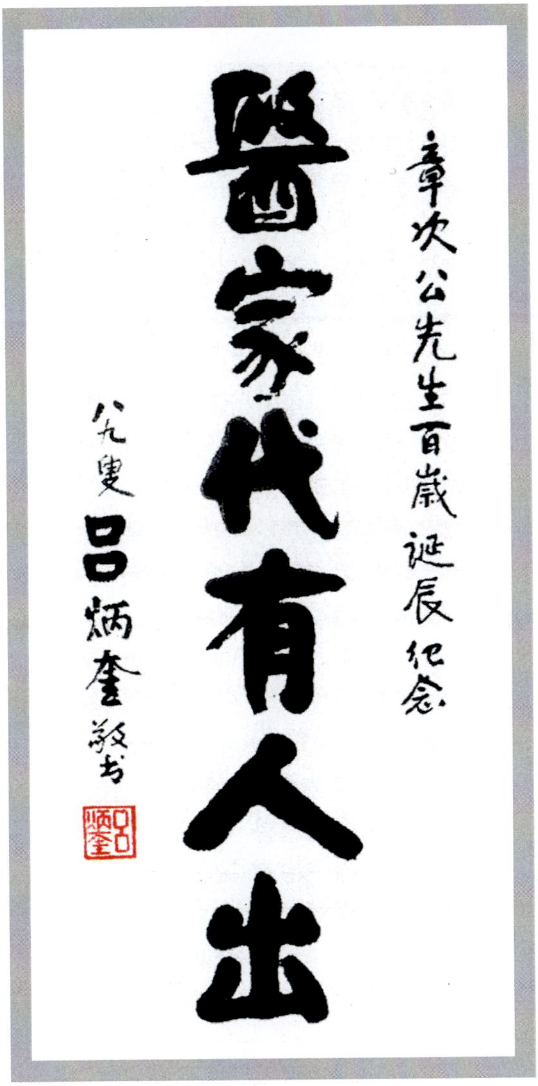

原中央卫生部中医司司长吕炳奎教授题词

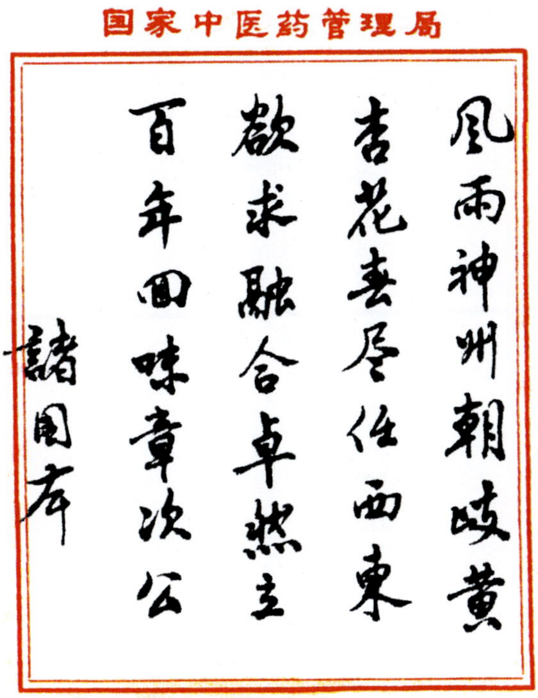

国家中医药管理局原副局长、
中国民族医药学会会长诸国本教授题词

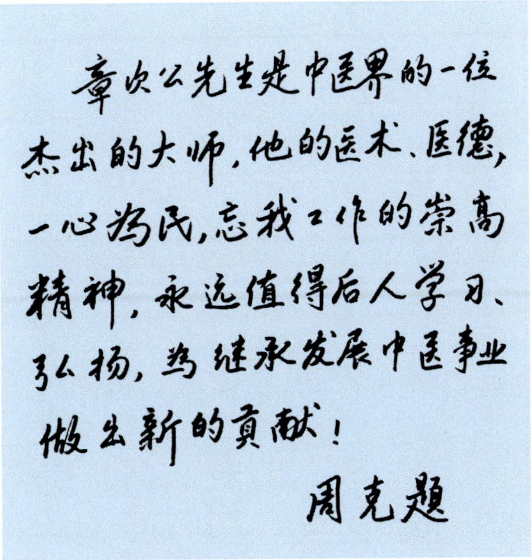

中共上海市委组织部原部长周克同志题词

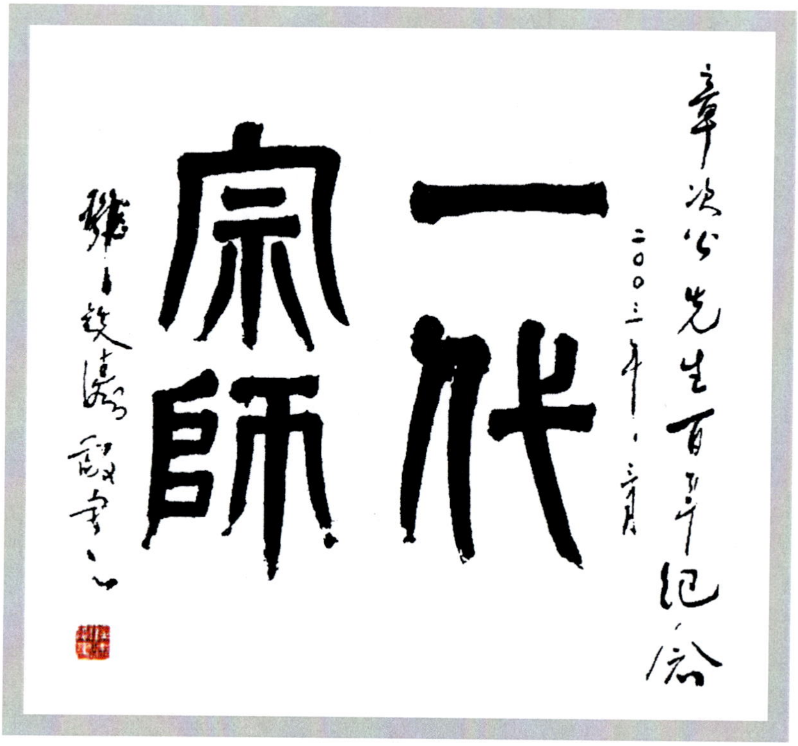

全国著名中医学家、广州中医药大学博导邓铁涛教授题词

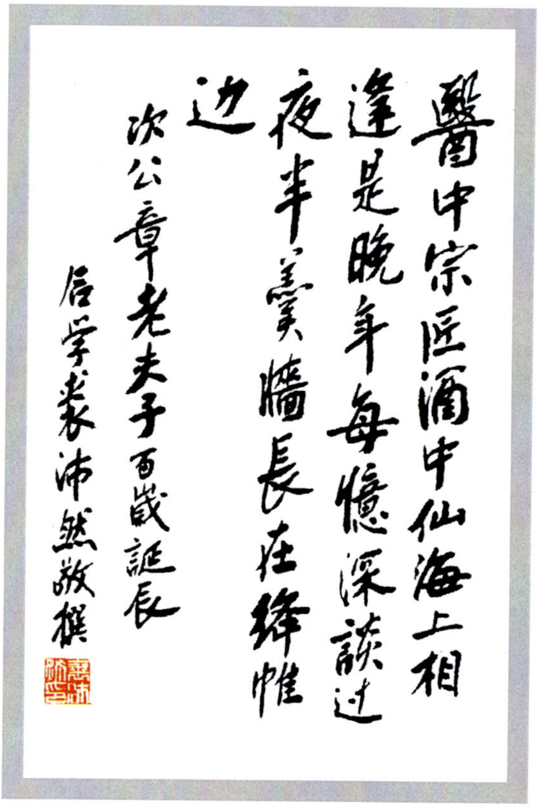

全国著名中医学家、
上海中医药大学博导裘沛然教授题词

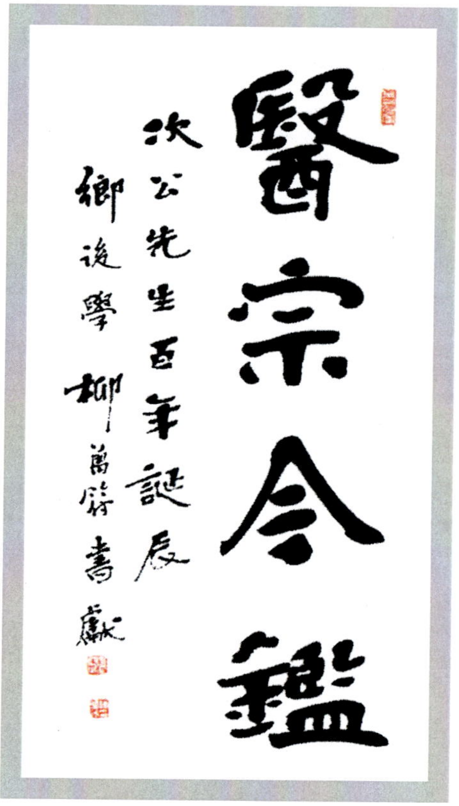

复旦大学柳曾符教授题词

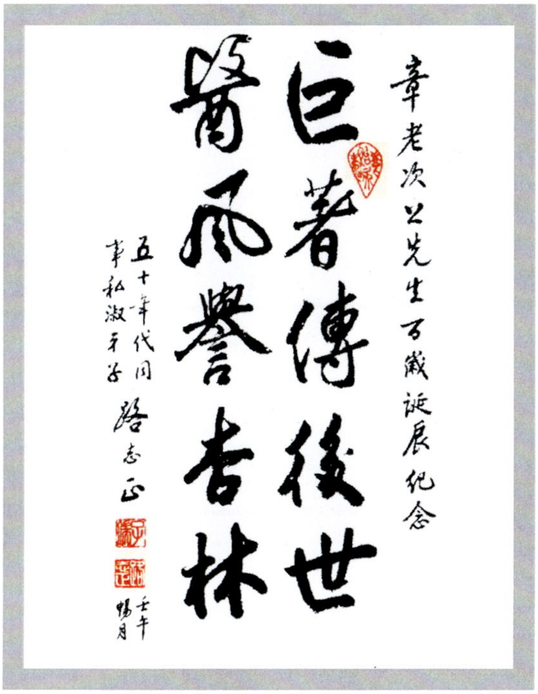

全国著名中医学家、中国中医研究院
广安门医院路志正教授题词

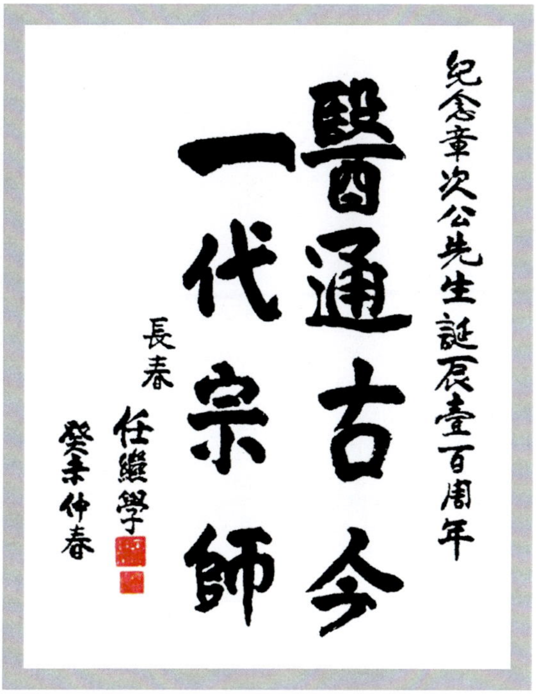

全国著名中医学家、中华中医药学会副会长、
长春中医学院博导任继学教授题词

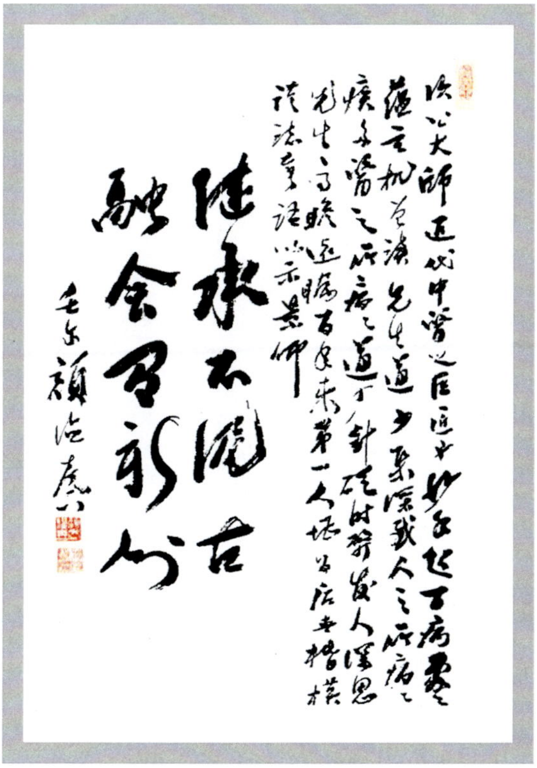

全国著名中医学家、同济大学医学院博导颜德馨
教授题词

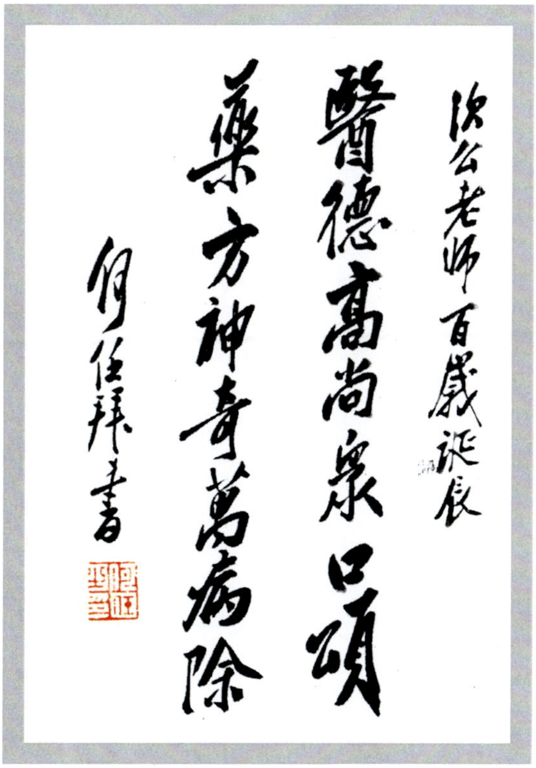

全国著名中医学家、
原浙江中医学院院长何任教授题词

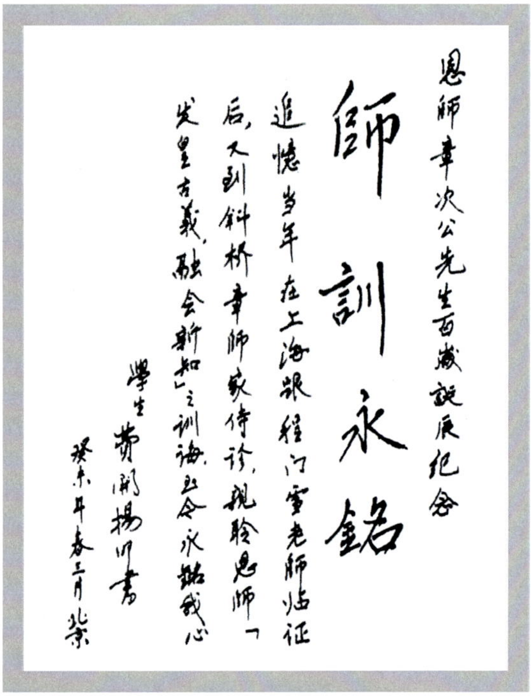

《中医杂志》原主编、中国中医研究院研究员
费开扬同志题词

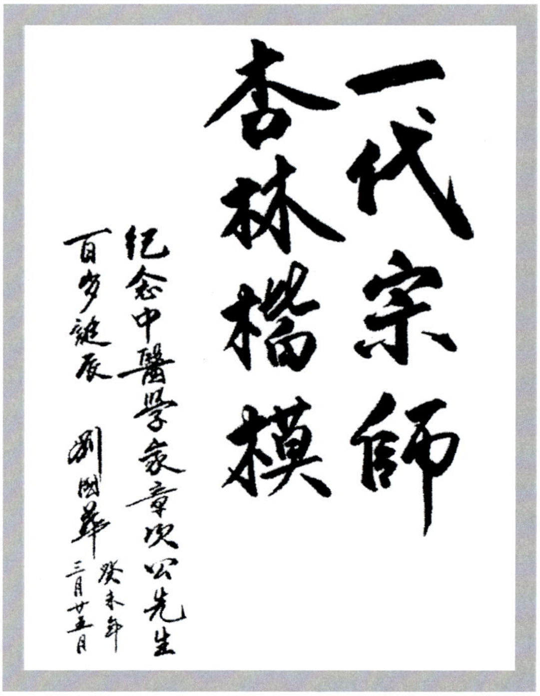

上海市卫生局副局长刘国华同志题词

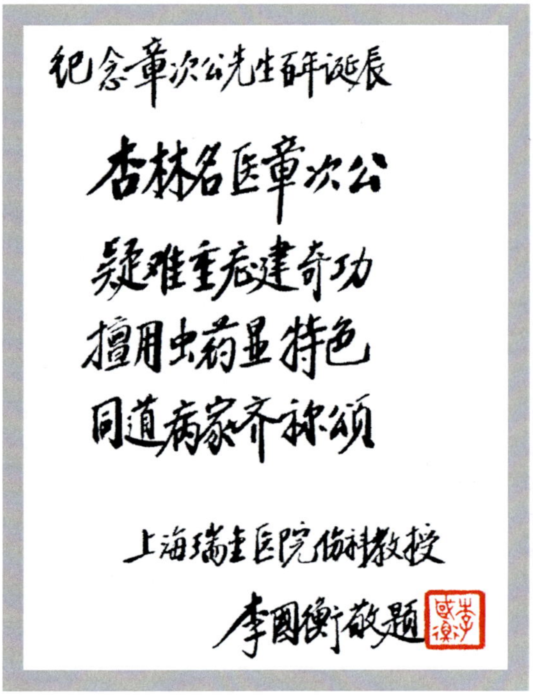

上海瑞金医院骨伤科研究所李国衡教授题词

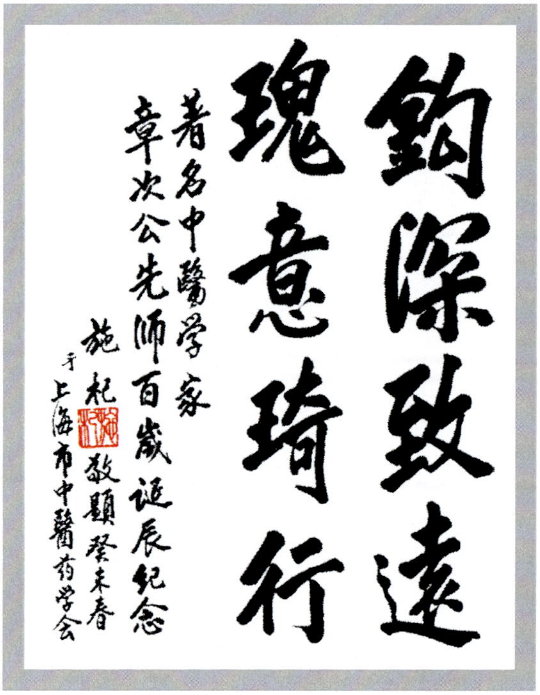

全国著名中医学家、上海中医药学会会长
施杞教授题词

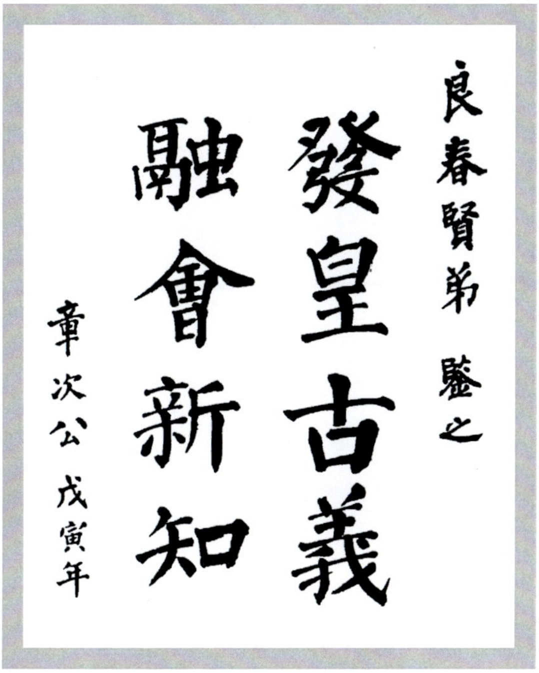
良春賢弟 鑒之
發皇古義
融會新知
章次公 戊寅年

先师章次公先生遗训（1938年书）

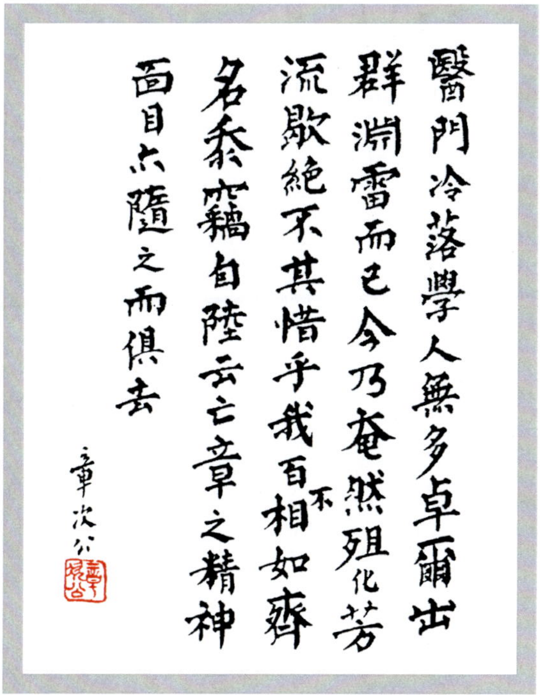
醫門冷落學人無多卓爾出群淵雷而已今乃奄然殂化芳流歇絕不其惜乎我百不相如齊名忝竊自陸云亡章之精神面目亦隨之而俱去
章次公

著名中医学家陆渊雷先生1955年病逝，
章师感叹哀悼而写（魏治平教授提供）

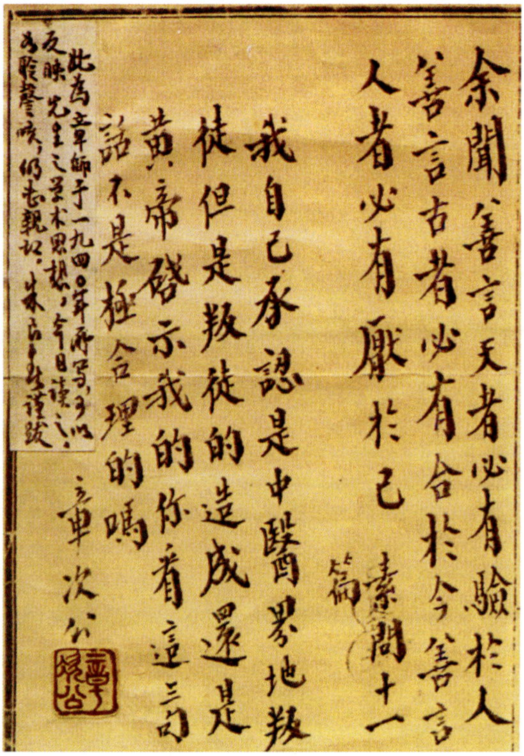
此為章師于一九四〇年所寫，予以反映先生之學術思想，今日讀之，猶為聆謦欬，仍甚親切。朱良春謹跋

余聞善言天者必有驗於人善言古者必有合於今善言人者必有厭於己 素問十一篇
我自己承認是中醫界的叛徒但是叛徒的造成還是黃帝啟示我的你看這三句話不是極合理的嗎
章次公

章师自述（1940年）

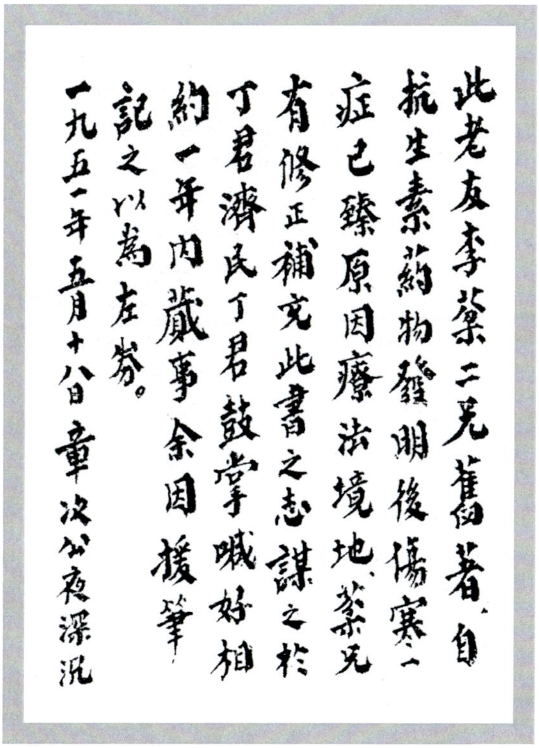
此老友李棻二兄舊著，自抗生素藥物發明後，傷寒一症已臻原因療法境地，棻兄有修正補充此書之志，謀之於丁君濟民，丁君鼓掌喊好，相約一年內蕆事，余因援筆記之，以為左券。
一九五一年五月十八日 章次公夜深沉

李棻医师著《近世伤寒病学》，章师促其修正补充
得到丁济民先生赞同（章兰兰提供）

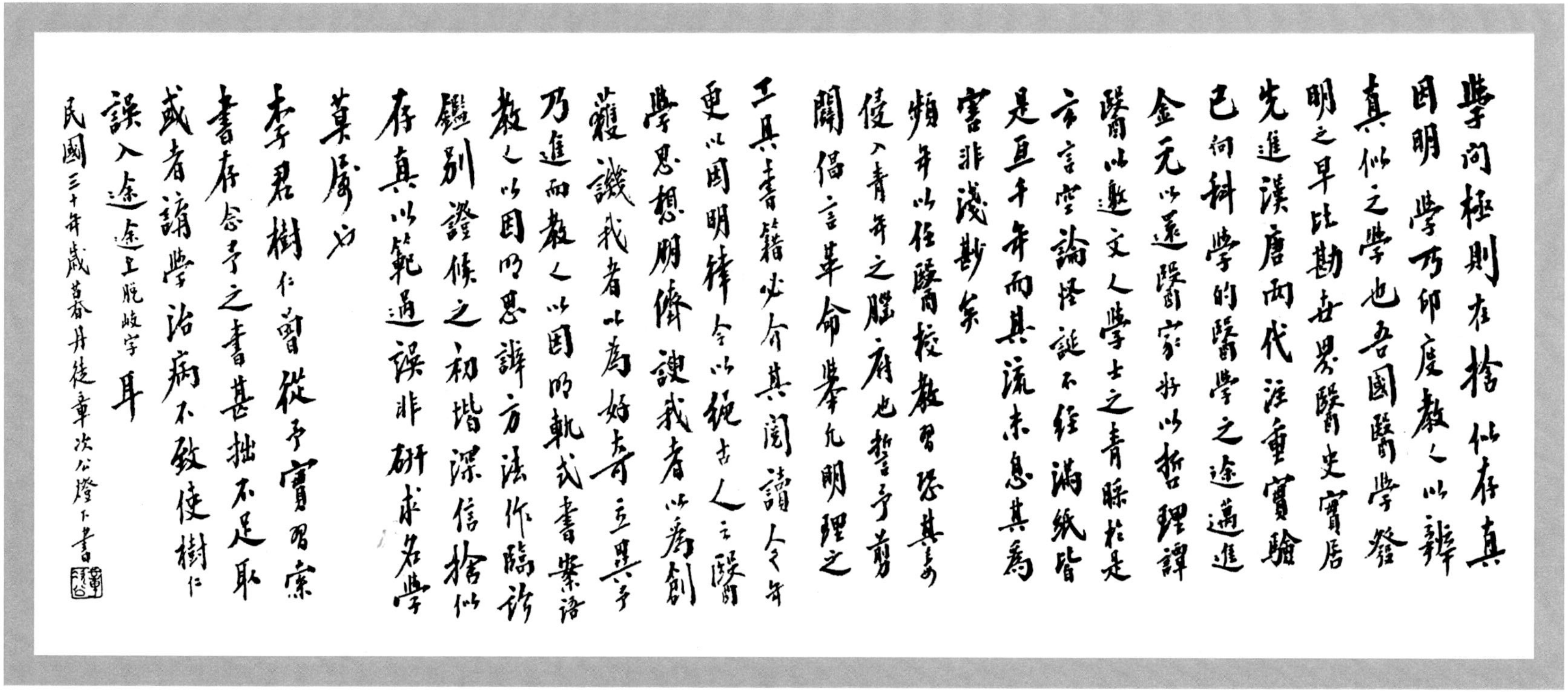

章师为李树仁同学题字（1941年）

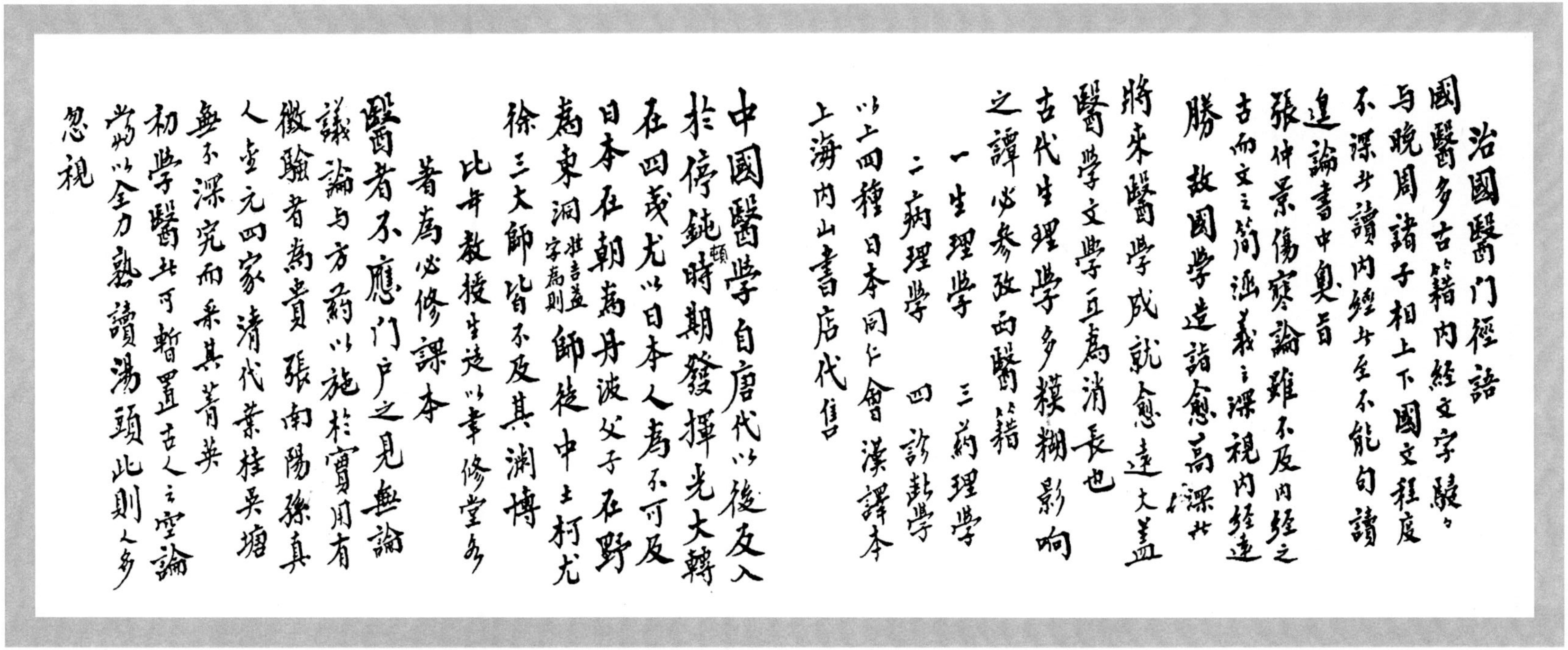
治國醫门徑語

國醫多古籍，內經文字駁駁，与晚周諸子相上下，國文程度不深者讀內經者至不能句讀，遑論書中奧旨。

張仲景傷寒論，雖不及內經之古，而文之簡、涵義之深，視內經遠勝。故國學造詣愈高深者，將來醫學成就愈遠大。蓋醫學文學互為消長也。

古代生理學多模糊影響之譚，必參攷西醫書籍：

一 生理學　三 藥理學
二 病理學　四 診斷學

以上四種日本同仁會漢譯本，上海內山書店代售。

中國醫學自唐代以後，反入於停頓時期，發揮光大，轉在四裔，尤以日本人為不可及。日本在朝為丹波父子，在野為東洞（吉益，字為則）師徒，中土村尤徐三大師，皆不及其淵博。比年教授生徒，以章修堂多著為必修課本。

醫者不應门户之見，無論議論與方藥，以施於實用有徵驗者為貴。張南陽、孫真人、金元四家、清代葉桂、吳塘，無不深究而采其菁英。

初學醫者可暫置古人之空論，以全力熟讀湯頭，此則人多忽視。

章次公先生手迹（门人姚守诚提供）

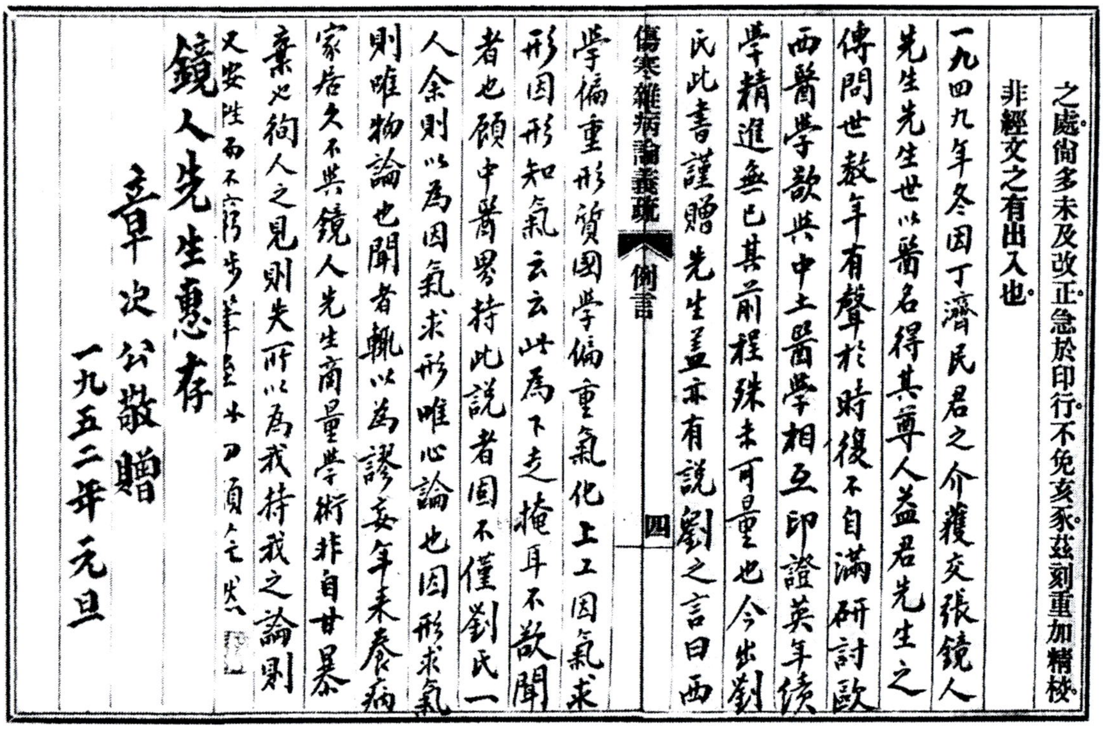
之處尚多未及改正急於印行不免亥豕茲刻重加精校
非經文之有出入也
一九四九年冬因丁濟民君之介獲交張鏡人
先生先生世以醫名得其尊人益君先生之
傳問世數年有聲於時後不自滿研討歐
西醫學欵其中土醫學相互印證英年績
學精進無已其前程殊未可量也今出劉
氏此書謹贈先生並亦有說劉之言曰西
傷寒雜病論義疏 備言 四
學偏重形質國學偏重氣化上工因氣求
形因形知氣云云此為下走掩耳不欲聞
者也顧中醫界持此說者固不僅劉氏一
人余則以為因氣求形唯心論也因形求氣
則唯物論也聞者輒以為謬妄年來為病
家居久不與鏡人先生商量學術非自甘暴
棄也徇人之見則失所以為我持我之論則
又安能而不容阿步華至今日須人之笑
鏡人先生惠存
章次公敬贈
一九五二年元旦

章先生将《伤寒杂病论义疏》一书赠给张镜人先生之题跋（张镜人教授提供）

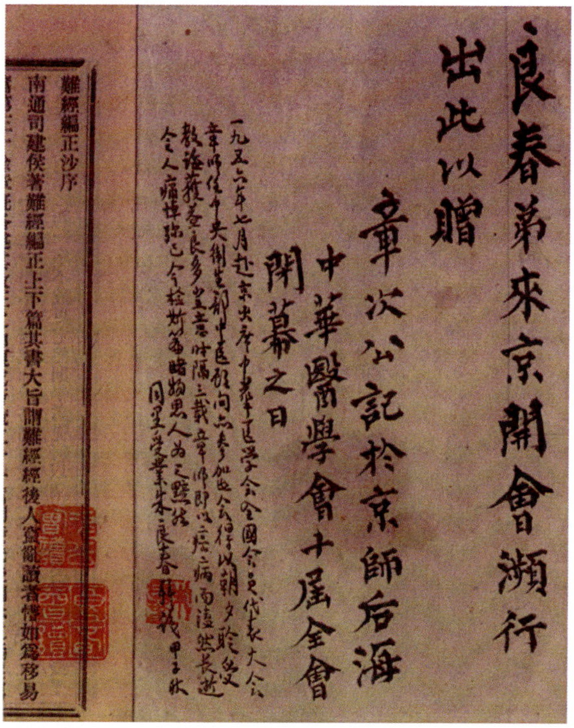

1956 年 7 月中华医学会十届全会闭幕日，章师持南通司树屏所著《难经编正》题赠朱良春，书首钤有“次公曾读”朱印

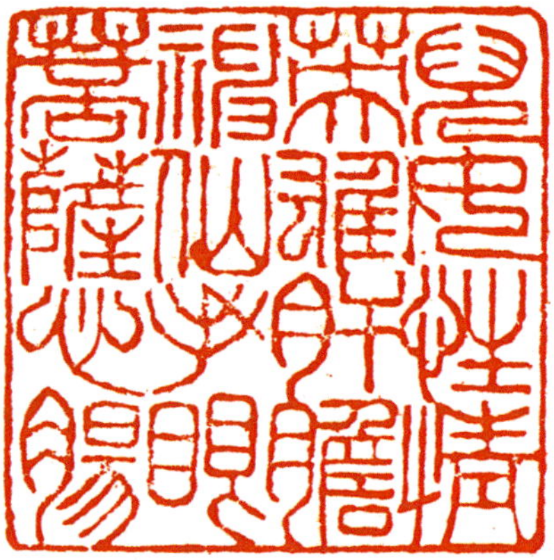

此印章“儿女性情，英雄肝胆，神仙手眼，菩萨心肠”，乃 1938 年章师所赐。朱良春敬志

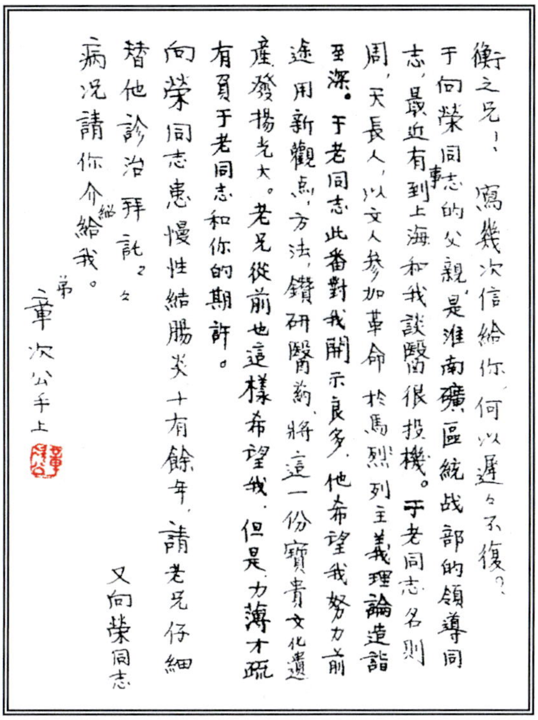

衡之兄！寫幾次信給你，何以遲々不復？

于向榮同志的父親是淮南礦區統战部的領導同志，最近有事到上海和我談醫很投機。于老同志名則周，天長人，以文人参加革命，於馬烈列主義理論造詣至深。于老同志此番對我開示良多，他希望我努力前途，用新觀点，方法，鑽研醫葯，將這一份寶貴文化遺産發揚光大。老兄從前也這樣希望我，但是力薄才疏，有負于老同志和你的期許。

向榮同志患慢性結腸炎十有餘年，請老兄仔細替他診治，拜託々々。

又向榮同志病况請你介紹給我。

弟 章次公手上

章次公先生致徐衡之先生函，时徐先生已去北京工作，章先生尚在上海，约在 1954 年（徐以协同志提供）

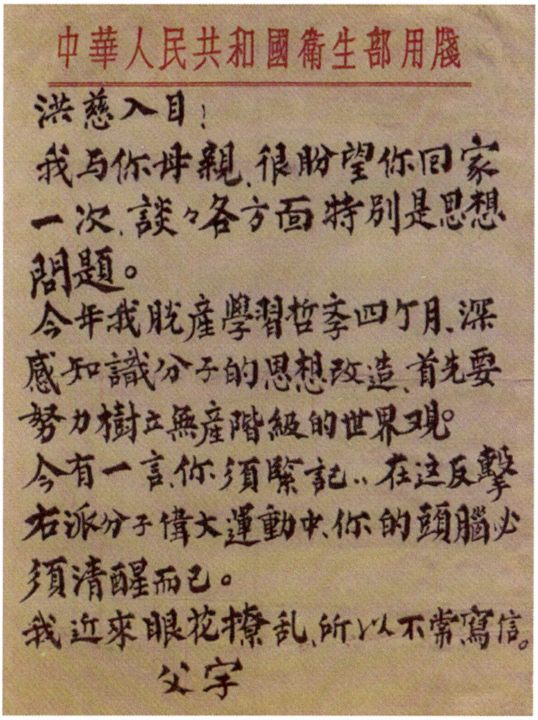

中華人民共和國衛生部用箋

洪慈入目！

我与你母親，很盼望你回家一次，談々各方面特別是思想問題。

今年我脫産學習哲學四个月，深感知識分子的思想改造，首先要努力樹立無産階級的世界观。

今有一言，你須緊記：在这反擊右派分子偉大運動中，你的頭腦必須清醒而已。

我近來眼花撩乱，所以不常寫信。

父字

与章鸿慈书，时在 1957 年春（章鸿慈先生提供）

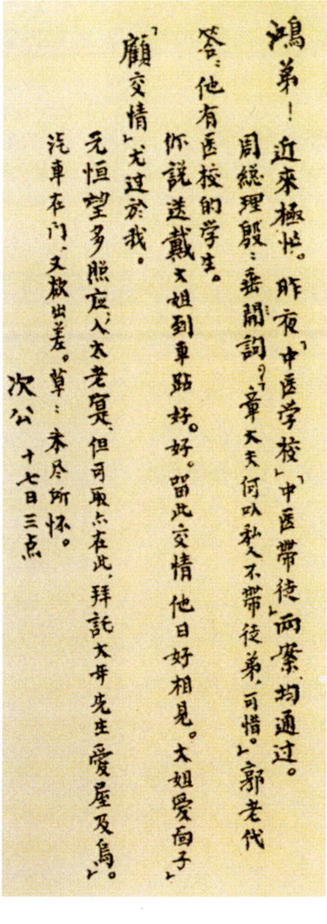

鴻弟！近來極忙。昨夜「中医学校」「中医帶徒」兩案，均通过。周総理殷々垂詢：「章大夫何以私人不帶徒弟，可惜。」郭老代答：他有医校的学生。

你說送戴大姐到車站好。好。留此交情他日好相見。大姐愛面子，「顧交情」尤过於我。

元恒望多照应，人太老實，但可取亦在此，拜託大哥先生愛屋及烏。

汽車在门，又欲出差。草々未尽所怀。

次公 十七日三点

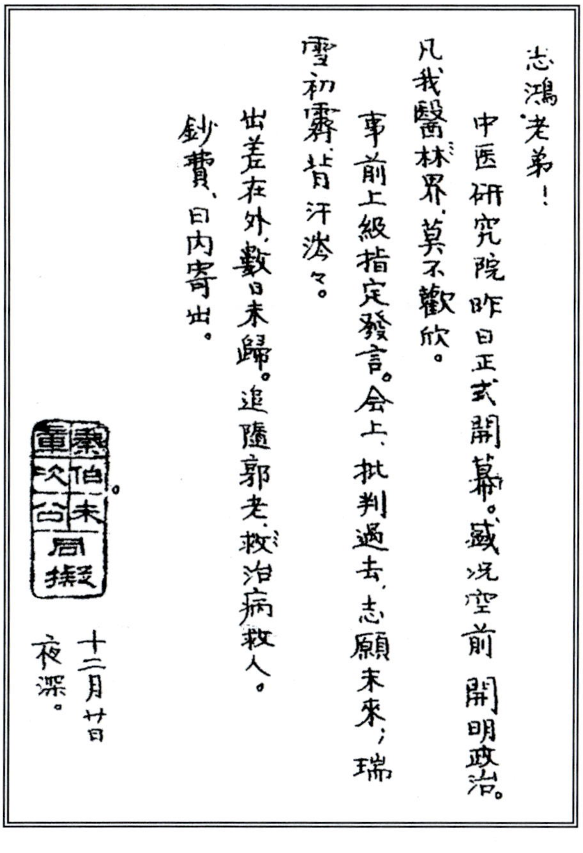

志鴻老弟！

中医研究院昨日正式開幕。盛况空前，開明政治。

凡我醫林界，莫不歡欣。

事前上級指定發言。会上，批判過去，志願未來；瑞雪初霽，背汗涔々。

出差在外，數日未歸。追隨郭老，救治病人。

鈔費，日內寄出。

十二月廿 夜深。

秦伯未 章次公 同撰

与俞志鸿书（俞敏鸣同志提供）

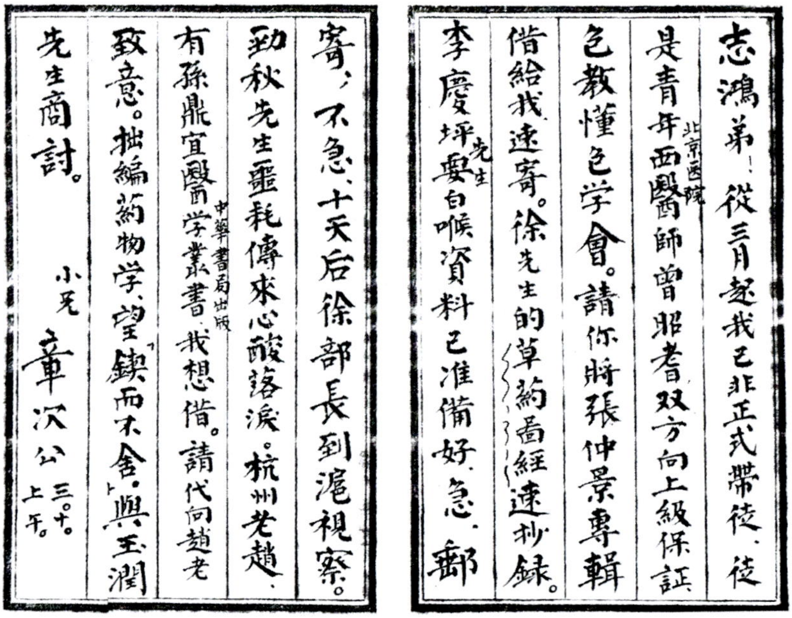

志鴻弟：從三月起我已非正式帶徒，徒是青年西醫師（北京西院）曾服者，双方向上級保証，色教懂色学會。請你將張仲景專輯借給我，速寄。徐先生的草药畫經速抄録。李慶坪先生要白喉資料已准備好，急，郵寄，不急，十天后徐部長到滬視察。劭秋先生噩耗傳來，心酸落淚。杭州老趙有孫鼎宜醫学叢書（中華書局出版），我想借。請代向趙老致意。拙編药物学，望「鍥而不舍」。與王潤先生商討。

小兄 章次公 三〇，上午。

与俞志鸿书（俞敏鸣同志提供）

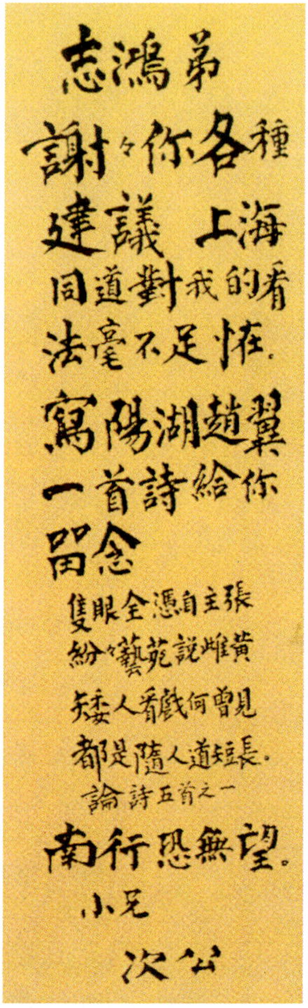

志鴻弟：謝々你各種建議。上海同道對我的看法毫不足怪。寫陽湖趙翼一首詩給你留念：

隻眼全憑自主張，紛々藝苑説雌黄。
矮人看戲何曾見，都是隨人道短長。
（論詩五首之一）

南行恐無望。

小兄 次公

1956年，先生关于五行存废商榷文章发表后，
引起争鸣，写给俞志鸿和朱良春的信

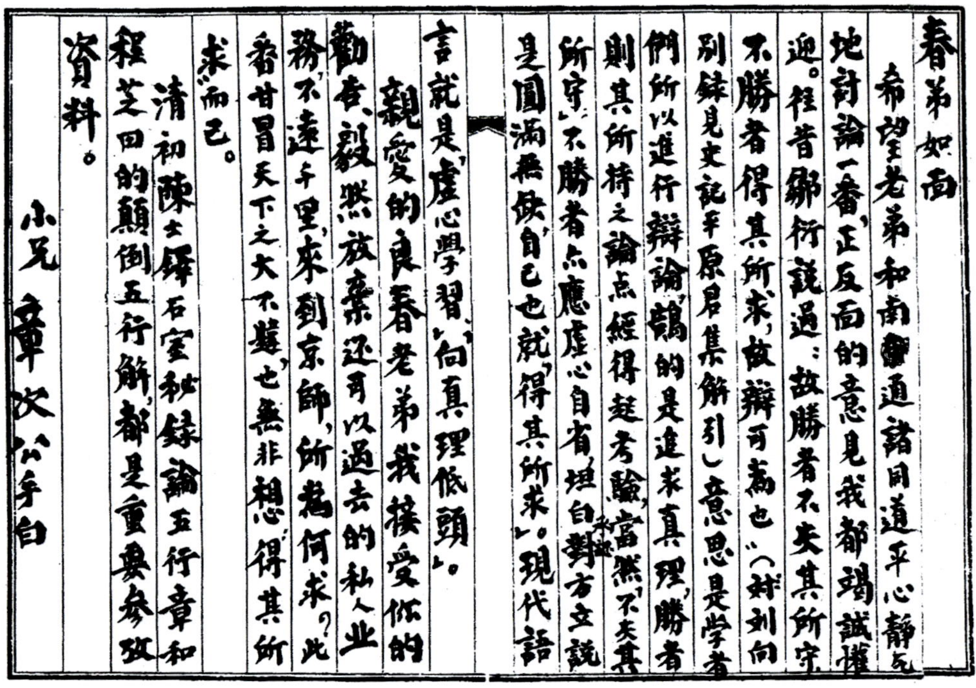

春弟如面：

希望老弟和南會通諸同道平心靜氣地討論一番，正反面的意見我都竭誠擁迎。往昔鄒衍說過："故勝者不失其所守，不勝者得其所求，故辯可為也"。（劉向別録見史記平原君集解引）意思是学者們所以進行辯論，鵠的是追求真理，勝者則其所持之論点經得起考驗，當然不失其所守；不勝者亦應虛心自省，坦白對方立說是圓滿無缺，自己也就得其所求。現代語言就是"虛心學習，向真理低頭"。親愛的良春老弟，我接受你的勸告，毅然放棄还可以過去的私人业務，不遠千里，來到京師，所為何求？此番甘冒天下之大不韙，也無非想得其所求而已。

清和陳士鐸石室秘録論五行章和程芝田的顛倒五行解，都是重要參考資料。

小兄 章次公手白

今年是

章次公先生诞辰110周年

谨以此集缅怀追思先生硕学盛德！

章次公医术经验集

增补本

主　编　朱良春

副主编　缪正来　朱步先　何绍奇

编　委　(按姓氏笔画排序)

朱又春　朱步先　朱良春　朱建平

朱建华　朱胜华　朱琬华　吴　坚

何绍奇　陈淑范　蒋　熙　缪正来

科学出版社

北　京

内 容 简 介

章次公,名成之,号之庵,江苏镇江人。我国杰出的中医教育家、临床家。毕业于上海中医专门学校。师从名医丁甘仁、曹颖甫及国学大师章太炎。行医后与陆渊雷等合办上海国医学院,并任教于中国医学院。对药物与医史亦颇有研究。长期在上海从事中医教育及临床工作,新中国成立后应召赴任中央卫生部中医顾问。同时,他又是最早的中国医学科学院院务委员,亚非团结委员会委员,第三届全国政协委员,对中医事业作出过重要贡献。

本书共分四篇,汇集先生遗著,辑为"医论篇";整理诊疗病案,编为"医案篇";谨选药物按语,作为"药物篇";"缅怀继承篇"则是先生门人和有关人士所撰先生之生平、学术思想及学习先生经验的体会。书中次公先生"发皇古义,融合新知"的治学理念;"崇古不泥,博采众方"的临床实践;"革故鼎新,中西结合"的创新精神,一一跃然纸上。因此,本书或能帮助读者更多地了解先生的道德文章,更好地光大先生的宝贵经验,以为广大病人服务。本书于先生逝世40周年(1999年)之际,编印梓行,迄今已届13年之久,此次增辑遗著数篇,《药物学》6卷之编者按,以及手迹、书信、眉批、照片等资料。

本书适用于各级中青年中医和中西结合医师提高临床诊疗水平阅读,也可作为高级中医药师研修参考。

图书在版编目(CIP)数据

章次公医术经验集:增补本 / 朱良春主编. —北京:科学出版社,2013.10

ISBN 978-7-03-038795-0

Ⅰ. 章… Ⅱ. 朱… Ⅲ. 中医学-临床医学-经验-中国-现代 Ⅳ. R249.7

中国版本图书馆CIP数据核字(2013)第236918号

责任编辑:曹丽英 陈 伟 / 责任校对:张怡君

责任印制:赵 博 / 封面设计:范璧合

科学出版社 出版

北京东黄城根北街16号

邮政编码:100717

http://www.sciencep.com

三河市春园印刷有限公司印刷

科学出版社发行 各地新华书店经销

*

1999年10月第 一 版 由湖南科学技术出版社出版

2013年10月增 补 版 开本:787×1092 1/16

2025年4月第十次印刷 印张:30 1/4 插页:8

字数:697 000

定价:158.00元

(如有印装质量问题,我社负责调换)

序　一

良师益友章老次公先生
——敬以此文代序

阳春三月，正值我国人大、政协两会胜利闭幕之后，顷奉朱老良春手教，言："今年是先师章次公先生逝世40周年，弟等拟编写《章次公医术经验集》，以缅怀章公之盛德，继承其遗志，……素仰阁下与章公有共事之谊，悉其学术、医德，故有此请也，尚祈勿却是幸。"捧读之下，感慨万千！叹岁月之悠悠，天不假年，弹指间，章老仙逝倏已40年。忆其音容笑貌，恍如昨日；生前对余之热情教诲，跃然脑际，缅怀之情，不能自已。特别是朱老从医六十载，学验俱富，为章老之高足，再传弟子遍天下，蜚声海内外，今寿臻耄耋——八十有二，仍不忘业师授业解惑，衣钵薪传之德泽，尊师重道之优良传统，由朱老为之继承并发扬光大，令人深为感动和敬佩！余虽不长于文，岂能以此而不遵嘱哉！

章老于1955年，应卫生部之聘，奉调来京，任中医顾问。余斯时在中医司技术指导科工作，得以经常请教，质疑问难，受益良多，与其说是共事，实是未拜师之私淑弟子。通过长期接触，深深感到章老中医基础理论雄厚，造诣深邃，临证经验丰富，撷英百家，学殚中西，以中为主，疗效卓著；毫无门户之见，富有创新精神；敏而好学，老而弥笃。他为人朴实，待人宽厚，持心以正，立身以诚，确是当代大医风范。兹略述一二以证。

一、根基雄厚，学贯中西，精专博通，全科医生

前人谓："做学问，专精不易，博通更难，创新尤难。"而章老熟谙经典医籍，又善撷百家之长，对经、史、子、集、道藏养生、文学小说等有关医药内容，亦多涉猎。尤其对西医学识，更是认真研索，取精为我所用。但在临床上，全以中医药为主，辨证论治特色十分突出，这在《章次公医案》得以充分体现。

1. 脉案翔实：所写脉案，简洁明快，主次清晰，议论精辟，间引西说，与中医理论浑然融为一体，毫无牵强附会之感。立法、处方、遣药、理、法、方、药一贯。组方谨严，辨证论治井然，实开中西结合之先河，继承发扬中医学之有效途径，真可谓善学善用者矣。

2. 全科医生：近年来，世界卫生组织始有"全科医生"之议。而章老早在三四十年代，不仅专于内科，对妇、儿、外科更是精益求精。所治病种非常广泛，内科中既有难治之咳喘、肝硬化等慢性病，又有胸痹心痛、中风等心、脑血管病，更有黄疸、肺痨、疟疾、温疫等传染病；妇科之经、带、胎、产四大证应有尽有，其中崩漏可能包括现代医学之子宫肌瘤等在内；儿科号称哑科，辨治最难，而案中所治高热惊厥、肺炎、麻疹、百日咳、丹痧等急性传染病，莫不效如桴鼓；外科之阑尾炎、腹膜炎等急腹症，更是难以枚举。充分说明章老学识之渊博，医术专精全面，是一位名副其实之“全科医生”，精专博通。

3. 精究方药：中药是中医赖以防治疾病之有力武器，方剂是前人长期临床经验，按照中医药学理论，优化组合之升华结晶，历代一些医学大家无不对此进行深入研求。而章老对中药更是情有独钟，下过苦功。他不仅善用虫类药，一些医学不常用之药如地枯萝、木槿花、荠菜花，甚至有毒之干蟾皮，用于心脏性浮肿；对阳实水肿，用控涎丹、芫花、商陆、续随子、将军干等峻下逐水药于一方之中，可说是有胆有识；阴水用真武汤温肾回阳以助气化，加葫芦瓢、舟车丸攻水以治标；治肝硬化用参芪膏扶正，地鳖虫、郁金、七厘散祛瘀消胀而攻补兼施；汤剂常与中成药相配，治胃溃疡而用凤凰衣、象牙屑等散剂；慢性虚损证常用膏滋药等等。其用药之奇，配伍之妙，为一般医籍所少见，也是章老多年钻研本草，辨证用药最大特点，值得我们认真继承和发扬。

4. 不囿南人体质柔脆俗说，而忌用刚药：元代戴良《赠医师朱碧山序》中说：“夫东南之民，体质柔脆，腠理疏浅……与北方之人异。”故一般认为：在江南治外感，宜桑菊、银翘等辛凉轻剂，忌麻、桂、乌、附辛温大热之味。可是章老治感冒，经常用麻黄加吴茱萸汤、麻黄附子细辛汤、桂枝加附子汤等经方，化裁应用；温病方更是得心应手，左右逢源，足证章老冶伤寒温病于一炉，达到出神入化境界。同时他对单方、验方亦很重视，如变通《镜花缘》小说中之通痢散治痢疾，真可谓善于“博采众方”者矣。

二、辨证详明，议论恢宏；医德高尚，大医精诚

章老任卫生部中医顾问期间，正值中医研究院、北京中医学院创建，西医离职学习中医班开办，课程设置，教材编写等筹备工作，百废待兴之际。章老积极参与讨论，提出建设性意见，对中医各项工作之开展，作出了很大贡献。在业余时间，还经常为中央首长担负保健任务，但一般干部请其诊治亦有求必应，一视同仁。1956年春，河北省卫生厅段慧轩厅长患慢性胃病，由该省中医研究院钱乐天院长为其诊治，虽见小效，而未奏大功。其脘闷、嗳气、纳呆、腹胀、左胸膺憋闷、气短等症依然。因久慕章老盛名，拟请其会诊。恐其名气高大，请出不易，要余媒介。经向章老汇报，慨然应允，翌日下午三时，由钱院长和河北省驻京办事处主任开车来接，余陪侍前往。至后少事寒喧，即介绍病情及用香砂六君子汤加减治疗过程。章老详为四诊，除上述症状外，尚有便溏、溲清，舌胖质淡，苔薄白、水滑，脉来沉而小滑，面色虚浮，两目乏神。诊毕，旋问进补、服药方法。告曰：“晨起先饮一茶碗参汤，半小时后早餐，隔一个半小时服汤药，间服西药。”章老笑曰：原诊断无误，立法、处方、遣药亦切中肯綮，其所以不奏大功者，实是进补剂型、服药方法欠当所致。试思厅长年高脏腑薄弱，胃之消化动力缺乏，而日进参汤、中西药物，一日三餐，胃中几无宁时，尽是液体停滞，阻塞气机，不符《内经》：“胃满则肠虚，肠满则胃虚”、“脾喜燥恶湿”之生理特性，纵辨证准确，用药无误，岂奈脾、胃功能纳、化失健何？为今之计，建议将参汤改为参粉，装于胶囊，每服3～4粒，以少量水送之；中药汤剂宜煎后浓缩再微温分服，则量少力专效宏；一日三餐宜食馒头、面包之类，不宜尽用流质食物，或少量多餐，以减轻胃之负担。

若是则纳化健旺，其消化功能自能恢复。更宜节食肥甘厚味及饮料，合理服药，尊恙不药而愈矣。语毕，大家鼓掌称善，连呼高明！段厅长是名老西医，对中、西医学都有所了解。不处方而使其心悦诚服，真是医学大家，名不虚传。

通过此次会诊，我和乐天同志有下列体会：①一般医家会诊，往往注意患者服药后之效果如何？不效则认为前医诊断有误，处方欠当，甚至评头论足，以炫己之高明。②即使注意服药方法，只限于病在下宜先药后饭，病在上宜先饭后服药，而不注意剂型、服药次数和药量。章老却从一般医家所忽略处入手，找出不效之症结所在。充分显示出章老对诊断学之造诣精深，匠心独运，补前人问诊之不逮。③肯定乐天同志辨证准确，用药的当，既是对其鼓励，又寓有奖掖后学之意，使乐天同志从内心发出无限感激和敬慕之情，堪为后学之楷模。④余亦受到很大启迪，胸襟为之开阔，终身受益，大有“听师一席话，胜读十年书”之感！为余在中医司从事技术行政、“团结中西医”、重视民间疗法等工作，起到重要指导作用。⑤余经常向进修生、研究生和中西同道讲述章老这次会诊过程，大家一致称赞其医德高尚可风，大医精诚。

司马迁有言“学究天人之际，通古今之变……”，关键在于“变”字，而变之前提，是在继承前人成绩基础上，再业精于勤，广搜博采，随着时代发展而创新。章老在部期间，除繁忙日常工作和保健任务外，稍一有暇，即不顾年高体衰，手不释卷，阅读《金镜内台方议》、《中医杂志》等医籍，了解当时中医学术动态，孜孜以求，老而弥笃，是其成为当代中医大家之秘，也是其“发皇古义，融会新知”之一贯主张。惜积劳成疾，过早逝世，使中医药事业之发展受到很大损失。

可喜的是，章老之学术思想与医疗经验，得朱老良春牵头，组织同仁搜集其遗著、医案，分别辑为“医论篇”、“医案篇”、“药物篇”、“缅怀继承篇”（其中包括再传弟子学习运用体会之文章），内容较前更加丰富多彩，诚济世之舟楫，医家学习之良箴，年底出版，以广流传。章老人虽西去，而其大医风范永存，鼎新思想和宝贵经验，永留杏林，济世活人，当可告慰九泉。祝愿朱老健康长寿，为完成其先师遗志，弘扬其学说，走向世界；为继承、发扬中华民族“尊师重道”之优良传统，作出更大贡献。

路志正

1999年于北京中国中医研究院怡养斋

序　二

余自1940年随父徐省三学中医,1944年夏从朱师春庐继续学医。两年后欣喜借得章次公先生所编写《药物学讲义》,读之耳目一新,手不释卷,认真摘记。章氏论述通顺,崇古而不泥,参以近代药理,结合实践经验,确有独到之处,颇多创新之见,补本草医籍之不足,获益匪浅,印象甚深,虽未见其人而心向往之。

1947年行医之后,时时参阅笔记,临证处方,思路拓宽,提高疗效。1952年报考卫生部"中医研究班"录取赴京学习。由其弟子陆广莘同学介绍,于某星期日得幸拜谒先生。当时章先生受卫生部所聘,在京工作,在宿舍区三间平房内,章先生热情接待后生学子。先生爽朗、和蔼、风趣。来熟人诊病,认真四诊、处方,复诊者均述效良。登门数次,均有收获,毕生难忘。

1980年,老友朱良春同志编赠《章次公医案》(江苏科学技术出版社1980年版),喜读是书,更多精髓经验。以胃病篇为例,案中如养胃一贯煎加山药、黄精、秫米;温通胃阳用薤白、菖蒲、荜茇、甘松等;行滞止痛用灵(灵脂)丑(黑丑)散;制酸之法据证选加夏枯草、牡蛎、丁香、蚕沙、皂角子;"胃咳"用苏子、陈皮、川朴根、葶苈、杏仁、半夏、莱菔子等;特别是创用"护膜"治法,随证配以马勃、凤凰衣、玉蝴蝶,象牙屑、滑石、琥珀、阿胶珠、柿霜饼、百草霜、赤石脂等,或入煎、或服散剂,对胃黏膜病损有显著改善作用,已为当今临床实践所证实。仅举点滴,以窥先生善于在继承中创新,别具匠心,智慧超人,堪为后学者之楷模。

值此章先生逝世四十周年之际,朱老又编集《章次公医术经验集》佳籍,既有系统之医案,又有精辟之医论,并附录门人及后学之学习体会,对当前及今后中医药学术之创新,甚有参考价值,足以启迪后人,拓宽思路,提高治效。缅怀、敬仰之余,更庆贺是书之刊行,爰书数语,忝为之序。

徐景藩
己卯之春
于南京中医药大学

前　言

先师章次公先生(1903—1959)名成之,江苏镇江人。早年攻读于上海中医专门学校,毕业后在沪从事诊疗及教学工作,先后兼任上海中医专门学校、中国医学院、国医学院等教职,并为上海中国医学院及国医学院创办人之一。先生讲课,理论联系实际,生动活泼,引人入胜,受教者启迪良多。先生治学不迷信,不盲从,实事求是,追求真理。他博览群书,学贯中西,提出"发皇古义,融会新知"的治学理念,为研索中医,发展中医,对培育中医人才,继往开来,作出过较多的贡献。

先生诊余之暇,奋笔著述,编著《药物学》6卷,论述药效,多发前人之未发,补古人之未逮。撰写论文数十篇及《诊余抄》、《道少集》等,惜多散失,今仅搜得23篇,吉光片羽,弥足珍贵,略觇先生之学术思想于一二。

先生学淹众长,自出新意;临证触类旁通,多有巧思;推究病因,细致入微;疏方遣药,不落俗套,针对性强;用量或轻或重,恰到好处,令人耳目一新,疗效卓著。本集"医案篇"共收集720余案,分内、妇、儿、外4科,56个门类,充分反映了先生的宝贵经验,1980年刊印2万册,一销而空,各地读者,仍屡屡求索,乃重予审订增益,以应读者之需求。

中华人民共和国成立后,先生受聘为上海市卫生局中医门诊部特约医师,并兼任华东疗养院医师,参加高干保健工作。1955年虽然当时健康情况欠佳,仍毅然应召赴京工作,任中央卫生部中医顾问;北京医院中医科主任,兼任保健局中南海保健医师;中国医学科学院院务委员,亚非团结委员会委员,第三届全国政协委员等职。先生在京期间,原拟修订我国《历代医籍考》和校勘《内经》,并总结疾病防治规律,为振兴中医药事业殚精竭虑,但不幸罹患肺癌,经多方诊治无效,于1959年11月6日逝世,怀志未能实现,殊为憾事。

先生是近代杰出的中医教育家、临床家、革新家,对中医药学的贡献是巨大的。为了继承、发扬他的革新精神和医术经验,为中医事业奋斗终生的壮志,在先生逝世40周年之际,我们特汇集他的遗著,辑为"医论篇",整理诊疗病案为"医案篇",谨选药物按语,作为"药物篇","缅怀继承篇"则是先生的门人和有关同志所写先生之生平、学术思想及学习先生经验的体会,或能帮助读者更多地了解先生的学术思想、道德品质,更好地掌握先生的宝贵经验,为广大病人服务,这也是我们编辑这本书的目的。

需要说明的是,本书所载先生遗稿多为四五十年代撰著出版,因原稿部分字迹模糊不清,曾请北京中医药大学图书馆邱浩主任协助校勘,特此致谢。为保持原貌,文中剂量单位和数字未作改动。

本书承蒙全国政协赵朴初副主席赐题书签;中国中医科学院路志正研究

员、南京中医药大学徐景藩教授赐写序言；先生生前友好、同仁贤达，吕炳奎、诸国本、朱漱梅、周克、邓铁涛、柳曾符、路志正、颜德馨、裘沛然、任继学、何任、费开扬、刘国华、施杞、李国衡等赐予题词；张镜人、朱汝功、曾昭耆教授提供照片、资料，特别是先生长子鸿慈教授和俞志鸿医师之女俞敏鸣同志提供较多珍贵史料，盛情厚谊，万分铭感。在编辑过程中还得到同学颜德馨、费开扬、陆广莘、史惠甫、姚守诚、李树仁、翁绍和以及先生的子女章青、季和、月娟、鸿慈、兰兰、无忌、鸿远、鸿文、鸿志、鸿新诸师弟妹的合作支持，书此志念。

本书于先生逝世40周年(1999年)之际，编印梓行，迄今已届13年之久，嗣后又发现遗著数篇，《药物学》2卷，以及手迹、书信、眉批、照片等资料，有增辑之必要。适科学出版社中医药出版分社曹丽英社长、陈伟编辑专程前来访谈，认为此书应予增订再版，以应读者需求，乃即与鸿慈师弟等联系，同意增订再版，这是一件好事，应予支持，而着手疏理。2013年是先生110诞辰，以此作为缅怀追思，先生有知，当含笑于九天也！

朱良春拜志

2012年12月

目　录

医 案 篇

药 物 篇

缅怀继承篇

医论篇

说　明

这里收录的23篇文章，是编者多方搜集来的次公先生的遗著。其写作年代，大致是在30年代到50年代。次公先生生前因忙于诊务，偶有所作，皆自出胸臆，见解独到。事过半个多世纪，先生鲜明的观点，精辟的论述，跃然纸上，使我们获得殊多启迪和教益。其中"从太炎先生'论中医与五行说'谈起"一文发表以后，曾引起学术界的争议，作为先生的一家之言，我们本着"百花齐放，百家争鸣"的精神，一仍原文照录，未作任何改动。

次公先生的作品，尚有《药物学》、《道少集》、《诊余抄》以及一些有关医史考据方面的文章。《道少集》乃先生将自己过去未能治愈的病案，详叙始末，分析得失，取太史公"人之所病病疾多，医之所病病道少"之义而命名，既以律己，亦冀他人引以为戒，充分反映先生心怀坦荡，不计毁誉的可贵精神，惜该讲义为40年代油印本，已黄旧模糊，仅录一案，以供参考。其余文章则散见于建国前后的《新华医药》、《新中医药》等杂志。

检索目录、搜集资料，承上海市中医院王翘楚主任医师、上海中医药大学王庆其教授、上海中医文献馆唐国顺主任医师以及上海市中西医结合医院冯蓓蕾副主任医师的支持、协助，谨致衷心谢忱！

后又承同窗汪慎之抄录"湿温证治"一文，因系1942年刊载于北平《中国医药月刊》，一则时间已久，当时纸质较差，霉变发黄，字迹不清，汪兄抄录未全，又有诸多错漏，校核甚感困难，幸得北京中医药大学图书馆古籍室邱浩主任在百忙中赐予校勘、注释，得以完整将章公医学传承与早年医学思想呈现于读者共享，忘年交邱君之功，令人心感靡已，谨致衷心谢忱！

一、论中国医学的形式与内容

——从张仲景与叶天士的学说到中国医学的形式与内容

中国医家主要的有两大派系，其主角一为经方派之张仲景，一为时方派之叶天士。这二人在一般中医心目中，觉得绝对不能调和的，今天我把他们放在一起，好像陶岳谢寇莱公书中所说韩非与老子同传似的，不免引起人家不伦不类之感。

其实他们二人的学说，原则上并无异致，只因有清中叶以来，天士之说盛行南北，又以其方药多取平淡之药，好似与仲景方截然两样，因而存着一种成见，天士之说是不足道的，然事实上却多沿用天士之方。

实际，他们都不曾研究两家根本学说之故，仲景《伤寒论》中所用的药，除少数的一二种药外，天士的《临证指南》中亦莫不用之，而且天士在其方案中，引用仲景的话怕亦不少于自号为经方派的医家。

再说他们两家所用的治法，多合科学的"逻辑"的。我们知道，一切基本的科学方法，不外"观察"、"实验"、"比较"、"分类"、"演绎"、"证实"等六种，这六种方法，简单合并起来，却又仅有两种，即除演绎外，其余的五种，并是归纳法。中国医学缺少的，只有证实这一项，至实验的方法，亦不完全，这都是时代所限的缘故。

中医看病，传统的只有望闻问切，仲景书上这样说，天士书上也这样说。这是属于"观察"方面的科学方法，其次便是治法了。我们用以治病的是服药、针灸等，但没有像现在用物理及化学等等的方法为人工的尝试。至于"比较"，即是辨证的方法，中医在这方面，是非常注意的，但在工具方面，却又非常欠缺，他们几乎仅能做到理论上的文章。由这类辨证所得的结果，即分做各类的病候，这恰合于分类法。更由是推断何病，那便是演绎之法了。至于将这"观察"、"实验"、"比较"、"演绎"四项的工作，反复推敲到千百次，以求其无误，这在中医可说是很少的，就是有的话，也仅是形式的，而缺少科学的内容。因为仅靠目察、耳闻、口诘、指按，是很难推断出绝对无误的实证。但这些在形式上却又不能说它是非科学的。

然而中国的经方家，参考推演、归纳这两种方法，在西汉时已经建立起来，并且还把它应用了，这里可以用到班固《汉书·艺文志》中的话为证：

"经方者，本草石之寒温，量疾病之浅深，假药味之滋，因气感之宜，辨五味六辛，致水火之齐，以通闭解结，反之于平。"

上面的话是经方家视病处方的大经大法，也是当时医家共守的运用经验方剂的组织纲领。当然他们那时已经习用医经家言为运用这方法之基础了。班氏这话是完全根据刘向及其子歆的《七略》的，其说与今日逻辑的方法顺序，多所倒置，根据逻辑的解释，我们可以这样说：量疾病的深浅的量，是较量，它的前提已经有了观察、比较、分类三类程序，并含有演绎的形式在内——因其中已有推断何病的意义了。至于"假药味之滋"以下诸说，则含有实验证实的方法，这可说都是归纳法。（这种归纳演绎法，依今日时代眼光来估计，是不够精密的。）

辨痉湿暍脉证都本班志中所说的量字，因为有了观察疾病的症状，脉候的浮沉，以辨所病属于哪一型的，《伤寒论》中即用此类方法，分为六经，就是六种大症候群，复以此六种症候群析为三百九十七种小症候群，这三百九十七种的小症候群，每种都有方剂以治之，因疾病有深浅轻重，所以每方多用加减的方法，故《伤寒论》中亦有同型类的方子，就是一百一十三方。

用作为辨证分类的书，有金大定三年（1163 年，即南宋隆兴元年）宋云公《伤寒论证》三卷，就是把三百九十七法，归并为五十门。在方剂方面的，则有清乾隆时徐大椿的《伤寒类方》，他是把《伤寒论》中的一百一十三方，归为十二类，就是桂枝汤类、麻黄汤类、葛根汤类、柴胡汤类、栀子汤类、承气汤类、泻心汤类、白虎汤类、五苓汤类、四逆汤类、杂方类等（实际仅十一类，各分类方外又不止十二类）。宋徐二人所分类方法，虽然还有问题，但是很科学的。我们读这两部书，很容易能够领悟许许多多的新方法出来，并且可以印证汉志中的话，因为仲景的经方，虽只有十二类，而见证用药，将它演为一百一十三方，又将五十一类的病型，演为三百七十九种，这是全合于归纳与推演工作的。

仲景的《伤寒论》，固然是这样，而他的《金匮要略》是专讲杂病的，譬如风病，医书上认为是一种千变万化之证，很繁杂的，但他却把这类原因繁杂的风病，分为三类，就是一为内因，二为外因，三为不内外因。其说曰：“千般疢难，不越三条：一者，经络受邪入脏腑，为内所因也；二者，四肢九窍，血脉相传，壅塞不通，为外皮肤所中也；三者，房室金刃虫兽所伤。”他不但指风病可以用这三因解释之，而且还总结其说有曰：“以此详之，病由都尽。”就是说一切的疾病，都可适用此三种分类法的。到了宋代，陈言的《三因极一病证方论》便是根据此书而来的（说见《四库全书》提要），同时采用归纳的方法。

仲景书中最能具体表示经方家的家法的，可以用《金匮要略》中的治未病说为例：

问曰：上工治未病何也？师曰：夫治未病者见肝之病，知肝传脾，当先实脾。四季脾王不受邪，即勿补之。中工不晓相传，见肝之病，不解实脾，惟治肝也。夫肝之病，补用酸，助用焦苦，益用甘味之药调之。酸入肝，焦苦入心，甘入脾，脾能伤肾，肾气微弱，则水不行，水不行则心气盛，心火气盛，则伤肺，肺被伤，则金气不行，金气不行，则肝气盛，故实脾则肝愈。此治肝补脾之要妙也……

这是用演绎法，就是推断的方法，仲景所凭借的是当时的法宝——五行生克说，它的内容是虚玄的非科学的，但形式都是近科学的，中国的医学在学理上，只有哲学的内容、科学的形式，但缺少科学的内容，其故在于自然科学之不发达，即只有科学的方法，而没有科学的工具。我们现在已有科学的工具，再去校正它的内容，或扩充它的内容，那么如果要使中医接近科学，未尝不可作为初步的准备。

叶天士之思想，很难有正确的推定。因为他很少有可靠的著述。不过《临证指南医案》和《种福堂公选良方》两书，虽属后来门弟子所为，但这二书不妨视作叶氏的中心思想。《指南》与《公选》两书，时时引用仲景的话，当然金元以来的学说，也是他主要的思想来源，因为他也崇拜《内》、《难》诸经，这因为金元以后的经方家，多尊重《内》、《难》诸经之故。

但我们侥幸得很，现在居然得到很正确的文献，证明一般人所怀疑《温热论》这一书，实出叶氏之手的。因为今年五月间，范君行准在坊间购到日人宇田治《医学辩害》一书，喜而示余，序后有叶天士的亲笔题跋，今将他的跋语录后：

“余幼从先君学习医术，闻先君子与王晋三先生言，吾祖父紫帆公曾见东人著有《医学辩害》一书，于心包、三焦之理推阐至微，发中土前人所未发，惜此土抄流传本，予年十四先君子见背，困苦精究，心识弗忘。雍正癸卯八月有朝鲜进士许君德树者，闻予名，踵门求诊，予为之处方十数剂，疗其沈痼，许君略知道，行箧携有此书，因以见贻，予欣得异书，喜而不寝，书中文词芜冗，不无可訾，而理境甚深，非贯澈于周秦古书不能具此心眼，后取心包、三焦诸篇读之，信吾祖所言。予所著《温热论》实多窃取其义，爰将得书缘起，书付弈章、龙章两儿保存之，香岩老人漫识。”范君说：据香岩此字迹而言，知他平日临习钟繇宣示表的。

攻讦叶氏《温热病》最丑恶的，要算陆九芝了。他在《世补斋医书》中，根据唐大烈《吴医汇讲》中的《温证论治》小引中说，确信其门人顾景文，随叶氏在洞庭湖船中所语的笔录，便以为是顾氏所伪托，这真是厚诬古人。近来研究叶天士学说的人，都不相信这话，但研究叶学的仅看到唐大烈修改易题的《温证论治》，都不去检阅载在华南田《种福堂公选良方》的第一卷的《温热论》；《温证论治》的题目是唐大烈所僭改的。（案自陆九芝以下诸人虽皆提到《种福堂公选良方》，却没有一人注意到这便是叶氏的原文），于是章虚谷之流皆据汇讲之文随易题目，或称为《外感温热》，王孟英改为《外感温热病篇》等，惟周学海仍其旧名。徐灵胎却以为叶氏此文洁净明达，时文家不能望其万一，这或是讥责批尾家当如唐大烈之流，师心自用而谓。其实徐氏这话，是很公平的。总之，我们根据叶氏所手跋《医学辩害》的文词，已确可证明叶氏的《温热论》是他自己做的，唐大烈的话，或出于传闻。

叶氏跋文中所说穷取其义，是指“辩害”卷四“心包”、“三焦”两篇文字而言，这两篇文字，多据《内》、《难》及元明以来医家的话的。叶氏的《临证指南》中没有伤寒这一门，大概他和他的门人是谋以温热之说夺仲景的《伤寒论》之席的。温热论中的开宗明义便说：

“温邪上受，首先犯肺，逆传心胞，肺主气属卫，心主血属营，辨营卫气血虽与伤寒同，若论治法，则与伤寒大异。盖伤寒之邪，留恋在表，然后化热入里，温热则热势最速，未传心胞，邪尚在肺，肺主气，其合皮毛……”《公选良方》卷一。

这话是天士中心思想，但确从《医学辩害》中的三焦、心胞诸篇中悟出的。叶氏此说，其义重在辨温热与伤寒两病的病原之异，本此精神，所以接下文说：

“在表初用辛凉轻剂，夹风则加入薄荷、牛蒡之属，夹湿加芦根、滑石之流……其病有类伤寒，验之之法，伤寒多有变症，温热虽久在一经不移，以此为辨。”

又云：“前言辛凉散风，甘淡驱湿，若病仍不解，是渐欲入营也，营分受热则血液受劫，心神不安，其夜甚无寐，或斑点隐隐，即撤去气药……”（同上）

好了，我们不必多举例案，在今天知道法定传染病的人，都知叶氏所推测的病原是可笑的，但在旧说却有根据，他是据《内》、《难》诸经及金元以来诸家之说的，如营卫气血、三焦等都出于《内》、《难》诸经，三焦之说，叶氏自云出于刘河间，其实是从《辩害》三焦说中引河间的话而有所顿悟的。其辨证用药的形式，又与仲景辨析六经证象，以为损益离合汤药的方法全是相同的，这又可证明中医学说的内容是哲学的而不科学的，但他们推演却是合于逻辑的，就是近于科学的。在西洋医学传染病中，如其没有知道病菌时，或虽知病原菌而尚没有特效药治疗之前，他们也仅能对症疗法，他们对症疗法的标准，也全持推演，所以他们的结果也往往与中医同样不能奏效。过去如天痘、伤寒等是，其故即仅有科学的形式而没有科学的内容——不知病原或无特效疗法。如西医的推测天花为滤过菌作祟，与中医之由先天胎毒而来，是同一不准确。要之他们在诊断病情，如其出于现代科学所能达到的范围以外的话，其谬误的结果是与中医相同的，但他们能继续去研究，敢于推翻旧说，而中医却无此精神，因为中医死守本经，经方上或医经中没有的话，他们是不敢说的，他们仅能用生克之说以自圆。

我们知道由仲景的六经转入金元四大家的主火、主水、主脾胃及明人之重三焦，清代之重视营卫气血的话，其推演的形式虽同，但以为推演的主旨，却都已随时代的风气而不同了，独有他们所说虚玄的色彩却是相同的。

吾人应当努力学习科学的医学方法，以改变中医的形式，充实中医的内容，即以中医历世相承的积验方药如本草、针、灸等加以科学方法的研究和应用，使其渐渐溶解于中国独立的科学医学中，这样中医的血液可以永远在新的医学中流传。

（原载于《新华医药》1950 年第 1 卷 2 期）

二、张仲景在医学上的成就

张仲景是人民医生

我们研究《伤寒论》,一定先要认识张仲景的时代环境,仲景一生是处于后汉末年政治黑暗、兵戈扰攘的桓帝(公元147年)、灵帝(公元168年)、献帝(公元190年)三朝,正是著名的党锢案和黄巾起义、董卓迁都等“天下乱离,民弃农业,诸军并起……”的时代,而且自建宁四年(公元171年)以后至中平二年(公元185年)的十五年间,常有“大疫”流行。仲景是被同郡(南阳)何颙称为“用思精而韵不高”的人,目睹严重的政治压迫及自己宗族多死亡于疫病,于是发愤研究医学。他不像华佗“耻以医见业”,而是以医为专业的,不然他就不可能有这一部伟大的《伤寒论》创作出来。至于旧传他曾守长沙的故事,那是后人对他的“附加”,天津宋向元同志曾有考证,辨明其非。

我们为什么认定仲景是人民医生呢?看他的自序有:“怪当今居世之士,曾不留神医药,精究方术,上以疗君亲之疾,下以救贫贱之厄,中以保身长全,以养其生,但竞逐荣势,企踵权豪,孜孜汲汲,惟名利是务,崇饰其末,忽弃其本……”这些语言,正可证明仲景是以“名利”为可耻的,是具有痛恨豪门,嫉视荣势的崇高气节,同时他更非常同情那时善良人民处在水深火热之中,过着兵荒马乱的艰苦生活,有病得不到救治的悲惨遭遇!他满怀着悲天悯人的热忱,提出“留神医药,精究方术”的重要,并针对当时信巫不信医的社会积习痛下针砭而有如自序所说:“卒然遭邪风之气,婴非常之疾,患及祸至,而方震栗,降志屈节,钦望巫祝,告穷归天,束手受败。”所以他“痛夫举世昏迷,莫能觉悟,不惜其命,若是轻生。”因此他树立了爱人知人,爱身知己的医学思想,解放迷信的医学;而勤求古训,博采众方,成就了《伤寒杂病论》这一伟大医学名著,绝不是偶然的。

伤寒病和《伤寒论》

我们研究《伤寒论》,首先要认识“伤寒”两个字的定义,仲景致力于方术(医药)的动机,无疑的是由于宗族死亡过多的巨大刺激,故自序有云:“余宗族素多,向馀二百,建安(据日人山田正珍云:‘安’应作‘宁’)纪年以来,犹未十稔,死亡者三分有二,伤寒十居其七,感往昔之沦丧,伤横夭之莫救。”《千金翼方·伤寒》以横病为灾病,与自序所云“卒然遭邪风之气,婴非常之疾,患及祸至”及“遇灾值祸,身居厄地”的语气相一致。可见他所说的“伤寒”,确是一种流行病,而且是一种恶性的传染病。当时的知识分子,是把传染性热病都叫它“伤寒”的。如《千金》引《小品》:“伤寒,雅士之辞,云天行、温疫,是田舍间号耳。”《肘后方》曰:“贵胜雅言,总呼伤寒,世俗因号为时行。”更证明“伤寒”就是“时行温疫”,所以仲景也以此为重点研究。

既然当时的伤寒，不只是一种病，而是急性或亚急性传染病的通称，那么《伤寒论》的内容是包括了仲景在临床上所曾遭遇到的多种流行性热病在诊疗上的总结，已无疑问。不过本论当然不可能完全包括现代一切急性传染病的完整内容和治疗过程，也不必讳言。我们在今天一定要推测仲景宗族死亡于伤寒的这个“伤寒病”究竟是现代的什么病，仲景的《伤寒论》究竟包含了一些什么病？已成为古今医家聚讼的焦点，其实我们如果真能了解到古代所称的“伤寒”是广义的“流行性热病”，这一疑问也就不难找出可能的答案了。自从西医在我国勃兴以后，就有很多医家对《伤寒论》内容发生很多揣测，某些学者认为《伤寒论》是治疗现代“肠热病”的专书，也有学者认为当时流行的“伤寒论”是现代的“流行性感冒”，这都是片面的，不够深入的看法，这是由于对“伤寒”的定义不够了解的缘故。我们不否认仲景时代的流行的也包括有“流行性感冒”，但是我们就此说《伤寒论》只是治疗流行性感冒的专书那是不够全面的，因为我们同样地在《伤寒论》里也可以发现肠热病的记录。如少阳病条文中就有相当于肠热病证候的，而且“传经”的说法，也很和肠热病发展规律相近似。然而我们决不肯定仲景宗族都是因流行性感冒或肠热病而致死的。而且仲景在当时并不是专治伤寒一症的专科医生，仲景书包含有广泛的而丰富的内容，有些也许是并发症，例如大结胸证、湿痹等包括在内。我们按照社会发展的规律，从历史唯物论来观察，特别对多数以发热而起的传染病，在古人的知识不可能有严格的予以鉴别，尚不能由“辨证”而发展到“识病”的阶段，是时代条件的限制，也是仲景书不可能是讨论某一疾病之专书的有力反证。

我觉得照上面的说明，“伤寒”两字和《伤寒论》的内容已很明显。至于现代的伤寒（肠热病），本是日本人当时在翻译工作中没有慎重考虑，故把“肠窒扶斯”译成“伤寒”和“虎烈拉”译成“霍乱”同样不妥；我国旧社会新医学家，一向不重视祖国文化，又从日人文献转辗引用，其实西医病名与古代记载，截然两途，原无联系，由于一时疏忽，以致产生许多误解，因而以讹传讹，鹿马莫辨，我们今后更不必为古今名词的偶然相同而妄事推敲。

辨证施治的法则是仲景一大发明

古代方术，本来就有“医经”家和“经方”家的区别。《汉书·艺文志》有医经七家，合216卷；经方11家，274卷，但是汉世的经方今无一存，其内容已无可考见。皇甫谧称：“仲景垂妙于定方”，可见仲景是经方家。和《内经》是“医经”家言的论治方法，师承各别。我们读仲景书一定要认识它的特点，所以不同于《千金》、《外台》、《圣济总录》等类书，就因仲景是临床家，其书以“辨证施治”为主题，选用方药有它一定的范围，并不是“验方”的总汇。仲景书之所以可贵，因为他有纯客观的思想，反对医家诊病处方轻视临床证候草率从事的精神，从自己实践中的直接经验，结合前人的经验成果，掌握症候群，定出了许多应用的规律，这是仲景的具体成就，也是仲景书的主要内容。

仲景认识了流行性热病的轮廓，发现了多种热性病的共同点，无不以发热为前驱，而且能把它和其他杂病（内科诸病）区别出来，这是一个很大的成就，但是由于时代知识限制，当然还不能认识某一种病的本质，虽然同样是发热的病，只好把他作为一个单元——“伤寒”来讨论了。现在试看仲景对伤寒的认识，他在辨太阳病脉证并治第五，有：“太阳病，发热，汗出，恶风，脉缓者，名为中风；太阳病，或已发热，或未发热，体痛，呕逆，脉阴阳俱紧者，名曰伤寒。”此处中风就是俗称的伤风，而伤寒则有恶寒，也就是说恶寒的症状比普通伤风严重，同时也肯定了伤风与伤寒同属热性病范围。

仲景因为热性病和杂病有不同的特性，病情复杂，变化急剧，治疗上最多困难，他在临床实践中掌握了病症不同的发展规律，于是借用古代沿用的《内经》(《史记·仓公列传》就有少阳、阳明等名目)旧名词，代表着热性病发展中的几个不同阶段，“不过随症以分经，并非因经以定症”。以此六大症候群作为提纲，而细加分析(辨证)，在当时医学上是一大发明。同时他又有原则地指出治疗上的适应范围和禁忌范围。例如太阳病有桂枝汤证，有麻黄汤证，有葛根汤证等；又有用大青龙汤必须无少阴证者。此与今日科学研究麻黄不能用于心脏性喘息竟完全相符(辨治)，他处处着重于“辨”字，所谓某某汤证是提纲下的“子目”，这样不但为热性病的治疗，定出了许多处理方法，而且也推广运用到具有同样证候的某些杂病，为中医整体性的综合疗法奠下基础，为经方的正确发展创造了有利条件。

我们必须认识到《伤寒论》的六经和《内经》的六经绝对不同，因《内经》的六经所指的是经络(络、脉)，它是以刺法为主，程郊倩说：“《内经》未满三日者，可汗而已；其已满三日者，可泄而已云云，‘汗泄二字，俱是刺法，刺法有深浅，故曰：可汗、可泄’。”与《灵枢·热病篇》“其可刺者，急取之；不汗出，则泄”相合。故仲景的六经，是旧名词赋予新定义，含义各别，而历代注家不知此义，强以《素问·热论》所言，与仲景的六经混同解释，以致造成极大错误。我们一定要跳出前人窠臼，才能发现仲景《伤寒论》的真价值，已往疑窦也就涣然冰释了。

我们如果进一步观察仲景六经提纲的依据，也就是仲景六经的辨证方法，究竟重点何在？近人阎德润先生曾说过：“太阳指一般发热性疾患而言，并非专指‘肠窒扶斯’；阳明病为胃肠病，特别偏重于肠病；太阴病为阳明病之反对者，言肠胃虚弱……少阴病则近太阴病，而兼有以循环障碍者也；厥阴病则更进之，故其文中多言生死也，亦不必如陆渊雷绝对否认，谓无此病之存在也……关于少阳病，古人多无所知……结胸及痞，亦属其中，此则确定其原发病亦居胃中。”阎先生的说法，可谓先得我心，仲景“辨证施治”，具体说来主要是掌握了下列四大要素，即：

(1) 热型(如发热恶寒的有无等)；

(2) 胃肠症状(如阳明胃家实，燥屎不下；太阴病腹满而吐，食不下等)；

(3) 循环现象(如少阴病脉微细，但欲寐；伤寒三日，阳明脉大，阴病见阳脉者生，阳病见阴脉者死等)；

(4) 特殊症状(厥阴病饥不欲食，食则吐蛔，下利厥逆躁不得卧等)。

这是仲景辨证上的精义。

至于“并病”和“合病”则是其他特殊症候群，当时限于六经原有名词的范围，而这些症候群也不能归纳于六经，就只好用“并”、“合”来解释。

我们认识了辨证上的四大要素，对于六经名词的含义，已很了然；而且我们也不难在六经的基础上进一步发展到更精密的“辨证”法则，也是非常可能的。在诊断方面还有一突出处，应当注意的，即是特别重视“腹诊”的，这是触诊的一部分，如“下利后更烦，按之心下濡者”(辨厥阴病脉证并治第十二)，又大陷胸汤证“结胸热实，脉沉而紧，心下痛，按之硬者”。此可补历来中医传统诊断上的缺陷。

《伤寒论》具备了一定的鉴别诊断的内容，随症候群的变化，还用多种不同的处方，以适应病机，因此不限定某病才用某方，有着充分的灵活性，大致可分汗、吐、下、和、温灸、刺诸法。这一整体性的综合疗法自有特点，绝不同于近日的“对症疗法”，这里必须郑重指出：“对症疗法”是针对某一单纯局部的症状而下药的，如镇痛、泻下等，而仲景的“辨证施治”是针对证候发展过程中某一阶段，“把握时机施以治疗”，虽然不都是原因疗法，却是作用于整体以矫正“病理变化”的综合疗法。像白头翁汤之治热利下重的细菌性及原虫性下痢，葛根芩连汤之治伤寒之候的大便溏的肠热症，可以说得上是原因疗法的。至如茵陈蒿汤治小便不利腹微满之发黄，栀子柏皮汤治身热发黄等，各有其适应范围，并不是据单一证候而施以个别治疗的。

此外，在后世医家比较不很注意的“服法”，在仲景当时却非常注意，如桂枝汤、承气汤等，都有重点提出，也都是从临床实践而来。特别是对于服大承气汤的态度的谨慎，和倡用灌肠的方法，不但说明着他在临床上的成就，也说明着他的高度负责的精神。

在得病的“时间”和病程“经过”方面，更是仲景所注重的，如“太阳病头痛至七日以上自愈者”，“风家表解而不了了者，十二日愈”，“太阳病十日已去”，这正指出病的进度至此已停止发展；又如“伤寒十三日不解，过经谵语者”，“太阳病过经十余日”，“伤寒六七日，目中不了了，睛不和，无表里症，大便难，身微热者，此为实也”，“太阳病得之八九日，如疟状”等等条文，无不重视症状出现的时日；因为临床上症状虽或相同，而因出现的时间不同，其用药施治也不能同一处理。这是热性病在鉴别诊断上必须注意的，尤其急性传染病的发病和痊愈转归都有一定的时间，就时间来认识病证异同，更有必要。如果仲景不是具有丰富的临床经验的“人民医生”，就不可能有这样高度的成就，他的法则，确具治疗上的优越性，在今日仍被中医界广泛运用着，这正是仲景不同于其他医家之处。我们决不能如日本吉益东洞“有是证用是药”的说法，假使只重视症状而忽视“病期”，对于仲景辨证施治的精义就得不到全面的体会了。

经方家进一步的发展——温病的认识

古代的知识是有一定限度的，我们如果局限于《伤寒论》的内容，就不能对热病有进一步认识，所以“执《伤寒论》之方以治万病”是不够圆满的，因为汉代的用药范围，还不十分广大（仲景书的药味，仅得80余种）；所以中国医学并不像旧社会医学家所想象得到的金元以后日趋退化，相反的还有发展。我们觉得在清代出现的温病学说，确实是具有进步性的，而且也有其师承，经方派进一步发展到温热派的中间，《圣济总录》一书可以说得上是做了桥梁的工作。这样，温热派仍然是在仲景“辨证施治”的原则上来发展，并不是另起炉灶的。这足以说明仲景书确是大经大法，后代医学无论如何发展，总不出他创下的规律准绳，他的宝贵处也即在此。

温热同样也是具有传染性质的流行性热病，他们已能更进一步认识传染病的“季节性”的区分，虽然温病的病名依然没有接触到“病”的本质，但已认识独立的传染病（如叶天士的认识猩红热等），同时也揭出了因不同季节而发病的，其治法也不尽相同。重视“斑”、“疹”等病和呼吸系统传染病，这是温热家的特点，也是由于时代进步而影响到医学上的必然发展。

在诊断方面，叶天士对于温热病舌苔的变化，相当注重，尤可补仲景之不及，充实了“辨证”的方法。

就治疗来说，芳香化浊，甘寒生津，也更适于温病。而常用解毒药品如银花、山栀、茅根、连翘等，其中一部分药，今日已证明其有抗生作用，或则是含有维生素的。且银花、连翘本为伤科要药，连翘含维生素P，有防止毛细血管脆性之效，用于伤寒肠的溃疡，是符合科学原则的。同时他又在仲景所用薯蓣丸的治疗原理的基础上，扩大了营养疗法的临床应用。这是温热派的进步处。

不过温热家也存在着缺点，即他们对心力的维持显然重视不够，误以伤寒为热病，过分拘泥为寒所伤，因此对患者现少阴、太阴等症候时，便觉左右为难，这是不可否认的偏差。

至于三焦之说，也只能看作新创的症候群，更不必像过去一样，把它和伤寒的六经对立起来。

我们必须肯定伤寒温病之不可分割，因为温热家除了新创少数方剂以外，他们原不反对施用仲景方，如《南病别鉴》(宋佑甫增注本)论“邪留三焦”篇，引用栀子柏皮汤、附子理中汤；论“里结阳明”篇，引用小陷胸汤、黄连泻心汤；论“黑舌”篇，引用黄连阿胶汤等等，可见并不是务取“轻灵清淡”的，也可因此证明“经方”、“时方”的界限实际上原不存在，此乃后人不了解医学发展的规律，过分推重温热家的结果，以致造成许多文字辨难的纠纷，反使人们产生不必要的误解。其实叶天士的成就，是进一步认识热性病中少数疾病是另一独立单元，在医学研究方法上，找到了新的出路，充实了经方理论的内容，并推广了方药的运用。所以我们在今天一定要能认识“伤寒”、“温病”的统一性，把两项学说在“矛盾中求统一”，才能使多种传染病的“辨证”与“治疗”的发展，获得正确途径。如果硬要妄分门户，而把温病与伤寒对立起来，那是犯了“见其小而未见其大”的错误，其认识未免不够全面，这是我们所不能同意的。

仲景在医学上的贡献初步总结以下几点

(1) 张仲景是掌握主诉诊断的第一人；

(2) 在临床上不仅诊断详细，而且是指出辨证用药、因人而施的整体性综合疗法的第一人；

(3) 同时，在急性传染病中，张仲景是注意循环系统的第一人；

(4) 如大陷胸汤、承气汤、抵当汤的运用，又说明着张仲景是倡导排毒疗法的第一人；

(5) 张仲景用人参、水蛭、虻虫等药物，也标示着在药治上，他是创用高级植物和动物的第一人；

(6) 他应用小建中汤、人参汤、薯蓣丸等方，在营养疗法上，张仲景是展开它的应用和肯定它的价值的先导者。

我们应该抱什么态度对待《伤寒论》

(1) 我们应该站在唯物的历史观点上来认识《伤寒论》，从那时文化看到现代文化，加以衡量和比较。《伤寒论》是汉代以前经方家的总汇，是祖国医药遗产中重要的一部分，我们应该接受它的合理部分，批判它的不合理部分，相对的认识其优缺点。

(2) 用现代的病理学来研究和分析《伤寒论》中各病的症状是必要的，因为有些是真性伤寒、副伤寒，也有败血症、急性黄疸、急慢性胃肠炎；如果目前已有进一步的治疗方法，我们就不必拘守于仲景的原方，因为仲景以后，各代医家的累积经验，我们不应漠视，而必须加以采撷活用的。仲景自序云:“博采众方”这种实事求是的治学精神,是我们应该学习的。在仲景当时,药物的应用有一定限度,《伤寒论》全书药物只有八十余味,在现在看来,当然是不够的,这是时代的限制,并不是仲景个人的缺点。但是历史是发展的,我们在今天决不能故步自封,把用药范围停留在仲景时代。

(3) 仲景的处方制剂,纯从临床上实际出发,所以《伤寒论》、《金匮要略》里面的方药,在现在仍有研究的价值;但是我们要有条件地利用,用现代药理学和治疗学的观点来运用仲景的方剂,而且,并不一定限于原有条文中的病证,也就是说以现代的观点来看某一方剂也许应用在原有病证上不很适合,但是临床上移治别一疾患,有时却非常有效;这是扩大仲景药治范围,日本的经方派医家,在这方面曾经下过一番工夫,值得我们效法。中国医药的特点,是综合整体性的疗法,一种方剂并不限定医治某一病证,像前人狭隘的主张“有是证用是药”,这是单纯观点,还缺少全面认识。

(4) 我们研究《伤寒论》的病证和疗法,科学的各种诊断法,是必不能少的,假如没有科学的诊断,那末我们要接受仲景的科学部分和扬弃他的不合理部分,就无所根据。所以我们今天不论研究仲景学说也好,临床上使用仲景治疗方法也好,都不能放弃现代科学的诊断法,实在我们中医对于诊断方法是不够完备的,鹖冠子说:“未见不得其诊而能除疾也”,这话是不错的,所以我们为了治疗病患和发扬仲景学说起见,对于科学的诊断方法,必须要努力学习。

张仲景在我国文化史上,固然有其崇高的位置,但是,我们现在研究他的遗著,却不能停留在他的时代。

(原载于《中医杂志》1955年2期)

三、中医病历的发明

今天医院中最常见的是每一床位必有一份病历表，以记录病人每天体温的升降、脉搏的迟数和症状的进退等。在诊断学上记录病人的病历，原是一桩很重要的工作，现在医院中做诊察和护理病人工作的，差不多都很注重这一项。但是现在应用的这种病历表究竟是何人发明，始于何时？我问了许多中国的西医，都摇头表示不知道，我们现在一时也还没有能查出它的历史，大概是近百年的事吧？我们如果回顾祖国的医学文献，中国在公元一世纪已经有了这一类似病历记录的出现，追溯创始之功，我们就不能不推重"医圣"张仲景了。

中医的诊断只有"望、闻、问、切"四大纲，这是尽人皆晓的。但是后世医家日趋简化，目前已经很少人注意"既往症"，而且对"现在症"的诊断，除了"主诉症状"以外，在他觉的方面，几乎已局限于"望舌苔、切脉搏"这二项。虽然"舌诊"在中医诊断史上是有发展的，但古时的"腹诊"(日本汉医至今重视)今天在国内也很少有人注意了。中医诊断的日趋简化，当然有其复杂的因素，主要的仍是社会性质的限制。例如诊足脉(趺阳)的逐渐淘汰，与封建的旧礼教可能有关系，而不重问诊——特别是"既往症"，这因为医生要卖弄自己的本领，自高身价，故不愿听取病人的主诉，这和医务职业化与商业化是分不开的。

我国古代医家中最重视"辨证"记录，幸而此书在许多经方中独能保留焉，使我们在今天还能见到它的真面目。仲景既然总结了古代医家——经方家的经验而集其大成，他在诊断上是"主诉症状"和"他觉症状"同时并重的，这一点很值得重视。现在简略地试举数例于后：

(1) 若酒客病，不可与桂枝汤，得汤则呕，以酒客不喜甘故也。(辨太阳病脉证并治第五)

(2) "淋家不可发汗"，"疮家虽身痛，不可发汗"，"衄家不可发汗"，"亡血家不可发汗"，"汗家重发汗，必恍惚，心乱；小便已、阴疼"。(以上均见辨太阳病脉证并治第六)

(3) 凡用栀子豉汤，病人旧微溏者，不可与服之。(辨太阳病脉证并治第六)

(4) 妇人中风，发热恶寒，经水适来，得之七八日(既往症)，热除而脉迟身凉，胸胁下满，如结胸状，谵语者(现在症)，此为热入血室也……(辨太阳病脉证并治第七)

(5) 伤寒若吐若下后，七八日不解，热结在里，表里俱热，时时恶风，大渴(主诉)，舌上干燥(他觉的)而烦，欲饮水数升者，白虎加人参汤主之。(辨太阳病脉证并治第七)

(6) 诸亡血、虚家，不可与服瓜蒂散。(辨太阳病脉证并治第七)

(7) 病胁下素有痞，连在脐边(既往症)，痛引少腹，入阴筋者(现在症)，此名脏结，死。(辨太阳病脉证并治第七)

上面所举的(1)是注重病人平日的"嗜好"，而且发现酒客不喜甜食的事实；第(2)和(6)中所谓"淋家"、"疮家"、"衄家"、"汗家"以及"诸亡血、虚家"等说法，不一定完全是"现在症"，有些可能是"既往症"；第(3)的病人"旧微溏"，是专指"既往症"本有消化系疾患之谓,第(4)(7)都是“既往”和“现在症”并举,第(5)是在“主诉”以外,尤重视他觉的“舌诊”。沈亮辰说:“舌燥且干,谓视之无液也。然则温病之视审舌苔,以察津液,仲师已逗其端倪矣。”所以后世重“舌苔”何尝不发源于仲景呢!足见仲景的诊断非常精密,而记录(病历)的朴实详明,更足令人惊异。

关于“他觉的”症状,仲景原极重视,如①“未持脉时,病人叉手自冒心,师因教试令咳,而不咳者,此必两耳聋也。”(辨太阳病脉证并治第六)②“心下痞、按之濡”。(辨太阳病脉证并治第七)③“少阴病恶寒而蜷。”(辨少阴病脉证并治第十一)④“病者手足厥冷,言我不结胸,少腹满,按之痛者。”(辨厥阴病脉证并治第十二)这里的“叉手自冒心”,“心下痞,按之濡”,“恶寒而蜷”,都是配合“他觉的”诊断而观察的,尤其在病人自言“我不结胸”,而“少腹满,按之痛”,则不“按”大概是不痛的,更证明仲景随时留意“腹诊”的他觉症状之有无,并不全凭“主诉”来决定,这正是仲景的伟大处,和一般医家草率从事者大有不同。

此外,在现在医学上所重视的热型、神经症状、胃肠症状、心力衰弱,以及“病程”、“治疗过程”等,在仲景也一无遗漏,而且很精密地加以分析。我们试看后世医家的医案,每多浮词,不一定能有仲景书中这样朴素而切于实际的记载,足见我的推崇仲景,绝不是因个人的偏嗜而过分夸张了他的功绩。我们要发掘中国医学合理的核心,就不能不正确地去认识历史文献。

关于仲景治法的提纲,一般人只把它分成汗、吐、下、和四法,其实照王叔和的归纳,是分成汗、吐、下、温、针、灸、水、火等八法的(见《脉经》)。当然我们不能说这一归纳完全合于仲景的愿望,但王氏对仲景的了解自比一般人为深切,这是可以肯定的。宋林亿等说:“仲景于今八百余年,惟王叔和能学之。”这句话可谓十分中肯,我们不应再有怀疑。

在仲景以后,唐代王焘著《外台秘要》,引用《近效方》:疗阴黄汗染衣涕唾黄者方,也有类似“病历”性质的记载;如“每夜小便里浸少许帛,各书记日,色渐退白,则差”。

按:《外台》黄疸门前几方,也有每夜小便中浸白帛片取色退为验的话,但没有“各书记日”的话,所以我就把这一方为例。《必效方》是唐孙思邈弟子孟诜做的,他的年纪很大,到武后时还活着。但《外台》此方后说:“备急、肘后、张文仲、深师同”。《备急方》著作人无可考,《肘后方》是东晋葛洪做的,深师是南北朝的宋齐间人,张文仲也是唐武后时的人,可知这种病历表的应用,早在晋宋时,到唐代仍沿用不辍。

我现在再举两个具体的病历记在下面,其一就是16世纪初叶的事,那就是明嘉靖时的韩懋所撰的《韩氏医通》,他有六法兼施说:

六法兼施:式云,某处有某人,某年、月、日,填医案一宗:

望形色:“形”瘦、肥、中、胖、瘠、长、短、魁、躲。

“色”赤、黑、黄、青、白、丰、润、枯、槁。

闻音声:“声”浊、清、平、高、长、洪、散、低、短、细、暗。

问情状:何处苦楚?何因而致?何日为始?昼夜孰甚?寒热孰多?喜恶何物?曾服何药?曾经何地?

切脉理:“左部”寸:浮本位　中取　沉候

关:浮取　中候　沉本位

尺:浮候　中取　沉本位

“右部”寸:浮本位　中候　沉取

关:浮取　中本位　沉候

尺:浮应上焦　中应右关　沉应肝肾

论病源:某人素禀孰盛?某病今在何处?标本孰居?毕竟何如?服药宜如何将息?疾病沉疴痼,今在何际?

治方术:主治用何法?先后用何方?

六法者,望、闻、问、切、论原、治法也。凡治一病,用此式一纸为案,首填某地、某时,审风土与时令也。望之闻之,不惜详问之,察其外也。然后切脉、论断、处方,得其真也。各各填注,庶几病者持循待续,不为临敌易将之失,而医之心思既竭,百发百中矣!予既立兼施式,有刑名家过而言曰:"望闻即两造具备,察言观色之时,问而笔之,供词也,切则考鞫亲切,而论治为招判发落矣。"其言虽谑,足以解惑云。

或曰:"六法兼施,得无琐琐乎?"予应之曰:"医药人之司命,为谋弗忠,非仁术矣。病有不治之条,医有刲股之念,诚如是而不救焉,彼虽命尔,吾犹以为未精吾技,而误于人也。若夫轻疾小恙,虽不填案可也。畏其琐而屏弃之,非予志矣!"

韩氏以外,有喻嘉言,他在《寓意草》中所言"先议病、后用药",及与"门人定议病式"二段文字,对于治疗疾病,在临证上须注意病家的既往症及现在证候,此与现代医学诊察病人的形式,尤近一致。他在《寓意草》中,开宗明义便说:

"从上古以至今时,一代有一代之医,虽神圣贤明,分量不同,然必不能受规矩准绳,以为方圆平直也。故治病必先识病,然后议药。药者所以胜病者也,识病,则千百药中,任举一二种,用之且通神。不识病,则歧多而用眩。凡药皆可伤人,况于性最偏驳者乎?……"(《先议病后用药》)

这是喻氏鉴于时人只注重药性,而忽略病情之弊,乃痛下针砭。所以有"治病必先识病,识病然后用药"的话。至喻氏说:"自古至今,一代有一代的医学",已向我们提出了医学家应随时代发展而不断地改进,可谓对保守派的当头棒喝!

由于喻氏着重治病必先识病,所以他在诊断方面,极其留意于病历。在他的"与门人定议病式中"说:

"某年,某月,某地,某人。年纪若干?人形肥瘦,长短若何?色之黑白枯润若何?声之清浊长短若何?人之形志苦乐若何?病始何日?初服何药?次后再服何药?某药稍效,某药不效,时下昼夜孰重?寒热孰多?饮食喜恶多寡?二便滑涩有无?脉之三位九候,何候独异?二十四脉中何脉独见,何脉兼见?其症或内伤,或外感,或兼内外,或不内外,依经断为何病?其标本先后何去?汗、吐、下、和、寒、温、补、泻何施?其药宜用七方中何方?十剂中何剂?五气中何气?五味中何味?以何汤名加减和合,其效验定于何期?一一详明,务令纤毫不爽,起众信从。允为医门矜式,不必演文可也。"

喻氏这种定议病式,可能也受着韩氏"六法兼施"说的影响,无疑地,他的方法已较韩氏进步。他这种对病人作详细的诊断而记录病历的形式,我敢大胆地说:现在许多医生,诊病也还不及他的详细。我们如能追溯本源,这一病历并非韩、喻诸家的创造,乃是基于仲景的"辨证"方法发展而来,惟经韩、喻等加以推广运用,故内容尤形完备。可惜喻氏以后竟没有人肯切实实行,再求发展,而著书立说的,又大多出于士大夫之手,他们只注重文章的辞藻,不务实际,以致自明末至今三百余年中,对于这种病历记录的价值,反而很少有人注意了。

虽然在今天也许有人要笑韩、喻等的诊断方法是原始的。是的,他们的诊断方法是近于原始的。但原始的东西不一定没有科学内容,针灸就是很好的例子。今天许多新奇的科学,我们追溯上去,几乎没有一件不是由原始的逐步发展而来的。原始的事物只要不虚伪而切实际,那么我们便应该而且可能用科学方法去改进它、利用它。我们现在通过学习,接受了科学的诊断法,对累积经验的祖国遗产,当然不能无条件的扬弃,必须审慎地作批判式的采纳。把合理的部分从玄学中解放出来,予以整理利用,并逐步提高到科学的阶段,俾以充实现代医学的内容,是我们中医同志应尽的责任!

(原载于《新中医药》1954 年 4 月号)

四、从太炎先生“论中医与五行说”谈起

余杭章太炎先生，以经学大师，兼综医术，故其论医文字，有很多精湛之论，远不是我们一般执业的中医所能望其项背。即如关于中医方面的五行理论，他是抱持坚决否定的态度，他写给吴检斋（承仁）论中医剥复的信里说：

“谓中医为哲学医，又以五行为可信，前者则近于辞遁，后者实令人笑耳。禹之大府曰，水火金木土谷，此指其切于民用者也。五行之官曰，勾芒、祝融、后土、蓐收、玄冥，亦犹今世有盐法、电气、河道之官，因事而施，亦切于民用者也。逮洪范所陈，亦举五行之性耳，生克之说，虽洪范亦无其文。尤在泾《医学读书记》举客难五行论，语亦近实，在泾欲为旧说弇获，不得不文饰其辞，然亦可知在泾意矣。医之圣者，莫如仲景，平脉辨脉及《金匮要略》，发端略举五行事状，而他篇言是者绝少。今即不言五行，亦何损予中医之实邪！五行之论，亦于哲学何与？此乃汉代纬谶之谈，可以为愚，不可以为哲也。且五藏之配五行，尚书古今文二家，已有异议，郑康成虽从今说，乃注周官疾医云：肺气热配火，心气次之配土，肝气凉配金，脾气温配木，肾气寒配水，则犹从古说也。以此知五行分配，本非一成，犹之天之赤道黄道，及月行之九道，近代变九道称白道，于测天之实，不相干也……仆尝谓藏府血脉之形，昔人粗尝解剖而不能得其实，此当以西医为审。五行之说，昔人或以为符号，久之妄言生克，遂若人之五藏，无不相孳乳，亦无不相贼害者。晚世庸医，藉为口诀，则实验可以尽废：此必当改革者也。”

太炎先生的论点，除了以仲景书中的平脉辨脉诸言五行者误信为仲景之文外，其他都很质实，很合乎科学的。我们知道，《易经》称阴阳而不言五行，五行之说，出现于战国末期。刘师培云：“易经一书，始于伏羲，成于文王孔子。伏羲之时，未有五行之说，文王孔子不奉五行，故易经一书，无一语涉及五行。西汉焦京之流，以易经说灾异，杂糅五行之说，已与经文相违，而郑君之注周易也，则以金、木、水、火释四象；马融作注，复以四时生五行说系辞，宋儒作先天后天图，至谓河图洛书皆以五行为主，可谓歧中之歧矣。”五行学说，大约到战国末叶邹衍手里才发展完成。在邹衍以前尚未成为“显学”，所以庄子、韩非子诸书都没有直接对它加以评论；至荀子非十二子篇，始以思孟言及五行为非。而近人如顾颉刚先生等以为思孟者实指邹衍之误，其言亦有可信。但是五行之说，自邹衍得志于诸侯后，很快就受到人们的注意，例如《吕氏春秋》一书，就可看出它的影响来。汉代开始，五行给学术文化领域的影响逐渐扩大开来，以至蔓延到医学上面。五行生克本来与医学实践毫无牵涉，羼杂到医学里去的桥梁人物，大概是邹衍吧！

杨宽先生所著《战国史》（上海人民出版社 1955 年 9 月出版）对阴阳家代表人物邹衍也有所评论：“……这时邹衍又运用五行相胜的说法建立了五德终始说……邹衍眼看到周天子已灭，必将有新的统一的王朝兴起，因而创造出这样的学说。但是他用五行相克说来解释朝代的兴替，不能说明其相克的动力所在，就不得不归之为天意。他的五德终始说是从原始

的唯物论出发的,结果仍然陷入神秘的宗教迷信中去。”

杨先生说:“他的五德终始说是从原始的唯物论出发的。”这话是很有毛病的,因五德终始说,已不是洪范素朴五元说,而是植基于幻想的唯心论者,那当然要陷入神秘的宗教迷信中去了。文廷式《纯常子枝语》说:“中国五行之学,重目验而切日用,故不言风而言木,不言地而言土。”这虽也还算是素朴的五元说,然已经开始从淳朴之路走向浇漓之路上去了。至于邹衍是那时燕齐方士的领袖,自然也懂得医药,所以《汉书·刘向传》还载有邹衍重运延命方一书。此外他还有以小推大以至无垠的大九州之说。这些都也影响于今本流传之内经一书。承邹衍之学,则西汉有董仲舒诸人。夏曾佑《中国古代史》论儒家与方士的糅合章中说:“……晋葛洪抱朴子论仙篇引董仲舒所撰李少君家录云:李君有不死之方,而家贫,无以市其药物,故出于汉以假涂,求其财道成而去云云。其事实怪。然以证春秋繁露所列求雨止雨之法,暴巫、聚蛇、埋虾蟆、烧雄鸡、老猪、取死人骨燔之等法,则仲舒之学,实合“巫蛊”、“厌胜”、“神仙”、“方士”而一之。是治公羊春秋者合方士之说也。至于易道阴阳,更与方士为近,而“道人”之名,即起于京房之自号。《汉书·京房传》礼家封禅,申公,公玉带之伦,皆能定其为儒生,为方士,更无论焉(《史记·封禅书》,《汉书·郊祀志》)。盖汉儒之与方士,不可分矣。”

刘师培不是说么?“是治经之士,以五行配合医术,说各不同,盖灵枢素问均言五行,儒生以其与洪范月令相似也,遂以儒生所传五行,附合医经,更以医经之言,人之儒书之注,此古医学赖经生而传者也。”吕思勉先生说:“素问杂以阴阳五行之论,益方士兼通哲学者之所为。”(见所著先秦史第十五章)

以上都是近代学者对于五行与医学关系的看法,都可看出五行说在中国医学上应该早予扬弃的。现在再引用二位中医自己对于五行与医学关系的说法,其结论仍然认为五行说应予扬弃的。先看华北中医名宿富雪厂的话,知他对黄帝内经是下过一番工夫的。他对五行生克学说在中国医学发展过程中认为是一种巨大的障碍,他痛切地说:“五行生克实为医术障碍。尝考五行之说,起于周末,盛于两汉。唐宋诸儒,谓内经一书,全出汉人伪造,余谓此得半之论也。灵枢素问与本草经,黄帝神农时代实有此书,盖天地有阴阳之气,人受之以生,加以父母之遗传,家庭之习惯,其气质不无偏胜之气质。感触天地阴阳偏胜之气而病生焉,古圣人为之理阴调阳,有效则笔之于书,以为轨范,故于人之脏腑营卫以及方药无不本阴阳以立说,无所谓五行生克者,汉人迷信五行,乘机窜入,于是医学为之一厄;暨张仲景起于后汉,以六经治百病,其不取五行可知矣;乃王叔和搜辑颠倒,又复羼以伪说,于是医学又为之一厄;宋元后医者,未见华元化解剖之书,未经实验,闭门而高谈五行,以饰智惊愚,于是而医学更为之一厄。余未冠时,即承家学,究心脉法,诵习经验,垂数十年,自问于医学稍得门径,窃思著成一书,一以扩古经微义,一以作后学津梁,五行腐说,铲除净尽,精义至言,足以医医,乃授之学者,而告之曰:此黄农仲景之家法也,亦吾之家法也,珍之珍之。”(录华北国医学院四诊要诀讲义)

再看南方已故名医叶古红的话吧:“经验之言为碎金,而五行谬说则砂砾。今欲整理旧学,殆犹披沙拣金。五行相克说,在所必废。而司天在泉诸神话,尤宜拉杂摧烧,不能使民生寿夭种族强弱所关之学术,笼罩于蛮云妖雾之中以终古也。”又说:“宇内凡百事物,其真理未经发现者,无不可强以生克之义通之。五行说在吾国一日不废,大足障碍一切人生日用,使永久不能与实地沟通。”这是正确的。医学是科学,为什么我们要把它装点门面,擦上许多唯心的脂粉呢？

如果连阴阳五行学说，在古代学术史上的源流派别，怎样形成和发展，及其与五运的分别怎样，都没有搞得清楚，而牵强附会，谈论五行与医学的关系，则诚如太炎先生所讥切的：“实令人笑耳。”

总之，原始的五行学说通过了方士的利用而一变再变，早已不是素朴的唯物论，而是成为抽象的代名词了。医家因为它是每一朝代的“显学”，受了当时社会政治的影响，自然要很快地羼杂入医经，就成了医家理论的主要骨干。我们必须认清代名词的应用价值，全靠所代表的那些事物及发展的原理原则而定。假使有些事物和原理原则，不适合用代名词的场合，而牵强附会上去，那么得出的结论一定是错误的。祖国医学自有它精深独到的地方，这是谁也不可否认的。但中医的好处决不在于五行生克的理论方面，五行生克也指导不了中医的临床实践。太炎先生不是说过“……今即不言五行，亦何损于中医之实耶”的吗？例如中医用“大黄除实，当归止痛”是事实，这是根据五行生克的理论指导临床实践的呢？还是遵循张仲景辨证用药的法则治疗疾病的呢？很显然的：与五行说完全没有关系。推之一切针灸按摩等也是如此。

（原载于《新中医药》1956 年第 7 卷 10 期）

五、《何氏八百年医学》序

《何氏八百年医学》者，何氏子时希大夫叙录江南何氏镇江、松江、奉贤、青浦四支，自南宋、元、明以迄于清，一家医学嬗递之迹之书也。取材于省府邑志、何氏谱牒以及载籍之所志，悉以有关于医学者为囿，它置弗录。统其宗支，一其世系，虽曰一家之私志，然厕居九流，为士大夫贱视之郎中，能不随宋、元、明、清之宗社以俱灭，岿然历八百载，其学术竟世承而弗替，殆必有故焉存于其间。余嘉夫时希大夫致力之勤，以为必将为治祖国医学史者所采择，一家之私志云乎哉！故为叙之，以俟世之博达者察焉。

1957年国庆节章次公于北京

（录自《何氏八百年医学》，1957年印）

六、叶天士温病学说之渊源

吴鞠通《温病条辨》以三焦之次序作用药标的，其说渊源于叶案。考叶氏之治时症，在表则分营卫，在内则分气血，层次步骤，则分三焦营卫，仲景之说也。其间，又采撷罗天益《卫生宝鉴·泻热门》之论：

上焦热　凉膈散　龙脑鸡苏散　洗心散

中焦热　调胃承气汤　泻脾散　贯众散

下焦热　大承气汤　三才封髓丹　滋肾丸

气分热　柴胡饮子　白虎汤

血分热　桃仁承气汤　清凉四顺饮子

通治三焦甚热之气　三黄丸　黄连解毒汤

所可佩者，融汇古人之论而自成一家学说，使以往医理与治疗，顿改旧观，且开创清代三百年医学之基础。善读古人书，富于创造力，叶氏诚一代医学人豪也。

其案中以三焦次第治温病，多标明出诸河间，曾遍考《河间六书》，实无此说。或者前代医家以仲景擅长治寒，河间擅长治温，以为罗氏之说出于河间，而未加深究欤？

选授此篇（整理者按：指次公先生40年代执教于上海新中国医学院时编写的《古今医案选评》——油印讲义），不欲作考据文字也，盖有微意存焉。夫中西医之学术，立场根本不同，西医以生理解剖为基础，治疗必述病原物为根据，中医则反是，以医者之直觉推求天人之变，阴阳虚实之理，禀赋之强弱，土地之厚薄，藜藿膏粱之异，劳心劳力之别，精思冥悟，辨析毫茫，然后出之予有条理、有系统之学说，药与证相符，病与方不背，自然得心应手，迎刃而解矣。

仲景以六经统驭一切时症，此有条理、有系统之学说也。天士以三焦气血统驭伏气温病，亦有条理有系统之学说也。然则仲景所称之"伤寒"，即天士所称之"伏气温病"，二而一者也。数百年伤寒温病之争，喋喋不休，是既不能了解仲景，亦不能了解天士者也。

七、陆九芝论《临证指南·温热门》席姓七案书后

陆九芝论《临证指南·温热门·席姓七案》原文（括号内即陆氏文字）：

席（姓）脉数右缓弱（此为温热病脉），阳根未固（温热与阳根无涉），阴液渐涸（阳邪之甚），舌赤微渴（亦阳邪也），喘促，自利，溲数（三焦大热），晡刻自热，神烦呓语（日晡所阳明王时也，初诊只有晡刻神烦）；夫温邪久伏少阴（此沿喻氏之说，其误即始于此），古人立法，全以育阴祛热（古人治温热决不育阴气，以下语未了），但今见证阴分固有伏邪（阳伏于胃，病在阳分），真阳亦不肯收纳（乃阳邪之充斥，非真阳之不纳），议仿河间浊药轻投（河间从无此法），不为上焦热阻（独此未用一药），下焦根柢自立（与下焦根柢无关），冀其烦躁热蒸渐缓（不去其热，热何由缓）。

熟地炭　茯苓　淡苁蓉　远志炭　川断　五味（方谬）

又（再诊），晚诊阴中伏邪（阳伏于胃），晡时而升（的是阳明），目赤羞明（睛不和也），舌绛而渴（渴为温病），与育阴清邪法（以阳邪而育阴，阴愈育阳邪愈固，而云清乎）。

生地炭（生熟地之所贵在滋膏，而炒为炭则无用，亦断无先熟后生之理）　元参心　川斛　炒麦冬（麦冬无炒用者）　犀角　石菖蒲（二味并开心窍，送邪入心）

又（三诊），脉左数右软（此时脉明未变），舌干苔白，小溲淋沥（腻涩之效），吸气喘促（呼气促是脱，吸气促乃是闭），烦汗（的是阳明），乃肾阴不承（非也），心神热灼蒙闭（一去胃热，蒙闭即开），议以三才汤滋水制热（岂阴虚而火炎，此时之邪热非滋水所能制）。用三才加茯神、黄柏、金箔（邪必益锢），晚进周少川牛黄清心丸一服（助犀角送邪入内）。

又（四诊），昨黄昏后诊脉，较之早上左手数疾顿减（脉象陡变），惟尺中垂而仍动（阳邪内陷矣），呓语不已，若有妄见（胃热蒸心益甚矣），因思肾热乘心（胃热而非肾热），膻中微闭，神明为蒙，自属（二字何解）昏乱（全不识阳明病），随进周少川牛黄丸（领邪入心）一服，俾迷漫无质之热（热本无所为质），暂可泄降（并未一用泄降之药），服后颇安（并不能烦躁矣）。辰刻诊脉濡小（脉又变矣），形质大衰（生熟地炭既立根柢，何至形质大衰），舌边色淡，下利稀水（邪下陷矣）。夫救阴是要旨（撤热是要旨），读仲景少阴下利篇（太阳阳明亦有下利），上下交征（此句如何接得上），关闸尽撤，必以堵塞阳明为治（昨日犀角，昨晚牛黄，尽开诸窍，一变而为堵塞，况阳明无堵塞之理），以阳明司阖（阳明之阖不如是讲），有开无阖，下焦之阴，仍从走泄矣（生熟地炭之功何往），议用桃花汤。

人参　赤石脂　干姜　粳米（此方补涩而温，适与清泄苦降相反）

又（五诊），晚服照方加茯苓（此时病已垂危，药之出入必不在一味茯苓）。

又（两诊），脉左沉数右小数（堵塞后脉又变矣），暮热微汗时烦，辰刻神清（只有辰刻神清矣），虚邪仍留阴分（实邪仍留阳分），议用清补（当用寒泻）。

人参　茯苓　川斛　炙草　黑料豆衣（何用）　糯稻根须（何用）　金匮麦门冬汤（全与温病无涉）

陆九芝曰：温热门再有张姓一案，初仅形象畏冷，用复脉汤去参桂加甘蔗汁，及三阴液尽涸阴气欲绝（复脉汤有麦地，何以阴涸阴绝）。

再有顾姓一案，初尚能饮酒纳谷，用犀角生地，再诊目瞑舌缩、神昏如醉（心开窍于舌，犀角送邪入心，故舌缩）。

再有陈姓一案，初不过夜烦无寐，不嗜汤饮，亦用犀角生地，及三诊阳升风动（用生地阳当不升，用犀角风当不动，何又升动若此）。

凡此所用药后，种种变相，皆《指南》所自言，何以用其法者，皆不一问其药之取效，固有如是者乎？

《指南》温热门共四十余案。其于席姓复诊者七，初诊左数右缓弱，为温热病应有之脉，邪在阳明，是为时气，非阴虚火炎，骨蒸劳热之病；亦非上盛下虚，阳光飞越之病，与阳根未固，真阳不肯收纳，有何干涉？乃必日久伏少阴，而欲育阴以立根柢，此在劳怯病中，尚为下乘，岂可以之论温热时邪哉？及复诊者再，而吸气喘促，心神蒙闭，非熟地生地炭腻膈留邪，犀角石菖蒲送邪入内之效耶？再于天冬地黄人参之三才，加以牛黄协犀角之力，脉之数疾顿减，一变而为濡小，或并外热之不见，病于是乎内陷矣。牛黄之服后颇安者，并烦躁之不能也，所以形质大衰，而即下利稀水。温病不撤阳邪，种种变相已露，尚曰救阴是要旨，而一任其阳邪之伤阴，以致关闸尽撤，有开无阖，即用桃花汤以堵塞之；此在痢疾门中，尚是未传之治，而始之仅为晡刻神烦者，至此而仅有辰刻神清矣。其人之终日昏沉，内风煽动，粒米不进，举室惊惶，已可想见。六诊七诊，只剩得稻根、料豆敷衍成方，而终之以一服麦门冬，嗟乎？此病之初，人迎数盛，气口濡弱，伤寒成温之的候也；此时一用仲景之葛根芩连汤，辛凉解散，病即外达，一汗而解，热退身凉，神清脉静矣。即不然，而须专清里，则仲景之白虎汤、栀子豉汤，辛寒泄热，里气一清，外邪自解；亦无不热退身凉，神清脉静矣。余为治三十年，凡遇温热病，无人不如此，无时不如此，无地不如此，无不于十日内贻之以安。惟尚未能起床出门，往往受人促追耳。今观此案，初诊之议，邈若山河，及四诊而一路之病随药变者，败坏至此，事已不可为矣。独有下利一证，或尚是热结旁流，为挟热之利，非燥屎即胶闭，若一投仲景之大小承气，尚能起死回生。乃华玉堂从未梦见，反谓见闻甚广，不肯胶柱鼓瑟，辄投石脂干姜，温之涩之，病到如此不堪地步，一味人参，聊以塞责，此外则料豆之衣也，糯稻根之须也，一筹莫展，剩有麦门冬一方，如不欲战于此而云此病尚有活理，谁其信之！（温热治法从此失传，可恨哉！）

今之抱一册为市医捷径者，名曰叶派。余初不解温病之十有九治者，何致于百无一生？及观此案之始终本末，而知编此一册者，正利其日后必然之状，已预定于始初立案之时，以为先见之明，言无不中，而病家即以其言无不中，果服其先见之明，孰能知其人之本非此病，而移病凑药，使之病随药变耶！此所以人愈死，而名愈高也，则此一案之在病家尚可安于不问哉！（吴子音三家医案为薛洁燔三诊，其害亦同于此。）

章次公按：余尝谓清代医人中，有二奇人，曰四明高斗魁，玉田王清任；有二学人，曰吴县叶桂及徐大椿；有二妄人，曰昌化黄元御，元和陆懋修。高王二人奇而不诡，开创风气；叶徐二人，虽沿仲景，自有创获。若黄陆二人直以齿牙胜人，而究其实则枵然无物者。今以陆懋修论《临证指南》温热门席姓七案之评文为例。忆早岁肄业上海中医专校时，先师赵吉浦先生以陆九芝为近代经方大师，以其所著《世补斋医书》列入主要参考书；而先师曹拙巢先生更丑诋叶天士《临证指南医案》，禁门弟子寓目。既卒业，追随陆渊雷、徐衡之两先生，问业于余杭章太炎先生之门，倡言中医改进，举“发皇古义，融会新知”之义为大纛，其理论必须推翻《内》、《难》诸经，治疗必须推翻叶天士轻描淡写之法，以为改进中医之两大鹄的。后主红卍字会医院中医部十有余年，得交西医中绩学之士如邓源和、李邦政、胡嘉言、何云鹤及总角交李棻、亡友陈端白诸先生，上下议论，反复研讨，然后方知中土医学不进步之症结，其主要在无精密之诊断方法，故认识征象，类多模糊影响之谈，从张仲景至叶天士，岁历千百，虽名医辈出，医籍充栋，究其实际，方药针灸而外，其学理类多空谈。深知此后中医欲图改进，以求合于科学途辙，其先务莫急于学习科学诊断（当然先要明白生理解剖各种学识），然后投以积验之方，庶可以应病也。吾尝谓中医之诊断，纯凭主观直觉，始终停滞于感性的认识，并未发展理性的认识，清代伤寒温病之争，历数百年而未已，如驴转磨，如蝇攒纸，其无补于医药之进步，可断言也。

学如积薪，后来居上，此学术进化之公例也。以吾医家而论，不问病灶，不究病源，纯凭辨证用药，仲景天士俱有得失。陆九芝生当清季，徒以奉仲景为名高，作辟叶之论，以惊流俗，其失与诟责王清任《医林改错》为屠夫之业者无异，其智盖师昌黎辟佛，出于卫道之一念耳！其所持论，龂龂于文字之得失，有如乡塾究评文，其空言无实，盖犹叶氏之失也！即如席姓七案，其病盖伤寒之属：初诊案语即有“阳根未固，阴液渐涸”之说，知证已濒危，虽司命者，亦无可如何，盖伤寒在未有特效药之前，死亡率本高，治之无功，亦非尽叶氏之过，况垂殆之证乎？乃陆氏坐论叶氏之失，而自夸其术，有曰：“余为治三十年，凡遇温热病，无人不如此，无时不如此，无地不如此，无不于十日内贻之以安。”吁，何其言之夸诞无实乎？信如陆氏之言，自陆氏而后，伤寒已无死法矣。约其诞言，其失有四，今试论之：

一、以犀角、菖蒲送邪入心，此漫空鬼话，为市医习见之言，不图陆氏亦深信之；又牛黄清心丸是解毒药、强心药、镇静药，用治时病，此正叶氏之创获，陆氏攻之，适彰其浅妄矣。

二、滋水制热之法，用于热病，意与现代所谓营养法同。其义发于王冰，其风起于明季，至叶氏而益臻完备。故温热学说，体用兼赅，叶氏实其大师也。

三、陆氏谓：“以温热病治之得当，无不于旬日内贻之以安。”以予观之，实不尽然，肺炎及流行性感冒，旬日内有恢复者，斑疹伤寒，恢复必须二周后，肠热病动辄一月以上，旬日以内而能贻之以安，非经验少即大言欺人。往侍曹师，习闻师说，与陆氏相同，以为温热旬日以外，皆缘他医治之不当，予既列门墙，初亦深信不疑，故于叶派医家多有非难。嗣后亲友中有寒热甫起者，即延予诊治，随投以桂枝、麻黄、小柴胡、栀子、白虎、葛根芩连汤等，无不备尝，譬之逆水上行舟，竭尽心力，而效果殊微，更事既多，始恍然徒奉经方以为名高者之失，转而推用叶氏所创平淡轻灵、滋阴存津之方，以其与西医之待期疗法，不谋而合。自近年科学界发明氯霉素以来，效用大著，确能于旬日内贻之以安，肠热症因之死亡率大减，此则大可发人深省者也。

四、陆氏以下利证，是热结旁流，一服仲景之大小承气，便能起死回生，此亦近世经方家之僻见，其所持之理由，是为神昏谵语及阳明腑证，下之即愈。予以为下法用于饮食自家中毒，实有必要，用于斑疹伤寒或流行性感冒，及原因不明之发热证，其人大便秘结，或不致偾事，然独不能用于肠热病之有神经症状者。若不明此理，误用硝黄，且重其量，可以促成肠出血之危险。古代诊断肠热病之方法，不能如现代之精确，故有此等臆说；叶氏议用桃花汤，实有见地，陆氏攻之，反足误人。

论曰：仲景学说，自宋后始显，金元而后，始定一尊。凡著书立说者，莫不引仲景之说以为墙宇。金元而后，仲景始成为中医传统上之至尊偶像。吾人生当科学昌明之世，但问其学说之是非，不问其人在历史上之地位如何。苟仲景学说有背科学，则其罪当与庸医同科，若铃医有一方之效足录，则位亦与仲景同等。所以读古人书，当先打破传统偶像之成见，而当以科学之尺度衡量之，然后始有持平之论。叶天士生当清初之世，海内又安，家给人足，父祖二世，以颇囟医闻声江左，叶氏既承家学，又见吴人柔孱，于猛悍药石，尤有习惯上之顾忌，其于温病疗法，乃不得不兼采张景岳之遗意，创为轻淡存津之剂，于人情病情实两得之。盖以待期疗法处理伤寒，徐待机转，于病家危疑震骇之情，未尝无补，且伤寒未有特效疗法之前，进服叶氏之方，视彼经方家误用汗下令人强死者，其外失于人情，内违于病情，不能不谓此善于彼矣。（不失人情，亦《素问》所重，明李中梓更有专文论之。）

盖待期疗法，其效在利尿解毒，补充营养。其生前得享大名，良非幸致，殁后成为宗派，流风迄今未沫，尤非金元诸家所能及。吾人生今之世，必当深思其故矣。若必以仲景为千古不易之圣哲，则吾国治伤寒之法，必自划于二千年之前，而凌蔑此后之师法，更无视于今日之科学原理，是知古而不知今，王充所以有陆沈之叹也。即退一步言，叶方所不愈之伤寒，经方家能必愈之欤？盖同一不知伤寒病原菌，所处之方同难“原因治疗”，是楚虽失矣，齐亦未为得也。虽然，守一先生者言，徒取于叶天士轻描淡写之剂，敷衍伤寒之笃病，以防变为卸责地，是又庸医之素行，与经方家始终执汗下之剂以应病者，厥失惟钧。故于二家之法，当节取其所长可矣。

至陆氏以“今之抱一册为市医捷径者，名曰叶派”，诚为伧医之顶门针，然大道以多歧亡羊，苟能博观约取，抱此一册而确能治此一病者，庸何伤？陆氏书持论虽能上下千古，持校叶氏一册，其价值孰重？又持校王清任《医林改错》一册，其价值又孰重？识者当有定评矣！

且叶氏之代表著作《温热论》，推断病情之演变，把握体质之强弱，举营、卫、气、血四字为纲领，其归纳证候之方法，凭借客观的事实，固与仲景之划分六经，异曲同工者也。以视陆氏《世补斋医书》中《六气大司天》上下篇，提倡所谓司天在泉之说，空洞玄妙，荒乱纰缪者，奚啻天壤云泥之判。徒振词采，不足道也。

夫治伤寒者，固不能舍仲景书，然徒守仲景一家之言而无视他人，则治伤寒者，岂南阳一帙外，晋唐以后之方书，并可付之秦火矣！故吾尝谓陆氏医论，始终不出学究评文之气息，虽欲轩之，亦仅守一先生言之经生僻见而已。际此科学昌明，时代日新，辩证唯物深入人心，我人欲改进中医，当注重客观的分析与探讨，学习科学的诊断及治疗，与一切主观传统上之偶像观念，廓而清之，谁曰不宜？仲景为中医最高之偶像者，而天士次之，故请先推倒仲景之偶像观念而次及天士（即二家之错误与不足者不曲为回护之谓）。盖二家学说之不明，正坐此偶像观念为之障蔽也。

（原载于《新中医药》1952年第3卷1期）

八、湿温证治

丹徒章成之次公述
弟子冯超人撰次
弟子汪慎之抄录
弟子朱良春校勘

湿温证治目录

辨湿温之蜕变第一

湿温之名，见于《难经》，为五种伤寒之一，但言其脉“阳濡而弱，阴小而急”，犹未志其症

①该：包容，包括。潘耒《重刊古本广韵序》：“《广韵》一书，可以该六书之学，其用宏矣。”

②汉人著述，《自序》往往置于篇末，如《史记·太史公自序》、《说文解字·叙》等。次公先生传承章太炎先生汉学家治学方法，故《湿温证治》之《自序》亦置于篇末。

状。《脉经》卷七云:“伤寒湿温,其人常伤于湿,因而中暍,湿热相搏,则发湿温。病苦两胫逆冷,腹满叉胸,头目痛苦,妄言。治在足太阴,不可发汗,汗出必不能言,耳聋不知痛所在,身青,面色变,名曰重暍。如此者,医杀之也。”其后庞安常《伤寒总病论》、朱肱《活人书》、许叔微《本事方》,皆据《难经》之脉、《脉经》之证,以定湿温,而以白虎加苍术汤治之,异是者不在湿温之域。注曰[①]:“两胫遂冷,而用白虎,犹厥阴伤寒脉滑而厥者,主以白虎也。皆以里有热故。”

今之所谓湿温者,病发在夏秋,寒热往来如疟,胸中满闷,身又有汗者;两胫逆冷之症,未之及也。白虎汤之治,所罕闻也。其说创自有清之叶桂,谓:“风挟温热而燥生,清窍必干,谓水主之气,不能上荣,两阳相劫也。湿与温合,蒸郁而蒙痹于上,清窍为之壅塞,浊邪害清也。”(引见《温热经纬》)然则《脉经》所云“暍病有湿,名曰湿温”,犹温病有风,则曰风温,状亦猛烈,非汎汎似阴阳两歧者;而叶桂则谓“湿与温合”,此其辨也。注曰:“刘奎《说疫》云:‘《金鉴》曰:温病复伤于湿,曰湿温。’而《活人》则曰:‘伤湿而中暑,曰湿温。’”吴瑭、王士雄、章虚谷以来附之,治疗洵[②]有可法,理论则违失殊多。吾欲载之空言,不如见之行事之深切著明也。

辨湿温经、时方派异同第二

学术之萌孽不已,学派之蜕变无穷。不稽往籍,罔识当前,故温故可以知新,彰往亦能察来。中土医学,源于单方,试效经验之余,集成汤液。有汉仲景,博采众方,凭证用药。自宋而后,人奋私智,家尚私学,刘、张、李、朱,各逞其说,往往明其所长,而昧其所短,矜其所得,而讳其所失。古疾医之道,不几绝矣!盖精粗不同,浅深殊量,医者懵不知学,苟骛高远,则且视为迂阔而无当,于是有经方、时方之流别,犹经之有今、古文[③]焉。

经方者流,师法炎汉,博采唐宋,凭证以用方药,就方药以测证候,尊其所闻则高明,行其所知则光大,是非才高识妙,岂能探其理致哉?

时方者流,上宗四家,下师薛、叶,高论《内》、《难》,而谬于实证,侈陈岁露,而杂以玄言,次者仅习薛、叶之书,撮录师氏之方,是徒浅尝医术,不知有学者也。

于此观之,经方与时方派之所殊,不仅治疗之不同,鉴别诊断之法亦异。经方家辨症状以用药,故曰桂枝证、柴胡证,而不名以风温、湿温;时方家则审时令以名病,因曰风温、湿温,而不以桂枝证、柴胡证定名。时方家于病状尚未说明,先铺张以五行之谈;经方家则不然,辨证详而切于事情,于类证异因者,不致泛论为某病。如流行性感冒,苔腻胸满,误认为湿温也。医者能审名实,重佐证,戒妄牵,虽时方亦足以发扬,所谓百家众技,皆有所长,时有所用者也。

---

①注曰:为整理者所加。原抄本、期刊均无,“注曰”所引内容原作双行小注。下同。

②洵:“恂”之假借字,诚然,确实。《诗经·陈风·宛丘》:“洵有情兮。”

③“今文”指汉代人书写通用的隶书;以经生口耳相传,用“今文”记录下的经书做权威依据者,称为“今文经学派”。“古文”指秦始皇称帝之前各国书写使用的籀书、篆文等;以出土发掘出的,用“古文”书写存留到汉代的经书做权威依据者,称为“古文经学派”。

辨湿温非长夏独有第三

吾国古代对于时行发热之病，皆称为伤寒，故《内经·热论篇》有曰："今夫热病者，皆伤寒之类也。"自西说传入后，学者以日人译"肠窒扶斯"为伤寒，我国亦沿用不改。斯名虽无异，涵意则不尽合，盖国医之所谓"伤寒"，乃急性热病之统称，与西医"肠窒扶斯"之由于一定病菌发生者，有广义、狭义之殊。西医"肠窒扶斯"属国医"伤寒"中之一种，不能囊括其余之热病。张仲景《伤寒论》中包含复杂，不全属真性、阳性"肠窒扶斯"。有清叶桂、薛雪等，倡言温热，其中湿温、伏暑、伏邪晚发等，详其证候，则"肠窒扶斯"之伦也。

"肠窒扶斯"者，源出拉丁 TypHus，为迷雾之意，取以名病，盖象征其证候也。国医以"湿温"名"肠窒扶斯"者，则以时令六气名之也。喻嘉言曰："夏月少阴君火，继以太阴湿土，则出暍、湿两证为一大纲，以暍病该湿温，天然不易也。乃湿温一大证，从古不言及，是则夏月竟无着落矣！讵知①长夏之湿气，春分后早已先动，最能与温气相合，而为生湿温之证。"信如喻氏之说，则湿温之为病，必在长夏得之，逾此不在湿温之列。实则此证四季皆有，特夏秋流行较盛而已。时医以其病不在长夏，而有身热起伏，互历数候，脉濡弱，苔灰腻之证者，值于春、秋、冬之时，则有春温夹湿、伏暑夹湿、冬温夹湿之目，总属强立名色，其实皆湿温也。

湿温之称，据细菌学之理论，则名实不相符也；但国医固以六气为病原者，骤予废除，则国医诊断之标的失，将无法以施治矣。盖国医恃以治湿温者，曰："湿。"疗湿之药，则芳香化浊，辛烈燥湿，若苍术、厚朴、附子、炮姜诸品，莫不有强心之功效，与远西药治之理，实相暗合，特具此积验，不知其所以然耳！由是观之，"湿温"用其为疾病之名词则可，若拘泥时令则不可也。

远西论"肠窒扶斯"者，以细菌传染为本因，按仲景《伤寒论》序曰："余宗族素多，向馀二百。建安纪年以来，犹未十稔，其死亡者，三分有二，伤寒十居其七。"是即伤寒为传染病，义至明白，而未之言也。至明吴又可著《温疫论》，其序曰："温者热之始，热者温之终。温热者，首尾一体，故又为热病，即温病也。又名疫者，以其延门阖户，如徭之役，众人均等之谓也，今省去'彳'加'疒'为疫。又为时疫、时气者，因其感时行戾气所发也，因其恶疠，又谓之疫疠。此外，又有风温、湿温，即温病夹外感之兼证，名各不同，究其病则一。"曰："延门阖户，如徭之役，众人均等。"曰："时疫、时气者，因其感时行戾气所发也。"则国医以湿温为传染病，亦明著矣！

其说创自吴氏，继述者有喻嘉言，嘉言过信时令之说，于传染未有异言，故曰："一人受之，则为湿温。一方受之，则为疫疠。"其论则益深切矣！而章虚谷有"湿温非由疫疠而病"之说，以斥吴氏，谓："不体究经旨，不辨伏气为病之理，直阚经文，混指一切温病为瘟疫，遂使浅学将风温、暑温等尽作瘟疫。而治病轻药重，为害甚多。"（《医门棒喝·条例》）其说虽稍异乎传染之义，而于诊治转为真切。

至其论证治则曰："人身内脏腑于外、营卫于中，十二经、十五络、三百六十五孙络、六百五十七穴，细微幽奥，曲折难明。今以一郡一邑之地，匪类伏匿，犹且不能觉察，况人身经穴

①讵知：岂知。《说文》："讵，犹岂也。"

之渊邃隐微，而邪气如烟之渐熏，水之渐渍。故如《内经》论诸痛、诸积，皆由初感外邪，以致渐侵入内所成者也，安可必谓其随感即病，而无伏邪者乎？”(《医门棒喝二集·卷六温病证治》)然则伏气为病，皆自内而之外，四时之气，皆有伏久而发者，故时医于此，以不可汗相戒，则二说相为因果矣！要之，不可以其违于事实，而遽废伏气之名——不然，诊治之准则失，则时医莫适为主矣。

伏气之说，自汪石山发其凡，叶桂申其说，章虚谷统其成。以仲景论六淫外感，上有风、寒、暑、湿之邪，论温病由伏气所发，而不及外感，盖《内经》言寻常风气，不能伤人；其伤人者，名虚风贼邪，随太乙所居之宫而推测者也。人中虚风，“如天时寒冷，则风从寒化，而成伤寒；天时温暖，则风从热化，而成温病。以其同为外感，故症状相似，而邪之寒热不同，治法迥异，岂可混哉？”(《医门棒喝二集·卷六叶氏温病论》)名谓“补仲景之残缺”，实则与仲景相抗衡。至仲景之所论，岂仅六经外感与虚实寒热，亦统一切急性传染病而言也。有清一代，沉覃于温热之论，于伏气、外感与虚实寒热、脏腑时令之说，剖析义理，虽多臆测，证治则具有条贯。假令以科学之原理释之，其晦滞固足以显明之、整齐之，而骤然废固有之名色，则统系樊然纷乱矣！自后学术统一，其始异者终且醇化，是不可强而致也。

辨湿温非少阳、阳明、太阴经所该第四

治国医者，无不知有六经。六经者，犹算学中“甲、乙”之代数耳。究之无益于医，废之亦无损于治，徒乱人心意，入于虚玄，使医学日退而无进步。是则治医者，不蕲[①]于精究六经，蕲于辨证用药，斯可矣！时师谓湿温者，热在阳明，湿在太阴，即断为太阴阳明病。西医以其病在肠，而时师则曰太阴即脾，阳明即胃，病在脾胃，其说则与事实不相符。或谓古之所谓胃，即今之小肠，其说近似；而曰湿曰热，又不合乎科学之原理矣！经方家以寒热往来如疟，胸胁苦满，辄谓之少阳病，若执定六经之说，以少阳或阳明、太阴为湿温，恐亦不能包括。盖初起恶寒、头痛等症，可谓病在太阳；其后寒热交作，胸胁苦满，口渴干呕者，所谓病在少阳；复后恶寒乃去，热则日晡所加甚，或神昏谵语，或有燥矢者，可谓病在阳明；更有上呕下利，见寒中之证，可谓病在太阴；及见脉细但欲眠，可谓病在少阴；厥阴病出凑集，是以不论。即其证非一二经所包括可知。总之，医者以愈为职，不贵其明于六经，贵其能辨证。苟辨证不误，即未能尽愈诸病，庶可见病知源矣！

辨湿温与其它热病病形之异第五

湿温者，热病之类也。远西之言热病，如肠窒扶斯、副伤寒、肠炎、白喉、赤痢、霍乱、猩红热、痘疮、瘖疹、风疹、百日咳等，辄以细菌为本因。按[②]：“宋玉《风赋》，以为庶人之雌风[③]，动沙堁，吹水灰，骇溷浊，扬腐余。故其风中人，殴温致湿，生病造热，中唇为胗[④]，得目为

①蕲：古同“祈”，祈求。

②按语以下两句引文均引自章太炎1931年为陆渊雷《伤寒今释》所作之序。

③与“大王之雄风”相对而言，原文见宋玉《风赋》。

④胗：嘴唇溃疡。《说文》：“胗，唇疡也。籀文从疒。”

蔑。”曰然则“溷浊腐余,是即细菌”。生病造热,是即由菌致热。而中土之热病,悉归诸伤寒,有清诸师,名之为温热,其于诸热病特征,混淆不分,无如湿温之甚者。

湿温之为病,详具脉证,今古有殊。今之湿温,乃远西之肠窒扶斯,而其特征,如脾肿、鼓肠、蔷薇疹、定型之热等。然国医于此,或以副伤寒为之,或以夏秋间之肠炎为之。夫副伤寒病形相似者,为蔷薇疹,而其疹粒较小,疹色较红,疹数较多,胸腹之外、腿、臂等处疹皆有,斯其异耳。夏秋间之肠炎病形相似者,为身热、胸闷、苔垢,而无其它特征,故表散去汗之剂可恃。

湿温病程久长,证多并发,治疗亦繁复难治,岂若感冒之所疾能仿佛!苟于此不辨,强傅湿温之名,是乃悬牛头卖马脯矣!盖古今治疗,或容有异,若以病状定病名,此不能以形似而强傅也。医者以疗病为任者也,得其疗术,即病固可以弗论。疗病所为,据依者也。得其病所,则治不至[①]逆,随所在而导之可矣。

辨湿温病形证治第六

病形证治纲要第一条[②] 湿温初起,干呕、渴不欲饮、胸闷、舌苔白、身热有起落者,宜小柴胡汤、达原饮加柴胡。时师既相戒用麻、桂,即柴胡亦在所忌,而用辛凉宣透,三仁汤加黄芩;若在夏日,用藿香正气散亦佳;呕甚者,可与玉枢丹。若用小柴胡汤者,玉枢丹不必与之,以黄芩、半夏能制呕也;用柴胡汤去人参为宜。

(一)《黄醴泉医案》

张姓,湿温。表热不扬,形寒未彻[③],红疹满布,舌苔浊腻,胸脘窒塞,便秘溺赤,里热已炽;脉宜洪大,而反沉滞,是湿邪郁遏。未可径投凉剂,正应芳香化浊,宣通气分。

炒香豉二钱 炒牛蒡三钱 霜桑叶三钱 光杏仁三钱 广郁金钱半 焦栀皮钱半 生苡仁三钱 茯苓皮三钱 广藿梗钱半 焦枳实五分 白通草一钱 白蔻仁五分 带须葱白一个,后入

张山雷评议:此湿温初步,表寒未罢,里热已结之一定治法。盖形寒未彻,感邪尚在表分,而胸脘窒塞,舌苔浊腻,虽曰邪在气分,要知湿痰互阻中州,已是实结;再合之以便秘溺赤,则里热炽盛,具有明征。惟湿邪蕴热,正当先用芳芬,振动清阳,助脾健运,以苏湿困;必不可早与寒凉,徒冀彻热,须防凉药滞化,反以碍脾胃,而助湿邪肆虐,势必愈结愈甚,况此证之形寒未罢者乎?红疹已发,正宜因势利导,开肌腠以宣气分,而佐以芬芳气药,开泄中土之室,使以淡渗分利,泄导于下。选药周匝,应有尽有,正如初写《黄庭》[④],恰到好处。

再诊:表热渐显,形寒已解,脉至亦轩豁流利;舌苔黄腻,底质色红,入夜颇有谵语,红疹满身,邪热渐入营分;胸满未甚舒展,最防内陷神昏之变。再以分泄透邪,开痰邪而清郁滞。

---

①至:《广韵》:“到也。”

②病形证治纲要第一条:此为整理者所加,以醒读者眼目。下同。

③彻:本义:撤除,撤去。甲骨文从“鬲”(炊具)从“丑”(举手),示意吃完饭用手撤下炊具。后加声旁“彳(chì)”。《礼记·士冠礼》:“彻筵席。”

④《黄庭经》:道教指导内丹修炼的重要经典,约成书于魏晋之际,属道教上清派传承。今传有《黄庭内景玉经》、《黄庭外景玉经》、《黄庭中景玉经》三书,《道藏》属于洞玄部。

炒香豉二钱　霜桑叶三钱　光杏仁三钱　陈枳实八分与淡竹茹二钱同炒　广郁金钱半　干九节菖蒲七分　象贝母三钱　炒淡芩钱半　茅根肉三钱　通草八分　飞滑石三钱　白茆花八分　大竹叶十片

张山雷评议：前方辛凉解表，芳香宽中，湿温之邪留恋气分者得之，必无不应之理。果也湿渐开泄，而热势昭著。脉起而舌转黄腻，郁塞阴霾，至此盖已化其七八。其胸满未尽舒展者，则尚有痰滞。湿已化热，故以栀、芩、贝、杏与枳、茹、郁金、菖蒲双管齐下。疹痦色红，营热宜清，茅根、茆花，无嫌遏抑。其入夜之谵语者，乃气火炽盛，上激冲脑，而神经失灵敏之职，俗谓热入心包，诚非病理。醴泉此案，置谵语于不问，惟以开泄清宣，疏通痰结，庶几中脘宣展，气火自降，于脑神经之病理，极为合拍。固不在仲景三承气列中，而亦非如俗子之自附于叶派者。至宝、牛黄香窜太过，反以扰动气火，助其升阳，抑且引贼深入，开门延寇。然后知醴公手笔，真是不凡。

——录自《古今医案评议·湿温证》

成之按　黄氏两案，观其论治大致不谬。用药则未能尽善，山雷誉之过甚，不免阿私所见。

初诊表热不扬，形寒尚在，是则表证未罢；表证未罢，法当解外，无论伤寒、温病、湿温，解表之法虽异，而解外之定例不殊。是案用炒香豉、炒牛蒡、霜桑叶以解外，太嫌薄弱，邪无从出，热度高张，前之形寒者，今乃但热不寒。解表未能得力，内热当然炽盛，于是血行迅速，脉之沉迟者顿成流利矣。如香豉易以粉葛根、荆芥穗较为贴切。郁金以辛香流气，以治湿温，昉①自叶、薛，于药理上实不可解，药治上究有何种功效，亦难确定。是案虽明知里热已炽，焦枳实仅用五分，而郁金则钱半，殆囿于所见邪？今为之重疏一方如下：

川朴一钱　生山栀三钱　粉丹皮三钱　肥知母三钱　淡黄芩二钱　京赤芍二钱　藿、佩梗各钱半　凉膈散四钱，包

如壮热口渴引饮，可多与开水，以伤寒杆菌在肠内繁殖，排出一种毒素，吸收体内，随血液而循行各部，侵害各部组织，若昏愦谵语，皆此种毒素为祟。多与开水，既能冲淡血液中之毒素，减少其侵害能力，并使此种毒素易于排泄，不致久贮人体也。余治湿温外有表邪，苔腻胸满，好以柴、葛并用，以柴胡虽不能发汗，使疏导少阳，使上焦得通，津液得下，其人濈然汗出。若表寒未罢，里热已结，则柴胡更属妙品。《千金》、《外台》，柴胡多作坚瘕积聚药；日本近藤氏研究柴胡且有解热及泻下作用。以其有推荡之效用，以通便袪浊，稳当无比，则柴胡疏导之功可知矣。复诊处方用药，又逊初诊，病者舌质已红，夜有谵语，而仍用炒香豉、霜桑叶，已属无聊。广郁金、干九节菖蒲，亦无意味——而叶派以神昏谵语，为痰浊蒙闭心包，广郁金、干九节菖蒲为不可少之药——其实病之与药，不相为谋。他如贝母、茅根、茆花、滑石、通草，均不着边际，用之无益，不如去之为善也。更疏一方如下：

银花三钱　连翘三钱　山栀三钱　赤苓三钱　枳壳钱半　香青蒿钱半　鲜竹茹钱半　佩兰叶钱半　莱菔英四钱　凉膈散四钱，包

（二）上海中医专门学校学生成绩：《薛季湘医案》

湿温八天，身热不退，汗泄不畅，此温邪挟湿，熏蒸中焦，逼津液而外泄，湿热不从汗解，

①昉：起始。清·谭嗣同《学篇》："呼黑为青，莫究所昉。"

故热不退也。白痦隐隐，布而不多，湿热原有暗泄之机。何又梦语，寐不安宁？良由湿热尚炽，痰浊滞留胃中，所谓“胃不和则卧不安”也。太阴湿热下注，则大便泄，所谓“热搏下泄”也。按脉濡数，舌苔腻黄，证势尚在重途。叶香岩先生云：“湿热乃熏蒸黏腻之邪，最难骤化。”故身热汗出不解也。虑其化热入营，姑拟葛根黄芩黄连汤加味，解肌清温，苦化湿热。

粉葛根　朱茯神　通草　酒炒黄芩　金银花　炒麦芽　连翘壳　炒枳实　仙半夏　焦楂炭　益元散　荷梗、叶　水炒川连　清水豆卷　灯心

成之曰　薛案无谓之品太多，方剂则欠整齐。朱茯神无甚意味，不如用赤苓。大便既溏，炒枳实不如用枳壳，虽似一味出入，而于药治上较为深切。仙半夏、焦楂炭、炒麦芽，无非化湿祛痰，而半夏宜以芍药为佐，麦芽、楂炭，亦无大用处；苟去此诸味，而易以大腹皮、厚朴花、炒米仁、橘白辈，则是方庶几善矣。

病形证治纲要第二条　湿热证已显，宜泻心汤或甘露消毒丹，时师所谓芳香化浊、苦寒燥湿、淡渗利小便三法是也。张聿青辈主燥湿，以为湿温若用芩、连等苦寒药，能减制厚朴等芳香药之效力，如转归不良，必咎苦寒遏伏过早。惟芳香化浊药，似与心脏有关；苦寒似与肠胃有关，《本草》所谓“苦寒能厚肠胃”者是也。故专用芳香，不若与苦寒并用之为两得。盖苦寒药多服，使食欲难以恢复，亦不可不顾及之。是以芳香、苦寒、淡渗利小便三法，宜侧重芳香也。

（三）《吴鞠通医案》

证似温热，但心下、两胁俱胀，舌白，渴不多饮，呕恶嗳气。则非温热，而从湿温例矣。用生姜泻心汤之苦辛通降法。

茯苓块　生姜　古勇连①　生苡仁　半夏　炒黄芩　干姜　生香附

成之曰　芳香化浊、苦寒燥湿，为治湿温之大法，昉自鞠通，而渊源于仲景，是为国医治疗湿温一大进步。故吾人研究湿温，若以史的眼光评论古今医人得失，湿温证至清代始有明显认识与主张，叶天士与吴鞠通不为无功。故叶天士、吴鞠通虽不能治阳明病，湿温可以效法者实多，一概抹煞，亦非持平之论也。

（四）《余听鸿诊余集》

曹秋霞，即余习药业之师也，颇知医理。庚申②孟河城陷，粤匪盘踞，避乱于太平洲。其母年逾六旬，发热不休，面红目赤，进以芩、栀等，热甚不解。再以生地、石斛，大剂寒凉，其热更甚，彻夜不寐，汗出气喘，证已危险。邀吾师（孟河费兰泉）诊之，吾师曰：“治病宜察气候土宜，此处四面临江，低洼之乡，掘地不及三尺，即有水出，阴雨日久，江雾上腾，证由受湿化热，湿温证也。如物受潮，郁蒸化热，当曝以太阳，其湿一去，其热自清。进以寒凉，是湿蒸之热，沃以凉水，添其湿，即助其热矣。《内经》云：‘燥胜湿，寒胜热。’‘湿淫所胜，平以苦热。’‘以苦燥之，以淡泄之。’”进以：

茅术二钱　干姜一钱　厚朴二钱　赤苓一钱　苡仁一两　黄柏钱半　猪苓三钱　桂枝一钱　车前二钱　滑石五钱

---

①古勇连：产自云南古勇山之黄连，体重无毛，无硬刺。

②庚申：清文宗咸丰十年，公元1860年。

必须多服尽剂,方能退热。病家因热甚不敢服。吾师曰:“热而不烦,渴而不饮,舌黄腻而润,脉来模糊,滞涩不利,皆湿热之明征也。若再服寒凉,必致发黄,或呕吐、或下利,则不可救药矣!”促而饮之,日晡时饮尽一大碗,至天明热退身安,即能安寐。吾师曰:“五方异治,地有高下,湿温一证,风高土燥之处,未曾见惯。苦燥温热之品,内有味淡泄热、苦寒化热以制之,即丹溪二妙法也,虽重剂亦无妨。有几分病,进几分药,并非孟浪乱投重剂也,盖药必中病而已。”

成之曰 “见地既高,药亦精当,大医手笔,自是不同流俗。黄连苦寒燥湿,固为湿温证妙药,黄柏之重要,亦不亚于黄连。考东人研究黄柏有消融肠毒之效。新药之“个力末”,为理想的消毒剂,其主成分即为黄柏,此华实孚先生为余说者也。

(五)《丁甘仁医案》

湿温九天,身热午后尤甚,口干不多饮,头痛且胀,胸闷不能食,腑行溏薄,舌苔薄腻带黄,脉象濡数,左关带弦。温与湿合,热处湿中,蕴蒸膜原,漫布三焦,温不解则热不退,湿不去则温不清。能得白痦,而邪始有出路。然湿为黏腻之邪,最难骤化,恐有缠绵之虑,姑拟柴葛解肌以去其温,芳香淡渗而利其湿。

软柴胡　葛根　清水豆卷　赤苓　泽泻　鲜藿香　银花　连翘　鲜佩兰　神曲　通草　大腹皮　荷叶　甘露消毒丹

成之曰 录此案示甘露消毒丹之用法。甘露消毒丹之适应证,此案可以取法。考此丹为叶天士所订,药品:打飞滑石十五两,绵茵陈十一两,淡黄芩十两,石菖蒲六两,川贝母、木通各五两,藿香、射干、连翘、薄荷、白豆蔻各四两。凡为暑湿、时疫之邪在气分,舌苔淡白,或厚腻、或干黄皆效。观其方剂组织,亦甚合暑湿病理,圣人不以人废言,故此丹大可常用。

凡湿温证候身热不退,舌白胸闷,便溏溲赤,除芳香化湿、苦寒燥湿之外,更有淡渗利湿一法,如赤茯苓、猪苓、泽泻、米仁等。果小溲通畅,则血液中之毒素,易于外泄,乃妙法也。清水豆卷吾素①以为绝无用处,今乃知略有利水作用。湿温两候,身热不退,舌苔白,胸闷,便溏溲赤,宜化浊燥湿,兼淡渗利小便,导血液中之毒素外出。

病形证治纲要第三条 湿温壮热,渴欲引饮,烦闷干呕,谵语郑声,脉弦滑而数,舌苔黄腻,宜白虎汤或苍术白虎汤。

(六)《许学士本事方》

癸丑年,故人王彦龙作毗陵推官②,季夏得疾,胸项多汗,两足逆冷,谵语。医者不晓,杂进药已经旬日。予诊之,其脉关前濡,关后数。予曰:“当作湿温治。盖先受暑,后受湿,暑湿相搏,是名湿温。”先以白虎加人参汤,次以白虎加苍术汤,头痛渐退,足渐温,汗渐止,三日愈。此病名“贼邪”,误用其药,有死之理。一医难曰:“何名贼邪?”予曰:“《难经》论五邪:‘有实邪、虚邪、正邪、微邪、贼邪。从后来者为虚邪,从前来者为实邪,从所不胜者为贼邪,从所胜者为微邪,自病者为正邪。’又曰:‘假令心病,中暑为

---

①素:原抄本难辨其字,据上下文义推论作“素”。
②推官:宋代官名。《普济本事方》一本作“仓官”。

正邪,中湿得之为贼邪。'今心先受暑,而湿邪胜之,是水克火,从所不胜,斯谓之'贼邪'。此五邪中之最逆也。《难经》又云:'湿温之脉,阳濡而弱,阴小而急。'濡弱见于阳部,湿气搏暑也;小急见于阴部,暑气蒸湿也。故《经》曰:'暑湿相搏,名曰湿温。''是谓贼邪。'"不特此也,予素有停饮之疾,每至暑月,两足汗漐漐未尝干,每服此药二三盏即便愈。

成之评曰 苍术白虎汤为后世治湿温证者所宗尚。至于许学士案中以为先中暑后受湿,暑湿相搏,是名湿温,其实即现代所谓"伏暑之后",与今日普通所谓之湿温证有别。苍术白虎非伏暑病所能滥施,退言之,用药以辨证为主,不能拘泥于疾病与名称,无论湿温与伏暑,有苍术白虎汤之症状,径用之可也。然学士所说之症状,亦太嫌简略。张山雷氏按有可采处,节录之。

张山雷平议:此湿温治案之鼻祖也,但叙述脉症太嫌简略。以所用人参白虎及白虎苍术两方治效测之,仍是温热病之阳明证,温邪甚盛,湿邪尚轻,故投白虎而即得效。第①既需苍术,则其人必有湿阻,许谓此属湿温,亦是确论。惟与近今之普通湿温病胸臆窒塞,湿痰甚炽,必不可同日而语矣。若谓凡是湿温,定需白虎,则必为赵括之徒读父书,无往而不偾②事矣!

(七)《丁甘仁医案》

湿温八天,壮热,有汗不解,口干欲饮,烦躁不寐,热盛之时谵语妄言,胸痞泛恶,不能纳谷,小溲浑赤,舌苔黄多白少,脉象弦滑而数。阳明之温甚③炽,太阴之湿不化,蕴蒸气分,漫布三焦,有温化热、湿化燥之势。证非轻浅,拟苍术白虎汤加减,以观动静。

生石膏三钱　肥知母钱半　枳实炭一钱　通草八分　制苍术八分　茯苓皮三钱　炒竹茹钱半　仙半夏钱半④　活芦根一尺　荷梗一尺　飞滑石三钱

成之评按 应用苍术白虎汤,当以上案为准则。

吾家太炎先生谓:"《活人》以湿温无下手处,撰用白虎加苍术汤治之。夫苍术之燥,与白虎之润,用正相反。自非渴欲引饮,无用白虎之理;若果渴欲引饮,则是湿已去而热独在也,但用白虎已足,安取苍术之蛇足乎?"吾友程门雪以为:石膏用于湿温,有碍湿之弊。余治湿温,未尝不用石膏,以其含有钙质,有增加血液凝固作用,可以预防肠出血,有促进心肌之紧张力,且有强心作用。施之于湿温,亦甚相宜。苍术白虎,虽非湿温重要方剂,有苍术白虎之证,不必以苍术、石膏之燥、润而不施也。

病形证治纲要第四条 湿温,壮热烦渴,干呕神昏,舌苔光绛,宜竹叶石膏汤、白虎加人参汤、《小品》犀角地黄汤。更以附子与鲜生地同用,附子所以强心而增抵抗力;鲜生地则清血解毒,且滋津液也。或治以清血解毒法,兼用紫雪丹、至宝丹、万氏安宫牛黄丸、牛黄清心丸均可,惟病已入险境,尤须强心镇静之法。时师所用生地、麦冬、石斛辈,皆有滋养能力,可以维持病者之体力。石斛,余杭先生谓"原肠胃用之,未为不可",但此辈药较经方派所用之

---

①第:但。清·林觉民《与妻书》:"第以今日事势观之。"

②偾:毁坏,搞坏。《礼记·大学》:"此谓一言偾事。"郑玄注:"偾,犹覆败也。"

③甚:原抄本作"当"。《丁甘仁医案》此字作"甚",据改。

④钱半:抄本作"三钱"。《丁甘仁医案》作"一钱五分",期刊做"钱半"。

药,其功效终隔一间。至紫雪、至宝辈,时师谓之开泄,实乃强心清热之效。

(八)《张聿青医案》

以翁,昨诊内窍欲蒙,及服药之时,神已糊乱,今日竟而神昏。手暖足厥,脉糊滑并不甚数,苔白腻并不焦黑,身热并不炽盛。此由湿盛之极,中阳不运,致湿蕴成痰,痰蒙清窍,与火热之甚,扰乱神明而致神昏者不同。勉拟芳香通神,辛开苦降,为背城借一①。所为谋事在人,成事在天。

天竺黄三钱　制半夏一钱　远志肉一钱　明雄精一钱五分,甘草汤拌炒　白僵蚕三钱　云茯苓三钱　陈胆星一钱　广郁金六分,明矾三分化水,磨入　九节菖蒲八分　竹沥一两,滴入姜汁少许

转机用至宝丹一丸,橘红汤送。一剂而神稍清,仍照服减半。

再方:

川雅连三分,重姜汁炒　制半夏三钱　九节菖蒲八分　化橘红一钱五分　淡干姜六分(迷甚干姜用二钱),打　制南星三分　广郁金一钱五分　煅礞石三分　白明矾三分　炙牙皂三分　麝香五厘　明雄黄二分

后六味研细末,用竹沥先调服。

按　师云:"此证紧要关头,全在表热外扬,邪方透达。"复诊由门下郁闻尧代去,云:"热已起而厥渐转。"先是师命方如前意开泄,郁世兄回禀云:"湿已化燥,舌绛中带焦,黑而干。"师曰:"尚不可言化燥,燥化未足也。再用开泄,冀其化热化火,须十分透彻乃妙。"药大意如前,制南星用六分,加紫雪六分,灯心汤下,尚欲其热显扬。据郁世兄本意,拟用牛黄丸、犀角地黄汤,或鲜石斛及清宫汤加减。谓化燥而无大热,书无明文,疑惑不定。师曰:"化燥而无大热,非真燥也。热未透也,不可滋腻。须仍泄化,微带辛甘法。"清儒志。

成之评　湿温证之神昏,与阳明病之神昏,乃不相同。湿温证之神昏,表热每不炽甚,非比阳明病,熇熇然而热也。脉亦濡软模糊,非比阳明病之洪大而数也。故前人治阳明病昏在火热,湿温证之昏在痰浊。所谓"病在痰浊",虽不尽合病理,要之开泄痰浊之法,按之实验,固自不谬。

以翁第一方,侧重开泄痰浊,确为此种症状之正治,而药之得力处,尤在雄黄、胆星、竹沥,其余均是协助之品。远志、僵蚕,有无不成问题。雄黄近代内服者少,此方用雄黄钱半,聿青殊有胆识!按雄黄成分为三硫化砒素,有改变血质之功,且有杀虫能力。改变血质,故血中伤寒杆菌所发出之毒素,得以扑灭;能杀虫,故肠中之伤寒杆菌得以杀死。甄权《本草》谓雄黄"杀百虫",即此理也。

黄醴泉用郁金、菖蒲,吾则加以讥讪;张聿青此方亦用郁金、菖蒲,吾则不置可否。读者或且疑为前后矛盾,抑知用药之难,难在恰如其分。黄醴泉第二案,舌质已红,入夜谵语,尔时用郁金、菖蒲,不着要害;张则以郁金、菖蒲与竹沥并用,痰浊得有出路,故佳。从此类推,便知阳明大热证,若舌质已红,入夜谵语,以郁金、菖蒲投之,其人真是笨伯。

如转机,用至宝丹一剂,而神稍清,此中大堪玩味。考至宝丹中犀角,据袁君淑范研究,

---

①语出《春秋·左氏传·成公二年》:"子又不许,请收合余烬,背城借一。"原指背向本国都城,与敌人决一死战。此处指患者危在旦夕,用药孤注一掷,做生死存亡最后一试。

有强心作用。犀角试之于正常动物时，对于该动物之心脏，则无强心作用；但试用于心脏衰弱者，则确有强心作用。安息香、麝香则为兴奋药，有兴奋心脏及脑神经之用，热性病衰弱时期用之有效。龙脑亦为芳香兴奋药。朱砂、玳瑁、金银箔不外镇静之功。西牛黄成分，东人虽曾致力，尚无报告，据前人经验，不外清凉解毒，血液消毒药。雄黄在至宝丹之任务，则为血液消毒，亦甚重要。总之，至宝丹不外强心、解毒、镇静诸大端。湿温证之神昏服之，神志能恢复清明，殆以此焉。

且湿温证忌用至宝丹治神昏之学理，按之西医籍亦甚吻合，已故西医钱崇润言之曰："伤寒病人之心脏，易为伤寒杆菌所侵害，故易于心脏衰弱。竟有在病之经过中，突然发生心脏麻痹而死。若为预防计，宜早用兴奋剂及强心剂，故余（钱自称）第一日用至病止。对于不安、谵语、发狂，宜用吗啡注射，镇痉药亦可应用。"按：至宝丹有犀角之强心，安息香、麝香、龙脑之兴奋心脏及脑神经，朱砂、玳瑁、琥珀、金银箔之镇痉，西牛黄、雄黄之血液消毒，故用于湿温之神昏，而能恢复清朗也。如钱君所说，湿温证以强心剂、兴奋剂为主，吾从此悟出治湿温证芳香化浊之理。夫芳香药，厚朴、苍术、木香、陈皮辈，虽不尽有强心作用，但至少具有兴奋之效（厚朴，黄劳逸即谓有强心作用，见《新中药》）。予以知芳香化浊，以兴奋强心之医治，中西医治，异途同归——此中西医之可以会通于此。

湿温证中西医论治，既能会通，何以中优于西？盖国医论治湿温之八字定例，厥为："芳香化浊，苦寒燥湿。"芳香化浊，则为西医所同；苦寒燥湿，则为西医所无。如黄芩、黄连、黄柏、苦参辈，皆有制止肠中伤寒杆菌活动之能力，或竟有扑灭之功效，此西医之治疗所未备也。然则芳香化浊是消极的去病法，苦寒燥湿则为积极的去病法。视西医全持消极的强心剂，其优劣诚有霄壤之判也。

以翁第二方南星、郁金、礞石、明矾、牙皂、麝香、雄黄研，以竹沥调服之法，吾人可以仿效。

（九）《徐渡渔医案》

湿热蒸于内，暑气侵于外，蒸灼三候有余。舌绛无苔，嗌干渴饮，脉细弦数，阳明热深且炽矣。宜乎甘寒化解。

大生地 肥知母 淡竹叶 大麦冬 川贝母 粳米 生石膏 净连翘 藕汁 枇杷叶 蔗浆

——录自《三三医社徐氏医案》

成之评按 录此案示湿温证有养阴之法。夫湿温证甘凉滋腻，原本禁例，虽苏医亦知之。然苏医所以恣用养阴，不知顾忌，则以舌绛红之故。自叶天士有"热传营分，舌色必绛"之说，俗医不察舌红之为鲜红，抑为淡红，抑为紫褐色，若病人舌面无苔，舌现本质，一律以甘凉予之，人之枉死者多矣！予尝根据古说，参以新知，凡湿温证之舌色红绛，其治法盖不可一概而论，例如：湿温两候以下，病人之舌面恒做深褐色如猪肝，舌面或有灰腻之苔被覆，或竟无之，是因热度过高，体内水分为热所燃烧，水分因之缺乏，此时肠中溃疡已在进行时期，一面产生毒素，吸入血中。故湿温证舌作猪肝色，乃水分缺乏，血液毒素强盛之表现，病已濒于危笃时期。若病人之舌红绛色，尚未至紫褐程度，是病人之水分虽缺乏、尚不甚，血液中之毒素亦未尝弥漫，病虽重，可治也。

湿温三候以下,病势减退,热候逐渐下降之际,则所被覆之厚苔,亦渐剥脱,斯时肠之溃疡亦进于结痂期,而达治愈。如果心脏衰弱,则已剥脱之舌面光红干燥。盖精力不足,口腔之分泌物减少所致(全身之分泌液均减少)。古人名之曰:“镜面舌。”极言光泽干燥也。若不干燥,扪之反滑,亦为病久,全身液体缺乏,且为心脏衰弱之先声也。病将愈,舌无苔而淡晦,此病久贫血之故也。

故湿温证之舌无苔而红之问题,大别之乃有四种:(1)紫褐色、(2)鲜红色、(3)镜面舌、(4)淡晦色。叶天士、薛生白论此四种舌色之治法,按之实验大致不谬。降及近代,医不悦学,遂以病重时期之滋养阴液方法,与恢复时期之镜面舌同论,此非叶、薛所及料也。故镜面舌有用附子而其苔乃生者,若光而滑,温药更不可少。治湿温,能于此处悉心研讨,其庶几不差矣!

选案“九”,舌绛无苔,嗌干渴厥,脉弦细数,病人热度高张,水分缺乏(水分缺乏则肠胃干燥而发炎,发炎故红,则舌绛无苔,亦是舌燥发炎之故。吾尝见病人以口中干燥,舌辗转其中,其苔因而剥褪,舌遂现本质者。故湿温证恢复时期之舌无苔,为自然的宣化;病进行时期内舌无苔,为被动的剥褪。医者于此等处,亦不可不细观察也),故用生地、藕汁、蔗浆辈,以生津液。所谓“生津者”,增添水分之谓也。此案不用石斛,是徐君见解胜人处。地黄、石斛,时医谓生津滋阴之药,其实二药之用,正不相同。太炎先生谓:“地黄能开血痹。”日人吉益东洞亦然,且考证云:“以利小便为其本功。”夫地黄能开血痹,能利小便,用于湿温证毒素弥漫时,使之易于排泄,不致久贮人体,以减少其侵害能力,夫岂不妙?加以鲜生地,则维持水分,养阴解热,尤为湿温证所需。若石斛则为补药,《本经》云:“补五脏虚劳羸瘠,久服厚肠胃。”并非湿温证病菌在肠、又发高热时所宜。即鲜霍山石斛捣汁,其汁未必多于地黄,而代价之昂与鲜生地有什一之差,其汁即能滋阴退热,吾人亦无用之必要。(富贵人非贵药不服,吾人用霍山石斛,此其时矣。)

病形证治纲要第五条 湿温证渴欲引饮,少腹鞕满,脉洪数,其人或昏愦妄言者,宜承气汤下之,或蜜煎导、猪胆汁、甘油锭导之。时医相戒硝、黄,而用竹沥,谓能泻火润燥、化痰利窍也,用之亦妙。若脉濡软不数,苔薄,渴不欲饮,神识似明似昧,不可攻下,宜竹沥通之。

(十)《丁甘仁医案》

王幼,湿温伏邪,已十六天。汗多潮热,口干欲饮,白痦布于胸腹之间,八九日未更衣,脐下按之疼痛,舌红绛,中后腻黄,脉象沉数。叠投清温化湿之剂,诸症不减。良由伏邪蕴湿化热,由气及营,由经入腑,腑中宿垢不得下达也。吴又可云:“温病下不嫌早。”导滞通腑为主,清温凉营佐之,使有形之滞得下,则无形之邪自易解散。

生川军三钱　元明粉钱半,后入　枳实一钱　生甘草五分　冬桑叶二钱　粉丹皮二钱　青蒿钱半　嫩白薇钱半　京赤芍钱半　青荷梗一尺　活水芦根一尺

复诊:昨进导滞通腑,清营泄热之剂,腑气已通,潮热渐减,白痦布而不足,口干欲饮,舌中腻黄渐化,脉濡数无力。阴液暗伤,余热留恋气营之间,清津无以上供。今拟生津清化,佐以和胃之品。尚须节食,恐多食则复,少食则遗之弊。

天花粉三钱　霜桑叶二钱　粉丹皮钱半　京赤芍钱半　朱茯神三钱　青蒿梗钱半　嫩白薇钱半　通草八分　六一散三钱　青荷梗一尺　生、熟谷芽各三钱

次公评按 硝、黄之攻下，为湿温证之大忌。西医籍论真性伤寒一候之后，植物性下剂绝对禁忌，误用之，将引起肠出血、腹膜炎之危殆。故湿温证之应用下法是否适当，确为此证疗法一大问题。间尝考古籍，古人治此证，未必屏弃不用，更未有肠穿孔、腹膜炎之记载。如吕�村主张湿温不特可下，且可急下，其言曰："湿温病一经传胃，便当急下以存阴，切不可误信后人'下不厌迟'之谬说。若当初起之时，全是一团蒸郁之气，未传到胃，遽予妄下，转致壅遏，胃气无由输邪外泄，此大禁也。"据此，则湿温证未尝不可下，只须有可下之证。所谓"湿温一经传胃"者，盖指脉洪数，口干欲饮，神昏谵妄言之也，有阳明实证，当然可下。反之，如病人脉濡软不数，苔薄，口干不欲饮，神志似明似昧，则下法当然不可孟浪。国医云论湿温病理，虽不若西医之精当，而"辨证用药"，则非西医所能企及！故西医虽不用下法，而终不免肠出血、腹膜炎之险；国医敢用下法，转无此弊，此以"辨证用药"四字，有以胜之也。

（十一）上海中医专门学校学生成绩

谢瑚云：湿温初起，即当宣气清化，今不治而待至十四天，则在表之湿，必传里而化热矣。热传阳明，阳明外主肌肉，故身如燔炭而灼热也。其始津液犹未损伤，故尚有汗出，及灼热已久，津液已将告竭，无作汗之资料，故无汗也。邪热传里，消耗津液，以致口中燥渴，而烦躁不止也。热盛于中，必上蒸心包，则神昏而谵语。齿垢舌焦糙者，亦阳明胃热之兆也。脉象沉数者，热邪入里之征也。总之，津液大伤，惟有救其将绝之阴，方有希冀。今拟犀角地黄汤加减，以养阴清火，清神涤痰，昼夜兼进，药轻治缓则危殆矣！

犀角尖五分　带心连翘四钱　鲜生地八钱　鲜石菖蒲八分　天竺黄钱半　鲜石斛五钱　川贝母三钱　京元参二钱　朱茯神三钱　卷心竹叶三钱　白茅根二扎　紫雪丹四分，冲服　淡竹油一两

成之评 湿温证如病者不能用硝、黄之攻下，或病家于硝、黄有疑虑，则淡竹油润燥通便，确是妙法。近人用竹油谓能泻火润燥、化痰利窍，故湿温证温重于湿，其人神识模糊而大便秘结，恒用竹油。事实上竹油确有效，故吾人于湿温证之下法，舍硝、黄外，当注重竹沥。

病形证治纲要第六条 湿温壮热，唇燥口渴，不引饮①，不欲食②，舌苔腻，脉沉细，其人神昏谵语者，宜温补，用参、附辈。

（十二）《丁甘仁医案》

湿温月余，身热汗多，神识模糊，谵语郑声，唇燥口干，不欲食，谷食不进，舌苔干腻，脉象沉细。此湿邪久困太阴，陷入少阴。湿为阴邪，最易伤阳，卫阳失于外护，则汗多；浮阳越于躯壳，则身热；神不守舍，则神糊，与热入心包者有霄壤之别；动则微喘，胃气不纳也；十余日未更衣，此阴结也。脉证参合，正气涣散，阴阳脱离，即在目前矣！急拟参附回阳，龙牡潜阳，苟能阳回神定，庶可望转危为安之幸。

---

①不引饮：抄本脱文，期刊作："不饮饮。"据医理及文义订正。

②不欲食：期刊脱文，抄本有。

别直参　熟附块　左牡蛎　大砂仁　仙半夏　炙远志　花龙骨　朱茯神　炒枣仁　北秫米　浮小麦

成之评注　录此案以见湿温证谵语神昏，唇燥口渴，有用参、附之法。湿温证三候以前，医者果能头头是道，丝丝入扣，本非难医之病——若一月以后，则难于应付矣。湿温证，病人寻是神昏谵语，而此间有虚实之分；寻是唇燥口渴，而此间有寒热之判，稍一不慎，辨证不明，功亏一篑！甘仁先生此案，病者脉已沉细，其为当温当补，故显然易知。倘病人脉大而软，则淆乱医家思路，在有胆识者，尚不难毅然以参、附与服；若在市医，则顾虑其苔腻不当补，怀疑其神昏不当温，徘徊稳健之途，而病人死矣！

愚暑期应诊故里，舍亲孔姓，病湿温匝月，苔灰腻，脉濡数，扪其肌肤，不甚润泽而热，与人问答，有意识者半，不知所云者半，合目则谵语频作，不更衣十日许。医者犹以连翘、郁金、赤苓、豆豉辈予之。成之诊察后以为，邪气尚未清肃，正气已虚，确吃紧已极，为处一方如下：

柴胡　厚朴　全瓜蒌　生苍术　楂炭　白芍　黄芩　带皮槟榔　枳实　莱菔英　六神丸十粒

参须浓煎，代茶。

午后服药，夜半三时许，得垢腻之大便甚畅，因此热减神清。以此方加减，凡十日许后病瘥。此病本可用附，为避免俗医讥评计，故易以六神丸。据编者年来于湿温证衰弱时期用六神丸与参、附之经验，盖二者俱有强心之功效，但附子在心脏衰弱之候，犹能振起周身细胞之生活力。凡病人仅以脉软弱，意识蒙昧，其他不见阴寒症状，尔时六神丸可以胜任；若病者昏愦，脉软弱，肤冷汗出，是周身细胞生活力俱已衰沉，六神丸只能兴奋心脏与脑神经，不能振起周身细胞之生活力，故非参、附、炮姜不为功。

病形证治纲要第七条　烦躁，身无热，脉沉迟或微，其人谵语者，是为阴燥，急用大量附子，如理中辈。

病形证治纲要第八条　湿温在阴燥虚脱衰弱之候，其人扬手掷足，循衣摸床，急拟附子与党参、黄芪辈同用。

病形证治纲要第九条　烦躁壮热，脉洪数，谵语者，可与少量紫雪丹及大剂之清热药。时师遇此，谓痰迷心包，行且内陷，用天竺黄、郁金辈。天竺黄为镇痉药，郁金东人以为通经药，能使下部充血。揆诸药理，二味合用，于肠部之利害有可商者在焉！

病形证治纲要第十条　湿温脉软弱，意识蒙昧，不见阴寒症状，可常与六神丸或毛地黄制剂地加伦，以维持心脏。若其人昏愦，脉软弱，肤冷汗出，乃周身细胞生活力俱已衰沉，六神丸不中与也，宜参、附、炮姜温补之剂。以六神丸仅能徒然兴奋心脏及脑神经，不能振起周身细胞之生活力也。

病形证治纲要第十一条　湿温病势潮退，病人渐安，热尤未尽，宜扶正达邪，用冬术、西洋参、云苓、白薇辈。

病形证治纲要第十二条　湿温大便带血者，为肠出血，急用桃花汤加附子。

病形证治纲要第十三条　若下血而腹剧痛，腹面高起或凹陷，面色青白，脉微细，汗大出如油者，为穿孔性腹膜炎，法在不治。

病形证治纲要第十四条　白痦色如水晶者吉，色枯者危，西医名痦曰汗疹，谓其隐现均由汗出汗收为之，出不出与病情无甚关系。

病形证治纲要第十五条　湿温，其人神态失常者危。盖病人之神经素不健全，病时有病菌之侵袭,致虚脱衰弱而死。

成之曰 余尝于红卍字会道院中,某君其人热不甚壮,脉亦不数,惟语多唯唯,神态失常,以至不治。

病形证治纲要第十六条 湿温之热绵延不退,可与葡萄酒或米汤,所以兴奋其心脏,营养其体力。米汤有滋养能力,足以维持病者之体力,若心脏失其营养,体力亦不能支持,以致虚脱而死。谚云:"饿不死伤寒。"岂足信哉!至真性伤寒,亦可用葡萄酒,宜视其舌苔垢腻之程度而后予之。

病形证治纲要第十七条 湿温之养阴疗法,宜施予恢复期后。若时师治湿温,虽知甘凉滋腻在于禁例,徒以叶桂有"热传营分,舌色必绛"之说,不察舌红之为鲜红、淡红与紫褐色,及有苔、无苔,咸恣用养阴,不知顾忌。遂以病重时期之滋养阴液方法,同恢复时期之镜面舌苔,相提并论,而无缓急之分。此叶、薛辈始料所不及,致人枉死于养阴者多矣!

病形证治纲要第十八条 湿温大便溏泄,质黏色酱,西医谓之豌豆汁状,惟湿温独具。与协热下利之太阴寒邪绝异,亦不同于阳明之热结旁流,尤不可不辨者也!

病形证治纲要第十九条 湿温缠延最久,以留恋之热不退,而身体物质之消耗亦甚,营养因之不给,遂引①起心脏及神经之衰弱。故求营养上热量之充足,心脏力之强盛,不得不使用食饵疗法。湿温病者,既以心脏及神经之衰弱,故所需之食饵,宜有刺激心脏及兴奋神经之物品,同时兼顾其肠胃之疾患,不可使固形物品,致肠面受物品之刺激。于发热时间及退热后一周以内,务使取流动食饵,若粥汤、藕粉、燕麦粉、大麦粉、牛乳、肉汁、菜羹、果汁,或鸡蛋混以糖十分搅拌、使生泡沫,或将卵黄混于葡萄酒、白兰地、白糖、牛乳、咖啡及肉汁中服用。设只用流动食饵,病者苦其单调乏味,而老人或妇孺,尤有拒绝牛乳之癖,酌给细碎鱼、肉,他如水碳素之饼干、茶食、面包等,可浸于水、茶、牛乳或酒类中食用。如使用肉类,当以特殊之调理法,即使其软嫩易消化。且催进食欲者,免令摄取所需热量,同时注意陷于维他命缺乏症,当投以相当之菜食,如马铃薯、菠菜、包心菜、白菜、青菜、萝卜诸品,以其中含有多量的维他命故也。

病形证治纲要第二十条 湿温在恢复期退热后,已过一周,可给予容易消化之固形物品。米粥、面包而外,更可逐渐加以鱼、肉、百合、豆腐、青菜诸品,富有热量之食品。同时仍当爱护胃肠,不可一时多食,宜每隔三四小时分给之,以摄食为要。若恢复期施行食饵法得当,则病者之体力易增进,体质亦易恢复也。

病形证治纲要第二十一条 湿温之治,仲景之法未备也。征诸实验,不得不参叶、薛之方,化浊、燥湿、利小便,而强心脏涵于化浊之中,次则通便及维持人之体力,如是始可任矣!其视时师初则辛凉宣透,继则苦降辛通、淡渗利湿,最后凉血清荣、扶正达邪,若阶之有级,将为剀切②欤!至于养阴疗法,宜用于中半期及恢复期,或有施之于初期,辨之不明,缓急不分,不可以常例论也。

表:时师治湿温阶,凡十四级,简而为六,详其用药,以备览观焉。

---

①引:抄本及期刊均脱文,据上下文义补入。

②剀切:切实,恳切,切中事理。明·归有光《少傅陈公六十寿诗序》:"至于条列天下之事,详明剀切,可施于世。"

时医治湿温阶及用药表

步骤提要	治湿温步骤	成方用药	性质
辛凉宣透	辛凉宣透	枳实导滞丸、达原饮(表里通澈)、脾约麻仁丸(燥肠结)、增液汤(阴伤阳结)、陶氏黄龙汤或增液承气汤、竹沥	初起通大便药
		清水豆卷、砂仁、炒香豉、薄荷、山栀、荆芥穗	辛凉解表
	芳香宣气,淡渗利小便	陈皮、枳实壳、苏梗、苏叶、藿香、厚朴花、木香、郁金	芳香宣气
		厚朴、砂仁、苍术	辛烈燥湿
苦降辛通	苦降辛通配合淡渗利湿	赤苓、猪苓、通草、滑石、米仁、泽泻、车前子	淡渗利小便
		姜连、炒芩、山栀	苦降
淡渗利湿	清温化湿	桑叶、菊花、银花、连翘、山栀、石膏、知母、瓜蒌、花粉	清温
凉血清荣	凉血	丹皮、赤芍、大蓟、小蓟、青蒿、白薇	凉血
	凉血育阴	生地、石斛、鳖甲、鸡子黄、阿胶、玄参	育阴
养阴清化	生津清温	麦门冬、知母、花粉、川贝母、西洋参、玉竹、沙参	生津
	化痰开闭	天竺黄、远志、竹沥、竹茹、半夏、杏仁、川贝、象贝	化痰
		石菖蒲、佩兰叶、紫雪丹、至宝丹、玉枢丹、安宫牛黄丸、苏合香丸	开窍
	平肝熄风	犀角、羚羊角、钩藤、石决明、龙胆草	平肝熄风
	回阳救逆	附子、炮姜、白术、肉桂	温脾
	清温化痰配合淡渗利湿	参考以上用药①	
扶正达邪	扶正达邪	西洋参、太子参、潞党参、黄芪、山药、黄精、扁豆、麦冬	扶正达邪
	养正培脾	千金温脾饮	恢复期后通大便

辨湿温并发、遗留证②病形证治第七

湿温并非难治之证,难于并发与遗留证之应付。并发证之恒见者为支气管炎与肺炎。但身热咳嗽者,即支气管炎;若痰喘鼻煽胸挺者,即毛细气管肺炎。重则陡起惊痫,乃痰壅之极,致心脏衰弱,血中碳酸不能外达,呈中毒之象,即叶桂所谓“逆传心包,血分亦伤”也。而遗留证有发颐、褥疮,以病久体弱所致;妊妇遇之,或有落胎身亡。《内经》云:“温病虚甚死。”信不诬也。

一③、肺炎肺部恒易郁血,以郁血而诱起心脏衰弱。故西医治此,恒用强心剂者,是使肺循环之郁血减轻,肺不郁血,则炎消矣。

肺炎将起,其人面色苍白,两颧鲜红而咳嗽,若口旁有葡萄疹者为肺炎。肺炎咳嗽气急,宜麻杏石甘汤。若热度过高,脉搏细小,乃心脏衰弱已甚,宜兼用紫雪丹。时师之治此,初则润肺化痰,继则止咳育阴,于药理虽似不谬,但不知肺部郁血诱发心脏衰弱,宜强其心脏。然

---

①此六字为整理者所加。

②证:原抄本、期刊均脱文。据《自序》目录补入,以保证文例统一。

③一:此序号为整理者所加,以醒读者眼目。下同。

则轻灵之药，何济于事乎？迨神昏息高，惊慌失措，或敢用黑锡丹，见脉数亦有予紫雪丹，二者虽有兴奋心脏之效，然用之不早，更不多用，终于无救而已。

成之曰 麻黄有亢进血压之功效，能祛除血行障碍之作用。故应用于肺炎，既能消除肺郁血，复有亢进血压之功效。因肺部郁血诱发之心脏衰弱，亦得以恢复。盖内脏之血管，因被激而收缩者，以肾脏为甚，若血压提高，则心脏强而鼓动之力增，外部末梢血管反被激而扩张矣。但麻黄所能挽回之肺炎，为轻度之心脏衰弱，故其用量不宜过多，若多用则血压亢进，适足使心脏疲惫而已。杏仁为镇咳之副药，甘草和缓药，兼具祛痰之功效。石膏内含钙质，既能增加心脏之紧张力，兼具消炎之作用，故以麻杏石甘汤治肺炎，理合而效宏也。

二、肺炎咳嗽，气急息高，宜黑锡丹。若咳嗽甚急，宜兼用莱菔汁。若呼吸困难，宜六神丸，稍稍与之；或参用西药毛地黄制剂地加伦、肾上腺素液；兼用外罨[①]之引血法，如：余氏止痛消炎膏、安福消肿膏；或施用温浴冷灌法；若病家泥古不化，断难一试，施用芥子泥缠络法。

成之曰 温浴冷灌法：即使病者行三十五六度之温浴，在后背部用冷水行雨状之灌注，由皮肤之刺激反射，而刺激呼吸中枢，俾得营深呼吸，如法行二三次。但须高度呼吸困难之际施之，否则恐有心脏麻痹之危险。盖水灌疗法：在促进病人肾脏、皮肤排泄机能之畅利，及增加心脏能力，以减少其因肺部郁血诱起之心脏力衰弱。其用以为减低病人体温之目的者，盖至微也。芥子泥缠络法：以新芥子末，投于温水中，作泥状搅拌之，待其刺激性蒸气发散，乃将麻布浸入其中绞榨之，缠络全胸部上。再覆以绒布毛毯，放置十分乃至十五分钟，至皮肤发赤后除去之。以微温汤洗去所附着之芥子末，再行温包，而使静卧亦佳。

三、肺炎热高，留而不降，脉小弱而频数，其人神识溷浊，气管喘鸣者，法在不治。湿温，因高热而起脑部及心脏并发症，如脑膜炎、昏迷谵妄、心内膜炎者危。用对证药外，可兼用外罨法之冰罨法。

成之曰 冰疗之作用，在使病体高等器官，不因受高热影响，而致破坏其本身机能与实质。乃求退局部之热，非退全身之热也。

辨湿温之舌脉第八[②]

湿温之病灶在肠，故舌与肠同一趋向而互为表里，观察舌苔，即不啻观察肠之变化。故时师之治湿温，以宣化舌苔[③]为主。

湿温初期，在舌之侧缘及舌尖之小部，可见白色薄苔，有时此小部竟成三角形。迨[④]至第二期，三角形或仅化一角，于是寖[⑤]见神昏谵语，耳聋加甚者危。若舌面作深褐色如猪肝，或有灰腻之苔被覆，或竟滑苔，是因热度过高，体中水分为热所燃而缺乏，此时肠中疮面愈形扩大，血液毒素充斥之表征，病已濒于危笃矣！亦有苔腻不化，为正气虚弱，无以化其苔。若脉数在百三、四十至者，不治。

---

①外罨：外覆，外敷。医疗上有冷敷法（冷罨）、热敷法（热罨）。

②原抄本、期刊均作："辨湿温舌苔心脏衰弱第八。"据《自序》目录律齐，以保证文例统一。

③苔：原抄本及期刊均脱文，据医理及上下文义补入。

④迨：及，到。明·李渔《闲情偶寄·种植部》："迨至菡萏成花。"

⑤寖：古通"寝"，睡眠。

若病人之舌仅鲜红色，尚未至紫褐程度，是病人之水分虽缺乏，尚不为甚，血液中之毒素，亦未尝弥漫，病虽重可治也。

湿温三期以下，病势减退，热渐下降，所覆之厚苔，亦渐剥脱，肠之溃疡亦已结痂而渐愈。若心脏衰弱，则已剥之舌面光红干燥，名曰镜面，极言其光泽干燥，盖精力不足，全身之分泌液减少故也。若不干燥，扪之反滑者，为病久全身液体缺乏，且为心脏衰弱之征也。病将愈，舌无苔而淡晦者，病久贫血故也。

湿温舌无苔，在进行期为被动剥褪，以病人口中干燥，舌辗转其中，苔因而剥褪，乃现本质也。在恢复期间，则为自然宣化，是不可不细辨之也。

凡病之死于心脏衰弱者，以湿温为最。故湿温之治疗，以强心为急。心脏衰弱有内外出血，或末梢血管麻痹，致流通心脏之血量减少，及血压亢进过度，心脏受其影响而疲惫，斯为心脏机能障碍之原因。有心脏运动起变调之时，则引起机能之障碍。有心脏瓣膜狭窄时，则血液之流出不完全；瓣膜闭锁不全时，则血液一部分逆流。此种障碍在一定范围以内，则心脏肥大而现强大之威力，以送血液于前方，此为心脏代偿机能——若至不能负担之时，则现心脏之代偿障碍。此心脏衰弱，间接、直接之原因也。

病者之心脏体不健全，加以病体之毒素，侵袭心脏，或肺部郁血，则肺泡四围之毛细管郁滞，扩张向肺泡之内腔隆起，皆足以减小呼吸之面积，而起呼吸困难，更引起碳氧交换之障碍。为间接促进心脏衰弱之原因。

湿温热度，略如常温，而脉搏之百三、四十至，或两手脉息不整调，此为心脏衰弱之机。若不急用强心剂，则脉由数而乱而微，以至于绝。

中土知有心病，不知病之有心脏衰弱，更不知补虚固脱有强心作用。其所别药性寒、热、温、凉四纲，大抵服药后发生功能之谓也。温、热者，有兴奋刺激作用，使周身细胞生活力衰而复振，血液之流动迟而重駃①，因兴奋而生热力，为消极去病之法。寒、凉者，有解毒镇痉功能，制止疾病毒素之弥漫与细菌活动能力，以减退高热，为积极去病之法。至所谓强心药者，在心脏衰弱之际，直接能兴奋心脏，间接制止毒素弥漫，使心脏不致衰弱之谓也。

中土既以寒、热、温、凉为用药之标准，废之则失其权衡。列表示湿温强心药，左则标其性，中则论其药，右则示制剂，以为参考焉。

湿温强心用药表

性质	药物		成分
温性	附子	应用于病人心脏衰弱时，有虚脱之倾向，故以附子兴奋之	黑锡丹
	蟾酥	含有加玛菌成分，其药理作用极似毛地黄，有强心之效，不如毛地黄之有蓄积作用	六神丸
	冰片	据日人之研究，少量能强心，多量反致麻痹。其应用多合于成方而用之	
	麝香	含有因斯哥斯，有强心之效力，其视冰片为厚	紫雪丹至宝丹
	苏合香	强心力与冰片相上下	苏合香丸

①駃：同“快”。南朝·宋·鲍照《瓜步山揭文》：“游精八表，駃视四遐。”

续表

性质	药物		成分
	黄芪	西医余云岫研究,谓能强心。然不止能强心,且具有滋养能力。若与附子、人参同用,其兴奋营养心脏之效尤著	
凉性	石膏	含有钙质,钙能强心。但应用宜先煎	麻杏甘膏汤
	犀角	有强心之能力,且能解毒	神犀丹 犀角地黄汤
	牛黄	有强心及解毒作用	安宫牛黄丸 牛黄清心丸

湿温一证,非局部之衰弱,乃整个之衰弱。故其治疗,不独强心脏所当注意,而营养亦宜兼顾。若仲景参、附并用,附子兴奋心脏,人参荣养心脏,其妙在双方兼顾,若更加黄芪强心、营养并有之药,尤臻其妙。

凡施用蟾酥、冰片、麝香,宜与生地、石斛滋养药并用,否则兴奋心脏力太甚,以致刺激胃部有发炎之弊。盖滋养之品,有缓和作用,足以补其偏也。

芳香诸药,若厚朴、苍术、木香、陈皮,虽不尽有强心作用,但至少具有兴奋之效。燥湿诸药,若黄芩、黄连、黄柏、苦参,皆有制止肠中伤寒杆菌活动能力,或竟能扑灭之。然则芳香化浊为消极之治法,与西医不异;苦寒燥湿为积极之治法,则西医所未备也。

湿温病,其人仰卧日久,不能充分呼吸,加以心脏衰弱,血液循环亦不能率由常道,于是含气量因而减少,血液亦因而停滞,遂变为沉降性肺炎。故病人仰卧者,当时时纠正之。

辨湿温用药第九

(一)柴胡第一

吾闻之太炎宗人言:"《本经》论大黄有曰:'推陈致新。'柴胡亦然。"夫大黄之荡涤肠胃,排除宿垢,其为推陈致新,因显然易解。柴胡亦具之者,则或为人所不知。

当考仲景之用柴胡,证多胸胁苦满,少阳证亦以小柴胡汤疏解之。少阳,盖手少阳三焦也,胸胁则为人身上、中二焦。以近日生理学对勘之,所谓上、中二焦,即是淋巴管、胸管之一支。夫淋巴干左曰胸管,由下而上;右曰右淋巴管,由上而下。故所谓胸管即是上、中二焦无疑。《内经》言:"上焦如雾,中焦如沤,下焦如渎。"又曰:"三焦者,决渎之官,水道出焉。"生理学论淋巴系统之功用,与《内经》之论三焦,不谋而合。总之,三焦是淋巴腺,似属可信。凡人病发热,血液未有不热者,其热高者,则淋巴分其热势。淋巴壅热,水液失流行之常,此胸胁苦满之所由起,亦口苦、咽干之所由成。盖水液壅于胸胁,则有不能布于口咽也。以柴胡治少阳病,即是疏导淋巴,使淋巴不致栓塞停流而已。《伤寒论》服柴胡汤,有曰:"上焦得通,津液得下,胃气因和,故濈然汗出愈①。"此正柴胡疏导淋巴之力,非柴胡真能发汗也。

据《千金方》六十五、《翼方》三十五、《外台》一百一十四、《本事方》十一,其功用有三:曰祛瘀,曰解热,曰泄下。

---

①《伤寒论》原文作:"身濈然汗出而解。"

能祛瘀之效，仲景小柴胡汤治热入血室，无殊桃仁承气汤治热入血室以祛瘀为鹄的，则小柴胡汤之治热入血室亦然。小柴胡汤之药品，与柴胡无异也。《千金方》治癥瘕之方用柴胡，治月经不通之方用柴胡，能治癥瘕，能治月经不通，是亦祛瘀之效也。柴胡不但疏导淋巴水液壅滞，并能疏导血液凝滞，故《本经》曰："推陈致新。"逍遥散为近世妇科之套方，而柴胡甚重要，以柴胡疏肝解郁。夫曰肝郁，其原因多起于情志不舒，其症状多具神经性，如肝气病、气郁血滞之闭经等。然柴胡于神经系无功效可言，所以可用柴胡者，缘肝气痛，胃中或潴停水毒，柴胡能疏导淋巴，故治之；气郁血滞之经闭，柴胡能疏导血液，故治之。时医用逍遥散，而不知柴胡能祛瘀之功，或于宋元四家玄言空论耳！

柴胡具有退热作用，知之众。仲景以柴胡治寒热往来，元素谓"解散肌热"，后世以柴、葛解肌，近代以柴胡治疟。至退热药理，考远西论退热之例有二：曰放散体温，曰减低体温。金鸡纳治疟，即属减低体温。若以柴胡之治疟言之，则柴胡之退热亦然。沈存中谓柴胡能去骨热，张元素谓去虚劳，他如罗谦甫之黄芪鳖甲散、秦艽鳖甲散，《直指方》之秦艽扶羸汤，均以柴胡治骨蒸劳热。骨蒸劳热即远西所谓肺痨病，其说由于肺结核菌产之毒素，输入血中，刺激体温中枢而生者也。骨蒸劳热，即以结核菌为祟，则退骨蒸之劳热，势非扑灭结核菌不可。柴胡既能减低体温，何以能退骨蒸劳热，其殆有疏导血液瘀凝之效，则血液中蕴藏之结核菌毒素，以能疏导以排泄之也。故用柴胡退骨蒸劳热，必配苦参、青蒿等及杀菌清血热之品，始有效也。

柴胡之泄下作用，吾闻诸太炎宗人言："有乡人病经闭，老医授一方，令单煎柴胡半斤，分数次服。病人一服、二服不效，并其剩余者顿服之，遂泻血几殆，幸服参汤得免。"自闻太炎宗人之说，欲试诸实验。今有吴敦仁者，患肾囊水肿，下肢亦肿，日服逐水之剂，如硝、黄辈，渐次退减，乃暂停上药，令服柴胡二两，凡二日，服之必泻，但不如硝、黄之甚而已。吾友徐衡之治湿温证，遇在表证未罢而大便秘者，恒用柴胡——盖以柴胡为通澈表里者也。吾于湿温证时愈未愈之顷，身热缠绵不退，大便燥结，亦用柴胡——人以为柴胡退热，不知其为泻药也。小儿伤食停滞，入夜发热，吾亦用柴胡——人①以为柴胡退热，不知柴胡之消导也。征日人近藤氏之研究，谓柴胡有解热及泄下等作用，而益信也。

总之，柴胡之作用，不下三端。则近代谓柴胡能激动肝阳、非阴虚之人宜服，柴胡性升窜散、非江南之人所宜服，岂足信哉！

(二) 黄连第二

前代药物分类，列黄连于泻火门。所谓"火"者，率含有冲动刺激、亢进、兴奋诸意义，与"热"字之意义较为深切。热则限于周身现象，火则限于局部性。黄连可以泻心、肝、胃诸火。就证象研究，黄连确能低减局部充血，及消除局部生炎，若周身体温亢进之热性病则无效。黄连既可平肝胆上冲之火，而治头晕头胀，目痛眼赤，而疑苦降之说为有据。其实上部充血，黄连能减低之；上部炎性症状，黄连能消除之，以含有降之意义，于实际上则仍无关也。黄连既非苦降，而用之呕吐有效，则健胃与消炎之作用耳。

时医多谓黄连能败胃，属而和之。考之《别录》，谓其"调胃厚肠"，征之新说，则列入健胃之剂，则败胃之说不足凭。然少用健胃，多用败胃，则是事实。盖多服则刺激胃膜，发生炎

①人：原抄本及期刊均脱文，据上文文例补入。

症，有碍食欲故也。黄连含鞣酸，有收敛作用，故为呕吐要药。凡鞣酸属之药物，内服能收敛胃之黏膜，若胃黏膜以受刺激，而盐酸分泌增多，用黄连以收敛胃黏膜之血管，则分泌之力当因此减少，故病者酸液得以消除。湿温之病灶在肠，黄连能清化肠中湿热，故以之为主疗。盖黄连既具制酸与收敛之作用，以消炎症，复使肠部淋巴球增殖以益其抵抗力，则伤寒杆菌活动之能力受其制裁，或竟能扑灭之，此积极之疗法，为国医所特有者也。

但湿温一证，迁延辄数十日，如每方皆用黄连，病人之食欲因之不能恢复。故用黄连必与厚朴并用，或苦寒药与芳香淡渗药相间用之，则无此弊矣。

（三）滑石第三

滑石利小便，兼能止渴，故热性病而小便不利者，滑石为常用之品。湿温湿热内蕴，疏方淡渗清宣，方能入彀。滑石渗湿而不伤阴，泄热而无碍乎湿，故亦常用。

（四）石斛第四

自《本经》迄于明代，莫不以石斛为滋肾益阴之药，无用之以退热者。以叶桂提倡伏气温病之说，群以麻、桂能伤阴灼津，必主清温，乃为正治，于斯石斛遂为温病之退热药。

夫温病正当体温亢盛，不用石膏、知母以堵温之来路，乃以滋厚之石斛，胶阻其邪，热虽稍杀，而时日缠绵，动成痨瘵以死。如风温咳呛，时医一见口渴痰厚，用石斛而成肺炎者屡矣！遇病初起，时医一见舌尖红而无苔，乃恣用石斛，有用愈多而其舌愈绛者，则温病无用石斛之必要，可断然矣！然石斛之用，若湿温热退后，津液未复者可用之；阴虚之败证可用之；病人脏无他病，口干便秘，所谓胃液不足者可用之。

总之，石斛为滋养强壮药，非退热药也。

（五）附子第五

丙寅夏，霍乱盛行，太炎宗人谓成之曰：“川东夔府、湘西辰沅一带，三伏日即以生附子、猪肉合煮饮之，以防霍乱。北方山东、直隶之民，常啖生蒜，无霍乱病。此皆健胃强心之效也。又《大论》四逆汤、通脉四逆汤，并用生附子。市肆所行之淡附片，则殊无丝毫效也。”成之昔之视四逆为霍乱杀菌剂者，始知其不然。从附子强心上更悟及古人谓回阳之说，为恢复体温。盖体温之升降与血液之流行，关系至密。服附子后心脏不至衰歇，血液循环得以如常，肢厥肤冷者，因之而除矣。

《药徵》于附子主治曰：“逐水也。”殊不尽附子所长，逐水特附子功用之一耳！况逐水之效，正因具强心之功而来。心脏衰弱，血行缓慢，下肢多浮肿——服附子后，心脏恢复收缩扩张之运动，血液循环得以如旧，则下肢血管渗出之液体以之消失，而浮肿乃愈。近人治肿之界说，上肿曰风，下肿曰水，多用附子，实亦不外强心之效耳！

生附子与熟附子应用之差别，则急性病宜生附子，痼疾宜熟附子。近人以生附子回阳、熟附子温中，亦即此意。应用附子之目的，在振起机能之衰减，故病必具有机能衰减之症状。若脉现沉、微、迟、弱等象，心脏机能衰惫已甚，用附子可以振起之。新病、久病，皮肤冷，色晦，自汗出，此周身细胞生活力衰沉已极，用附子得以维持之；大热证先本烦躁不宁，妄言怒骂，忽然意识模糊，呢喃郑声，此脑之机能陷于痹钝，用附子得以兴奋之；大便洞泄，完谷不化，是肠之吸收机能障碍已久，附子得以健运之。

附子之用，既在振起机能之衰沉，若病人任何器官之机能并不衰微，则无用附子之必要——苟勉强用之，祸且立见。予尝见有咯血病者，医以附子、龙、牡予之，理由为血证误凉药，其病增剧，用附子、炮姜温化瘀血，斯为正治。病人服附子后，脉本缓和，忽变弦劲，其血又至。此皆附子兴奋血管壁神经，血液亢进，有以致也。湿温三候以降，病人舌面无苔，扪之少津，俗所谓镜面舌者是也。此时病者心脏甚是衰弱，可应用附子。用附子后，其苔自生，时医不解此，以湿温证衰弱时期之镜面舌，与湿温证热度高张之舌鲜红同例，误以养阴药投之，其谬误实甚！要之，等是舌红无苔，其间当温、当凉，不啻判如霄壤也！

（六）大黄第六

大黄为攻下要药，因含有鞣酸收敛之故，故习惯性便秘，若单用之虽有效，废药则病复作，苟用他药与之配合，若脾约麻仁丸，则无流弊。阳明病肠有燥屎，热度高张，粪毒被血液吸收，侵害脑府，其人昏愦谵妄，宜大黄、枳实、厚朴同用，以去其燥屎。大黄为植物性泻剂，芒硝为盐类性泻剂。但徒恃大黄则肠管虽蠕动不解，因缺乏水分燥屎胶结而难畅下，必以芒硝之溶解液，使燥屎稀释，当芒硝稀释之际，适值大黄之鼓动，则燥屎自下，而诱发之诸种症状，亦一时除去矣。

当代湿温论著第十

一、章太炎《论湿温治法》（文长不录，可见章著《杂[①]病新论》）

二、章太炎《论蓄血证》（此稿原文在章师及谢诵穆处，手头现无此文，其题目是否《论蓄血证》，以原文未见，不能评焉）

三、章太炎《时师误指伤寒小柴胡证为湿温辨》

四、陆渊雷《流行病须知：湿温，伤寒，肠窒扶斯》

时师误指伤寒小柴胡证为湿温辨[②]

章太炎著

夏秋之交，有病寒热往来如疟，胸中苦满者，久久不治，或致小肠蓄血，始作时，时师辄谓之湿温。

今之所谓湿温者，果两胫逆冷耶？果头目痛苦耶？病发十日以内，果已妄言耶？徒以其病在夏秋，身又有汗，遂强傅以湿温之名。叶桂创之，吴瑭以来附之，众口雷同，牢不可破。夫病之治疗，古今或各有异，若以病状定病名，此不能违古而妄更者。叶桂之所谓湿温，可谓悬牛头卖马脯矣！

按　《伤寒论》少阳病篇云："本太阳病不解，转入少阳者，胁下硬满，干呕，不能食，往来寒热，尚未吐下，脉沉紧者，与小柴胡汤。"太阳病篇云："伤寒五六日，中风，往来寒热，胸胁苦满，默默不欲饮食，心烦喜呕者，与小柴胡汤。"又云："血弱气尽，腠理开，邪气因入，与正气相搏，结于胁下。正邪分争，往来寒热，休作有时，默默不欲饮食。藏府相连，其痛必下，邪

---

①杂：考民国年间章氏国学讲习会校印章太炎先生遗著书名作"猝"。

②此文抄本有，期刊无。

高痛下，故使呕也，小柴胡汤主之。”今夏秋之间有此寒热往来、胸胁满闷症状，初不由太阳转入少阳，则正太阳伤寒也。凡胸胁满者，病必不能离于少阳，以三焦为津液之源（三焦即今西人所谓淋巴腺），邪气袭入，则津液失宣，是以胸胁苦满。其由太阳转入少阳者固然，其列入太阳病中者，实亦太阳与少阳并病尔。观第二条称腠理开，腠者是“三焦通会元真之处”（见《金匮要略》，此谓淋巴腺布于周身者），则兼病三焦明矣。其候渐深，则小肠蓄血生疮，远西谓之肠窒扶斯。小肠在太阳本府，生疮者，疮疖化脓，其脓皆淋巴腺壅聚成之，是亦少阳三焦病也。

大抵《伤寒》太阳篇中，当分两大部：其一，头痛项强发热，或恶风、或恶寒者，恶风宜桂枝汤，恶寒宜麻黄汤；失此不治，则病多转入阳明，为栀豉、白虎、调胃、承气等证，鲜有传入太阳本府者。其一，寒热往来，胸胁苦满者，宜用小柴胡汤；失此不治，则见太阳本府蓄血之候。是故第一部所病，本非太阳，特以心脏不衰，血脉足以抵抗客邪，故对于少阴之心脏衰弱、血脉不能抵抗客邪者，而命之曰太阳。其第二部所病，为太阳本府蓄血之发端，则真太阳病也。自时师误认此为湿温，伤寒小柴胡证之名，遂以湮没。非徒识病施治不能得要领，而所谓太阳伤寒者，亦徒有对待少阴之假名，鲜见太阳真病矣！

若然据太阳篇文，此证有起于五六日后者，有不起于五六日后而胁痛者。今夏秋间病此者，若属第一证，则不起于五六日后；若属第二证，则不必尽有胁痛之候。何也？曰：本篇固云：“伤寒中风，有柴胡证，但见一证便是，不必悉具。”是故虽无胁痛，固不失为柴胡证也。若然，《经》言：“湿上甚为热。”今人于此不敢用柴胡者，惧其升提以致上热耳！古人恣用之，何也？曰：此今人误认本病为湿温之误也。且小柴胡汤中有半夏、黄芩，升降相辅，势若鹿卢。是故医王汤①所用柴胡、升麻，误服致有头眩者；小柴胡汤所用柴胡甚重，未有服之而致头眩者。此种方配合之善，固异于后人也（《本草》柴胡下云：“半夏为之使。”知自古以半夏合柴胡），何患其升提过甚乎？

若然，小柴胡汤能通津液，使濈然汗出而疗。固已，复有他用耶？曰：《本论》：“妇人中风七八日，续得寒热，发作有时，经水适断者，此为热入血室，其血必结，小柴胡汤主之。”夫血结胞中，与血蓄小肠，其类同也。然则服小柴胡汤者，所以预防小肠蓄血，乃所论治未病也。非上工孰能神妙如此者乎？

自孙思邈已不解《太阳篇》深旨，故云寻方大意，不出三种：一即桂枝，二即麻黄，三即青龙。此之三方，凡疗伤寒不出之也。其柴胡汤诸方皆是吐下发汗后不解之事，非是正对之法。鲁莽灭裂，亦已甚矣！

——录自廉文熹《医报》十一、二期合刊 1934 年 3 月 10 日。

流行病须知：湿温，伤寒，肠窒扶斯②

陆渊雷著

我的湿温药方：

湿温初起，胸口作闷，时时恶心，舌苔白，身热有起落者，宜小柴胡汤，酌加苡仁、茅术、赤

①古代医家指金元四大家中的“补土派”李东垣所制之“补中益气汤”。

②此文抄本有，期刊无。

苓、厚朴、黄连等药。

若前证胸闷甚，有似乎胸痛，稍带怕冷者，宜柴胡桂枝汤，前方加桂枝、赤芍。（胸胁苦满之闷，重心在两旁肋骨之内，似胀似痛，又似窒塞。甚者，以指头沿肋骨圈下向上挖按，则坚硬而痛。若是者，为柴胡之的证）若前证口渴甚者，宜柴白汤，于小柴胡中加知母、石膏、粳米。或热不甚高，不恶心而渴者，宜小柴胡去半夏加蒌根。

日久舌苔变黄，大便不通，胸口仍闷，耳聋昏沉者，宜大柴胡汤：柴胡、黄芩、半夏、枳实、赤芍、大黄、生姜、红枣。前证舌苔变黑，腹满痛而硬者，宜大承气汤：枳实、厚朴、大黄、芒硝。

若大便带血者，为肠出血，恐其穿孔，热证则急用犀角地黄汤：犀角、地黄、丹皮、白芍；寒证急用桃花汤加附子：赤石脂、粳米、干姜、附子，或急用黄土汤：伏龙肝、附子、阿胶、白术、炙草、黄芩、地黄。若下血而满腹剧痛，腹面登时高起或凹陷，面色登时青白，脉登时微细，汗登时大出如油者，为穿孔性腹膜炎，法在不救。虽用上述两方，但尽人事而已。下血而属实者，宜桃核承气汤，其证小腹两旁硬满而痛，不可按，病人多谵妄，或恶声詈人是也，方：桃仁、桂枝、大黄、玄明粉、炙草。

湿温一二周之间，身热灼手，烦闷干呕，呻吟乱语，卧不安宁，舌质绛者，病毒强，抵抗力亦弱也，宜黄连解毒汤：黄连、黄芩、黄柏、山栀，或去黄柏用大黄。前证大温，汗多，脉洪大，舌尚有白苔者，白虎汤或苍术白虎汤：知母、石膏、粳米、炙草，或加苍术。

病势渐退，病人渐安和，热犹未退尽者，择用下列两方：一、干地黄汤：地黄、大黄、黄连、黄芩、柴胡、白芍、炙草；二、参胡芍药汤：柴胡、黄芩、枳实、赤芍、人参、地黄、麦冬、知母、炙草、生姜。

病退后体液太浓厚，现所谓津液枯燥之状者，宜人参养荣汤及其类似之例，其方大抵是参（可用西洋参）、地、归、芍、苓、术、芪、草之类。病后耳聋者，柴苏饮，即小柴胡汤加紫苏、香附、橘皮。

若病毒犹盛，正气已虚，有昏睡谵语、循衣摸床等证，而非阴虚者，宜升阳散火汤与人参养荣合用或互用。陶氏升阳散火汤方：人参、麦冬、当归、白芍、柴胡、黄芩、白术、茯苓、陈皮、炙草、生姜。

若成阴证有脉微汗漏，肢冷，舌淡白，呕吐水泻等证者，可择用既济汤、益元汤、复元汤、增损四顺汤等方。其方不过上述对证方中重加附子，无他缪巧，方繁不录。

以上为较普遍之治法，若有特殊兼证，或并发证者，随其轻重缓急，凭医者审酌，非本篇所能尽述矣。

——录自《医报》及《中医新生命》各期

识湿温方案第十一[①]

《古今医案选按》

引言：吾人平时于就诊者之处方，药随证施者固多，因人而设者亦不少，病者之年龄、环

①“第十一”期刊《自序》有列目，但内容未见刊登。原抄本至“第十”即终，未有“第十一”列目及内容。今将原抄本附录《古今医案选按》内容调整于此——北京《中国医药月刊》第二卷第三至第五期《古今医案选按》与抄本同——以备参考。

境、体力、籍贯、既往症、异质，与医者之信仰等，皆为同一病候而用药不一之所由来也。准此言之，则后人议论前哲之医案，只能就按语中所列之证候，求其大体之当否？决不能因案中不详之症状，吹毛求疵，妄为增减矣。

古人医案及自身刊定、自诩著作者，皆不可恃。“作者善词章，擅文华者，尤不足取。”何也？自表功绩者多，讳言失败者少也。医之学识有深浅，经验有多寡，终其身从不杀人、误人者，不易言矣！世宁有杀人、误人，而以文字自讼者乎？此有价值之医案之所以少也。

近世医林之宗仲景，而不善运用者，流为猖狂；宗天士面貌似者，流为浅浮。虽名医辈出，而大医不一遘①矣！自欧西各种学术传入中土后，一切固有者，皆受其震撼，而呈动摇不定之象，医学自不能例外。吾人适生当其时，所取之态度何如？研究之方法又何如？此极待先决者也。愚于此徘徊歧途有年，实不易得一结论，最近始自树标的有二：

（一）古人所遗留之经验，确有效果者，吾人不能发扬光大之，亦必保留不失，以冀无负于祖先，成中医之不肖子孙。假令古代疾患或已有之，而治疗不甚精当者，吾人不敢为古人讳，讳则欺矣。

（二）运用新来之学识，与古人之概念，对勘研究之。盖不是今而非古，亦不迷古而非今。

就一己之学力经验，姑妄言之。今所选评之王旭高先生医案，即本上述各项为准则，以供诸君读书实习之一佐云耳！

（一）王旭高温病医案

秦案：温邪十二日，斑疹虽透，神识仍糊，大便屡行，齿垢未脱，舌尖红，中心焦，阴液灼也。左脉大，右脉小，元气弱也。昨投清泄芳开，是从邪面着笔；今诊脉神萎顿，当从元气推求。要知温属阳邪，始终务存津液；胃为阳土，到底宜济乎甘凉。所虞液涸动风，易生惊厥之变；胃虚气逆，每致呃忒之虞也。

羚羊角　沙参　生草　竹黄　菖蒲　犀角　玄参　洋参　泽泻　茯神　石斛　蔗汁

濂珠②三分，血珀三分，开水调服

次公按　古人所谓之温病，其涵义至为混淆，今姑不置论。瘖疹并见，疹大致是白瘖，而瘖则不能臆测。而十二日蔷薇疹已消失，就其预后观之，亦非发疹伤寒。脉神萎顿，心脏已弱，营养亦衰，既知当从元气推求，何以又泥定甘寒存津液？或者王先生于叶派造诣虽深，而于仲景辨证用药，尚未了了，此不能为贤者讳也。叶派用药一贯到底，不驳杂不纯是其所长，而于寒温并用，运用裕如者殊少。此案既用甘寒，复入温化之品，即无碍。

愚尝谓：古人辨证之概念，非彻底了解不可！脉神萎顿，亦阴阳并伤之矣。恣用凉药，于事何补乎？

二诊：昨用甘寒生津扶正，病势无增无减，然小便得通，亦气化津回之兆也。证交十三日，是为过经，乃邪正胜负关头，从此津液③渐回，神气渐清，便是邪退之机；从此而津液不

---

①遘：相遇，相逢。《说文》：“遘，遇也。”字从辵(chuò)，从冓(gōu)。“冓”意为“碰头”、“面对面”，冓亦声旁。“辵”与“冓”组字表示“走路碰面”。

②濂珠：珍珠之别称。

③液：原抄本及期刊均作“浸”，据《王旭高医案》订正。

回，神糊亦甚，便是邪焦之局。正胜邪则生，邪胜正则重，仍以生津救液，冀其应手。

羚羊角　石斛　洋参　泽泻　赤苓　玄参　麦冬　蔗汁　川贝母　芦根　珠黄散　知母

三诊：甘寒清润，固足生津，亦能滋湿，向之舌绛干焦者，今转白腻，口多白沫，是胃浊上泛也。小便由于气化湿滞中焦不畅，三焦失于输化，故不饥不思纳，小便不利也。治宜宣畅三焦。

豆卷　赤苓　猪苓　泽泻　生苡仁　通草　竹茹　陈皮　半夏曲　谷芽　杏仁　血珀五分，研冲

按　苔转白腻，口多白沫，诚是甘寒滋湿之故。其所以不用辛温，温为阳邪，一语误之也！即叶氏亦有“湿胜则阳微”之说，何以不据此立方？

四诊：瘀热蓄于下焦，膀胱气痹不化，少腹硬满，小溲不利，下既不通，必返上逆，恐生喘呃之变。开上疏中渗下，俾得三焦宣畅，决渎流通。

紫菀　赤苓　桔梗　川朴　陈皮　血珀五分　杏仁　猪苓　泽泻　苏梗　通草

外用：田螺二枚　葱白一握 桃仁三钱　面少许　麝香五厘　肉桂五分

合打烂燉①温，敷脐下关元穴。

按　到此方用参、朴，少腹硬满，头焦额烂矣！

五诊：温邪甫退，少腹板硬，膀胱气化无权。昨拟疏泄三焦，小便仍不畅；今少腹板硬过脐，其大如盘，按之不痛。脉沉小，舌苔白腻，身不热，口不渴。所谓上热方除，中寒复起是也。夫膀胱与肾相表里，膀胱气化赖肾中阳气蒸腾，肾阳不足，膀胱水气，凝而为瘕。须防反胃冲心，呃逆等变，急宜温肾、通阳、泄水，尤恐莫及！

肉桂五苓散送金匮肾气丸三钱

六诊：通阳泄水，与病相投，虽未大减，已奏小效。腹中觉冷，中阳衰弱显然。照前方加木香、炮姜。

按　上热方除，中寒复起，此王先生为卸职地步，亦是为用温药之根据而设。此案王不删除之，足征王之坦白。误之于前，改之于后，斯为学者态度，求之今日医林，旷世难逢矣！

（二）喻嘉言温病医案

金鑑，去月病瘟，误治二旬，酿成极重危证。壮热不退，谵②语无伦，皮肤枯涩，胸膛板结，舌卷唇焦（按：此果似阳证确据）；身倦足冷，二便略通，半渴不渴，面上一团黑气（按：此又似阴证确据）。从前诸医所用之药，大率不过汗下和温诸法，绝无一效，求救于余。余曰：“此证与伤寒两感无异。但两感证，日传二经，三日传经已尽则死；又三日再传，一周定死矣！此春温证不传经，故虽邪气留连不去，又必多延几日，待元气竭绝乃死。观其阴证阳疾，两下混在一区，治阳则碍阴，治阴则碍阳，与两感证之病情符合（按：两感证之难治者，以表里不可并攻，阴阳难同一法）。仲景原谓死证，不立治法，然曰：‘发表攻里，本自不同。’又谓：‘活法在人，神而明之。’未尝教人执定勿药也。吾有一法，即以仲景表里二方为治，虽未经试验，吾天机勃勃自动，若有生变化鬼神之意，必可效也。”于是以麻黄附子细辛汤，两解

①燉：通“炖”。

②谵：原抄本及期刊均作“谚”，据《喻嘉言医案》订正。

其在表阴阳之邪，果然皮间透汗，而热全清；再以附子泻心汤，两解其在里阴阳之邪，果然胸膛柔活，人事明了，诸症悉退。次日即思粥，以后竟不需药，只此二剂，而起一生于九死，快哉！

——录自《宋元明清名医类案正编·喻嘉言医案》

谢甘澍按曰：右治两感之法，开手用麻黄附子细辛汤，卓见或可思议；转用附子泻心汤，匠心不可名言。其用意两解其在表、在里阴阳之邪，而以仲景治表、治里二方互相酌筹，可谓神乎其技，足补前人之未逮。

次公按 古人有积验，惜无统计，虽湿温证，亦鲜有了然四期不解者。传经之说，创于仲景，实不可泥。顾仲景虽有过经、传经之目，而辨证候以用药之精神，初不为转移。本案所述之症状，亦是湿温证——肠伤寒，缠延两旬，极期已过，此后便是恢复期，汗下和温本唯一药而愈，亦不得谓之坏证。仲景书所称坏证，以现代观点，实不尽然。喻用附子泻心汤则可，麻黄附子细辛汤，无此必要。盖麻黄虽能增高血压，不善用之，反能作汗，其人已身倦足冷，多汗亡阳，铤而走险，不可法也！金元以后，医家以全力从事空论，明末清初，其风尤甚。喻君尝享大名，其所著故神其说，触目皆是，亦医学退化之一端也。

(三) 汪赤厓医案(湿温证营养疗法之进步)

汪赤厓治张姓，夏日途行受暑，医药半月，水浆不入，大便不通，唇焦舌黑，骨立皮干，目合肢冷，诊脉模糊。此因邪热薰灼，津血已枯，形肉已脱，亡可立待，若仅以草木根皮，滋养气血，何能速生？嘱市猪肉四两，粳米三合，用汁一碗；又梨汁一杯，蜜半杯，与米肉汁和匀，一昼夜呷尽。目微开，手足微动，喉间微作呻吟。如是者三日，唇舌转润，退去黑壳一层，始开目能语。是夜下燥屎，脉稍应指，再与养阴，匝月而愈。

——录自《续名医类案》

又：《温热经纬》言温疫证，邪火已衰，津不能回者，宜用鲜猪肉数斤，切大块，急火煮清汤，吹净浮油，乃急救津液之无上妙品。按：此法必须用在邪火已衰之后。

次公按 所谓伏暑，亦湿温伤寒之类也。盖古人以时令定病名，其分类当然不及现代根据细菌者为精当，但以相传经验之丰富，治之亦绰有余裕。即如本案病者，营养之消耗，而心脏亦衰，其补充方法，尚远在泰西以前，至可宝也！自叶派学说昌盛以还，治此病者，多用禁食疗法，虽粥汤亦不令病者下咽。病者因饥之日久，以致枉死者，比比皆是。须知此证，只禁硬固，不禁流汁(远西酌量病者之往日习惯，细碎之食料，近亦不绝对禁止)。肉汁是脂肪、蛋白，粳米是淀粉，梨汁是维他命C，蜜等于葡萄糖，以此混合进服，病者之需要营养备矣！肉、鱼类之流汁，在高热时服之，确能稍增热度，但无碍此，盖不斤斤于一时之现象，而为预后之良好计也。

先师赵吉甫先生，于此证高热时，一小时内，老鸭汤、花露、药、麦粉汤四者，轮流进之，不拘多少，一刻钟调换一次。既能维持营养，而水分亦不缺乏，故成绩良佳。医在于每一事，必彻底明了其原理，即不然，亦必统筹其利害，司命之称稍无憾矣！

(四) 王旭高温病医案

温邪袭肺，肺失清肃，挟热而生，痰载气而逆上，喘息痰嘶，舌干口腻。昨日之脉，据云弦硬;现诊脉象,小而濇数。阴津暗伤,元气渐馁,颇有喘汗厥脱之虑。夫温邪为病,隶乎手缠,肺胃位高,治宜清肃。痰随气涌,化痰以降气为先;气固火逆,降气以肃肺为要。姑拟一方,候高明酌夺。

鲜石斛　射干　杏仁　象贝　冬瓜子　姜汁　桑叶　沉香　黑苏子　竹沥　枇杷叶　沙参　芦根

次公按　此即现代所称之肺炎,远西以强心为主。王方纯是叶派,脉小而濇数,不重用强心,是其短也。

附:邹夫人风温(肺炎)治案。章次公诊。

初诊:热度三十九度半

其证候窦士材称为肺伤寒,现代归入呼吸器病。呼吸呈紧张状,其势高而咳亦频。予加味大青龙。

生麻黄　川桂枝　紫菀　射干　淡黄芩　生石膏　杏仁泥　远志　柏子仁　大地龙　石菖蒲　白芍　苏合香丸一粒

二诊:药后痰略爽,高热如故。此种热能引起其它变化,必须挫之。

春柴胡　川桂枝　黄芩　桑白皮　车前子　生麻黄　杭白芍　葶苈子　紫菀　粉草　川贝母　远志　苏合香丸一粒

安福消肿膏敷前后胸,十二小时换一次。

三诊:热度三十九度半

肋膜炎、肺炎,古人皆称为风温。其疗法高热者却之,痰多者去之。

桑白皮　杭白芍　净连翘　石菖蒲　地骨皮　淡黄芩　远志肉　柏子仁　赤茯苓　白薇　苏子　甘草　麦冬　桔梗　玉雪救苦丹一粒　神犀丹一粒备用

四诊:热度三十六度半

肺炎,叶氏称:"温邪首先犯肺。"其轻者大多七八日不解,得汗分利热挫。昨日午夜壮热顿挫,所谓战汗者是也。

全当归　远志　款冬花　浮小麦　全瓜蒌　苏子　杭白芍　云茯苓　党参　粉草　麦冬　紫菀

五诊:温如故,便亦通,而痛处迄未消也。

当归　杭白芍　桑皮　杏仁　延胡　天、麦冬　甘草　独活　防己　乳、没药　紫菀

六诊:背俞穴之剧痛者大定,痰不爽,振动痛处,其痛有时仍甚苦。然则滑其痰,止其咳,痛自根治。

麦冬　杭白芍　北沙参　瓜蒌皮　玉竹　冬瓜皮　桑白皮　苏子　兜铃　桔梗

七诊:肺炎在未退时,以维持心脏;热已退,则重在滑痰。今痰已稀薄,精神稍振,病证到此,已成尾声。

沙参　生、熟苡仁　杏仁　瓜蒌皮　白芍　白苏子　川贝　天、麦冬　粉草　枇杷叶

次公按　以上各方,既不纯师仲景,亦非全宗天士,总之此证只求尽量维持现状,以待自动分利。维持之对象,以心脏为主,苏合香丸、神犀丹、玉雪丹等,盖此意耳。

(五) 张景岳医案(温病强心法之推荐,汉唐以后一大进步)

余在燕都,治一王生,患阴虚伤寒,年出三旬。而舌黑之甚,其芒刺干裂,焦黑如炭,身热

便结，大渴喜冷，而脉则无力，神则昏沉。群医谓阳证阴脉，必死无疑。余查其形气未脱，遂以甘温壮水等药大剂进之，以救其本；仍间用凉水，以滋其标。盖水为天一之精，凉能解热，甘可助阴，非若苦寒伤气者之比，故于津液干燥，阴虚便结，而热渴火盛之证，亦所不忌。由是水药并进，前后凡用人参、熟地辈各一二觔，附子、肉桂各数两，冷水亦一二斗，然后诸症渐退，饮食渐进，神气俱复矣。但查其舌黑则分毫不减，余甚疑之，莫得其解。再后数日，忽舌上脱一黑壳，而内则新肉灿然，始知其肤腠焦枯，死而复活。使非大为滋补，安望再生？若此一证，特举其甚者记之。

此外，凡舌黑用补而得以保全者，盖不可枚举矣！所以凡诊伤寒者，当以舌色辨表里，以舌色辨寒热，皆不可不知也。若以舌色辨虚实，则不能无误。盖实固能黑，以火盛而焦也；虚亦能黑，以水亏而枯也。若以舌黄舌黑，悉认为实热，则阴虚之证，万无一生矣！

次公按 伤寒之范围极广，凡一切传染性热病皆称之，仲景《伤寒论》所指者是也。上举张景岳医案所指之伤寒，乃狭义之伤寒，后世混称湿温，西医名为肠窒扶斯者是也。考仲景对于湿温，无专门之记载，但凭证候处方用药而已。故其治湿温，不泥寒热虚实与夫世俗风气，例如白虎证则用白虎汤、四逆证则用四逆汤。湿温之全经过中，白虎与四逆二证，占重要地位，故仲景治之，绰绰有余裕也。洎①乎后世，医术渐替②，清代而后，仲景精神，扫地以尽，遇有此证，竟一味敷衍，徒事塞责。试观湿温证在近代之处方，初起不外桑叶、菊花、豆卷、豆豉，继而象贝、郁金、山栀、连翘、朴花、赤苓、米仁之类，再进则陷于严重之神经症，及心脏衰弱与肠出血。此等其上焉者，至多用紫雪丹、至宝丹、牛黄清心丸、犀角地黄汤；下焉者，则仍然轻描淡写，坐视其毙，不蒙其故，不啻无功，甚矣哉！学术衰替，痛心曷极？然则中医岂不能治湿温？是不然也！

夫湿温之治疗大纲有四：(一)营养、(二)强心、(三)补足水分、(四)保护肠黏膜，扑灭细菌(例如黄柏、黄连、苦参等品)。凡此数端，前二者为最重要，而近代所最忽略，宜其治疗效率之低下也。今以景岳参、附、桂、地应用于湿温，为学者倡，盖所以惊惕学者治此证之宜“注意心脏，维持营养”也。景岳此案，舌黑如炭乃湿温经过中之烟煤舌，在时医必以为由热而成，而戒参、附——其实脉细无神，其心脏业已衰弱，进而虚脱，岌岌可危矣！宜乎景岳以参、附辈直救心脏，以地黄辈补充其营养，且从而补给大量冷水，使水分不致消失太甚。凡此数端，学者宜拳拳勿失，勿以热病而戒温药，《内经》不云乎：“热病未已，寒病复起。”“温病虚甚者死。”“急则治标。”是则湿温证而致心脏衰弱，古人早已昭示用温药矣！何今人之不省也？举此一端，以为学术上之根据。

编者按③：上《张景岳医案》一则，曾发表于前年《国医新声》创刊号中，读者来函，无不深表满意，叹为观止。近章次公师集古今医案，重加按语，并将此案插入。故复载于此，以飨华北读者。

——录自北京《中国医药月刊》第二卷第三至第五期《古今医案选按》

①洎：到，及。唐·骆宾王《为徐敬业讨武氏檄》：“洎乎晚节，秽乱春宫。”

②替：本义为废弃，引申为衰微、泯灭。《国语·晋语》：“君之冢嗣其替乎。”

③原抄本无“编者按”一段，据期刊补入。

湿温证治自序第十二

成之年十三,先兄端甫卒业于同济大学之预科,返里省亲,撄热病烦渴,不旬日而殁。府君惨然伤感,乃令成之于文事之余,兼攻医学。稍长,入中医专校,闻江阴曹拙巢[①]先生之议论,提倡仲景,不敝于俗,犁然有当于心[②],执贽[③]门墙,出入数年,经方门径得窥一二。时武进恽铁樵先生创言沟通中西医学,欲为中医立极,顾好以华辞泛论,餙[④]其拘牵之说,皮傅[⑤]之谈,其弊浮夸大而少实验,矛盾而自陷者可覆按[⑥]也。然余医学革命之萌蘖,固受其影响。

既卒业,授药学于母校,大放厥辞,排斥玄虚。只以学殖[⑦]短浅,见闻未广,时就宗人余杭先生而质疑古今医学源流,得窥崖略;于远西医学亦勤求之。予维察事辩理、判别真似,以无著、世亲[⑧]之术尚矣,间从先生讲受因明,恍然五行六气之说,虚无难稽,绳以三支轨式[⑨],无一而可剪阘之心益坚切矣!

旋与王一仁、许半龙、秦伯未诸君创“中国医学院”,倡言医学革命。余维《本草》一书,载药石之所宜,通闭解结,致之于平,较它书为差佳,因撷其菁华,汰其浮词,旁采东人之学,参以远西之说,为《中华药学杂说》。剪阘宋元以来藉阴阳五行支配药效,一也;剖析古医籍中药效,二也;博采民间效方,三也;根据科学,说明药理,四也;炮制方法,斟酌改善,五也;研究生药之种植,六也[⑩]。凡所舒述,务反世俗玄黄之论,欲以移其风气。同此志而言行者,仅川沙陆渊雷。无如守旧、维新,趋舍殊途,弹射纠发,意见纷如,言之虽诚,闻者不譬,其为雷同所排,固其宜也。

于是与挚友武进徐衡之设国医学院,发皇古说,融会新知。与彼锲《内》、《难》不舍,视西说若仇雠者迥殊。诚欲以致人于高明光大之域,覃思[⑪]渊锹,阘境蚕丛[⑫],奋斗五年,旧染

---

①曹拙巢:即曹颖甫。名家达,字颖甫,一字尹甫(或尹孚),号鹏南,别号拙巢老人。江苏江阴周庄人。早年就学江阴南菁讲舍。工经史文学,善辞章书画。清光绪二十八年(1902)壬寅科举人。后清廷诏罢科举后,致力医学,尤精“仲景经方”。曾任上海中医专门学校教务长,并兼事“同仁辅元堂”医务。

②犁然有当于心:此指心意契合无碍。典出《庄子·山木》:“木声与人声,犁然有当于人之心。”明·焦竑曰:“犁然,如犁田者,其土释然也。”

③执贽:即执挚,古代礼制,谒见尊长时携礼物相赠。引申为拿着“束修”拜师。西汉·刘向《说苑·尊贤》:“周公摄天子位七年,布衣之士执贽所师者十二人。”

④餙:同“饰”。明·焦竑《俗书刊误》:“饰,俗作餙。”《说苑·建本》:“夫学者,崇名立身之本也。仪状齐等而餙貌者好,质性同伦而学问者智。”

⑤皮傅:凭着一知半解、浅薄的认识附会。《后汉书·张衡传》:“且《河》、《洛》、《六艺》,篇录已定,后人皮傅,无所容篡。”李贤注:“谓不深得其情核,皮肤浅近,强相傅会也。”

⑥覆按:又作:覆案、覆治、覆考。秦汉时期复审案件的制度,在于改正已判决的冤假错案。

⑦学殖:原指学问的积累增进,后泛指学业、学问。《左传·昭公十八年》:“夫学,殖也。不殖将落。”杜预注:“殖,生长也。言学之进德,如农之殖苗,日新日益。”

⑧无著、世亲:公元四、五世纪,古印度中期大乘佛教瑜伽行唯识学派创始人物。相传为兄弟二人。

⑨三支轨式:亦名三支作法,印度新因明学的逻辑推理形式。从形式上看,新因明比量推理的论式有三支(三个部分),即:宗(论题目)、因(理由)、喻(例证)。

⑩“余维”至“六也”一段文字,据北京《中国医药月刊》第三卷第五期补入。

⑪覃思:深思。唐·孔颖达《尚书正义·序》:“于是遂研精覃思,博考经籍,采摭群言,以立训传。”

⑫蚕丛:相传为古蜀国文明的开创者,中国上古史中最早把山上野蚕变为家蚕的人。《蜀王本纪》载:“蜀之先王名蚕丛。”后比喻事业的开创者。

污俗，日渐湔除，百蠹千穿，日臻完善。卒受“一、二八”中日战争之影响，学院停办，皇皇如也。学术不息，菁英斯存，余虽息肩[1]，讲学不辍，假之以行所怀，而其道不愸。恢廓鸿图，岂敢希冀？

自悬壶应世以来，任职世界红卍字会医院，初则醉心仲景，薄宋后方剂，非西医疗法。临诊既久，疏方用药，每感下笔踌躇，遂探讨时方，征之科学，颇多著效，理亦相谋，始悟时方可以效法者亦多也。自后常与邓源和、李邦政、陈端白、李棻、唐瑞源诸医师相切磋，于远西疗治，亦多澈悟。使病在分杀之机，治苟有法，汤液固足以疗病，若临事迟棁，致病者不能服药，或虽服药而消化器官已不能吸收，国医于此，则可谓至无术矣。西医尚有注射可施，膏药络缠，希冀万一，是足以补中医疗法之未备。孔子曰：“不忮不求，何用不臧[2]？”医药所以救疾疢、免夭扎，苟有良法，何分中外今古？皆当研究采用，不可以门户之见存焉！

夫中西治术，互絜[3]短长，则中医之治时感较长，而尤以疗湿温为最。但湿温至清叶桂、薛雪，于理论始有明确之认识，于治疗始有差胜之条贯。惜乎！诊断一途，依然蒙昧，例如：夏秋间之肠炎、胃肠性感冒，身热胸闷，苔垢，渴不欲饮，精神困倦，大便溏薄，小便短黄，皆目为湿热挟阻，混以湿温称之。盖国医之名病，多以证候为标准，因无明确之诊断，遂无明确之界说，有一病误分为数候者，有数病而误混为一证者；非若西医之有规律，或以病菌，或以病灶，或以所中毒命名。中医之湿温，详其证候，则远西肠窒扶斯与副伤寒之类也。顾其名，实不合于科学原理。欲废其名，奈世之疗病者以此为标准，标准失，将无术以施治。

中土医学理解，皆凭臆测，故命名、病理、诊断诸说，辄与远西相悖。至于治疗，药虽歧异，而愈病实同。盖药治之适应，于人体变化则一也。例如：时师以其胸闷甚苦，即谓之湿。余于脚气之见胸闷窒塞，乃冲心之渐，其缘因致心脏麻痹，始悟湿温之胸闷，半因高热、半因心衰。尝考西医之治肠窒扶斯，以强心及兴奋剂为主，予从此悟芳香化浊、开窍慧神之理，无非维持心脏之衰沉。次则扑灭肠中细菌、毒素，清贤所谓苦以燥湿、寒能清热者是，如：苦参、黄柏、芩、连之类也。西医以湿温之热顽梗难退，正气易衰，增进病人之体力，则有营养疗法，与国医之生地、石斛、麦冬、洋参之法殊相契合，比国医之所慎也。夫上工治病，自有其一定之通则，强心脏、消肠毒、补给营养三者，不可以违戾，斯其要也。

余感先兄之殁于斯，苦思十载，研其方术，未尝不究其始终，探讨其原理，而于东西书报、师友论著，足以助余证治，学理之不逮，罔不钩稽梳剔，以资攻错。今籍创条理，研极始终，释以西理，验诸于病，摭其当于实用者，述《湿温证治》，为学者引导，亦所以纪念先兄者也。

湿温之名，昉自《难经》。迨及有清，明证立型。辨湿温之蜕变第一。

时方、经方，法玄师圣。条秩审详，下药起病。术尚清轻，委身于命。辨湿温经、时方派异同第二。

湿温一证，从古所述。温湿相合，长夏是实。证诸细菌，四季热疾。伏邪暑湿，强立名色。辨湿温非长夏独有第三

少阳太阴，今古纷纭。察诸实证，六经咸循；按之学理，是岂足遵？辨湿温非少阳、阳明、

---

①息肩：让肩头得到休息。比喻卸除责任或免除劳役。《春秋·左传·襄公二年》：“子驷请息肩于晋。”

②原为《论语·子罕篇》记录孔子引用《诗经·国风·邶风·雄雉》之语教育弟子子路的话。这里引申为：从事中医当具有更为高远的志向、更加博大的胸怀，择善而从，融会贯通。

③絜：衡量。汉·贾谊《过秦论》：“试使山东之国与陈涉度长絜大，比权量力，则不可同年而语矣。”

太阴证所该第四。

病有形似,体有虚实,善决嫌疑,是乃神术。辨湿温与其他热病病形之异第五。

治湿大法,化浊燥湿;维持心脏,菌毒是戢①。法古衡今,学理务合。辨湿温病形证治第六。

治本病易,疗合证难。病将差,遗留繁,焦头以救疗,不如曲突而徙薪。辨湿温并发②、遗留证病形证治第七。

肠与舌合,脉与心联。病毒弥漫,体力消沉。审脉测舌,攻病强心。辨湿温之舌脉第八。

医者愈病在乎药,药之著效系于医。医而知药,运用斯工;药以医著,应变无穷。辨湿温用药第九。

他山之石,可以攻错。孔、墨尚同,而术可用。智能述作,学者景从。当代湿温论著第十。

律之判列,医之方案。守数精明,后世修序。知其变化,所用是总。识湿温方案第十一。

凡言成事者,以功著易显;谋几初者,以理晦难昭。自宋而下,学说纷纭,互相诡驳,于今为烈。成之行医十载,既以革新为职志,故诊察一证一候,未尝不究极其始终,探讨其原理,而于中外古今学说及师友之论著,足以助余之证治者,罔不穷极幽微,以资攻错。爰志原由,为自序第十二。

章次公识

附录一:章次公先生拟湿温证之诊断、鉴别与治则、方药③

章次公先生所拟湿温证之早期诊断主要症状(共十二条)

(一) 心身先觉违和,约三四日后乃恶寒发热。

(二) 其热如阶梯状之上升(前驱症),后数日有病气。

(三) 热与脉作反比例,近人所谓濡脉或糊数(重复脉)。

(四) 面部无反应,垢腻之色(戴北山《广温热论》中有辨气篇,初起无垢腻,后渐渐发生)

(五) 舌边尖飞红成三角形,有时舌颤动。感冒伤寒,舌红尖有凸出。

(六) 有红疹与白痦,懊憹异常(近人谓胸闷),热度不甚高,不知所苦,一候之末、二候之初。

(七) 回盲部有触痛感(指下似有声)。

(八) 脾脏肿大。

(九) 鼓肠(腹胀须防肠出血),下利(利如豌豆汁状、稀豆质酱状——蒋宝素《医略》有

---

①戢:本义为"收敛",《小尔雅》:"戢,敛也。"此处引申为病菌病毒受到制约,因而消匿。

②并发:期刊原作:"合并。"据正文中"第七"题目订正,以保证文例统一。

③此标题为整理者总结以下文章内容所补,以醒读者眼目。此文内容为汪浩权先生记录章次公老师讲课笔记,据原抄本录入,未作调整。

之。初起深黄色,中有细沙状,进一步成豌豆汁(第二候)。用苦参子三钱,苦参片[①]二钱,黄柏末钱半,滑石三钱、研细末吞,银花炭三钱;有用灭肠菌苗,用吸着剂与炭剂,投表飞[②]),或便闭。

(十) 白血球减少
(十一) 韦达氏 Widal 反应 } 此二条均需借助化验

如患过一次复发时则不能以此十一条该之。此初病必有汗,自汗不解(有病气——附带的),鼻衄(如初起鼻衄者,易成肠出血),头疼,两腿痠楚特甚,胸前现红疹(蔷薇疹),以手指按之,指起其疹隐退,旋复现出(第一期中、第二期初)。近代以红疹、白痦并称,其实白痦无足轻重,凡热性病以出汗日久,皮肤不清洁,即能酿成白痦。清末医家莫枚士《研经言》中,曾力辟白痦之说,颇精确不磨。白痦最多之处在颈项及胸口。

我人诊病必须详细既往症。按肠伤寒为毒素刺激温中极,如诊断病者有湿温之嫌疑时,重剂发表需慎用,因发汗太多,于心脑有妨碍故也。此间以叶氏轻灵(待期疗法)疗法为适宜,投桑叶、菊花、蝉衣(清凉剂),清水豆卷(近世所谓表药是也),苡仁、冬瓜仁(营养利尿剂),砂壳、砂仁、白蔻壳、枳壳、郁金(芳香健胃剂),苦寒剂能扑灭肠菌。

凡流行性感冒舌苔大多白腻不干,而湿温则舌苔暗灰薄白而干(戴北山之苔如积粉,进一步光红,再进一步成三角苔。伤寒初期白薄,以后渐渐形成三角形)。真性伤寒温重于湿,副伤寒则是湿重于温。若无心脏病,亦非老年人,有初病先抖之神经症状为伤寒,流行性感冒则无之。鼻衄必出肠出血者,为有易出血之素因:一,缺乏维他命 C;二,鼻血管破裂,故需重用含有维他命 C 极丰富之药物以疗之。

缺乏营养之故,萧索无神——无生气,神气索然——人极安祥,面部无表情。流行性感冒,无此现象。至索然时,预后不良。脉搏初起,脉管至数——紧张自汗,以后慢慢濡数,并非初起即濡数也,因湿重肠炎症太黏之故。湿重须顾心脏,故用燥湿强心之法,以叶氏法为当,不必用桂枝汤也。

患者体质愈佳,反应愈甚,而预后极不良(不大生病者,往往得真性伤寒)。身肥胖者,初起见脉细及曾患脚气病者,心脏易麻痹,预后皆不良。多泻者,极忌鼓肠,需用苦参、滑石,苦寒性吸着剂。如大便始终闭者不佳,宜早下。最好初起一星期内可把肠中细菌毒素排出,至第二星期,即不可下也。鼓肠为有气体及粪能培养病菌,故用炭类、如银花炭,及黄连、苦参,诸吸着剂宜之。黄连能增加肠中白血球,间接扑灭肠菌。中医之利湿药可以将血液中毒素利去,或者可直接扑灭肠菌。张景岳为营养疗法之倡导者(滋阴)。

治伤寒——肠热症——药物疗法之三原则:

(一) 强心(燥湿,伤寒待期疗法须强心)。

(二) 营养(育阴)。

(三) 扑灭肠菌及护肠(苦寒药及吸着药)。

现代欧西治伤寒,极注重维他命 C 之缺乏。五汁饮实为国人所发明,缺乏维他命 C 为肠出血之原因,震动乃诱因。中药大豆卷(营养)、绿豆衣、西瓜衣、米仁皆含维他命 C。许叔

---

①原抄本作“片二钱”,据中药处方习惯及上下文义补作“苦参片二钱”,以醒读者眼目。或当有脱文。

②表飞:全称“表飞鸣”,即乳酶生。本品为活乳酸杆菌的干制剂,能酵解肠内糖类,产生乳酸,使酸度提高,抑制肠内腐败细菌的繁殖和防止蛋白质发酵,从而抑制肠内产气。适用于消化不良、小儿饮食不当等引起的腹泻、腹胀。

微《本事方》之紫雪丹具强心解热镇静作用,间能中和毒素。

《伤寒论》六经,即六个阶段,太阳病即前驱期。黑舌苔多见于伤寒极期,所谓烟煤舌是,其初病苔[①]必三角型。脉无力为心神衰弱。舌红如猪肝色,须防肠出血,生芒刺为阴分亏极。张景岳时代白痦之说尚未盛行。中药石斛能维持营养(阴份)保护肠膜,当时只有铁皮石斛。如用丹皮、赤芍,须毒素极盛,宜凉血时用之。多饮凉开水极妙,能使身心爽快,解热排除毒素。湿温一候以外,须视鼓肠、下痢、三角苔、胸前有无蔷薇疹、神经症状耳聋、懊憹便是。

关于伤寒之种种名称的问题多至不可胜计,如"湿温"以用药标的为名,如"肠伤寒"以病在肠中而名,"肠热症"为肠发炎症以病之部位而言,其命名在原则上尚可通用。如以"太阴阳明合病"者,在此系证候名,非病名也。又如清代医家以伏温、湿温,又以时令命名者,如春温、冬温、暑温……总之,现今尚无合理病名发现也。然比较理想[②]的以"湿温"与"肠热症"二名为最妥当,为其可作用药之标的也。盖湿以燥湿清温之法为治,若以湿重治湿(用芳香化浊。燥湿之意为兴奋药,如厚朴、苍术、半夏、佩兰之类,大多为兴奋强心之作用)、温重治温(清温不一定是狭义清热耳,有直接、间接能扑灭肠杆菌或止泻之用。此类大多用苦寒药,如黄连、苦参、黄芩、黄柏为代表药)。若完全清温则碍湿,完全偏重燥湿则伤阴(需懂古术语本意,而后可以现代科学理解之)。

前代医家均目伤寒为由外(如风寒)而来,迨吴又可《温疫论》出,始认识伤寒有传染性,此类辨证颇详。盖外来者指流行性感冒,如仲景太阳病、阳明病之类,顾此书在医学史上实有伟大价值,惜该时无科学为助,若以现代眼光观之,实为进步之作。金元以来著书汗牛充栋,其治疗疾病皆属贪天之功以为己功。以余视之"湿温证纯恃元气之强盛抗御病毒"(现代湿温证比较治疗方法只有一种),邪正消长,即正长邪消。

(一)脉搏最有相当关系,初患之人,如以脉软(西医谓之重复脉,即第一跳未完、第二跳即接踵而至),此属真性伤寒,极危险(余毕生经验,治愈者仅一人)。此类病人预后均不良(其人年仅十五,家贫住院中末等病房,每日重用潞党参、黄芪、炮附子、炮姜、鲜生地)。本来伤寒无特效药,治方多至数千张,求其特效者千中无一,仍病是病、方是方。前者前驱症时,见脉软即表示心脏易于麻痹,例如四五天时见此脉,第二周中即衰弱,此中医术语"邪盛正虚",正气无以御邪之谓。

伤寒之脉与呼吸不呼应,体温140度(华氏[③]),脉120(次/分钟[④])以上皆不救。故欲窥预后不良否,脉搏可以预测。然此指常人而言,若小孩之脉,则尚在百至以上。如脉来太慢,当注意其脑与壮热,如阳证见阴脉即死,故须重用黄芪、党参、附子。明代张景岳最善用之,为千古以来治本证之一大进步!故治伤寒以维持心脏——增加抗病力最重要。

(二)舌:真性伤寒见重复脉,附带见舌抖(不停颤)口开,此上来已表现神经症状,将来必预后不良(如杂病舌颤者有二因:一为神经衰弱,二为心脏病。古人以"中气不足"为虚象,时证亦可适用此四字,清代医家谓伤寒病必死,大虚人即指此而言也)。凡治全视其正

①苔:原抄本脱文,据医理及上下文义补入。
②理想:原抄本脱文,据上下文义补入。
③华氏:原抄本未标明,据医理补入。
④次/分钟:原抄本未标明,据医理补入。

气，如正气佳，取攻势（攻如麻、桂二汤亦是），正气衰取守势（如白术、参、草）。若湿温证不可表，又不可下，又不可清，不可攻，用退热剂防心脏衰弱，故见舌抖宜用补法。故大纲以补正气以抗病，作长期抵抗，虽轻如桑、菊亦能出汗，均不宜也。

上二条最重要——清代医家最注重苔，如上来舌白腻满布，谓之不宣化，第一星期仍如此，始终不变，即危险。《内经》以“规矩权衡”四字最有价值，如用燥湿药仍白腻，为正气衰弱，不足抗病之现象，此与事实不相符，前途实为可虑。故戴北山以苔如积粉表示白而干之意，非腻也。反之，壮热舌净亦不佳，若不光红又不腻，又不厚腻，又不二样（舌本质略红无苔）。至第二候有苔亦不可忽视，以往或曾患真性伤寒，务须调查既往病，苔腻为高热所罩。

凡察舌，须视苔、舌之本质及动作。湿温证舌如猪肝色，一为光红发浆，为毒素弥漫；二为红滑，为营养不良；四周红中白为副伤寒。如二十一天后，病入恢复期，舌仍如猪肝色需预防肠出血。人体强弱好坏，与湿温证无关，但年龄有关：壮年身强病湿温时，死者颇多；反之身弱者，亦不死。

舌色始终不变化，预后必不良（不上正规），红而紫为肠出血候。

（三）白痦：古代不重视，至清代医家始重视之，与红疹作对待（以手按之无之，手离之即见者为蔷薇疹，二星期后即无）。白痦三星期后无之，白痦之出为汗出多，不清洁之故，痦以颈项为多，盖汗出以颈项为多。故余断定：“白痦之出与否与病之吉凶丝毫无关。”此余之数十年经验也。若见枯痦，以水分少（营养消失）故也。近代医家虽至险要时，常斤斤以出白痦为吉，虽病至四肢逆冷，常用淡豆豉、桑、菊之类表剂，有至大汗亡阳者。

仲景湿温范围（治疗）

恶寒——见表证——麻黄汤
脉软——桂枝汤——或轻灵剂

三种步骤：

第一星期弛张热时用小柴胡汤，参、柴合用极佳，意在退热、强心兼用。李东垣清暑益气汤中以表药与黄芪、党参同用（与刘河间之书均作于此兵荒马乱时），亦即此意。金元四大家以河间最了不得。第三期热已化燥，白虎汤、竹叶石膏汤、犀角地黄汤、石斛、生地①、地黄饮子。如不见燥化，相对湿温并重，用芩连泻心汤；若不用泻心，可用吴鞠通三仁汤亦可，但需注意清温利湿并重。玄参腹泻者不可用。吴氏清宫汤注重营养。

治湿温三原则：

一、扶正——强心：至宝、紫雪、参、芪、附、姜。

二、解毒——淡渗利湿（利小便在内）：犀、黄。

三、育阴——营养——预防并发症：生地、石斛、麦冬。

治湿温之方千头万绪，归纳之治法则不离此三种。《内经》谓：“能合色脉，可以万全。”用于湿温，实为的对。

近代治湿温权威：丁甘仁——清温化湿并重。
张聿青——重燥湿，以湿不去则热不退。

---

①原抄本如此，未标明何方剂。

夏应堂——利小便，淡渗利湿。

赵吉甫——育阴法(营养法)[1]：老鸡鸭汤(蛋白、脂肪，三四年以上愈老愈佳[2])、药汁、糯稻根芽(维他命C、橘汁亦可)、麦粉汤(维他命B)，一刻钟一样，每次二匙，周流不息。

湿温之经过中，最重要系并发证。幼童及稚孩须注意口腔疾患(戴北山《广温热论》之发颐)，最剧者为坏疽性口腔炎(如走马牙疳，亦属此种，最易致命，西医谓之水癌)。古医术因走马牙疳而另称为穿腮牙疳，此种西医称之坏疽性口腔炎，其病理一为细菌，一为败血症。老年人需注意肺炎，颇易死于是症。

小儿最多口腔炎：
- 败血症：先出血而后烂——维他命C——养阴法
- 水癌——砒枣散

坏疽性口腔炎：先烂而致齿黑肉落，无药可救。口腔任何部分腐烂，臭不可当，肉黑脱落。

幼孩咳甚，需留意并发肺炎；小孩患肠出血及心脏衰弱者极少；如并发腹泻，亦无法可救。脉搏与年龄有关，此需注意脑受压迫、脉见迟。如八九岁至十一岁小孩，脉见百十跳即危险，面孔现苦闷感(有苦楚状)，幼童少见伤寒面孔(伤寒面孔呆板消瘦)，面部有苦楚之状。扬手掷足为脑症状并发之表现，如将脚移动，有抵抗作用时，已成脑疾患矣！

老年人不咳嗽气急，而忽吐血者，此为沉降性肺炎，在我国不多见，西人多此疾。恢复期突然吐血，脉搏快，痰见红色，后则咳嗽而气喘。此因多睡，肺部受压迫，所谓精神萎顿，颇难治疗。舌光红，脉细数(营养缺乏)。肺炎吐血宜甘温之品(用人为力量，避免活动之法)。遇此须视爪甲青紫否，见者不救，服肉桂、附子使血循环加快，而不致郁血(四十岁应好不好，脉搏加快即死)。若系老人并发肺痨，则难救(为潜伏性肺痨)。

伤寒至四周已满例，当脉静身凉，反有高热、脉细数见肺证候，需注意肺炎，或肺痨，或高热不退或低降(西医谓复燃症)。妇人患伤寒易并发肺痨，无法可治。盖伤寒宜静、宜不食，肺痨则宜营养、宜多食、吸新鲜[3]空气，二者相反。而远志、沙参、桔梗能刺激肠胃，元参、地黄、麦冬能作泻，虽缓下剂，亦不可用。打嗝、冷汗、肠出血都不救，而用大剂附子五钱、党参六钱而离险境。

痰臭为一证候，如腐败性气管炎、肺坏疽、肺结核均有之，或其他如西说之球菌(千金苇茎汤)皆可成痰臭。肺坏疽(肺痈)满屋臭，恶臭不可闻也。千金苇茎汤、小建中排脓汤、陈芥菜露(鱼腥草)只能治葡萄球菌，鱼腥草取黏滑性，等于西药蓴菜[4]。

《内经》"规矩权衡"不过为观察力量，中医所谓之望诊而已。(中略)……张仲景："热利下重者，白头翁汤主之。"下重为欲便不爽，有炎症之故，时医用槟榔、枳实攻之，仲景则否。热利指高热、利红而下重，"协热下利"葛根芩连法为清凉营养退热剂。"热结旁流"大承气汤法。伤寒用温补药中用泻心汤、苍术之法。今年伤寒用温补药，消极的待期疗法中含

---

①育阴法：原抄本脱文，据医理及上下文例补入。营养法：原抄本在"维他命B"之后括弧内，据医理及上下文义调整如上。

②原抄本作："老鸡鸭汤(蛋脂肪)三四年以上，愈老愈佳。"据医理及上下文义调整如上。

③新鲜：原抄本脱文，据医理补入。

④蓴菜：莼菜之别名，学名 Brasenia schreberi，又名菁菜、马蹄菜、湖菜等。多年生宿根水生草本植物。叶的背面分泌一种类似琼脂的黏液，含有多种营养物质及多缩戊糖等。味甘、性寒，可清热解毒。

有维持正气之能力。对病所谓积极进攻,勿忘消炎杀菌(苦寒法)。

热天疰夏发病,大多为急性胃肠病,现代用藿香正气散、三物香薷饮(不欲食、心闷)。——胃酸减少因天热关系,健胃中大多兼用散剂药(燥湿)——佩兰、广木香。病在胃治用散,病在肠治用汤剂、丸剂佐之,现代治病大法。平胃散、六一散(天水散,取天一生水生津液)、藿香正气散、三物香薷散(用木瓜,治热疖头)均需吞,能清暑利湿,所以为暑令要药,能增加胃酸。

结论:治时令病宜多看《和剂局方》(偏于温燥)。平胃散、藿香、木香称不换金正气散,治暑病极佳。大豆卷、江枳壳、连翘、郁金可研末吞服,均不可入煎。六一散中滑石保护肠道,甘草缓和作用。初期用大量银翘散,第一周后半期用桑菊饮,第二期用苦寒泻心法,第三期维持心脏用附子、干姜、地黄饮子大温补,现神经症状亦可。明末清初养阴之说风靡一时,倡导者为高鼓峰、吕留良、张介宾,叶天士善用之而成名。心脏衰弱、神糊、舌厚、手冷、脉软,亟用温补:附子、炮姜、黄芪、党参、山萸肉、巴戟天、仙灵脾、补骨脂。比可拉明佳、毛地黄有蓄积作用。

——录自"国医专科"章次公老师讲湿温。弟子汪浩权笔记

附录二:湿温证治危重病案一例

纪夏玉峯先生女公子湿温证治案

夏玉峯先生,上海红卍字会会长,女公子年十四,肄业上海清心女中。二十二年①十一月十九,忽高热三四天②不退。校医以其热达华氏103度,乃送之归。先延他医诊治三次,改延本师。今录其前后诸案,为同仁研究湿温之一助。

夏小姐,十月初二日,丁济万初诊

秋温伏邪,挟湿挟滞,阳明为病,气机不和。身热四天,早轻暮重,胸闷不舒,头痛且胀,口唇干燥,舌黄腻,脉濡滑带数。虑其增剧,急拟疏解宣化。

清水豆卷四钱　薄荷叶八分　嫩前胡钱半　赤茯苓三钱　江枳壳钱半　苦桔梗钱半　光杏仁三钱　连翘壳三钱　鲜竹茹三钱　干芦根一两,去节　采云曲三钱　粉葛根钱半

夏小姐,十月初四日,丁济万二诊

汗出不彻,身热减而未退,便下溏中夹硬,且得燥屎五六枚,脘腹疼痛,虽轻未止,环唇清色,小溲浑赤,舌苔黄腻边红,脉象弦滑带数,头痛胸闷。伏温挟滞蕴蒸阳明为病,经邪不解,腑浊未下,还虑缠绵。再拟解肌达邪,消导滞积。

粉葛根二钱　象贝母三钱　地枯萝四钱　朱茯神三钱　薄荷叶八分　炒银花三钱　瓜蒌仁三钱　光杏仁三钱　白茅根一根,去心　清水豆卷四钱　鲜竹茹三钱　江枳壳二钱　淡黄芩二钱

---

①二十二年:即中华民国二十二年,公元1933年。原抄本作"民国二十年",则为公元1931年。查万年历核对以下农历与公历月份日期,本医案当为公元1933年末至1934年初诊治记录,故据为订正。

②天:原抄本作"十",据上下文义订正。

夏小姐，十一月二十三日，丁济万三诊（日期系新旧历之参次）

身热五天，虽得微汗而仍不解，口干引饮，环唇色紫而黑，舌边红苔黄，脉弦滑带数，脘痛闷，小溲热赤，头痛且胀。秋温伏邪，挟滞蕴蒸阳明为病，温乃热气，滞属浊积，两者相合，虑其化火化燥。急拟辛凉清解，和胃导滞。

粉葛根二钱　江枳壳钱半　带心连翘三钱　朱茯神二钱　光杏仁三钱　地枯萝四钱　瓜蒌仁三钱　金银花二钱　霜桑叶三钱　薄荷叶八分　鲜竹茹二钱　白茅根两根，去心　象贝母三钱

夏小姐，十一月二十五日，章次公初诊

据证的是湿温。凡湿温证在一候以前，总当表散；一来复以后[1]，即当从清热化湿着意。今脘际苦窒，渴不欲饮，大便燥，热高于晡以后。拟吴氏达原饮，加柴胡者，以其具有退热泄下、通彻表里之功也。

春柴胡二钱　知母三钱　杭白芍三钱　花槟榔二钱　煨草果钱半　炒莱卜缨四钱　生甘草七分　制川朴一钱　黄芩二钱，炒

夏小姐，念六日，章次公二诊

昨进达原饮加柴胡法，大便已行，但热时起时落，热起时心中懊憹，病人所苦以此为甚。但湿温之热，非比温病，温病之热，可以药退，湿温则药未必能退，医者但能使其热不再高张。且使其热不高张，在湿温之第二候，并非易易也。今用苦寒燥湿、芳香化浊并进，辅以利水之品，使其湿与温有外出之路。

制川朴一钱　泔苍术二钱　川雅连六分　炒黄芩二钱　赤、猪苓各三钱　生山栀四钱　朱灯芯三分　甘露消毒丹五钱，包煎

慧实小姐，念七日午后四时，章次公三诊

耳聋口渴，夜间谵语一两声，热达四十度。以病之时日计，已入极期，故有以上症状。此为证所应有，不足虑也。处方仍守芳香化浊、苦寒燥湿原意，而略略偏重苦寒，以清肠消毒，此等药是其选也。

制川朴二钱　川黄连六分　制苍术二钱　川黄柏钱半，剉细末冲服　制半夏三钱　赤、猪苓各三钱　苦参片三钱　生山栀四钱　朱灯心三分　连翘壳三钱

慧实小姐，念八日，章次公四诊

以利湿为主，清热为辅。淡渗利湿为治湿温证之正轨，今即从此着手。

绵茵陈三钱　生熟、苡仁各三钱　白蔻仁八分，后下　淡黄芩三钱　制半夏四钱　川雅连八分　厚朴一钱　连翘壳三钱　生山栀三钱　粉甘草一钱　茅、芦根各五钱，去节打

慧实小姐，念九日，章次公五诊

药后小便通畅，热度如旧，舌前鲜红，苏医所谓邪已由气入荣。今日处方，不外三大端：一清凉荣分，二消除肠毒，至于渗利小便，乃其余事。

鲜生地一两，捣汁冲　黄连八分　黄芩三钱　车前子三钱，包　益元散四钱，包　京赤芍三钱　粉丹皮三钱

此药昼夜尽两剂。

---

①一来复即一周。

夏小姐,三十日,章次公六诊

热度低减一度,咳嗽痰黏,略有血丝,前治所以不治咳,以侧重于热,无暇兼顾。今热减神清,当兼治咳,若不治咳,则此种咳嗽,足以引起呼吸器疾患,如气管炎、支气管炎,甚至肺炎重症,不可不先事预防也。

鲜生地七钱　赤、白芍各三钱　麦门冬四钱　桔梗二钱　浙贝母三钱　全瓜蒌三钱　粉甘草三钱　六神丸一瓶,每服①吞八粒

夏小姐,十二月②一日,章次公七诊

热又增高半度,但病者不以为苦,故现在侧重治咳。又其热低减后,复又升腾,乃是此证之所习见,可勿虑。

生杭芍五钱 麦门冬四钱　川、象贝各三钱　苦桔梗二钱　肥知母三钱　赤、茯苓各三钱　粉甘草一钱　白茅根一扎,去节

夏小姐,二号,章次公八诊

痰中血已止,唯热度高张,大便闭三日,小溲短赤。今当治其主证,咳为副证,故置之。

绵茵陈三钱　苍术二钱　制川朴一钱　黄芩三钱　川雅连八分　赤、猪苓各三钱　福泽泻三钱　凉膈散四钱,包煎　六神丸六粒,另吞

六神丸隔六小时再服六粒。如不大便,凉膈散再买三钱入煎。

夏小姐,三号,章次公九诊

凉膈散七钱许,入芳香化浊、苦寒燥湿之剂内服,服后得黏腻而黄之大便凡四次;但热度依然高张,两颧发赤,脉搏不见迟弱现象。是凉膈散仍可予服,另用石膏之钙质,保护肠膜,兼强心脏,苍术以化湿浊,芩、连以燥湿,猪苓、泽泻以利小便,清之利之导之,使其病毒外出,庶乎面面俱到。

生石膏一两五钱,打、研极细末,先煎　凉膈散二钱,打碎,包煎　淡黄芩三钱　生苍术三钱　川雅连七分　赤、猪苓各四钱　福泽泻三钱。

夏小姐,四号,章次公十诊

服后热度略低。今日侧重退热、强心、消肠毒、利小便诸大端;通便一法,姑置之。

生石膏一两五钱,打、研极细末,先煎　云、猪苓各三钱　淡黄芩二钱　麦门冬四钱　粉葛根一两,打,后下　川黄柏钱半　天花粉四钱　生甘草一钱　生苍术三钱　六神丸每服六粒

夏小姐,五号,章次公十一诊

今日热度四十零,脉搏九十六,起落甚实,热虽高,心脏无问题,苔根厚腻,不渴不饮。温与湿相持之局,仍予燥湿清温法。

生苍术四钱　生常山三钱　煨草果三钱　淡子芩三钱　苦参片三钱　赤、猪苓各三钱　飞滑石四钱,包　车前子四钱,包

夏小姐,六号,十二诊

湿温延今十九日,热时弛时张。在治疗之历程中,凡清温燥湿、渗利小便、清肠通腑、生津退热,种种汤剂,俱已遍施,而其热终不退。本来湿温之热,不至相当时期,极不易解,故其

---

①每服:原抄本脱文,据医理及下文文例补入。

②十二月:原抄本作"十一月",查万年历核对医案前后公历月份日期,此案日期当为公元1933年12月1日,故据为订正。

热无术使其低减,则亦不必勉强应用退热剂。现在只有仍用苦寒药扑灭肠中菌毒,芳香药化其湿浊。所谓化其湿浊者,兴奋心脏不致衰竭而已。

真茅山术四钱　制半夏四钱　苦参片三钱　川朴根一钱半　川雅连六分　赤、猪苓各三钱　黑山栀四钱 车前子三钱,包

夏小姐,六日晚,陆仲安诊

热病十九日,发烧耳聋,神志不清,口唇溃烂,大颧色赤,脉浮虚无力。此温邪久羁,真阴将竭之危候也。治宜三甲复脉法。

炙鳖甲一两　败龟板一两　生牡蛎八钱　西洋参二钱　杭白芍六钱　麦冬六钱　阿胶珠四钱　川贝母四钱　金石斛四钱　酒炒芩三钱　大生地八钱　炙甘草二钱　酸枣仁三钱　干荷梗二尺

次公按　陆君谓病人口唇溃烂非事实,病人颏下因手指搔破而流水,继则蔓延溃烂。病人两鼻孔不时以指挖之,家人以棉花浸水拭之,棉花有血迹。

夏小姐,七日,徐尧功诊

六脉数弦而滑,湿热留滞少阳,以致谵语神昏,舌干唇焦,郁闷烦躁,大便难解不畅,小便红赤。烧热久,阴大伤,宜清少阳邪热,青蒿鳖甲汤加味治之。酌之。

按　肺炎症,口之周围易有小瘰。

鲜青蒿三钱,后入　生鳖甲四钱,碎,先煎去泡　生知母三钱　大生地六钱　生栀子三钱　麦门冬五钱　连翘心三钱　金银花三钱　川郁金二钱　粉甘草三钱　淮元参五钱

次公按　徐医以午前诊,病家因待余商酌,故迟至下午四时尚未服药。比余至,脉细数而乱,心烦不宁,为往日所未有,虑其心脏衰弱,因劝病家一面服药,一面请西医诊断心脏是否衰弱。是日适逢星期天①,西医多不在诊所,予乃以友人邓源和荐。邓至已七时有半,心脏确已衰弱,且听诊上左肺有水泡音,断为肺炎症,但属于何种肺炎,尚待化验。遂取病人之痰,送朱仰高验之,翌日报告,是格鲁布性肺炎,痰中有肺炎菌、连锁状球菌,淋巴球加多,白血球加多,盖肺炎之重症也。

当邓先生诊断病者肺部有炎症,而心脏业已衰弱时,乃为病人注射两针,一为退热剂Omnadine(亚梅乃亭),一为强心剂Gadamn(加德明),其时在午后八时半许。施治之后,病势不见退减,烦躁不宁,至于彻夜。病家对吾曹遂有所怀疑,病家之亲友,有推荐马介翁者,病家从之。比马至,则论病属伤寒,非湿温也,今录其方案如次。

按　湿温易与肺炎并发,咳嗽者甚多。湿温愈久,则脸苍白憔悴。若颧赤潮热,是肺炎;若口旁有疹,则是葡萄疹,益知是肺炎。

夏小姐,十二月八日,马君初诊

病伤寒已届两旬,而外热迄未解,此大便又溏薄,近两天更属神昏谵语,脘部气促,有咳呛,肺不清肃之现象。检查叠投之方药,既进辛温干燥之剂,而又需苦寒滑泻之方。若云伤寒,何能投以苦寒?既认温热,更不应投诸辛燥之品。因此认病不确,毫厘千里,诚令人不解之至!现在寒邪深入肺络,以致咳呛气促之候;伏邪内陷,故有神昏谵语之象。证已垂危,病更复杂,视其面色皖白带青,切其脉象细数而浮,舌苔又属白腻有津,舌尖并无芒刺,鼻孔又

①天:原抄本脱文,据上下文义补入。

不干燥。按病参证，确系伤寒失达①，已转内陷之危象。援救之计，速宜宣肺达寒，宽中豁痰，以资万一。是否有当，还希教正。

炙麻黄三钱　生石膏三钱　北细辛五分　仙露半夏三钱　甜杏仁一钱半　炙桂枝一钱半　淡附片一钱半　白毛化橘红五分，去毛　陈枳实一钱半

此药只熬头煎，不必煎第二次，惟须缓缓分作三次温服。视其神色略安，伏邪外达，再作第二次设法。又及。

按　不应投辛燥，何以投桂、附、细辛？既云寒邪内陷，则生石膏何以列入？方法庞杂，首尾两端，盖明于责人者也。

夏小姐，十二月八日夜戌时，第二次

病伤寒已两旬，证候三阳经均见，即太阳、阳明、少阳是也。外热未退，以及或盛或减，与乎咳呛不能应声，此皆太阳与少阳经之明征。其神昏谵语，中脘痞闷，以及耳聋失聪，此为阳明与少阳之合并之明征。今天日间急投麻黄附子细辛汤出入，未及八小时，其药性已转，咳呛之声较实。痰略松，神志亦有清楚之时，清时且能识人，昏时仍有谵语。昨夜丑刻，大便竟溏泻两次，其色黯，其质黏，此系肺气不肃，能伏邪内陷之凶候。今刻复诊，脉象右三部较日间略粗大，左手仍细数，而略有力，舌仍有津，苔腻白而厚。既有转机之象，今夜再当宗前方，佐以救阴法，以观明日如何。左方②候教正。

大熟地黄三钱　仙露半夏三钱　炒白芍五分　炙麻黄三钱　白毛化橘红③五分　炒川芎一钱　炒牛蒡子钱半　淡附片钱半　炙紫苑一钱　炒银柴胡钱半　西秦艽二钱　甜杏泥钱半　炒枳壳八分　炙粉甘草八分

夏小姐，十二月九日下午三时，马医生第三次诊

今日切脉，左三部较昨已粗又浮，右三部亦转浮大滑数矣；舌尖之苔较薄，根苔尚白厚兼糙；面色已转红润，鼻梁上黑黯色亦减；今晨大便一次，其色仍如酱；惟外热已减，咳痰之声已应，惜乎未得大汗。寒邪深缠诸阳之络，病逾两旬，本元大伤，其谵语未熄，昨夜烦躁未眠，若能照今昨之证候，大有得转康庄之兆。其谵语未熄者，实因真阴耗散，水不能涵养木源，使肝木郁而失疏，以致魂魄不相依赖，水火更无相济；又兼寒蕴肺脏，金水又失子母之衡。种种现症，均属伤寒缠诸阳经之明证也。再当宣寒化表，救阴填水，庶几神志得安，邪从表化，始可无虑云耳！左方请教正。

蜜炙麻黄钱半　炒银柴胡钱半　仙露半夏三钱　白毛化橘红五分，去毛　川羌活钱半　炒牛蒡子钱半　淡吴萸八分　琥珀屑五分，后下　茯神三钱　清炙粉草八分　大熟地黄钱半　炙嫩桂枝尖钱半　顶上交趾肉桂心末二分，分两次另调冲

次公按　国医于疾病名词，极为紊乱，无系统标准可言。故欲求国医学术之改进，统一疾病名词，亦目前之急务也。夏小姐之病，余诊断为湿温，而马君则以为伤寒。《难经》伤寒有五，湿温亦五种伤寒之一，则马君之言亦为不误。顾病家不知此种究竟，以马君之言，娓娓动听，遂以吾曹诊为湿温，认病既差，用药亦基本错误。在病家不知医，无怪其然。马君以此证是伤寒，且津津言之。然观马君所处三方，所谓伤寒者，乃狭义之伤寒，伤字作"受"字解、

①失达：此处指寒邪失于调畅透达。

②左方：原处方竖写，方药在脉案之左，故称。

③红：原抄本作"络"，参照上下诊处方及中药名习惯，订正之。

"感"字解者也。故案语既曰:"寒邪深入肺络。"又曰:"惜乎未得大汗,寒邪深缠诸阳之络。"至仲景之三阳热证,又后世之寒化热等,似非马君所及知。故虽病人大便溏薄,质黏色酱,烦躁不宁,神昏谵语,概不作热证也。至其所处三方,庞杂无条理,更无作深论矣。

大便溏泄,质黏色酱,既非协热下利,又非太阴之寒泻,亦不同阳明病之热结旁流,正惟湿温证独有此症,西医籍所谓"豌豆汁状大便"是也。吾乡前辈蒋宝素《医略》,讨论湿温为伏邪夹湿,辨证甚重视大便之如败酱,以此为伏邪化热。马君既以大便色酱,是寒邪内伏,则温病常识尚未具备,不佞亦不欲与之言矣。

病者此数日间(十二月九日前几日)咳呛甚剧,痰如白沫,余逆料其将发肺炎,已而果然。顾湿温是主证,肺炎是兼证(湿温併发肺炎乃习见之事)。此二证皆当以强心为主,故马君用麻黄、石膏、附片乃的对之药。盖麻黄、石膏对肺炎有特效,肉桂、附子更能维持心脏之衰沉也。马案语咳呛之声较实,亦是事实。病者服马三方后,实有小效,而病家之亲朋,闻马恣用麻、桂,大加非难,以为病已两旬有余,麻、桂岂可孟浪?病家亦以此说为然,遂再延余诊治。余以误服辛燥,劫液成汗,误汗将促进心脏衰弱,病不可为却之。病家固请,乃偕赵君相如会诊。

夏小姐,十二月十日,章次公、赵相如会诊

石膏主成分为钙剂,钙有增强心脏收缩之能力,故湿温证用之,可预防心脏之衰弱;且钙有促进血液凝固之作用,湿温证用之,可预防肠壁之出血。前医不知此种学理,以为多用石膏,有逼寒于肺之弊,诚如前贤所谓"可与知者道,难为俗人言"也。今病逾三候,脉舌俱平正,热度亦低减,现在第一先维持心脏之衰沉,第二以误服辛温燥烈之品,劫津成汗,故略予滋养之药。

南、北沙参各四钱　云茯苓、神各四钱　川、象贝各三钱　大麦冬四钱 远志肉钱半　杭白芍五钱　生、熟谷芽各三钱　粉甘草八分

六神丸四粒,隔六小时服一次

上药浓煎缓服,生、熟谷芽为病家请加入者,谓病久当得谷气。马君之方,杂凑则有之,而用麻、桂正是不误。案语误服辛温燥烈之品,劫津成汗,实非由衷之论,亦环境使然不得已也。白芍东人研究含有安息香酸,考安息香酸有强心作用,有祛痰作用,故方中用之。仲景之小青龙亦用白芍,盖不外祛痰之意。

夏小姐,十二月十一日,章次公、赵相如会诊

神倦欲眠,如不咳则无所苦,是病之着眼在咳。若以其面颊潮红言之,肺部炎症,仍未消失。仍守祛痰强心、消炎制泌原意。

南、北沙参各四钱　浙、川贝母各三钱　桔梗二钱　去心麦门冬四钱　远志肉钱半　生甘草二钱　赤、白芍各四钱　黛蛤散五钱,包　生牡蛎八钱,打　两药先煎

夏小姐,十二月十二日,章次公、赵相如会诊

脉舌俱平正,所苦仍在咳。是痰热留恋肺经,余氛未尽,再予肃肺化痰。

南、北沙参各四钱　桑白皮三钱　川郁金钱半　黛蛤散一钱,包,先煎　生麦芽三钱　地枯萝三钱　杭白芍四钱　郁金(乃病家请加入)

夏小姐,十二月十三日,章次公诊

咳视前大瘥,痰亦少,热度三十七度六分,是主证之湿温,副证之肺炎,都不成问题。热既不高,可以略进粥汤,再以药醒其胃气。

西洋参八分,另煎,冲　生、熟谷芽各四钱　北秫米三钱　粉甘草八分　生扁豆三钱　生、熟苡仁各三钱　云茯苓三钱

夏小姐,十二月十四日,徐衡之诊

略略转侧即面赤而烦,热度益增,安静则退,可知属虚热无疑。

川桂枝钱半　杭白芍三钱　陈皮钱半　红枣四枚,去核　桂心二分,研冲　炙甘草一钱

法半夏二钱　生、熟谷芽各三钱　生姜三片

夏小姐,十二月十五日午前,章次公诊

湿温在恢复时,体温降至常温以下,乃惯见之事。今热度卅六度另四,脉不数,起落亦齐整,皆是病欲告瘥之象,毋庸疑虑也。

潞党参三钱　淮山药三钱　云苓三钱　炙草一钱　口渴吃蜜橘汁

夏小姐,十二月十五日午后,章次公诊

痰白而黏,是湿不尽,湿不尽故胃不醒。现在当利湿以祛痰浊。

生白术钱半　制半夏二钱　云苓三钱　广郁金钱半　杭白芍五钱　橘络、皮各钱半　生、熟苡仁各三钱　生、谷麦芽各三钱　(郁金病家自加)

十六日病情如昨,胃口仍不开,予命买鲜鲫汤,病人亦摇头不欲尝点滴。深恐别生枝节,乃以华实孚先生荐。

夏小姐,十二月十七日午后,华实孚诊

湿温四候,早晨温度低,降至卅六度一分,下午复高至卅八度一分(次公按:如此情形,业已三天)。舌苔黄腻而厚,边尖糜碎,胃纳不开,脉虽九十二至,不数弦而带躁,小溲黄少,大便二日一行,咳嗽有痰,气促不平,正虽渐虚,邪热尚盛。兹与次公先生同商,拟方如左,并候高明教正。(次公按:脉躁吾虽知之,而未曾加以注意。)

光杏仁三钱,打　前胡钱半　炒雅连四分　象贝母三钱　生苡仁四钱　川黄柏钱半　鲜芦根一尺　生麦芽四钱　车前叶三钱　鲜茅根五钱,去心　川通草一钱　肥玉竹二钱　桔梗一钱　冬瓜子四钱,打　黑山栀钱半　薄荷头五分,后下

药三服,停数日。

夏小姐,十二月二十五日,华实孚诊

湿温之证,本易缠绵,若有兼证,则缠绵更甚。此证中发肺炎,咳痰不爽,下午两颊潮红,故今已五候,热仍未退(卅七度七分),脉弦而大(九十八至),耳聋,苔黄干糙,胃中作恶,不能多饮汤饮,小溲黄少,大便十日未行。统观全局,温邪尚恋肺中,炎症未清,肠与膀胱内热尚重。拟再为清热泄邪,化痰顺肺,利溲调便。并候次公先生商政。

炒青蒿三钱　光杏仁三钱,打　川黄柏二钱　瓜蒌仁七钱,打　生麦芽四钱　粉丹皮钱半　象贝母三钱　鲜茅根去心,一钱　银花三钱　制半夏钱半　炒雅连三分　淡芩钱半　鲜芦根尺许　车前叶三钱　薄荷头七分,后下

夏小姐,十二月二十八日,华实孚诊

脉象已无弦象,大而加数(百零二至),肺中炎象渐轻,咳嗽仍甚,转侧及进饮则愈剧,两耳略聪,颊红已退,舌苔前半已化,后半尚腻,口干,溲黄极少,胃纳欠佳,不能多纳汤饮,身热已退,尚未能清。正气渐露虚象,冀其渐能多纳,则正气当能恢复。大便已十有余日未行,频转矢气而坚燥不下。兹再予次公先生合商办法。

鲜芦根尺许　鲜茅根一两,去心　象贝母三钱　生苡米三钱　车前子、叶各三钱,包

鲜首乌五钱　光杏仁三钱，打　莱菔子三钱　鸡内金三钱　白茯苓三钱　瓜蒌仁七钱，打　海浮石三钱　生麦芽四钱　川雅连三分

夏小姐，十二月三十一日，华实孚诊

温热之邪，留恋于肺胃两经，咳吐鲜红，中挟痰沫，胃不思纳，进饮上泛作恶，脘下动跃，舌苔黄腻，脉大（九十六至）。兹与次公先生同拟清肺止血、健胃助运之法。

鲜生地六钱，洗打　大、小蓟各三钱　象贝母三钱　白茯苓四钱　生藕节五钱　生麦芽四钱　侧柏炭三钱　车前子、叶各三钱，包　光杏仁三钱，打　鸡内金三钱　干柿饼一个，炒炭　白茆花三钱，包　白茅根①一两，去节

如大便不通则用甘油通便锭；如胃口不开则用普罗太米（粉末）二十五瓦。

附注：实孚先生以病者口吐鲜血，深恐转变沉坠性肺炎。盖病者仰卧日久，呼吸不能充分，加以心肌衰弱，血液循环亦不充分，于是含氧量因而减少，血液因而停滞，遂变为沉坠性肺炎也。予则以为病人虽仰卧日久，但每日服药时恒请人扶起，血液停滞无形中赖此幸免。沉坠性肺炎一层，或不致此。至于咳血，或系气管因呛咳之刺激，血管因而破绽，故血溢也。

读者此后治湿温证，对于病人日久仰卧之当纠正，否则②为不可治之常识也。

夏小姐，元旦日，章次公诊

拟药据实孚先生方意，以靖肺胃余邪。

冬瓜子五钱　生米仁五钱　云苓四钱　清水豆卷八钱　浙贝母三钱　生扁豆衣三钱　生麦芽三钱　车前子三钱，包　车前③叶二钱　瓜蒌皮三钱　地枯萝三钱　白茅根八钱，打、去节

夏小姐，初三日，章次公诊

照原方加：川贝母二钱　鲜芦根尺许，去节

实孚先生不令病者服普罗太米。按：普罗太米乃东人选取消化机能盛旺之动物，由其新鲜脺脏所提取之消化有效成分制成。普罗太米含有蛋白质分解素、脂肪分解素、淀粉分解素、荷尔蒙、维他命等成分。据武田新药解报告，本品消化能力极强，虽服用少量，而对于蛋白质、淀粉、脂肪三者已能确实迅速消化。凡营养障碍、消化不良症、乳儿绿便不利、小儿黏液性下痢、一般胃肠疾患、一般重症病人，及手术后病人之食饵疗法、糖尿病等，本品最为适宜。当日华实孚先生用普罗太米，乃嘱病家和入浓米汤中，虽极浓厚之米汤，顷刻稀薄，则本品消化力之强，可以概见。

病者缠绵两月，迭经波折，幸得奏功，实赖病者体质强健，又当童龄。故治湿温证童龄而壮健者，结果每多良好。盖成年人及老年人之心脏，受烟酒之刺激、情志之感动，其抵抗力以此而损失，不若童年人之心脏，其抵抗力之天然强盛也。治湿温证以维持心脏之衰沉为第一，扑灭肠中之菌毒为第二，本案所以奏功者，即能时时注意及此也。

---

①白茅根：原抄本仅作“根”，据中药处方习惯及上下文义补作“白茅根”，以醒读者眼目。

②否则：原抄本作“则”，据上下文义补入。

③车前叶：原抄本仅作“叶”，据中药处方习惯及上下文义补作“车前叶”，以醒读者眼目。

结　　语

一、湿温易致心脏衰弱。

二、易并发肺炎。

三、徐灵胎谓紫雪丹能清解邪火、毒火，成绩尚佳。

四、肠出血宜察其有无痔疮宿疾，血是否从痔疮出，从痔疮出者，即无大碍。

五、犀角地黄汤治肠出血者，效果卓著。

六、通便以竹沥等润剂为佳。

七、用参附则剂量不宜过重，且须伍以滋液之品。

八、患者之情志不宜有刺激。

九、病趋愈，有发败血症者，若营养佳良，空气新鲜，抵抗力稍强则不致发生此症。

十、当叮嘱病者慎食。

总之，湿温证当以维持心脏、排除毒素、增加营养为主，此三点似属治疗湿温之正轨也。著者就此数案观察，已有上列诸点发现，若搜集更多医案，则发现湿温治法之要义，当倍蓰于此也。著者于湿温之治疗，愧无深切之研究，海内同志，如不弃而指正之，使此病之治疗，日臻完善，则造福宁有涯耶。

湿温久痢，或便秘多日，大便忽下者，应防其虚脱，烦躁中有阴躁，昏语中有谵语、郑声，皆应察其是否心脏衰弱，以脉搏神气断之。

湿温证者，服大队清热药后，舌上黑苔或酱色秽苔，一齐剥落，露出鲜绛光滑之苔面，此名镜面舌，应防其心脏衰弱而虚脱。

附子强心，其效力最速最大。倘见一面津液干涸，一面心脏衰弱时，若专用附子强心，则其津液愈益干涸；若专滋津液，则心脏衰弱无效，于此可采用两全之法，即以附子与生地同用，则强心滋液，双管齐下，心脏既得维持，津液亦不致于涸矣。

弟子冯超人跋

《湿温证治概要》一卷，去冬丹徒先生讲述，命超撰次。其言皆本诸经验，可施之于事，行之于世。先生于医，中外古今，罔不穷极幽微，发前人之未发，每下一义，坚碻①不移。至其考湿温之本源，较古今之功效，彰强心之疗法，辨冷罨之是非，斥轻灵之偾事，称营养之攸宜，足征功力深邃，见解清澈。虽聊聊短篇，而于治湿温之大法，盖略尽矣。

甲戌年②九月二十八日③弟子冯超人

①坚碻：坚定，坚固。清·程颂万《黄忠浩传》："居军中，勇敢激发，操持坚碻，亮忠勤道，金石可镂。"

②甲戌年：此指中华民国二十三年，公元 1934 年。

③九月二十八日：相传为孔子诞生之日期。

弟子汪慎之后记

《湿温证治》原载沈石顽之《昌明医刊》，只出两期即停刊。时适吾友董德懋君主持之北京《中国医药月刊》原主编周君，忽然辞职他往，董君千里来书，委本人继任该刊主编(其他人均挂名)。余以为刊物主要目的，是要把中医有效方药用科学真理去说明它，推阐它，使它流传下去，就需选稿谨严，读者满意。遂商请冯超人君将本书由本刊陆续登出(自二卷八期起至三卷四期止)，得到读者好评。原拟与陆师渊雷之《伤寒论概要》，潘澄濂先生之《现代温热病》各出单行本，作为本刊丛书，但不幸为当时经济等条件所限，未能如愿。继而又编《中国医药论文选》，将此文列入下册治疗之首篇，不料下册竟未能付梓，致又失去与读者相见之机会。

今幸朱良春同学整理章师遗稿，将问世。目前治疗此证，虽已有氯霉素特效，然今日主张治病，多以中西结合为主，使治术日臻完善，既可缩短病程，且有利病人早日康复，则此书之出，岂非病者之福音也？

章师所拟湿温证之早期诊断以下，系他当日在“国医专科所”讲湿温证时的原文，经本人笔记(但未经章师审阅)，是他毕生经验的结晶，弥堪珍贵。读者读毕全文，始知此书的价值。

己丑年①十月　弟子汪慎之浩权谨志

弟子朱良春谨志

章师此文，原拟梓行一专册，未能如愿，后连续刊登于北京《中国医药月刊》。时汪浩权同学为主编，将全文刊完，读者赞誉，时值上世纪40年代初期。我为该刊特约编辑，但杂志均于文革期间毁去，今幸得汪兄抄赠，深情令人心感。惜汪兄已于2012年11月去世，又令人黯然也。

壬辰年十二月　弟子朱良春谨志

①己丑年：此指公元2009年。

九、张岱《陶庵肘后方序》书后

泰昌改元冬十一月，先大夫病伤寒，诸名医咸集，竟以消导药投之，勺水不入口者旬有八日矣，气喘舌短，须着手即折。诸医却走，势在垂尽，子女绕床泣。老医吴竹庭者，迟迟至，诊脉已，却坐而笑；余曰：奈何，竹庭呼余至厅前，附耳曰：病至万死，尔能万死尔父，或得不死。余曰：何说也？竹庭曰：余医法奇，人不识，尔不视若父为万死，余不医，余不视若父为万死，余亦不医。余曰：医亦死，不医亦死，不医死，不若医而死也。竹庭曰：信然。房中止留病人，侍人出，尔亦出，尔止备地黄一二十斤，陆河参一二斤，水火药当一二事；予自携苍头一人司，可假我以一昼夜弗余问。余洒泪而出，药饵水火俱备。竹庭先用熟地黄一两，煮汁灌之，眼稍合。竹庭喜曰：是矣。遂以大铜锅煮熟地黄五六斤，一昼夜啜尽之，鼾鼾睡去。竹庭呼余，入视惊喜。竹庭曰：未也；肠未燥结，积食不得出，又服地黄五六斤，曰：可矣。遂服大黄下之。及下，皆肥鹅肉生吞不化者。盖半月前先大夫啖鹅半只，又啖雪数升压之，肉不化亦不败，泻后皮肌几脱。竹庭曰：无害；又以大锅煮参斤许，亦不昼夜尽之，眼能左右视。竹庭曰：痰来矣。先大夫翘首起呕痰数盆，稠如缣帛，牵扯不断。余曰：奈何。竹庭曰：无别法，亦即以熟地黄治之，仍煮地黄五六斤灌之，痰立止。又一日，竹庭附耳曰：神且归舍，防之。余兄弟环坐床第，至丙夜，先大夫猛然起立，握拳乱击人，若具数百斤勇士力者，逮至五更，即省人事矣。一时竹庭之名，不减扁鹊。曾记竹庭与余说：一日，梦中喧嚷杂沓，说上帝宴天医多人赴宴，竹庭与焉，及在席，衣冠者三四人，而内多缁衣黄冠，乞丐贫子，鹑衣百结，提囊负笈之辈；盖草泽医人，其以丹方草头药活人为多，故天冥亦多此辈也。余家向有大父所集方书二卷，葆生叔所集丹方一卷，余闻竹庭言，遂有意丹方草头药；凡见父老长者，高僧羽士，辄卑心请问，及目击诸病人，有服药得奇效者，辄登记之；积三十余年，遂得四卷；收之行囊，邂逅旅次，出以救人，抵掌称快。因忆欧阳文忠公语人："有乘船遇风，惊悸而得痰者，取多年柁牙为长年手汗所渍处，刮末服之而愈。"良医用药，多以意造；若吴竹庭之疗吾先大夫，匠意独出，不拘古方，与草泽医人用草头药者，亦复何异；盖竹扇止汗，破盖断疟，此中实有至理，殆未易一二为俗人道也。(《琅环文集》)

章次公曰：越人好用熟地，其风殆起于明中叶以后。考《山阴县志》卷十八："黄武字维周，越人，疗伤寒辄用麻桂耗剂，武独曰：南人质本弱，且世人情欲日溢，本已拔而攻其表，杀人多矣，乃投以参芪辄效。"吴竹庭用地黄一二十斤，在古医籍中，罕有其例，此殆受黄维周之熏习者也。与竹庭同邑同时之医，有张介宾景岳。"医法东垣立斋，喜用熟地黄，人呼为张熟地。越人柔脆，而幼即伐削，熟地主补肾，故辄效。病未极，人多不敢邀，危甚乃始求救，已无及矣；然亦有死中得活者。"(见会稽县志稿引康熙志)。按吴竹庭与张景岳之用熟地，实时代之反映也。明之季叶，外困于强敌窥伺，内基于政治腐败，驯至民不聊生，夏完淳《幸存录》有言："嗟乎，寇之发难以何事起，天下嗷嗷皆以加赋之故，加于何年，皆以东夷发难也。"夏氏忠于明室，所言曲为掩饰；以余观之，明廷横征暴敛，乃引起外患侵略耳。

夫医学上之思想，原属社会上层建筑，其下层之基础，可得而言者，一为该时代之自然科学发达状况，二为该时代之生产力与产业经济情形，三为该时代之社会政治形态；而三者中，尤以政治形态为最重要，盖政治形态，能将生产经济诸关系，集中表现故也。明末政治形态，具如上述。而广大人民，内忧外患，双重煎熬；贵族官僚地主，醉生梦死，颓废荒淫；被压迫之无产阶级，求生不遑，憔悴呻吟；上者养尊处优，伐贼已甚，下者饔餐不继，无所营养。景岳治之，一律温补。盖此绝对相反之两种阶级，皆能适应此法故也。

王炜论医，引葛恒斋之言曰："医当视时之盛衰而为损益。刘守真、张子和辈，值金人强盛，民悍气刚，故多宣泄之法。及其衰也，兵革之余，饥馑相仍，民劳老困，故张洁古、李明之辈，多加补益之功。"予读此论，肃然起敬，叹恒斋先生所言，戛戛独造，精湛不磨。夫所谓盛世，是生产力高度发展，所谓衰世，是生产力极度萎缩。考生产力是社会发展的物质基础，乃使用自然界物质原料，成为社会生活资料者。而生活资料，又为决定精神之因素，易言之，即精神为客观现实的反映。客观现实，即为当时之生产力与关系之总的表现，明乎此，则知在任何地域，任何时代，任何思想，任何著作，皆不能外此定律也。

吾人既已了然客观存在，决定主观思想，则有吴竹庭、张景岳衰世之温补，即有叶天士、薛生白盛世之轻灵，皆当时社会盛衰之反映也。今之宗叶薛者，见惯轻灵之方，如读张陶庵此序，见吴竹庭治伤寒用陆河参、熟地如此之重，必有舌挢不下，诋为蛮干者矣。抑知叶薛生当清代康雍盛世，家居繁华冠江南之苏州，既洞明世故，因享有大名，往求诊治者，大抵有产与有闲阶级居多，平素营养既佳，所患又属轻微，只须淡薄纤细之方，待期转机可矣！设不明此理，以叶薛轻灵之方，治劳役之人，藜藿之体，而病又属沉笃之热病，鲜有不偾事者也。

吴竹庭先生重视草泽医人，以为单方草药，活人为多。此其卓识，尤为正统派医生所仅见，亦毋怪其能用地黄一二十斤而不稍犹豫。至于张陶庵盛称欧阳文忠以意用药，夫欧阳之说，当时已为苏东坡所非矣，则陶庵之见地，较之东坡，不堪作仆矣。须知后汉郭玉曰："医之为言意也。"是特就针术言之耳！唐许胤宗曰："医者意也"是亦脉理为言者，非药治本义也。

备注：王炜论医，见《青岩丛录》。清初汪纯翁文钞素问跋，亦称述恒斋之说。

（原载于《新华医药》1950年10期）

十、李富荪《名医轶事记》书后

雍正癸卯秋，里中金晋民先生，以副车应乡试，年六十余，寓虎林，临场患时疾，烦躁，壮热，绝食，人以伤寒目之。延老医张献夫视之，与以大剂桂附，先生从子璩玉，有难色。张曰：非此不能入试矣。下午张又肩舆至，曰：绍兴太守某公，亟请渡江，此症惟闵思楼能接手也；璇玉卜之吉，即依方频与之，觉烦躁消而能寐。翌晨闵思楼至，用犀角地黄汤，人咸骇异；闵曰：非此不能入试矣，索张先生方观之，笑曰：昨桂附惟张能下，今犀角惟某能下，安排入闱可也；因服数剂，即举动如常，不日入试，献夫亦不复至。

是说也，予闻之荆山徐先生父拓南先生，与金同寓，目击其事。又云：张于大比年，应试者云集，邀视即往，却与金不收，曰：吾亦举子也，宁不悉旅人之苦邪。尝语家人云：吾甚贫，惟以救人为急，而为后人治生亦在其中，桐谿程氏类钞云：闵先生凡遇贫人，多不受馈，遇非参不治而力不能者，则佐以丸剂，何阴以参末为之，有饘粥不继者，则检富家酬仪一二封入药裹，令病者见而喜，以此获愈者不少；子士先，能继父志，医亦有名。合观二先生之行谊，真所谓以治生之术，而兼寓济世之心，敢附录以告世之业卢踋者。（录《校经庼文稿》十六）

章次公读此文竟，辄叹二先生之识用精微，深得经方家之薪传者也。《汉书艺文志》："经方者，本草石之寒温，量疾病之浅深，假药味之滋，因气感之宜，辨五苦六辛，致水火之齐，以通闭解结，反之于平。"梁阳泉《物理论》亦云："原疾病之轻重，而量药剂之多少；贯微达幽，不失细小，如此乃为良医。"反观今世之医，斯不然矣，病之轻者浅者，固此方也，病之重者深者，犹此方也，病情虽变，而方药不变，病者不幸而死，是病不肯随药而转，似与医无尤。明遗民医张卿子注《伤寒论》，"甘草干姜汤与之，以复其阳。若厥愈足温者，更作芍药甘草汤与之，其脚即伸。若胃气不和谵语者，少与调胃承气汤"条曰："此二条见伤寒随症用药，如转圜法也，表里寒热，意尽于此，则昔贤所云：用药宜寒者为传邪，宜温者直中，未为确论。"章次公欢喜赞叹，此注石破天惊，精辟绝伦，此于仲景书深造有得者，仲景开宗明义，"辨太阳病脉证"，可见"辨"之一字，乃仲景之逻辑术也，亦经方家之家法也；夫医之治病，审吉凶，决嫌疑，舍明辨之术，其道无由。证之虚实，辨之既晰，宜寒宜温，自然无误。其人如非粗工，决无以白虎汤治脉微细但欲寐者矣。

抑更有进者，病证之属寒属温，与用药之宜寒宜温，皆术语也，符号也。能治温病者，谓之寒剂，能治寒病者，谓之热剂。先有治疗之经验，再假定药石之寒温，然后因药效而假定病名之为伤寒为温病；昧者舍本逐末，拘泥于地域之南北，时令之冬夏，病名之寒温，以为用药之准绳，证候反不甚措意，如章虚谷、王孟英、吴鞠通等，其所著书，固执此说，兹不备述。今引《冷庐医话》一则，以示温热学派之一斑：

《冷庐医话》卷二曰："张介石谓《医贯》以六味治伤寒，其言如鸩，叶天士谓景岳以大温中饮治温邪时疫，言滋阴可以发汗，真医中之贼；何赵氏喜用六味，张氏喜用参桂，立言一偏，遂滋流弊，今二书盛行于世，读者必详察其失，而节取其长，斯可矣。"按陆以湉学宗天士，号称高手，其言尚如此，无怪不善学天士者，有终其身不知温补为何物，岂若辈所治之时症，纯属阳证，而无阴证耶？须知病之过程，决无规定先三阳而后三阴之理，大论有阳证见阴脉之证，有直中三阴之证，可以深长思之。次公临诊三十年，治时症多有开手即用温补者，证随药转，由阴转阳，立即改予犀角地黄汤、白虎汤之类，阴阳并虚者，即予全真一气汤之类。处方早晚不同，昨今各异者，不一而足，吾岂好怪嗜奇，盖有此证用此药，经方家之家法，如此而已。金晋民患时症，烦躁壮热绝食，设遇叶派庸手治之，决无敢用大剂桂附者，继桂附之后，亦决无敢立即用犀角地黄汤者；医至今日，式微已甚，求有如二先生之才高识妙，恐旷世不一见矣。故居今之世，而欲求改进中医，首当恢复辨证用药之精神，再以现代诊断方法，以济其不足，发皇中医药，其庶几焉。

或问曰，仅凭发热、烦躁、绝食三证，即据以用桂附大剂，未免失之太简，而有孟浪之讥；应之曰：大论之法，辨证用药，即药可以知证，观其用桂附大剂，则必具桂附之证候，发热、烦躁、绝食之外，必有心脏衰竭之象（阳证阴脉），此而不知，不知其可也。至闵思楼先生之见地，尤属加人，“昨桂附惟张能下，今犀角惟某能下”。次公敢郑重为同仁告：昨日今朝，岂可等量齐观，世界事物，无一刹那之静止不变者，昨日之事，已成过去，吾可不问也；明日之事，方在未来，吾亦不遑计及也；吾之汲汲焉惶惶焉者，惟今日而已；治学作人，一以贯之，岂但治病为然。而非邃于医而深于名理者，恐其闻之而骇且惑也。

（原载于《新中医药》1950年1卷8期）

十一、卢之颐生平及其著作

卢之颐字子繇，杭州人。生明熹宗时，初号晋公，自署芦中人。少颖慧，锐于治学。父复，字不远，精医理，悬壶二十余年，从游者众，负一时隽望。之颐承其家学，博览群书，覃精研深，得其邃奥。尝篝灯至午夜读不休，父虑其过劳，责令人定后歇无违；之颐俟父熟睡，潜起燃烛帐中，手卷披索如故。有所得，辄走笔记之。会复著本草博议，于椒菊共性之说，疑不能决，举以诏之颐，父子互议论辩难，之颐为论定之，时年方二十八耳。后复病革，属稿未竟，遗命之颐藏其事。之颐苦思冥究，折衷诸家，广捞未备，历十八年而成书。考据该洽，议论明晰，于诸家药品，甄录颇严，虽辞稍枝蔓而于本草颇有发明。中冠以先人字者，仍博议之旧也。其书初例：有核，有参，有衍，有断，后遭兵燹，书稿散佚，残缺已多，之颐追忆重修，乃以核参该衍断，已非原书之全，遂名《本草乘雅半偈》云。

丙戌，明鲁王以海尚在山阴，之颐慨念故国，匡复心切，单骑往投，甚受依赖，授职方郎。寻事败。跳身归乡里，重理旧业。撰痎疟论疏并疏方各一卷，以发明素问论疟遗意。大旨以疟属阳，痎属阴，日作者属阳，间日数日作者属阴。曰温，曰寒，曰瘅，曰牡，皆可以痎疟赅括之，其疏方亦多简当切用。纂次既就，于是注伤寒。先后亘五年，伤寒金鎞疏钞成，匡难析疑，遐引曲譬，几三十万言，攻难扁鹊，诮让华佗，曲王叔和，驳成无己，自孙思邈以下无讥，以引灵素之热病以言卒病则谬；指色情、六气、房劳、刀杖为内外三因则谬；以形层皮肤肌腘腹胃限病者期日则谬，以化气为本，经脉为标则谬。纵横奥衍，类多神解，甚富精议。金鎞既成，乃论疏金匮。

维时之颐目疾加剧，渐致失明。疏注金匮尚未及半，而两目皆矇，眊眊成废人，不复能亲书卷，遂于冥目晏坐中时时摩索其义蕴，有所悟解，辄口授子婿陈曾篁笔录存之，越七八载成编，因以摩索名其书，时之颐年届周甲矣。嗣又扶疾订旧稿"诊则"，岁月迁延，人事百变，未遑杀青而之颐卒，今世所传之《学古诊则》，缺六部、四时、寸口三条者，即坐此也。

之颐天性简傲，好攻人短，虽以方技用世，而轻险自炫，同党侧目。自参监国幕遁归，门庭杂沓，所与往还者踪迹不测，而之颐复不肯韬晦，出入轩车傔从，于广座中扬眉抵掌，议论天下事无所避忌，识者为之忧危，以为必中奇祸也。乃未几而两目皆瞽，视茫茫不复辨物，于是杜门屏居，歇绝交游，诧叹一室，但事晏坐，摩挲陈编，抗心希古，殆亦所以保全之耶！

次公附记：此文为往日旧稿，曾经徐衡之先生润饰文辞，彼时衡之先生嘱改为语体文发表；但关于卢氏生平各种资料，现已散失大半，一时蒐集不易，阅者谅之！

（原载于《江西中医药》1955 年 9 期）

十二、《郭氏牡丹不易方》考释

方

治产后十三证加引见后

川当归三钱　干地黄(酒炒)　川芎　各钱半

泽兰叶　益母叶　香附米(醋浸炒)　延胡(醋浸炒)　各一钱

一、感冒风邪　加防风　天麻

二、咳嗽　加杏仁　桔梗　蜜炙桑白皮

三、饮食不进　加藿香　楂肉　炒麦芽

四、心神恍惚　加远志　辰砂拌茯神

五、胞衣不下　加玄明粉

六、血晕　加五灵脂　荆芥炭

七、胸闷　加枳壳　陈皮　带壳砂仁

八、瘀血上攻作胀　加桃仁　酒炒大黄　蓬术

九、败血下崩　加酒炒丹皮　地榆炭(去毛炒)　黑山栀(姜汁拌炒)

十、胃胀脾泄　加茅术(泔水浸蜜酒炒)　冬白术　川朴(姜汁炒)　茯苓

十一、腹中硬痛瘀块不行　加桃仁　红花　麸炒枳实

十二、六七日后腹无块痛,血虚内热　加人参　黄芪　姜炭　肉桂

(上方录自钱唐许省晨先生《医方采珠》妇科门)

考

郭昭乾字汝端,汾阳王裔孙,祖远授宋建隆二年节干,昭乾自祥符县初由汴徙杭州,多隐德,施予未常倦,有异人乞斋,郭膳之,潜遗牡丹花三朵,覆几上而去,追询之,曰:“若,累世隐德,故来相报,花上书妇人证十三方,若子孙世世用之无穷。”如法试之,无不奇验,遂为妇人医。郭氏之以医名,自昭乾始。三传至曾孙时义,高崇建炎元年,孟太后疾召医,时义以母冯氏应召,依牡丹方治之,脱然愈,封安国夫人,赐田、赐葬、赐药碾如铁舟然,又赐第海昌,赐国姓,至今称赵郭里。(《浙江通志》卷一百九十六方技上引钱塘志钞)

郭仲敬其先汴人,曾祖昭乾徙杭,受异人牡丹方,试辄验,遂业医,建炎初,仲敬以方愈高宗疾,赐姓赵,称赵郭氏。十三传皓能修其业甚著,居迩崇德,因占籍焉。(光绪《嘉兴府志》石门艺术)

光绪《杭州府志·艺文医家类》:著录牡丹十三方一卷,为杭州郭时义撰。时义遇异人授之方,因广其治法,著此书。

释

此方为产后收缩子宫而设，盖子宫收缩，则子宫之血管亦缩，子宫出血者，得因之而减少，而停止。其药理作用，殆相等于新药中之“麦角”焉。

世俗称产后之子宫出血为“恶露”。夫既名之曰恶，望文生义者自易发生错误。清姚江严西亭于所著胎产症治恶露条曰：“养胎余血，溷以浆水为恶露，气血旺者随产而下，气血衰弱，或夹寒冷，或夹风邪，遂留滞不行，上攻则为血晕，蓄瘀则为‘儿枕’，日久不出，腹疼心痛，遍身发热，宜生化汤合失笑散，补而消之。”前人为时代所限，不明生理学、药理学使之然也。吾人如欲明白产后何以须用收缩子宫之剂，当先探求产后何以子宫出血。

考胎盘附着于子宫，其附着处有血管密布，赖以输送养料，交换气体，以长胎儿，胎儿坠地后，胎盘亦从子宫剥离，其中密布之血管，因之破裂，血即从此而出，产科学以此种正常之产后子宫出血，通常分为三类：即产后最初三至四日内，其量较多，且呈鲜红色，称为“血性恶露”，其后三四日内，其色较淡，混以较多黏液，称为“黏液性恶露”，再三四日后，恶露更稀薄，呈黏液状，且颜色变白，称为“白恶露”。又以恶露之构造，系以血液为主成分外，尚含有淋巴液及为酶素溶解或已死之蜕膜细胞在内，其言皆凿凿有据，并非信口开河，自可取信。若恶露颜色紫黑而有腐败性臭味者，则为产后感染之现象，既非正常之恶露，自当又作别论。正常之分娩，子宫收缩完全，恶露断续流出；不过数天，即自行停止，其量决不超过600毫升，否则，若分娩之后，立即或以后突然大量流血，或断续流血至600毫升以上者，产科学称之为“产后流血”。其主要原因约有四端：(一)产程第三期处理之不当，所谓产程第三期，乃指胎儿已出胎盘未下之时间，当此之时，以新法接生者，往往揉摩子宫及牵拉脐带，以助子宫之收缩，其法可谓至善，但子宫底尚未升高，阴道无鲜血流出时，是胎盘尚未完全剥离，不可妄用此法，否则，若揉之过早或过剧，即可造成胎盘部分剥离，而引起大量流血。(二)子宫收缩无力，此点较为普遍，其主因为子宫胀大，子宫所以胀大，则多由于多胎妊娠羊水过多，此外产程过长，或麻醉时间太久，亦能使子宫弛缓无力而流血不止。(三)胎盘胎膜子叶或副胎盘遗留不下，或部分遗留，均能妨碍子宫缩复，致成大量子宫出血。(四)较产道受损伤而突然流血。综之，胎儿娩出后立即大量流血者，多为软产道裂伤或胎盘部分剥离所致，或胎盘已下，检查并无残缺，而流血仍继续不断者，则多为子宫收缩之不良，吾人临症之际，需先辨明原因，然后施治，方保无虞。例如因软产道裂伤者，必须以手术修补之；因胎盘部分剥离，如流血不多者，可用收缩子宫之药物；如流血较多者，当用人工剥离法，因胎盘胎膜等遗留不下者，则非用器械将其取出不可；如因流血过多因而引起休克者，宜迅予输血。毫厘之差，千里之失，不可不知也。

准是以言，可知子宫收缩剂之于产后流血，只适应于两种情况，一为子宫收缩无力者，一为胎盘部分剥离而流血尚不多者，至因其他原因而造成流血不止者，当针对其原因而施治疗，子宫收缩剂非但用之无效，且适足贻误病机，世有产后漫用麦角或类似麦角之中药者，读之可以惕然矣。

余治产后腹痛，不敢用当归，虽用亦至多三钱，且必复入延胡索四五钱。予友刘宜习之夫人，产后恶露过多，医者用生化汤，当归用至八钱，一剂不止，再进二剂，遂致大冲不止。后中西并治，虽得庆再生，而刘太太后竟罹再生不能性贫血，丧失生命，与此次大失血，不无关联,刘君迄今引为憾事。

据刘绍光、张发初、张耀德诸医师实验证明,当归确具弛缓子宫的特殊作用。夫当归既为弛缓子宫药,故为痛经要药,但产后子宫出血,法当用子宫收缩剂者,当归非徒无益,抑且有害。近贤张公让《中西药典》曰:前人且有血虚忌当归之说,故子宫弛缓性之出血,余总以为不可用当归,但前人颇多用于止子宫出血者,此岂因其用量之大小而不同欤?抑因与其他子宫收缩药同用而无碍欤?

川芎据经利彬之研究,川芎能调经,因能使血管扩张,且有使子宫出血现象;又据日人研究本品可以麻醉大脑痛觉中枢,产后用川芎止血,不在于扩张血管,其作用似与延胡索相仿佛。

香附子亦为痛经药,据刘绍光、张发初、张耀德诸医师之动物试验,证明香附子具有抑制子宫的收缩,并弛缓其紧张的作用,对于一切动物,不论受孕与否,莫不如此,故颇似直接使子宫肌肉本身弛缓所致。(香附子的药理研究,见《中华医药杂志》)

益母草为中药著名之子宫收缩剂,民间产妇必服苦草汤,实有收缩子宫之效,但世俗用之多以祛瘀为目的,则误矣。孕妇有服之而坠胎者,非祛瘀之效,实亦收缩子宫之故。刘绍光诸医师用益母草浸膏作动物试验,对子宫伸缩及肌紧张,现显著增进,此药与当归素之作用正相反,但与藏红花流浸膏甚相似也。(益母草之药理研究,见《学艺杂志》第十四卷第四号)

至于延胡索则为麻醉镇静剂,据日本伊藤博士之研究,谓本品有如吗啡之中枢神经系之镇静作用,及如可卡因之局部麻醉作用,其作用虽不甚强,然富有持续性。(《中西药典》)据临床实验,本品确适合于各种神经痛,尤宜于妇女痛经,于镇痛有著效,此方用延胡索,自亦取其镇痛之意。

地黄据经利彬博士之动物试验,证明:(一)中等量有显著之强心作用,对于衰弱之心脏,其强心作用,更为显著,但大量反使心脏中毒;(二)能使血压上升;(三)小量能使血管收缩,大量反使血管扩张;(四)有利尿作用;(五)能使血中糖量减少,并有抑制碳水化物所引起过高血糖之效。此方则取其收缩血管作用耳。

泽兰叶尚未见国内外学者实验报告,《嘉祐本草》治产后心腹痛,一切血痛,是否具收缩子宫之效,不敢臆测也。

产后子宫弛缓无力因而流血不止者,可用子宫收缩剂,已如上述,顾本方当归、香附皆具有弛缓子宫作用,川芎虽能镇痛,但亦能扩张血管,增加流血,似与新医理相反,或者当归仅用三钱,不如生化汤之重,香附仅用一钱,川芎仅用钱半,且与镇痛麻醉之玄胡,收缩血管之地黄,收缩子宫之益母草并用,则流弊较少。或有难者曰:子之治学方法,究为根据旧经验融会新知识欤?抑为根据新知识批判旧学理欤?不宁唯是,现代动物试验所得,是否与旧经验吻合无间,全国同业在此新旧交替时代,处方用药,将何去何从,信如作者所竖立之宗旨,所持之态度,诚令人有进退失据之感焉!谨答:国内外专家学者对各种国药已有实验报告者,当舍旧从新,尚未经实验者,则依旧根据古人经验之比较可信者用之。

今试以当归言之,《本经》虽以当归主妇人漏下,但其后又有当归去瘀活血,走而不守之说。张元素云:“头止血,尾破血,身和血,全用即一破一止也。”李东垣云:“头止血而上行,身养血而中守,梢破血而下流,全活血而不走。”其说皆模棱两可,不足置信。

诚然目前科学实验所得之效用,在某些场合,与临床经验不尽相同,但不如此,便永远无法使中医药走上科学的道路,用科学方法研究中药,在现阶段亦只是发轫时代,安知在最近的将来,别无更精密更切合理想的发现。偶检陈编,贡其一得,然乎否乎?质之读者,倘承高明见教,跂予望之。

(原载于《新中医药》1952年9期)

十三、雷子纯与六神丸

今苏州、上海有商肆曰:“雷允上诵芬堂”者,为当代药业巨擘,即驰名遐迩之六神丸所从出也。以其精修丸散,甚著宏效,百余年来,行销国内外,远及日本、南洋群岛,独饮盛誉,久而弗衰。夷考其始,实肇端于雷子纯之调合古方,制为丹丸,所由成也。

苏州雷氏,先世籍隶豫章,辗辗侨寓海虞,更迁吴门,至子纯以丸散而大起其家。子纯讳如金,字端甫,晚乃自号纯一居士。先是其高祖大升,字允上,乾隆间征博学鸿词不就,辄肆力于医,著医书多种行世,若《经病方论》、《金匮辨正》、《要症论略》、《丹丸方论》,颇阐新义,为时所称。得间复设肆于阊门天库前,卖药市中,货真价实,公平牟利,声誉大起,是即诵芬堂之老店也。曾祖桂,广西苍梧县知县,祖梦鹏,能世其业。父荣昱,精于贸迁,于诵芬外增设桐君、陶钧两肆,营业鼎盛,家以大赢。会遭太平之役,三肆同毁于兵。雷氏子孙窜奔传流离,祖业几坠。时荣昱前卒,子纯辛苦兵间,跳身走海上,涵濡清芬,以誓复祖业自任。乃奔走族人亲友间,醵金设肆黄歇浦畔,仍诵芬名。或以绍述桐君、陶钧为词者,子纯辄曰:诵芬雷氏之公也,祖德之遗也;桐君、陶钧我一房之私也,权衡轻重,当知所从事矣。况刀兵存臻,丧乱颠沛,我族人方相维相恤之不暇,焉敢存私见耶!因苦心擘画,恢廓经营,手定章程,以允上系子孙咸得溥沾其利,垂示家乘,永以为则。沪肆既起,前醵金悉反诸亲族!复规复诵芬于苏垣,自是基业日宏,渐复旧观矣。

子纯既往来苏沪,日料理两肆事,又以余暑研习方药,斟酌损益,合制丹丸,辄大售,尤以六神丸为最著。六神丸者,华佗中藏经有其名,然此乃古方,非所语于雷氏之今方也。子纯以蟾酥、麝香、珍珠、牛黄、雄黄、冰片、百草霜,合为六神丸,施治病家,普著奇效,实为一大发明。良方利剂,百年难遇,倾动中外,妇孺咸知,非偶然也。

余尝稽考喉科群籍,雷氏以前,《金匮翼》吹喉之“锡类散”,《医学心悟》治喉内服之“牛黄清心丸”,《喉科通论》之“噙化牛黄解毒丸”,皆无用蟾酥者。蟾酥古方多用于外症,清严洁编纂之《得配本草》云:蟾酥辛热有毒,疔疮发背,外用能拔,内用能攻,然则以蟾酥用于喉症,实自雷氏始也,苟非才高识妙,孰能语于此。

子纯性和易,好施与,待人以诚而笃于故旧,虽以丸散大售,家计饶裕,而自奉菲薄,无声色货利之好,年四十三卒。潜德曜曜,人固知其为有道君子也。

章次公按 雷氏六神丸,实为强心妙药,其中蟾酥一味,效等毛地黄,而冰片、麝香,则犹樟脑制剂也。二十年前锡山华实孚先生尝语予,雷氏六神丸为有效之强心平喘剂,施治心脏衰弱症,可代西药之毛地黄;而伤寒、赤痢、霍乱等传染病之脉息不良者,亦可资以顺引而平正也;然则其治验显然,而雷氏创发之功伟矣。

本文参考书:

(一) 同治《苏州府志》

(二) 民国《吴县志》

（三）曹元忠《笺经室遗集》

（四）张一麐《心太平室集》

（五）华实孚《内科概要》

（原载于《新中医药》1952 年 9 期）

十四、外治法之重要(《诊余抄》之一)

姜居安，丰人，居沛之沙河镇，以医名，常有达官携家过沛，泊沙河，稚子病，居安令取沙一斗，布舟中，卧儿其上，久之，手足渐动，不数时疾良已。问其故曰：小儿纯阳，当春月衣皆胡绵过热，故得凉气而解耳。——同治、徐州府志人物传引旧志

钱瑛字良玉，世传颅囟医，宣德中入太医院。宁阳侯孙生，九月惊悸数啼而汗，百方莫效，瑛后至，乃命儿坐于地，使掬水为戏，惊啼顿止。人问之曰：时当季春，儿丰衣帷处，不离怀抱，其热郁安所泄耶。使之近水，则火邪杀，得土气则藏气平，故不药而愈。子恒、恺、悌、愃，世其业，恒仕至太医院判，与恺尤有名。——同治《苏州府志》卷一百九艺术一

余长孙朞而患痘，时五月酷暑，痘已七日，色黑而陷，非时而结痂，肤肉痒甚，搔爬无已，问诸医，皆曰不救，举家涕泫然也。余心甚戚，忽思吾友叶君子容，为治痘第一，遣奴子请之，须臾叶子来，余迎而谓曰：悔不早求子，今急而求子晚矣。叶子取火审视之曰：肤色润也，而何怪此，殆逼于暑气乎！遂令卧地上，戒乳者勿近，注水以纳其凉，灭烛以祛其热，投药一剂，竟夕而痘痂脱尽，进饮食如初，诸医之谓不救者，见之皆舌挢然而不下也。余曰：异者叶子，此殆近于起死而且回生者乎！叶子笑谢曰：夫医非能起死而回生也，此自不应死者，庸医误死之，而予能知其不死耳。——辟疆顾宸《痘学真传》序引。叶大椿子容，清康熙无锡人。

章次公按　近世医家之治病也，相对斯须，便处汤药，两三行案语，十数味药品，能事毕矣；古代所传之外治方法，不复措意，以致治疗范围，日见狭窄。考仓公治菑川王头痛，身热，烦懑，以冷水拊头，未尝药也；西医治热症热高神昏，惯用冰囊，中医以为有抑遏之弊，且以其法从欧西来，横加诋毁，其实中土早有此法，仓公当时设有冰囊，亦必用之无疑，今之医家，无端疑虑，数典忘祖，有如此者。余治中风血压高，以及肺出血不止者，皆用冷水拊其头胸，有捷效。

(原载于《江西中医药》1953 年 2 期)

十五、朱约斋华佗庙联

吾邑沈港有神医庙，祀华元化，旧有联云：

岐黄以外无仁术；

汉晋之间有异书。

相传为家贞木先生手笔，道光季年，里人葺而新之。先大父约斋公题一长联云：

医能刳腹，实别开岐圣门庭；谁知狱吏庸才，致使遗书归一炬。

士能洁身，岂屑侍奸雄左右；独憾史臣曲笔，反将厌事谤千秋。

议论警辟，为时所称。

——录清会稽朱秡青辑楹联新话华佗庙联

章次公按 此联议论警辟四字是足当的；这和顾千里思适斋集刻华元化画像记："……谓夫通经士人，不就举业，旨趣高远，讵易测量，尔其元妙殊巧，非常绝技，未必悔医见业，盖实耻役权豪，乃致触怒阿瞒，坐以恃能厌事……"见解是一致的。华元化既不就举业，当然不是"竞逐荣势，企踵权豪"一流的人物，所以他就不屑经常地当曹操的侍从医官。

大凡一个医家，要充实他的临床经验，必须深入群众，寻求访问；为权豪奴役，处方用药得不到自由，非常绝技得不到发挥，华元化是一个敬业、乐业的医家，这当然是他所不愿为的。朱约斋先生联中之意，说元化不肯常侍曹操左右纯因洁身自好一念所驱使，我以为他对元化的认识还是不够全面的。

最后，我还有一点不成熟的意见，就是我国古代名医，技术高超而死于非命的，前有扁鹊，后有华佗。华佗的死是由于曹操的迫害；扁鹊之死，则由于秦太医令李醯的自知技不如扁鹊而使人刺杀之。或者当时李醯想罗致扁鹊为秦廷服务而扁鹊毅然拒绝以致于死。虽然一死于明，一死于暗，但是这两位伟大的人民医生不屈不挠的精神永远光芒万丈地照耀在中国的医学史上。

十六、《道少集》例选

丹徒章次公著　同门赵容海选录

赵容海按：《道少集》，次公学长之谦辞也，实录也。古今医案甚多，遇有治之不愈、治之竟死，有备书梗概，昭示后学者，百不得一矣！予尝譬医家之笔记式医案，等于专制时代武员奏稿，有功则铺张鼓吹，有罪则推诿卸责，有真价值者寥寥矣。次公学长今取治而不愈、治而竟死者之案，直言无隐，取太史公"人之所病病疾多，而医之所病病道少"之语，以名其集。吾今先录本地正值流行之病若干篇，作同道者之借镜，或于中医改进，不无小补云尔。

回归热不验案

次公曰：回归热之为病，古籍殆少详明之记载，《厥阴篇》热数日厥数日，亦不甚切合。瘥后劳复、食复，均是近似之谭。近年来恍悟古人所称之疫疠，十之五恶性疟疾，十之三回归热，十之二斑疹伤寒，寻绎吴氏《温疫论》即知吾言之不谬矣。书中所记之战汗、狂汗，纯是回归热证候。其言曰战汗者，瘟疫先传表、后传里，忽然战汗，邪气疏泄，当即脉静身凉，烦渴顿除；若至三五日后，阳气渐积，不待饮食劳碌而复者，盖表邪已解，里邪未去，才觉发热，下之即解；其表里分传者，里气壅闭，非汗下不可，汗下之未净，日后复热，当复汗复下；狂汗者，伏邪中溃，欲作汗解，因其人禀赋充盛，阳气冲击，不能顿开，故忽然坐卧不安且狂且躁，少顷大汗淋漓，狂躁顿止，脉静身凉，霍然而愈。

古籍以雄黄能治疫疠，雄黄含有砒素，恶性疟、回归热并皆治之，故沿门阖境传染相继之瘟疫，决非湿温(肠热症)，而是恶疟与回归热，殆确凿可据，无可置疑者矣。

往年予深信国医能治时病，其成绩视西医有过之无不及。如回归热时症也，当易为力，如吴又可所言："汗之、下之，有何难治"，今乃知其大谬。不如西医验血有回归热螺旋体，一针六〇六，万事皆休，固不须汗之下之也。容海弟所录三案，一死，一不识，一虽识而无治法，一战汗后乃知其为回归热，今简述于后。

(一) 陈姓病人，年二十七，面店伙计，丹阳人，幼年迄今从无大病，三年前曾病淋，今已治愈。本年五月一日午后，以寒栗开始，旋即壮热，体如燔炭，病者自恃平日康健，不欲就医。四日午前，实难支持，来本诊所求治。体温39.5℃，脉90次/分，两目充血，面垢，苔白厚，时欲呕，两肩关节触之痛楚，腘部握之尤甚，再用东人腹诊法参以西医触诊诊断法，肝脾皆肿大，乃肯定为回归热。病者之同店工友已有五人次第传染三次，发后皆无恙，就中二人病愈，一面肿，一足肿(容海按：面肿者以高热而肾脏受病；足肿者，维生素B缺乏)，均将痊可，故予检病者，并不重视，告以一星期后战汗而解，与其他工友同，当时开一方予服。五月四日医案如次：

回归热症候具，足关节之痛，辛温散风无益也；呕吐不能食，芳香和胃无益也；两目赤如鸠眼，雄黄之热亦难予焉，此惟有清之。

川雅连四分　肥知母五钱　嫩白薇四钱　绿豆衣四钱　片姜黄二钱　青蒿子三钱　淡竹茹二钱

嘱其两服后再议，病者两日后又来诊，肝脏手不可近，饮食入口即吐，呻吟之声不绝，神气大惫，予慰之曰：距离恢复不远，稍安毋躁，并改拟一方予之。

金银花　净连翘　绿豆衣　赤猪苓　嫩白薇　淡竹茹

病人服之作呕，翌日改就医于上海世以伤寒著称之张家，张家诊为伤寒，用豆豉、桑叶、枳壳、赤苓之属服之，亦呕吐不受，夜间烦渴不可耐，强起至自来水管旁，饮冷水三大碗，骤然跌仆，大汗如雨，家人闻声来扶，已气绝。

夫病人骤然虚脱，其致死之由，不外二端，即肝脏脓疡或肝脏炎。盖回归热，首当其冲者，则为脾脏，肝次之，回归热之死症，以死于此二者居多，故肝脏虽无病，而脾脏胀大至极度，暴裂而死者亦有之。

（二）孙姓，四十六岁，住黄河路裕兴里十二号。业小贩。以恶寒、周身骨节酸楚，因就诊于本诊所，热 39℃，脉 102 次/分，面垢，舌腻满布，时欲呕，腰尻剧痛，不利转侧。方案如下：

戴北山以风寒之邪，热虽高不烦；湿邪热不高亦烦，病甫三日，烦闷殊甚，温邪也；面之灰垢，苔之厚腻，是湿重者，达原饮最为适当。

海南片　川厚朴　煨草果　酒炒黄芩　肥知母　粉葛根　京赤苓　清炙草　生姜

越日复诊：谓病情无大差别，予当时自揣温邪夹湿最缠绵，不易速解，其舌虽垢腻满布，并不边尖皆红，与病灶在肠之温病似有区别，病灶既不在肠，究安在乎？前方用达原饮，达原者，透达膜原之邪也。所谓膜原之概念，在西医属之何种疾患？在何系统？当时总觉病者之烦闷，以为不上温病初起之轨道，决不向回归热之证候上推敲，诚所谓糊涂一时者矣。第二方如下：

得汗虽透，热仍不解，但觉憎寒，所苦尤著，神志不宁。凡温邪初起，心烦懊侬殊甚者，将来必见谵语、迷蒙，苔腻，如此寒凉药，未便施用，仍以达原饮为骨干。

川厚朴　海南片　煨草果　酒炒黄芩　春柴胡　肥知母　京赤苓　炙甘草　生姜

两日后，病家要求出诊，谓病情险恶之极，大汗数小时不止，四肢逆冷，予亦以为烦躁过度，心脏衰弱，至则肤冷如冰，而脉安详有序，始恍然大悟，为回归热。第三方如下：

病温七日，夫七日乃传经与否之重要关键，大汗淋漓，而脉静、身凉，乃正气复，邪气退，为不传也。

炮附块　全当归　川桂枝　杭白芍　浮小麦　粉甘草　大红枣　生姜

（三）沈太太，镇江人。病寒热，骨楚。赵为则先生介绍予出诊。盖得病之第二日也，询其病历，无特殊可记，但时发劳伤之宿疾（发劳伤者，吾邑俗语），太阳麻黄汤证也，虚则独活寄生汤。初诊处方疏散风寒，荆防芃芷之属，无大效。

二诊：细辛、桂枝、羌独之类，犹是散风祛湿之法，亦不效。三诊予颇小心诊察处方，案语如下。

沈太太，脉 104 次/分，热 38℃，四月九日，三诊。归纳各种证候之主因，在表者无非是风，在里者无非是湿。一身关节酸楚，风也；苔腻，胸闷，湿也；热甚于午夜，风湿相搏，每多有之。西医籍所称偻麻质斯。其列证也，胭部触之作痛，不欲进饮食，时呕哕，虽类回归热，然面色呈阳性，无回归热必具之垢晦、呆板容貌，实不易下此断语。前此注重散风，今则注重燥湿，以湿不去，则热不退也。

生苍术三钱　川厚朴八分(后下)　煨草果一钱半　姜半夏三钱半　广陈皮二钱　佩兰梗三钱　白苏子三钱(包)　白茯苓五钱　晚蚕沙三钱(包)　太乙丹二粒(分二次吞)

家人终以回归热为疑，以友人中有误治而死者，其人即永安街祥丰行尚君之犹子也。沈先生服务于祥丰行，知之稔，故虑之深，予虽力言其非，亦以病人之神态欠安祥为可疑。病家既要求验血，何必深拒。回单报告：回归热螺旋体找着。予之内愧可想也。幸介绍人赵君与病家深交，而赵君与予亦通家至友，否则病家决不能信仰终始矣。予以既是回归热，中药万不如六〇六之神效，命门人程绍典为其注射，越日霍然矣。

综上所述，归纳之结论如下：

第一案失败在虽知是回归热，而不注意并发症。

第二案虽知是温病，而内心不细加考辨，此等温邪在西医是何名称，病灶又安在也，尤无以自解者，未用腹诊法触其脾脏是否肿大。

第三案自负望诊经验太过，遂对病候之特异处并未加注意。沈太太两进疏散风湿无效，一也；胭下(腓肠肌)触之痛，二也；时作呕，三也；神态不安，懊侬殊甚，四也。吾人所当自觉者，如何使中医人士诊断回归热不须验血而精确不误。

既知回归热矣。如何使药石与六〇六媲美齐名，立起沉疴？

以一回归热中医治法、诊断不能改进，恐五十年后中医一名辞，亦等弓矢剑戟，同为历史上过去陈迹而已。

(写于1939年)

朱良春谨按　本文乃挚友赵容海学兄整理章师所诊三则回归热之案例，此病在20世纪三四十年代曾大流行，今已绝迹，教材亦不载述，本集《医案篇》瘟疫案之按语可以参考，兹不赘述。重读章师之《道少集》例选，虽仅三案，章师治学求真务实，诊病不讳己过的坦率、真诚之崇高精神，衷中参西之革新思维，实令人肃然起敬也！我于1937年冬月辗转逃难至上海拜次公先生为师，但一时无寄宿之处，甚为艰窘，章师悉知，即与赵容海君洽商，可否在其寓客堂间晚上搁一行军床，晨则折起，赵君乐诺之。因赵君尊人吉浦先生，亦镇江人，曾在中医专门学校授古汉语，乃次公先生之老师之一也，故容海君称次公师为学长，而我与容海君，一见如故，朝夕畅谈，相互切磋，颇相得也，而称兄道弟也。迄今已70余载，记忆犹新，而章师、容海学长俱已驾鹤西去，又令人黯然也。章师之慈爱之心，赵兄之殷殷之情，令愚终身铭记，诚恩师、益友也，因记之以缅怀。

(2012年12月)

十七、《伤寒论》的思想性和方法论(提纲)

1. 知世论人,历史观点

他不但总结了前人治疗成果,而且长期教育了中国和外国的医家。

2. 它富有创造性的优良传统

识用精微,不是教条式的学习《内经》。

3. 一切从证候出发(实际出发)

证候是客观存在,存在决定意识。辨,属于思维方法,是第二性的。

4.《伤寒论》在临床实践中指示

病和病人;生和死;自愈;辨证与随证:辨证是原则性,随证是灵活性。

(带教西学中之讲稿提纲,1958年)

十八、读书随记

编者按：此乃章师阅读先贤医籍，常于书端或中缝写体会或评述，鸿慈师弟于酷暑之际，逐页翻阅，发现眉批甚多，但书籍堆置已久，多有霉烂，难以抄录，十分遗憾。兹录数条，以见一斑。

（1）《内经》阴阳之说出于阴阳家，亦渊源儒家，盖儒家讲相对，阴阳家亦讲相对，辩证法亦讲相对，不讲绝对。以辩证法解释阴阳，此中西哲学之可融汇者也。

（2）孙氏所说（按：指孙鼎宜《伤寒杂病论》凡例），极有见地；但是仲景虽“重其将来”，对于“既往”并不是完全忽略。

（3）《新修本草》的颁布，比世界上出版的《纽伦堡药典》早一千多年。

（4）我们的祖先，在50万年前已定居在亚洲大陆上，10万年前已经知道用火，在公元前3000年左右，已有较高的文明，医药发明很早。自来传说伏羲制九针，神农尝百草，正是说明在这个时代，已能运用医疗工具和药物治疗。

十九、与章太炎先生论王朴庄古方两数书

太炎先生左右：

自王朴庄倡伤寒方之一两，准今七分六厘之说，治仲景学者，靡然从之。成之往昔与苏派俗医相冰炭，故甚推崇世补斋，九芝先生既盛道其外曾王父所考者为准确，因亦从而信之。距年来服务红卍会，用其说施诸实验，每苦少效；或者王氏所论，仅足为文弱之吴侬说法，而成之所治，泰半为齐鲁闽粤之健儿，宜取效者鲜矣。顾反复考核，而朴庄所断，亦有不能自圆其说者，例如四逆汤之附子，大青龙汤之石膏，一用大者一枚，一用大如鸡子，二方余药，以七分六厘计，四逆凡再服，干姜仅得钱许，青龙三服，麻黄可得钱半；但大枚之附子，以今量较之，可得一两六七钱，鸡子大石膏，以今两较之，可得三四两，何多寡相悬若此，此仲景方所以失效也。

当览无锡小报名轰者，载邑之杨绅得汉钱二，背篆半两二字，秤之得二钱，以数千载泥沙磨灭，已非新出钱范，轮郭完备者比，半两犹得二钱，则汉制一两，不止四钱可知。日本吉益东洞所著方极，据隋书引汉志，考证古代一两，准今二钱九分六厘许，先生前年论霍乱之治，引孔继涵同度记所质，古一两当今法马二钱五分有奇，以及敝业师江阴曹拙巢先生据日知录，谓汉之一两，当今二钱六分，凡此皆足为王氏反证。然则七分六厘之说，有失精确，应予淘汰。（下略）

章太炎按 秦半两重十二铢，即古之真正半两也。汉时高后所铸半两，止重八铢；文帝所铸半两，止重四铢，虽有半两之名，而无半两之实。朴庄但以文帝半两为据，此乃过欲就轻之病，彼岂不知文帝以前，本有秦半两耶？古今权度之比，其说甚繁，余别有考，篇幅过钜，异日当出示之。

章成之按 仲景之两数，吾人此后，究以何者为准，太炎先生未有明示，因特晋谒而请，先生以曹拙巢师及孔继涵之说为然，并谓清代医家，论古代权度之可采者，则徐洄溪以“三代至汉晋，升斗权衡，虽有异同，以今较之，不过十分之二”之说，尚近是。（徐说见所著医学源流论。）

王慎轩按 王朴庄以伤寒方一两，准今七分六厘之说，确当淘汰，吾亦云然。拙著金匮方索隐，亦有论及古今权量之不同，曾经曹师拙巢改政，但与章君所认略异；盖余所主张者，系根据东医宝鉴，以古方一两合今三钱二分五厘，一升合今二合五勺，依此为准，则古方之石膏如鸡子大者一枚，及半夏半升，附子一枚等，与麻黄桂枝知母等以两计者，两相比较，均可符合。且此说与东洞所主张者，以一两准今二钱九分六厘许，亦尚相近，但未识章君以为然否？

（写于1935年，任继学教授提供）

朱良春谨按 汉之一两，历代医家众说纷纭，莫衷一是。近贤柯雪帆、仝小林等教授多方考证、实验，认为仲景方之一两，约合今之15.625克为是，附此以供临床参用。

二十、我对《内经》的看法

《内经》是医经家的一部宝典(《汉书 · 艺文志》方技四家:一医经、二经方、三房中、四神仙),而经方家仅视作参考书籍,非必读书也。汉志医经七家班叙云:原人血脉、经络、骨骼、阴阳、表里以起百病之本,死生之分,盖其书专论经脉之理,其经方十一家则皆原病施药处方而已,唐志并以经脉别为一类,而叔和书最行于世——录郑文焯《医故》。关于古代医学宗派渊源谈起来很繁琐,从略。

自从宋徽宗御撰《圣济经》十卷,下诏颁之天下学校,内经才成为“显学”,大行于世,今引《郡斋读书附志》一段:“御制圣济经十卷成徽宗皇帝所制也。政和八年五月十一日,诏颁之天下学校,九月二十四日,大司成李邦彦等言乃从侍臣之请,令内外学校课试,于《圣济经》出题,臣等窃谓今《内经》、《道德经》,既已选博士训说,乞更以《圣济经》附二经兼讲、从之。”宋徽宗为什么要做这部书? 据其自序称:“《黄帝内经》,通神明之德,类万物之情,其言与典坟相表里,而世莫得其传,朕甚悼之,万几之余,䌷绎访问,务法上古,探天人之赜,原性命之理,明荣卫之清浊,究七八之盛衰,辨逆顺,鉴盈虚,为书十篇,凡四十二章,名之曰《圣济经》,用广黄帝氏之传。”我们看了这些话,就知道《黄帝内经》所以受到重视的道理,现在的学者们既然如此重视《内经 · 素问》,我建议人民卫生出版社将这部《圣济经》翻印出版,我想这是对于研究《内经》的同志们是有帮助的。

二十一、医林隽语

一

余友周柳衣性爽直而稍褊急，前年幼子暑日病热，求治城里小儿医殷某，方极轻，案语则有“防变”字样，柳衣大怒，碎其方，谓余曰：若病真个有变，而医不能为之防，则病家何事求医；若病本不至于变，而医自防服药后将生变，则病者焉用服药。后柳衣辄逢人称殷为“防变先生”。

二

又吾家太炎先生，尝为余言：上海有名医家，人人堪赠以“超乎象外”四字之匾额，以渠等疏方用药，于寒、热、温、凉、汗、攻、和、补，无一而有也。

二十二、《伤寒质难》序

世界上的一切学问，都有其历史的背景。不同姿态的学问，乃不同时代所反映。社会不断在发展，文化也不断在前进，某种社会产生某种文化，观察某一种文化，就可以反映出某一时代的内容。

我们拿历史眼光来观察一切，就可以看出，整个社会在变，整个文化也在变。在大时代的转变中，一切一切，无论形式或内容，都有其转变之趋势，属于上层文化的医学，自然也不能例外。

谁都知道，中国的历史，从西周以迄清末鸦片战争，这遥遥两三千年，长期逗留在封建社会的制度下，所谓帝王的更替、朝代的兴废，不过是后来的统治者推翻或是蝉联先前的统治者罢了。这种统治的方式，一贯地是封建的，有此封建社会，就有此封建文化。汉朝罢黜百家、独尊儒学的"独断政策"，使孔孟学说支配了学术界近两三千年，直到"五四"运动后，中国的学术思想才大大地起了动摇，孔家店的霸业就此垮了下来。这是说明，时代环境改变之后，整个文化也跟着变了。中医是中国文化之一环，它的转变当然也无可例外。

中医学术，是中国亿万人长期创造出来的，它和其他学术一样，同样是建筑在社会的基层上，它的发展与变化，当然也有其时代背景的。历史上秦汉统一的天下，使纷乱的学术界趋向于统一。"儒定于一尊"就是一个显明的例子。在中医，从汉张仲景以后，"偶像崇拜"的思想盛行一时，因此养成了"捧经"的恶习，限制了学术的自由发展。汉以后名家固然不少，他们只是在注解上用功夫，尽管他们学说分歧，观点不同，可是对于"维持道统，尊崇先圣"的见解是一致的。偶然有少数"疑古"的学者，发出些微革命的论调，亦因环境的限制，未能发扬光大，或者渐至于湮没无闻。然而一般玄学色彩的古典医学，却托庇于"尊古"思想的掩护下，得以顺利地跟着封建社会的延长而延长。这种思想包袱深深地印在每个中医头脑里，和中医发生了不解之缘，因此把中医界迷惘了数千年。余岩曰："儒禁于思孟，医锢于岐黄。"这句话好像思孟、岐黄是儒学、医学的罪魁祸首，我却认为学术之所以不克进展，都是社会环境造成的。

自从鸦片战争之后，海禁大开，随着帝国主义的侵入，西洋医学也输入了中国。这蓦地兴起的一种学说，激动了整个中医界，使一般自命不凡的中医大大地动荡起来，从此开始了新旧医学的斗争，也产生了"容新"和"排新"的两个阵营。

在旧的势力未完全崩溃、新的势力尚未建立前，"容新"的学说是抬不起头的，唐容川就是一个好例子。那时的旧医们对于新医的看法，大都抱着"敬而远之"的态度，直到余岩一篇废医论发表后，针针刺痛了中医的疮疤，因此唤起了中医界的醒觉运动。当时适应这种思想的有恽铁樵先生，他的著作虽有不少问题，可是他在中医改革运动中，曾经起了极大的作用。换句话说，唐氏、余氏、恽氏，他们都曾努力于学术上的改革，完成了历史上的使命，这是值得表扬的。

随着时代的转变,科学的哲学的发展,旧中医的思想无可规避地也跟着变了。“中医科学化”的口号,已渐渐为国内一般中医的一致要求。从“五四”运动到解放前夕,这种思想像洪水一般地达于最高潮。在这个过程中,产生了不少前进的积极分子,像吴涵秋、叶劲秋、姜春华、叶橘泉、洪贯之等,都是一贯地站在时代前面,和旧势力搏斗。他们有坚忍不拔的宗旨、客观唯物的头脑,他们对于新中医的建设,有很大的努力。这几位杰出的斗士,无可否认是时代怒潮里所孕育出来的。

“存在决定思维”,任何一个区域,任何一种思想,任何一种著作都不能例外。我们面临转变的过程中,有一种转变中的著作来反映这转变中的思想,这是适应时代的一般要求。

现在我得郑重介绍这部《伤寒质难》,它是一部新旧思想矛盾斗争中的产物,它又是新旧医学转变过程中的代表作。

《伤寒质难》是祝味菊先生口述,陈苏生君笔受。全书都十数万言,反复辩难,用《内经》笔调来商量科学,从各家不同的学说归纳到一个简明的系统,这是祝君30年来治学的结晶品。在20年前,我和祝君及陆渊雷君一同在上海国医学院教书。在那时,祝先生就主张中医要革命。他说,要发皇古义,一定要融会新知。这种主张,当时除我和陆渊雷君以外,宗兄巨膺、盟兄徐衡之也是竭力支持的,此外就很少同志了。

陆先生新知邃密,旧学深沉,一支笔更是生龙活虎,所向披靡。

祝先生博问强识,辩才无碍,他那张嘴也是锋利无比,所向辟易。祝先生治起病来心狠手辣,一针见血。我还记得在上海国医学院同事的时候,我的同乡徐庚和的弟弟徐五和生了极重的伤寒,名医如云,摇首却走,祝先生却“一力承揽”,转危为安。古之名医,是不是为病家“具结”来完成治疗任务,我在文献上还没有找到材料,然而这种治疗在祝先生竟是家常便饭。

总之,这两位都是全国第一流名手,我生平非常自负,常常瞧不起人,但是一遇到陆、祝两先生,只有奉手承教,俯首无辞。我和他两位交朋友,真是很幸福,很光宠的。

上海国医学院因为里无粮草,外无救兵,终于停办关门。我和祝、陆二君分了手,从此就离群索居,疏懒自怡,变成了“三上医人”(就是上午猴在诊所的凳子上;下午靠在出诊代步的车子上;回家以后,躬行实践林语堂的艺术生活,放浪形骸似的躺在床上)。为了使“惟躺哲学”的知行合一,曾在床头写上前人的成句:“书似青山常乱叠,灯如红豆最相思。”就这样糊里糊涂过了十数年。虽然和祝君相距非遥,但不常见面,而祝先生却能学与年俱进,政治观点又搞得非常正确,这更是难能可贵的。

《伤寒质难》一书,虽然在形式上是讨论伤寒,其实已经包括了一般中医的原则大纲。这里有很丰富的辨证材料,对于彷徨歧途的中医,大有启迪作用。

祝先生个性根强,对于中医颇有自信心。他既不鄙弃旧的,也不盲从新的;他不做古人的应声虫,也不做新医的留声机。他有勇气、有毅力,他不怕叛经离道,也不怕得罪故人。他对于旧观点、旧方法的错误,不问今人前人、识与不识,都不客气地加以无情的批判。他掌握了分析归纳的武器,说明中医治疗的原则,哪些是对“人”,哪些是对“病”,哪些是“合理反应”,哪些是“盲力冲动”,如何去控制官能,如何去诱导气血,从广泛的经验中找出一般的规律,从彼此的关联上去把握总体的概念,这些理论都是有其实践价值的。我们知道一切法则存在于一般事实之中,我们应该利用科学的知识来充实自己,吸取古人的经验来建立自己。祝先生的“五段八纲”,就是拿科学的成果,来构成哲学的材料。这种思维法则,在临床上的确可以收到“思想经济”之效。

有了客观存在的条件，才会产生具体内容的理论。祝氏书之能于这个时候付梓，无疑地也是时代转变中的一种适应与需要。

陈君苏生，本非祝氏弟子，但他是一个很用功的学者，因为追求真理，与祝先生展开舌战，几经辩论，始折服称弟子。这事和明代王心斋之投王阳明很近似。心斋未拜阳明为师前，学问已卓然成家。拜师之后，学乃大进，名亦大噪。苏生兄就不同了，未拜师前，已是头角峥嵘、声誉鹊起。拜师以后，因为作风改变，医业大受影响。苏生兄并未因此而有沮丧之态、懊恼之意，相反地加紧学习，卒能尽获祝氏的心传，完成时代的著作。这种坚忍不拔精神，下走只有欢喜赞叹，拱手拜服。

现在我们可以总结一下。我和祝先生的交谊是莫逆的，祝先生治病的狠劲是我所熟悉的，陈苏生是祝派发扬光大的传人。《伤寒质难》书，其重点在告诉我们，要放弃主观，从各个不同角度去观察疾病，不要情感地对证用药，我们要认识了“病”，又要认识了“人”，理解了局部，又要理解到全体，这样才能使新形式与旧形式统一起来。祝先生在这一方面已经为我们找到了新的出路，不但在现阶段中西医间筑成了联系的桥梁，而且指示着今后医界研究工作中所应努力的方向。

（1950 年 5 月）

二十三、验方歌括(选录)

引　　言

中医学中的方剂,由于历史的悠久和幅员的广阔、人口的众多,是有其极丰富的内容的,它不但包括历代印行的方书和名医医案,而且也包括流传民间未经刊之于书的单方。竺可桢曾在"为什么要研究我国古代科学史"一文中这样说过:"……自然科学有一个特点,它和艺术、文学、哲学不同,他照例是和生产联系着,直接为生产服务的。我国古代科学的发展有一传统的特点,即强于技术应用的科学,有许多古代科学技术知识,连书本上也很少记载,这种科学技术知识是包括在世代相传的农业栽培、水利及水患防治、建筑、桥梁、船舶,掘自流深井,以及在千百个从经验积累出来的中医药方……"这充分地提示了流传在民间的医药宝藏的亟待发掘。因此,只重方书和名医医案,而轻视民间单方的风气必须加以纠正。

根据我们的临床经验,方书、医案和流传的单方都有选用的价值,它的灵验与否则在是否对证,也就是能否根据古人的经验并结合现代的诊断来掌握其使用方法而定。今将我们运用过的验方,编成歌括,陆续介绍于后,希望得到交流和指正。

方剂介绍

1. 土狗散

歌括　水肿如因肝硬变,奇方利水用蝼蛄,七枚焙末徐调服,蟋蟀增来妙更殊。(蝼蛄俗名土狗)

调制　蝼蛄七枚(去头足翅),焙研细末为土狗散,加将军干四对炙研细末,与土狗散拌匀。

服法　上列为一日量,分三次服,病重者可倍服之。

来源　见梅氏《验方新编》水肿门二则:

(1) 土狗散(治水肿神方):土狗瓦上焙干为末服之。土狗用上半身即消上身之水肿;用下半身即能消下身之水肿;用左可消左;用右可消右,真奇术也,屡试屡验。

(2) 水肿神效方:土狗子七个焙干,去头足,为末,烧酒调下,水自小便出,三次全消。

适应证　肝硬变所引起的轻度腹水;已经注射过沙利汞及其他西药利尿剂内服而在规定停用期间,可以运用本方。如各种肝脏性腹水已属严重时期,腹腔积水太多,肝功能很坏时,则也不起什么作用。

疗效　利尿、消肿。

按语　编辑验方一类书籍的人,大都不是临床医家,所以它的分类是不够缜密的。例如水肿门,就包括现代的心脏性腹水,肾脏性腹水,肝性腹水,以及营养不良性浮肿、结核性腹膜炎等。民间所称的单腹胀或是血蛊,其所述的症状,与现代肝脏性腹水相类似。

本方以将军干研末加入土狗散,乃根据《本草纲目拾遗》卷十虫部所载:"蟋蟀(将军干),辛温无毒。性通利;治小便闭。"拾遗亦载治水蛊一案:"朱粮斋任城日钞云,促织可治水蛊。"我们在临床经验中,蝼蛄和将军干并用,它的作用比较大些。这两味药的利尿作用是肯定的,但是它的药理作用如何,我们还无从了解,希望同道们进一步研究。

2. 镇坎散

歌括 水肿如为肾脏性,目窠宛如新卧起,尿含蛋白兼圆柱,大腹便便病重矣,杨氏家藏有妙方,赤小豆填冬瓜里,糠火同焙末为丸,小便通利病可已。良方集腋用西瓜,挖去子肉鸡金加,再入车前涂泥炙,焙灰存性制无差;去泥研末一钱量,和平中正效堪夸,再益葫芦灰末服,五分酒送法殊佳。又有简方瓜去瓤,顶切一片将蒜装,大蒜去皮用八两,糠火围煨三炷香,熟后去瓜取大蒜,频频服食效非常。又镇坎散用砂仁,独蒜西瓜内共存,泥封火煅研细粉,方殊有验至堪珍。一方蒜砂均不用,换入陈皮菖蒲根,或以菖蒲易萍草,方由"私意"扣盘成。

附方歌括 偏身肿胀及石水,《千金》载有苦瓠圆,苦瓠取瓤捻如豆,麦里煮沸制为丸,空腹七枚徐吞服,至午出水可望痊;又有村居救急方,亚腰葫芦连子装,烧灰为末食前服,酒下汤下自酌量;又治肿胀溺闭塞,老扁蒲干煎作汤,又方采用雄鸡屎,一斤炒黄酒浸泚,去渣徐饮泄数回,酒煮田螺食即止。

调制

(1) 杨氏家藏方:浮肿喘满,用大冬瓜一枚切盖去瓤,以赤小豆填满,盖合签定,以纸筋泥固满晒干,用糯糠两太箩,入瓜在内,煨至火尽,取出切片,同豆焙干为末,水糊丸,梧子大,每服七十丸,煎冬瓜子汤下,日三服,小便利为度。

(2) 西瓜一个开去盖,挖去子肉,加鸡内金(不落水)四个,车前子四两,入西瓜中,仍用蒂盖盖好,瓜外遍涂烂泥,在瓦上炙灰存性,去泥研末,外再用一尺高、三年陈的葫芦,瓦上炙灰存性,陈酒送下,每服五分。

(3) 西瓜一个,顶上切去一片,去瓤,入大蒜八两去皮,原顶盖之,用糠火围煨三炷香,取出大蒜食之。

(4) 镇坎散:西瓜三个,砂仁二斤,大蒜头(独子)二斤,在西瓜蒂头处,切开一小块,挖去瓜肉少许,塞入砂仁与大蒜头,将瓜蒂盖好,西瓜外面全都以泥封七八分厚,用炭火煅约十小时,离火冷透,将泥去尽,研极细粉。(西瓜约以十斤左右为标准)又方不用砂仁大蒜,以陈皮四两、菖蒲根四两代之,或以浮萍易菖蒲。

附方调制

(1) 千金苦瓠圆:取苦瓠白瓤,实捻如豆,以面裹煮一沸,空腹吞七枚,至午当出水一升,如此三四日,水自出不止,大水乃瘥,三年内慎口味。苦瓠须好,无厌翳细理者,不尔,有毒,不堪用,大水,头面遍身肿胀者,此方主之,石水者,亦主之。

(2) 亚腰葫芦连子烧灰存性一个为末,食前温酒下,不饮酒者白汤下。

(3) 腹胀水肿小便不通,老扁蒲阴干陈者煎汤服。

(4) 干鸡屎一斤炒黄,酒三碗浸之,滤去渣饮之,少顷,腹中动作泻一二回,次日以田螺二个，滚酒煮熟食之即止，取雄鸡屎更妙。

服法 上列调制下，①吃时用黄糖拌，少加白滚水调。每服一钱。②镇坎散每日清晨或临卧时开水送服一钱。

来源 上列第一方见《古今名医万方类编》卷八水肿门，第二方见《良方集腋》卷之上，吴中蕙庭谢元庆编集。第三方见《三三医书》第一集第九种村居救急方卷三杂症门。第四方镇坎散系出赵学敏《串雅》所录武林邵氏所传方，上海药店皆有出售。

附方来源 (1)方见《千金》苦瓣圆医方考卷四水肿门第十七。(2)，(3)方俱见《三三医书》第一集第九种村居救急方卷三。(4)方见《寿世新编》南昌方内散人万潜斋著，聂云台鉴定。

适应证 肾脏性水肿，腹大面目浮肿，或一身尽肿，小便不利。

疗效 利尿而对肾脏无伤害作用。消肿。

按语 以上各方，在民间传统的习惯上是治水臌胀的。水臌胀仅是一个证候，古代没有化验的诊断方法，所谓水臌胀，照文献所描述的症状，很和现代肾小球性肾炎，普通称为肾脏炎腹水相类似。《素问·奇病论》曰："有病痝然如有水状，切其脉大紧，身无痛者，形不瘦，不能食，食少，病生在肾，名为肾风。"《灵枢·水胀篇》曰："……水始起也，目窠上微肿，如新卧起之状，其颈脉动，时咳，阴股间寒，足胫肿，腹乃大，其水成矣。以手按其腹，随手而起，如裹水之状，此其候也。"我们在临床上，有不少病人是目窠上微肿，如新卧起之状的。至于"肾风"一词，顾名思义，似乎古人也能知道这些水肿的症状是和肾脏有关联的。而且《内经》上说过"咸伤肾"，所以后世治"肾风"大都忌盐，这和现代治"肾脏炎"限制食盐量是一致的。

我们将上方用在经过小便常规检查证明是肾脏炎而有腹水的病例，有些病例是收到效果的。

3. 沉香百消丸、五香丸

歌括 水肿本为难治疾，沉香百消有此说，醋炒香附五灵脂，黑白丑兼沉香屑，醋丸汤送姜或茶，唯忌孕泄及虚脱。百消丸内去沉香，五香丸名益彰彰，药味相同制法异，半生半炒莫匆忙，后将药末调和好，倾入醋煮面糊浆，石臼搅和槌匀后，丸如绿豆状稍强。佛教信人有聂氏，此方传播好心肠。药理功能推二丑，利尿通便擅专长，肿胀门中攻下药，一切都难与颉颃，心脏忌攻肝忌猛，肾脏凭兹用颇良，猛药轻投须缓治，不伤正气即良方，腹腔积水徐排泄，逐渐消磨可就康，少量分时频按服，疗程掌握自评量。

调制 香附(米醋炒)、五灵脂各四两，黑、白丑各七钱，沉香三钱研细末，醋糊为丸。

五香丸 用五灵脂去净砂泥，净药一斤，黑丑三两，白丑三两，香附，去净毛，净药一斤，水浸一日，晒干用，上药共研极细末，以一斤微火炒熟后，与一半生药和匀，每药末一斤，先用乌醋或老米醋一斤二两，和面粉二两，煮成糊，然后将药末一斤倾入糊内，搅和，石臼槌匀后，为丸如绿豆大，或大粒亦可，晒干便成。

服法 每服一钱许，生姜汤送下，有火者清茶送下，孕妇及泄泻久病者勿服。五香丸服法禁忌同。

来源 录自清道光万邑王文选锡鑫编辑《奇方纂要》。五香丸见《罗汉菜杂志》第三十八期，聂云台氏著文备述此丸治水臌有效。

4. 遇仙丹、化龙丹

歌括 多般水肿诸方外,尚有专门用峻攻,症脉俱实人强盛,遇仙丹服有殊功,白丑槟茵牙皂炙,棱莪醋炒法须从,一方加入沉香末,醋糊丸与绿豆同,此方专攻肝硬变,兼治瘀湿积腔中。

化龙丹中用巴豆,四十粒纳鱼脊后,法将鲤鱼先剖开,挖去肠杂及秽垢,不用水洗干拭之,如法调制必须究,再在鱼脊割两刀,纳豆合脊勿使漏,粗纸浸湿将鱼包,慢火徐煨烂熟候,去豆勿食专食鱼,只宜淡食勿粗疏,酒醋酱盐须切忌,泻四五行亦无虞,饮以米汤泻即止,痞满成臌可稍舒,肚大青筋有痼块,此方平利可能除。

附方歌括 又有验方芫戟遂,炒研黑白二牵牛,商陆甜葶瞿麦穗,再加一两地骷髅,先共研末成丸核,再用下末绕外周,槟枳郁金木香附,青陈皮与乌药传,共末为衣包上药,肝硬化症最相投。

调制 白牵牛头末四两,半生半炒,白槟榔一两,茵陈六钱,蓬莪术醋炒,三棱醋炒,牙皂炙去皮弦,各五钱,(一方加沉香一两)共为末,醋糊丸,绿豆大。

化龙丹用大鲤鱼一尾,巴豆四十粒,将鱼剖开,挖去肠杂,不可用水洗,另在鱼脊上割开两刀,纳入巴豆,合住脊口,用粗纸浸湿包裹,慢火煨熟。

附方调制 甘遂面裹煨、芫花醋炒、大戟、商陆根、炒黑白丑、炒甜葶苈子各三钱,瞿麦穗、地骷髅各一两,先共研为细末,水泛为丸,再用下列之属,花槟榔、炒江枳壳、广木香、川郁金、广皮、青皮、制香附、台乌药各二钱,共研极细,作上面丸药之外衣。

服法 每服三钱,五更凉茶下,天明看所去之物,有积去积,有虫去虫,小儿减半,孕妇勿服。

化龙丹服法:去巴豆,食鱼肉,只宜淡食,不可用盐酒酱醋,候泻四五次,以米汤止之即住。

附方服法:每次服一钱,一天二次,白开水送下,空腹时服下,忌荤腥、盐一百天,约半月后,二便俱畅。

来源 见《证治汇补》卷之六,上海李惺庵著。化龙丹系病家陈元熙同志口述。

附方来源 上海市嵩山区经验交流方,系丽圆地段组大组长季梯云医师转来,为海门治臌三世专科吴安庆先生家传方,系吴先生之女吴上珍女士所述。

5. 禹功散、牵牛串

歌括 禹功散治诸水饮,黑丑头末炒茴香,二味调以生姜汁,气利饮消体自康。牵牛串治五般积,黑丑生捣半数强,余渣新瓦炒香后,再捣连前蜜丸藏,橘姜煎汤卧时服,积聚物下可复常。

附方歌括 普济方治水肿满,甘遂牵牛时呷之,圣济甘遂大麦面,水和作饼法可师,肘后商陆煮羊肉,如膳食之调葱豉,千金苍耳葶苈末,小便不利可暂施,圣惠方治肤色黑,蟾酥蝼蛄苦葫司,共炒为末温酒服,动摇水声三服知,备急方治肤色黑,巴豆九十去心皮,杏仁同入熬黄用,捣丸如豆一丸宜。

又方单用老丝瓜,去皮剪碎巴豆加,同炒豆黄去巴豆,以瓜炒米再去瓜,研米为末糊丸服,借气逐水法堪嘉。

又有煮枣煎妙法，大戟牵牛共枣熬，去药食枣更平稳，无形取气旨尤超。

调制 黑牵牛头末四两，炒茴香一两，共为末。牵牛串：黑牵牛一斤，生捣末八两，余渣以新瓦炒香，再捣取四两，蜜丸如梧子大。

附方调制

普济方：甘遂炒二钱二分，黑牵牛一两半，为末，水煎，时时呷之。

圣济总录：甘遂末、大麦面各半两，水和作饼，烧熟食之取利。

肘后方：商陆一斤，水二斗，煮取一斗，去滓，羊肉一斤切，入肉煮熟，下葱豉五味调和，如臛法食之。

千金方：小便不利，苍耳子灰，葶苈末，等份，每服二钱，水下，日二服。

圣惠方：动摇有水声，皮肤色黑，用干青蟾二枚，以醋炒，干蝼蛄七枚炒，苦葫芦半两炒，上为末，每空心温酒服二钱，不过三服。

张文仲备急方：动摇水声，皮肤色黑，巴豆九十枚，去心皮，熬黄，杏仁六十枚，去皮尖，熬黄，捣丸如豆大，水下一丸，以利为度，勿饮酒。

又方：鲜于枢钩元：老丝瓜去皮一枚，剪碎，巴豆十四粒，同炒豆黄，去豆，以瓜同陈仓米再炒熟，去瓜，研米为末，糊丸梧子大，每服百丸，白汤下。盖米收胃气，巴豆逐水，丝瓜如人脉络，借其气以引之也，此乃元时杭州名医宋会之之方。煮枣煎，大戟、牵牛各一两，大枣二升，入锅内煮，去药食枣即愈。

服法 禹功散每服一二钱，以生姜自然汁调下，则气利而饮自消，虚者宜审慎用之。牵牛串，陈皮、生姜煎汤卧时服，至重者三十五丸，半夜未动，再服三十丸，当下积聚之物；寻常行气，每服十丸，虚者慎用。

附方服法 俱载调制内。

来源 禹功散、牵牛串，俱录《串雅内编》卷三，钱塘赵学敏恕轩纂辑，钱塘吴庚生平格补注。

附方来源 俱录《古今名医万方类编》卷八水肿门，新建曹绳彦鞠庵氏手集。煮枣煎见《证治汇补》卷之六，上海李惺庵著。

适应证 肝脏性腹水。

疗效 利尿通便。

按语 研究验方，如果文献上所记载过的，我们好仔细推敲沿用已久的古代病名或证候名词，再用现代病名或证候名词和它对照，和它会通。何谓血蛊，何谓痰，何谓积，何谓痞积等等。我们必须做到《素问》“善言古者，必有合于今”。我们的体会，要中西会通，当以古今会通为其前提，但同时我们坚决反对牵强附会。“旧瓶装新酒”原无害于酒，如果装不下还想装下去，那末酒就势必满溢而流。譬如看见有“肝气”字样就与肝肿大联系起来；看见“肾亏”字样就与慢性肾炎联系起来；看见“心气不足，惊悸善忘”字样就“欣然色喜”地说此方可治心脏病。假使有人真的这样做，我们可以肯定这是对整理发扬民间验方没有什么好处的。用了不灵验，甚至造成错误，反怀疑到古时广大人民向疾病斗争积累的验方验于古而不验于今，那就违反《素问》这一句经典名言“善言古者必有合于今”了。

上面选择了几张方子是介绍水肿有用攻下一法的，但是用的时候必须好好掌握现代的诊断方法，还要明白现代药理学、药物学、病理学知识，才能收到很好的效果。心脏病攻之促其死也;肝脏病攻之也颇危险;只有肝脏性腹水是可以用攻法的。可是要胆大心细,不可孟浪从事。我们平日用的方法是"猛药缓服,小量常服"八个字。

我们上面说过,治肾脏性腹水以不伤害肾功能为前提;由于避免肾功能的被伤害,所以治肝脏性腹水也是要忌咸或是掌握低盐疗法的。我们看到民间用猛烈的下药,大便一天十几次,腹部的积水得以暂时减少或消失;但是,如果消失的再满溢起来,减少的再增加起来,那末预后都是很有问题。我们的体会是大戟、续随子、商陆等药既能削弱病者体力,同时又能伤肾;我们并不是说黑白丑最合理想,但是不得已而为之,总较和平些。末了,我们用"五香丸"挫散治感寒伤食有便秘腹痛症状的暴病病人是很好的,所以过去我们用此药末送给劳苦大众,很得到好评。如症见便溏的,加入山楂炭末,用红糖调服,一日数次,也很好的。

(原载于《新中医药》1955 年 8 期,本文金哲夫先生曾参与整理)

医案篇

说　明

一、本篇共集章次公先生临证医案720余则，分为内、妇、儿、外四科，大都是先生在1940年前后的诊案。其中有些病种如回归热、登革热、脚气、性病等，现已少见或绝迹，书中保留有关典型病例，意在展示先生于此是如何辨证、辨病与治疗的。

二、各科分类，大多沿用中医病名，少数采用现代医学病名。方药剂量改用克为单位。医案后的“按”，或论病机，或释方义，或议诊断，或从药测证，或提示临床注意要点。

三、案内处方所用药量，由于上世纪三四十年代药材多为天然生药，药力较强，故用量较轻；今则植物药多为人工种植，药力大减，用量均增大，故用量需根据现行使用之剂量而酌定，以免影响药效。

四、本篇在1979年曾由先生的门人朱良春、刘季和、蒋敏达、姚守诚、陈继农、王冠庭、杨友林、史惠甫、翁绍和、李树仁等集体整理，经朱良春执笔汇总，门人何绍奇、朱步先协助，于1980年由江苏科学技术出版社出版。1999年先生仙逝40周年之际，将先生之遗文与医案以及后人缅怀之文合并印行为《章次公医术经验集》，由湖南科学技术出版社印行，迄今已13年之久，乃重加审订，以臻完善。

一、内科(29个门类)

感　冒

【案1】

魏男。壮热骤然而起，无前驱症，腰腿剧痛，苔白薄满布。非温散不可。

生麻黄3克，川桂枝5克，羌独活各6克，秦艽、西河柳、六神曲各9克，杏仁泥12克，粉甘草3克。

【案2】

侯男。热6日，未得畅汗，腰部酸楚不可耐，头为之痛。

生麻黄3克，杏仁泥9克，杭白芍5克，羌活6克，蔓荆子9克，桂枝5克，香白芷9克，川芎5克，甘草3克。

按　先生对感冒一类病证，如突然头痛、发热、恶寒、骨节疼痛者，或此等症状持续不超过1周者，恒用麻黄汤加味温散而取效。又麻、桂合用，作为辛温解表时，其用量常不如麻黄用于平喘，桂枝用于通络为大。这是“轻可去实”之意。

【案3】

薛男。恶寒特甚，胸闷作呕。麻黄加吴茱萸汤主之。

生麻黄3克，川桂枝5克，杏仁泥12克，淡吴萸5克，姜半夏9克，橘皮6克，六神曲9克，生姜3片，甘草3克，太乙丹1粒。

按　此为外感寒邪、胃失和降之证。恶寒特甚，故用麻桂辛温以散寒；胸闷作呕，故用吴萸、半夏、生姜、杏仁降逆止呕；橘皮、神曲、甘草以和胃。太乙丹又名玉枢丹，具有辟秽、解毒、止呕的作用。

【案4】

曹男。形寒骨楚，风寒束于太阳之表，腠理不得疏泄也。不更衣7日，仲景有桂枝汤加大黄之例，今师其意。

川桂枝(后下)、生麻黄、蔓荆子各3克，羌活9克，生锦纹3克(剉细末分吞)，郁李仁12克，杏仁泥18克，晚蚕沙9克(包)，粉甘草3克。

按　表里俱实，则表里两解，用桂枝加大黄汤。以其形寒骨楚，更益麻黄、羌活等以增强解表之力；以其不大便者7日，故重加郁李仁、杏仁以润肠；大黄小量生用者，以取其轻泻之功。师古方意而不泥于成方。

【案5】

夏女。形寒骨楚，一身拘急不舒，此风寒外束之象；胸闷，喜太息，舌前光红，虽渴欲饮冷，而其脉不见洪大。仍当温散。

麻黄 2 克，荆芥 5 克，紫苏叶 6 克，川芎 5 克，枳实、神曲各 9 克，全瓜蒌 12 克，晚蚕沙 9 克（包），杏仁泥 12 克，甘草 3 克。

二诊 药后，渴欲饮冷者转为思沸饮，此露出中寒之本质矣。可见胸闷、喜太息与两脉软而数，皆寒为之也。

生麻黄 3 克，炮附片 5 克（先煎），细辛 3 克，白芷、白芥子各 9 克，羌活、陈皮各 6 克，荜澄茄、晚蚕沙（包）各 9 克，生姜 3 片。

按 此病初诊胸闷，渴欲饮冷，喜太息，舌前光红，皆假热象也。先生不为假象所惑，而抓住风寒外束之病因病机要点，主以温散。二诊由渴欲饮冷转为思沸饮，系中寒之本质毕露，可知辨证之准确。

【案 6】

何男。有表证，以剧烈之头痛、腰痛为苦，兼有便秘，溲少而痛。木香槟榔丸、九味羌活汤主之。

防风、羌活各 6 克，细辛 3 克，苍术 5 克，白芷 9 克，川芎、黄芩各 5 克，生地 9 克，甘草 3 克，生姜 3 片，葱白 5 茎。另：木香槟榔丸 9 克，1 次吞服。

按 先生曾嘱先服丸剂以通便，后服汤剂以解表。这是破前人先解表而后攻里的方法。其他如急性肠炎的初起，用之也有显效。

【案 7】

张女。骤然而热，恶寒，无汗，头痛，一身酸楚，胸中苦闷，苔薄白而腻，脉不数。感冒之象毕露，一般非一候不能解。

荆芥、防风各 6 克，大川芎 5 克，薤白头 9 克，春砂壳 3 克，生枳实 6 克，粉甘草 3 克。

按 先生于此案，初用辛温解表轻剂 2 剂，效果不显，进而加重辛温之剂，改用加味麻黄汤。所谓加味麻黄汤者，即加用羌活、藁本以助麻、桂温散之力。患者胸中苦闷，苔白腻，得砂壳、薤白头、枳实等辛香宣化之品而症情改善；继以佩兰、砂壳、神曲等芳香化浊、理气消导之药，以奏全功。先生应用辛温解表药，或麻、桂，或荆、防，每叮嘱病人温服、覆被，以助发汗。此是张仲景“温服”、“复取微似汗”之意。病人经依法服加味麻黄汤 2 剂后，果然汗出身凉，诸症悉解。

【案 8】

徐女。3 日来恶寒发热，头痛骨楚，而温温欲吐，舌苔白腻。用此方辛温解表以退热，芳香化浊以镇呕。

荆芥穗、紫苏叶、川桂枝（后下）各 5 克，藁本、川羌活各 9 克，香白芷 5 克，姜半夏 9 克，广陈皮 5 克，六神曲 6 克，生姜 2 片。

二诊 胃肠型感冒与肠伤寒，在难于肯定之际，用发汗剂可以得其梗概。今药后热已退净，两日未再升，非肠伤寒也。胃呆，大便难，食后有泛恶现象，以此法调其肠胃。

佩兰梗 5 克，薤白、姜半夏各 9 克，陈广皮 5 克，云苓、生枳实各 9 克，白豆蔻 5 克，六神曲、谷芽、麦芽各 9 克，佛手 5 克。

按 先生一贯主张“发皇古义，融会新知”，各取所长，以补其短。故其医案中往往应用西医学病名。此案即以其实践经验，来鉴别胃肠型感冒与肠伤寒，值得珍视。初诊解表化浊,得汗而热即退净,可知并非肠伤寒,而是外寒夹湿之感冒。二诊乃用二陈加芳香化浊、通利气机之品,以调整肠胃功能。

【案9】

王女。用麻桂发汗,其热依然不下挫;舌苔厚腻,胸闷泛恶,湿阻中焦,当疏邪化湿。凡邪之夹湿者,其热往往不能迅速下挫,大攻其表无益也。

川桂枝5克,生苍术、橘皮各3克,姜竹茹、带叶佩兰、炒枳壳各6克,姜半夏3克,生姜1片,六神曲9克,晚蚕沙12克(包)。

按 风寒袭于表分,湿浊内蕴中焦,治之大要:疏邪必兼化湿。"凡邪之夹湿者,其热往往不能迅速下挫",伤寒如此,温病更如此。此乃经验之谈。

【案10】

杨男。外感夹湿,湿为阴邪,故恶寒特甚而两足冷。

桂枝、当归、白芷、草果各9克,蚕沙12克(包),秦艽9克,川芎6克,细辛3克,灵仙、神曲各9克。

【案11】

沈男。所谓表邪夹湿者,即感冒影响于消化系之谓也;洒然有寒意,胸闷,苔白,指尖冷,皆其候也。

荆芥、佩兰、白芷、半夏、草果(去壳)、陈皮各9克,厚朴花6克,郁金9克,杏仁、米仁各12克,枳壳6克。

按 湿为阴邪,最易令气机失于流畅,故胸闷、苔白腻为必有之症状。临床多用芳香开泄,轻则藿、佩、橘、蔻,重则枳实、半夏、草果。沈案以湿为主,侧重在辛开;杨案恶寒特甚,两足不温,以寒为主,侧重在温散。

【案12】

解男。脉数为热,苔滑为湿;热从外来,湿由内生;外来不外风寒,内生者多由食积。

荆芥6克,前胡9克,杏仁12克,桔梗9克,白芷6克,苏梗6克,紫菀9克,神曲9克,枳实6克,槟榔9克,萝卜子9克。

按 此亦表里两解之法,感冒夹湿(食)者宜之。

【案13】

陈男。阳虚之人,重受风寒而咳,身半以下,其痛如刺;热虽不高,而合目有迷蒙状。夫实则谵语,虚则郑声,而脉沉细,虚象也。柯氏有"太阳虚便是少阴"之说,予麻黄附子细辛汤加味。

蜜炙麻黄3克,炮附块6克,北细辛3克,全当归9克,杭白芍9克,炙紫菀9克,炙远志5克,旋覆花9克(包),炙款冬9克,清炙草3克。

按 素体阳虚,复感风寒,表散则伤正,温补则留邪,惟麻黄附子细辛汤标本兼顾,两全其美。先生化裁古方,以麻黄辛温散表邪;附子温阳强心;炙草益气扶正;归、芍和营养血而缓麻、附之辛燥;再加紫菀、款冬、远志以化痰止咳。处方照顾周到,值得效法。

【案14】

葛女。在感冒流行之际,虚人最易感染,其发亦异于常人。今恶寒特甚,手足厥冷,脉细欲绝，盖当归四逆汤证也。

全当归9克，川桂枝6克(后下)，杭白芍9克，北细辛3克，梗通草5克，淡吴萸3克，川羌活9克，左秦艽9克，清炙草3克，生姜2片，大枣7枚。

按 虚人感冒，其发与常人有异，不可徒以解表为法。此人恶寒特甚，手足逆冷，脉细欲绝，乃是平素阳虚血弱，复受外寒，故用当归四逆加吴茱萸生姜汤。以细辛、羌活散寒；吴萸温中；当归、白芍活血养血；木通、桂枝通血脉；生姜、大枣调和营卫。

【案15】

田老太。发热旬日不退，而恶寒未罢；渴喜热饮，而两足不温；持其脉时有歇止。此症上热而下寒，是戴阳之渐；热在外而寒在内，是格阳于外。暑令有此证候，温补之剂，效如桴鼓，古人以井水喻之，致知格物，医者亦不可不知。有谓夏令禁用附桂者，实不可从。夫医者药随证转，何可拘泥?！拟四逆汤合玉屏风散。

炮附块9克，炮姜炭5克，清炙草6克，生黄芪12克，生白术9克，蜜炙防风3克，全当归9克，北细辛3克，梗通草6克。

按 此亦虚人感冒，用四逆汤温少阴之经，复入细辛以散寒；玉屏风散加当归则取补中寓散之意。案语强调辨证论治，实为先生生平毅力所注。

【案16】

李男。老年人各部功能皆形衰减，稍有感冒，遂困惫异常，冷汗如瀋。予桂枝汤加附，咳加紫菀，苔腻加草果。

桂枝5克(后下)，炮附子5克，白芥子5克，杭芍12克，炙紫菀9克，煨草果6克，粉甘草3克，羌活6克，桑寄生12克，香白芷9克，生姜3片，大枣7枚。

按 此案冷汗如瀋，乃心阳衰微之征，虽有感冒，不可攻表。

先生认为“桂枝汤并非表药，强壮剂也”。机体功能增强，何患外感不愈。方中加附子，力挽衰微之心阳。

【案17】

马女。临风洒然毛耸，一身酸楚如被杖，此时气之征也。重身六个月，大便难，不可峻下。

川桂枝5克(后下)，杭白芍9克，粉甘草3克，青防风9克，川羌活9克，左秦艽9克，光杏仁15克，炒枳实9克，全瓜蒌12克，六神曲9克，生姜2片，大枣7枚。

按 此亦表里俱病之证，以表为主，又因患者系孕妇，故用桂枝汤复加羌、防等以解表，又用枳实、神曲、杏仁、瓜蒌导滞去积。此与上案有同有异，当互相参证。

【案18】

王女。寒热无汗，一身骨节尽痛；经事适来，故精神烦闷特甚。此仲景所谓热入血室。进一步可见精神症状。

软柴胡5克，净麻黄3克，川桂枝5克，川羌活9克，大川芎5克，桃仁泥12克，粉丹皮9克，京赤芍9克，生甘草3克。

二诊 形寒肌热已减，经水时有时无，脐下结块而痛。凡经行而病热，所苦皆倍甚。

软柴胡5克，全当归9克，大川芎5克，桃仁泥12克，炙乳香9克，炙没药9克，制香附9克，小青皮9克，延胡索9克，台乌药9克，生艾叶9克。

按 热与血结,便当活血通络,以破其结,血行则邪热可随之而解。此案初诊一面解表,一面行血;二诊则因“经水时有时无,脐下结块”,乃放手逐瘀。

【案19】

任女。先是一身骨节酸痛,如有虫行皮中;一周后见高热而右脉沉伏,胸中憎热如炙,不可须臾耐。然则初起之骨节酸痛,实乃经行之前驱。月事不应至而至,入暮神志有昏糊状,是热入血室之候。

醋炒柴胡6克,酒炒黄芩9克,净连翘15克,生茜草9克,嫩紫草5克,炒荆芥6克,姜半夏9克,石菖蒲9克,辟瘟丹1粒(研末吞)。

按 “热入血室”见《伤寒论》太阳篇。指妇女在月经期间感受外邪,邪热与血互结,出现少腹满痛,寒热往来如疟,昼日明了,暮则谵语等症状。治疗轻则刺期门,重则小柴胡汤。此案用其方而去甘、芍。加紫草、茜草、炒荆芥、连翘,以凉血逐瘀清热;菖蒲开窍醒神;复用辟瘟丹以治外邪,正合其病。

“辟瘟丹”系成药,上海现改名“解暑片”,由73味中药组成,有解毒、辟秽、止腹痛吐利之效。

【案20】

奚男。白昼绝对不热,其热作于夜间,连作3夜,热时汗出,其舌苔薄黄带腻,兼见骨节痠痛,则主感冒。感冒亦有此种热型者。

醋炒柴胡6克,白芍6克,酒炒黑大豆12克,淡黄芩5克,白薇9克,煨草果5克,秦艽9克,片姜黄5克,威灵仙9克,粉甘草3克。

按 此例舌苔薄黄带腻,关节酸痛,只有三夜,故诊为感冒。如果夜间发热日久不愈,则应考虑为其他疾病。

【案21】

马男。伏温亦是流行性感冒。苔腻、欲呕是肠胃型感冒,故难速效;寒热有起伏,可予达原饮。

厚朴3克(研细末),煨草果6克,白芍9克,酒炒黄芩6克,槟榔9克,知母9克,粉甘草3克,姜半夏9克。

按 此案苔腻,欲呕,寒热起伏,一派湿热蕴结之象,故予达原饮加减,以疏解宣通,燥湿清热。

【案22】

陆男。暑令感冒,恶寒无汗者,不忌麻桂;今有汗,且不甚恶寒,则清代医家之法尚矣。

大豆卷15克,带叶佩兰9克,冬桑叶9克,甘菊花9克,陈皮5克,炒枳壳9克,赤苓16克,牛蒡子9克,佛手片5克。

按 此夏令感冒,方用桑、菊、牛子辛以散风;枳实、佩兰、橘皮、佛手芳香化浊;豆卷、赤苓淡渗利湿。是取清代医家轻清宣化之法。

【案23】

马男。余热总不能尽,面色萎黄。凡正气不足者,无论其热由于内伤、外感,皆难速效。东垣于暑令之热多用补药,正此故也。今师其法。

潞党参9克，麦冬9克，五味子5克，生黄芪9克，香青蒿9克，净连翘16克，荷梗30厘米，绿豆衣6克。

按 经曰："气虚身热，得之伤暑。"东垣于是有清暑益气汤之制。此案以余热不尽，气阴两亏，故师东垣法，用参、芪以扶正气，麦、味之养阴液，复入青蒿、连翘、荷梗、绿豆衣清解暑热。

【案24】

冯男。苔有湿象，头眩，神倦，此暑邪也。

香薷9克，扁豆9克，厚朴花3克，枳壳9克，赤茯苓9克，木瓜9克，佩兰梗6克，鲜藿香9克，晚蚕沙9克(包)，佛手6克，五磨饮9克(分2次吞服)。

按 暑多夹湿，叶天士谓"夏热气闭无汗，渴饮停水"是也。方取香薷饮加利湿理气之品，芳香化湿，气行则水行。香薷一味，叶天士谓"辛温发汗，能泄宿水"。诚为夏月感冒之妙品。

【案25】

曹女。从童年迄今，每逢夏令有疰夏。下午有微热，纳呆，苔腻，予芳香化浊法。

佩兰叶12克，生苍术6克，橘皮6克，扁豆衣12克，厚朴3克，车前子12克，炒苡仁18克，藿香梗12克，佛手片5克。

二诊 下午体温正常，食量亦增，唯疲乏而已。

生苍术6克，木瓜6克，陈皮6克，川朴3克，米仁15克，佛手5克，谷麦芽各12克，砂仁3克。

按 疰夏或称夏季热，多为暑邪夹湿，但有偏暑、偏湿的不同。湿偏盛者，其热不扬，治以芳香化浊、淡渗利湿为主；暑偏盛者，每多壮热，人参白虎汤之类。此案为湿偏盛者，投芳香之品后热退，继以平胃散加减燥湿为功。"疲乏"仍为湿困，非气虚，故不用参、芪。

【案26】

王女。其舌尖红，流行性感冒之的证。古籍以时令定病名，有称为冬温者。得汗不解，法当凉散。

薄荷5克(后下)，豆豉9克，桔梗5克，浮萍草5克，前胡6克，杏仁泥16克，桑叶皮各9克，菊花9克，粉草3克，全瓜蒌9克，枇杷叶3片(去毛，包)。

按 风寒表证，宜乎辛温发散；温热表证，则应凉散为法。此病舌尖红，得汗不解，为温热外感所致，治用辛凉轻剂桑菊饮加减，轻宣凉散，颇为中肯。

【案27】

蔡男。喉蛾双发，焮红肿痛，恶寒已罢，当清其热。

紫花地丁16克，板蓝根9克，大青叶9克，山豆根9克，连翘9克，黄芩9克，桑白皮9克，绿豆衣16克，知母9克，甘草3克。

按 喉蛾红肿，即急性扁桃体炎，多为感冒之并发症。其有表症者，仍当表散；如发热不退，则当用清法。此症"恶寒已罢"，为风寒已解；喉蛾"焮红肿痛"，系邪热为患。方用苦寒之品清热解毒，颇为对证。

【案28】

邵女。寒热3日，脉数不静，舌红苔腻，颇类时症初起，不可忽视；兼见咳呛不爽，7日不更衣,则咽喉咽饮作痛,良有以也。

豆卷12克,鸡苏散12克(包),川郁金3克,杏仁泥9克,活芦根30厘米,葛根9克,黑山栀9克,枳实9克,紫菀9克,全瓜蒌12克。

按 肺气通于喉,肺与大肠相表里,咽喉肿痛而兼大便秘者,通大便则咽喉肿痛可迅速消退。此案既用豆卷、鸡苏散、葛根、山栀解表清热,又用杏仁、紫菀、瓜蒌祛痰止咳,更用枳实、郁金配瓜蒌宣中通便,表里兼治,照顾周到。

【案29】

朱弟。咳呛可引起失音与咽痛;其苔白,微恶寒,疏散风寒即是。

冬桑叶5克,薄荷叶3克(后下),粉前胡5克,光杏仁9克,玉桔梗5克,浙贝母9克,牛蒡子9克,胖大海3只,玉蝴蝶3克,生甘草3克,嫩射干3克。

按 此症由肺受风寒,咳呛所引起,苔白,微恶寒,病仍在表,故以疏散风寒,宣通肺气为治。

【案30】

张女。感冒发热三四日,咳引胸膺痛,咯痰不爽,临风毛耸。

荆芥9克,白前9克,桔梗3克,紫菀9克,陈皮6克,百部6克。甘草3克,苏子12克。

二诊 服止嗽散后,咳减轻,咳引胸膺痛已除,咯痰仍不爽,怕风。

桔梗3克,苏子12克,陈皮6克,大力子9克,薄荷叶5克(后下),象贝母9克,粉草3克,车前子9克(包)。

按 方用《医学心悟》止嗽散,此方不寒不热,温润和平,既无攻击过当之虞,大有启门驱敌之功,是以客邪易散,肺气安宁。

【案31】

徐女。曾患风疹块者,如有感冒,用辛温之发散药,恒能引起疹之复发。本来西药中之水杨酸制剂,特异质亦能发疹;中药荆芥、西河柳亦然。

前胡6克,秦艽9壳,刺蒺藜9克,桔梗5克,当归6克,桂枝3克(后入),苏子9克(包),神曲9克,晚蚕沙9克(包),白芍9克,粉草3克,谷麦芽各9克。

按 荆芥、西河柳等辛温发散药,能引起风疹复发,确系经验之谈。本案系"曾患风疹块"之感冒,故避免使用此类药物。

春温、风温

【案1】

殷男。体温39.9℃,脉数(124次/分),此春温症之重者也。病甫6日,精神殊觉困顿,舌光红起刺。两日之中,冀其速解,不解则缠绵时日矣。

鲜生地24克,知母、玄参、黄芩、连翘、青蒿各9克,天花粉、车前子(包)各12克,郁金3克,鲜石菖蒲6克。

二诊 其热一如昨日,夜间两颧发赤,舌红起刺,咳不甚剧而痰多,神志迷蒙,邪陷心包。心包者,实指中枢神经也。

南沙参9克,鲜生地2.4克,带心麦冬9克,带心连翘12克,桑白皮12克,陈胆星3克,远志6克，白茅根30克，紫雪丹1.2克（每4小时服0.3克）。

按 本案系春温重症，里热伤津，故病甫6日，精神困顿，舌光起刺。首方重用甘寒养阴，配以苦寒直清里热。二诊以邪陷心包，故加紫雪，以清热解毒，开窍镇痉。

【案2】

周男。体温39.5℃，谵语见于病起之第3日，在肠伤寒殊为少见。呼吸紧张，时有痰凝于喉间，咯吐不爽，此温邪首先犯肺之候。

桑白皮9克，地骨皮9克，连翘12克，知母9克，杏苡仁各9克，葶苈子9克，地龙9克，远志肉4.5克，瓜蒌仁9克（玄明粉9克同捣），生甘草2.4克。

二诊 气略平，入夜两颧发赤。如见神蒙，便是逆传心包之候。

生麻黄2.4克，生石膏30克，光杏仁9克，粉甘草3克，淡黄芩9克，地龙9克，桑白皮9克，远志肉4.5克，陈胆星2.4克，石菖蒲9克。

按 热邪迫肺，灼液为痰，肺气阻痹而咳喘，乃为风温必有之症。首诊用桑皮、地骨皮，连翘、知母、地龙以泻肺经之热；葶苈、杏、苡、瓜蒌以消痰利肺；远志祛痰宁神；玄明粉与瓜蒌同捣，既可清化热痰，又兼通里荡邪。二诊用麻杏石甘加黄芩、桑皮、地龙开闭泄热；陈胆星、菖蒲、远志以祛痰宁心。痰热廓清，则可免逆传心包之险。

【案3】

顾男。身热自汗出而不能解者，是为风温。病5日，从未得便。凡温邪皆下不嫌早。

粉葛根9克，淡黄芩9克，地枯萝12克，春柴胡9克，连翘9克，望江南30克，黑山栀9克，菊花9克，赤苓9克，郁李仁12克。

按 病人服本方3剂后，即热退身凉。其后曾因纳谷欠香，神倦，复诊两次。先生以异功散加味给予调理善后。由此足见“温邪下不嫌早”，确是经验之谈。方中郁李仁、望江南均是通便药，而望江南通便作用缓和而可靠，且无腹痛和继发便秘等副作用，因此用于热性病很是安全。但此药必须浓煎，否则效果较差。

【案4】

邓左。1941年2月4日初诊。排便有白色黏液，胃之右侧作痛，病灶在肠之象，曰昨因高热而咯吐红色之痰，予凉膈散。

玄明粉（冲）、黑山栀各9克，黄芩12克，青蒿子、桑白皮各9克，生锦纹4.5克（后下），净连翘12克，薄荷6克（后下），杭白芍9克，淡竹叶30片。

二诊 所咯之血，稀散不凝，自觉右胁痛，入夜有迷蒙状，此热高也。

玄参9克，天花粉9克，连翘9克，白薇12克，麦冬9克，丹皮10克，知母9克，银花12克，黄芩9克，青蒿子9克，芦根30克。

三诊 肺炎，因高热而吐红色之沫，右胁痛，喉间痰声漉漉，此温邪首先犯肺，入夜迷蒙，有逆传之象。

北沙参6克，桑白皮9克，麦门冬9克，生石膏15克（先煎），芦根30克，桔梗6克，知、贝母各9克，卷心竹叶30片，京玄参9克，地骨皮9克，淡黄芩9克，葶苈子9克，杭白芍9克，苏合香丸1粒（化服）。

按 此例壮热陡作，伴有胸痛痰鸣，咯吐血沫，而外无恶寒之情，内乏阴津之供，其热郁肺而不得泄，势必下迫，以大肠与肺相表里，故“排便有白黏液”，《内经》所谓“肺移热于大肠”也。

凡疾病之始,其外证尚未毕具,每贻辨证以困窘。此例初诊称其“病灶在肠”,迨三诊方确断其为“温邪首先犯肺”,先生不讳言其误,坦然修正诊断,且案中绝无一辞以文饰,其实事求是精神,堪作后学之楷模。

此例初起,虽按西医辨病,定位不确,然其施治则仍遵中医传统,是以未致与证情相扞格。首方用黄芩、栀子、连翘、薄荷、竹叶、桑白皮等味,清泄上焦郁热;又以降泄之大黄、玄明粉,因势利导,借阳明为出路,方药颇有力量。奈其时邪热鸱张,未能奏功。

二诊因邪热炽盛与阴津亏耗之症状愈益突出,故立方从育阴清热着手。

三诊之方,则系通过确诊,针对其证情之热壮阴耗、痰热阻肺、闭窍迫肠,而兼采白虎、增液、泻白以及葶苈大枣泻肺汤诸方之长,并加清心开窍之品而成。方用石膏、知母、贝母、桔梗以清热宣肺化痰;取泻白散中之地骨皮、桑白皮,益以黄芩,上泻肺热而疗胸痛痰红,下清大肠而除白色黏液;用卷心竹叶、苏合香丸以清心开窍;仿增液汤之用玄参、麦冬,并伍以沙参、白芍、芦根,以救其亏耗之阴津;其用葶苈子者,以葶苈“走肺经气分,兼走大肠,从上下降”(节引自《温病条辨·解儿难》),仍冀肺中伏热痰浊,借大肠为出路。立意周密,选药精当。

【案5】

伊男。平卧则喘,痰有铁锈色,左肋痛,此三者皆肺炎之证候。初起曾有战栗,壮热而神蒙者,属大叶性肺炎。

生麻黄4.5克,桔梗6克,生石膏12克(研末另吞),黄芩6克,葶苈子6克,杏仁泥12克,杭白芍9克,桑白皮9克,粉草4.5克,活芦根30克(去节)。

二诊 痰中仍有铁锈色,肺循环郁血故也。两脉细数不整,平卧则气逆,此二者皆循环系病。病虽因咳而起,治咳尚是次要。麻黄所以为此症主要药,即因其能亢进血压,消失郁血故也。

生麻黄4.5克,升麻4.5克,车前子12克(包),五味子4.5克,桔梗9克,海蛤壳24克(先煎),葶苈子9克,杏仁15克,杭白芍12克,桑皮9克,紫菀9克,粉甘草4.5克。

按 大叶性肺炎辨证多属痰热壅肺。方用麻杏石甘汤加味,一则用其宣肺达邪,一则以其清热化痰。方中生石膏研末吞服,在于清热之功较煎服为优。近世张锡纯先生常用此法,以治温热病壮热之证。

暑湿、湿温

【案1】

宗男。病甫3日,身热不退,腹痛便溏,日七八行,色红如血,苔腻脉数。暑湿之邪,深伏其内,非小恙也。

白头翁9克,川雅连2.4克,黄柏9克,黄芩9克,银花炭15克,连翘9克,郁金6克,马齿苋12克,荠菜花12克,滑石9克,鲜荷梗30厘米。

二诊 药后便血大见瘥可,今晨大便色黑而溏,前方再进。白头翁9克,秦皮9克,川雅连1.8克,黄柏9克,白槿花15克,马齿苋15克,败酱草12克,滑石9克,苦参片6克,陈红茶9克。

三诊 凡时症初起，便溏如血，继以色黑如胶者，预后大都不良。进白头翁汤，大便次数减。然头昏目眩，神情疲惫，深虑正气不支，发生虚脱。

银花15克，连翘12克，小蓟炭12克，马齿苋12克，贯众炭12克，赤苓12克，碧玉散12克(包)，车前子9克(包)，荷梗30厘米。

四诊 重用苦寒清肠之剂，便之如酱者已止，而又见咯血。其血虽因咳而来，但其人之血液易于渗溢，已无可讳。肺与大肠相为表里，必须大剂清肠润肺，双管齐下，以免顾此失彼。

玄参6克，寸冬9克，桑白皮9克，知母9克，生侧柏叶18克，茜草炭12克，金银花15克，冬瓜子9克，杏仁泥15克，甘草3克，白茅根1扎。

五诊 便血咯血，俱不再作。数日来之变化，固然出乎意外；而今奏效之速，亦非始料所及。热虽下任，而脉犹虚数，还虑虚中生波。

北沙参9克，干地黄12克，白芍9克，麦冬9克，玉竹9克，冬青子9克，旱莲草9克，料豆衣12克。

按 此证属暑湿内伏，化火动血。前二诊以白头翁汤加清暑利湿之品；三诊虽见虚象，既为暑湿，未可遽补，冀邪去而正安。孰知一波未平，一波又起，继见咯血，是热邪迫肺，亦暑瘵一类。所幸几经清暑利湿，热减湿去，故四诊清大肠、滋肺阴双管齐下，五诊更放手养阴，开始步入坦途。

【案2】

劳男。病热一候，其热弛张无定，语言低沉。此与外感风寒者有别，乃温邪也。渴喜热饮，内有伏湿；手臂红点隐约，有入营之象。病之缠绵，为意中事。

鸡苏散9克(包)，带叶佩兰9克，连翘12克，黄芩9克，青蒿9克，白薇12克，紫花地丁9克，甘露消毒丹9克(分3次吞)。

按 温邪夹湿，多缠绵难解。方用蒿、芩、连翘、鸡苏散等清热利湿，湿遇芳香则化；以其手臂红点隐约，有入营发疹之势，故再加白薇、紫花地丁凉血解毒。甘露消毒丹，是叶天士用治温热夹湿、湿温、时疫在气分氤氲难解之方。据王孟英经验："但看病人舌苔淡白，或厚腻或干黄者，是暑湿热疫之邪，尚在气分，悉以此丹治之立效。"

【案3】

谢女。壮热一候，苔白腻满布，胸中窒闷异常，呻吟之声，不绝于耳。此温邪夹湿，交阻肠胃，非短时间所能取效，予达原饮加味。

粉葛9克，柴胡4.5克，黄芩9克，知母9克，枳实9克，槟榔9克，煨草果4.5克，白芍9克，粉草15克，佛手9克。

按 胸中窒闷为湿温必有之证。盖湿热蒸腾，阻滞气机，胸中清阳之地，遂为云雾之乡。治当急急开泄，宣透募原，方用湿热并治的达原饮加减：草果燥脾去湿，芳香辟秽；槟榔、佛手、枳实疏利壅滞；知母、黄芩、白芍清热泻火；柴、葛透邪外达。

先生尝说："余遇有湿温证，外有表邪，苔腻胸满，好以柴、葛并用。盖柴胡虽不能发汗，然而疏导少阳，使上焦得通，津液得下，其人濈然汗出；若表证未罢，里热已结，柴胡更属妙品。用其通便祛浊，稳当无比。"录之以供参考。

【案4】

孔男。病湿温匝月，苔灰腻，脉濡数，扪其肌肤，不甚润泽而热。与人问答，有意识者半，不知所云者半,合目则谵语频作,不更衣10日许。邪气尚未肃清而正气虚,已是吃紧之极。

软柴胡4.5克,制川朴4.5克,生苍术4.5克,黄芩9克,全瓜蒌12克,杭白芍9克,生枳实9克,连皮槟榔9克,山楂肉12克,莱菔英9克,六神丸30粒(分3次吞)。另:参须15克,浓煎代茶。

原注:此人午后服药,至翌晨3时许,得垢腻之大便甚畅,热减神清。从此方加减,凡10日许而病瘥。

按 邪盛正虚,用参以固正气;身热,大便旬日未解,用柴、芩、枳、朴、瓜蒌、槟榔清热导滞通腑;莱菔英既可清肠,又可行滞。六神丸习惯用治咽喉病,可是先生认为"六神丸并可兴奋心肌与脑神经"。先生曾说:"热病心力衰竭用附桂则人畏惧,用六神丸既能强心,又不遭谤。"热病心衰或中毒性休克用之,多奏良效。

【案5】

王男。神气肃索,高热1周,第2天即耳聋,谵语,两手痉动。假使外邪,决无如此严重,假使温邪,初期而呈此象,预后不良,无待言矣。

大豆卷12克,黑山栀9克,陈胆星6克,石菖蒲12克,黄芩9克,银柴胡4.5克,带心川贝6克,广郁金4.5克,连翘9克,白茅根1扎,青蒿子9克,紫雪丹0.9克(吞)。

二诊 肠伤寒初起一二日耳聋神糊者甚少,苔厚腻而尖淡红,续予下方:

石菖蒲9克,连翘9克,白薇9克,苦参片6克,赤苓9克。陈胆星4.5克,黄芩9克,青蒿子9克,银花9克,紫雪丹0.9克(吞)。

三诊 得衄仍不解,便当预防各部出血,而以肠部为甚。其证候以仲景分类,为阳明证。便通,则是阳明经证。

天花粉12克,银花12克,黄芩6克,石菖蒲9克,肥知母9克,连翘9克,山栀9克,广地龙9克,白茅根1扎,绿豆衣18克,青蒿子9克。

按 服昨药,神志大清,惟懊侬不已。

四诊 温邪夹湿,今第11日,神志从迷蒙冲转清朗,腹部隐约有玫瑰疹,佳象也。舌见淡红,后半白腻,可以证明其病灶在肠。在此数日之内,处方总是阳明范围。

天花粉12克,黄芩6克,紫花地丁9克,白薇9克,粉甘草3克,银柴胡6克,净连翘9克,苦丁茶9克,银花15克,茅芦根各30克。

五诊 得黑色便,吾人不能遽下肠出血之断语。假使肠出血其人多脉伏、肢冷,呈虚脱状态。今泻下,病势反挫。

川黄柏6克,银花炭12克,飞滑石9克(包),带心川贝6克,苦参片9克,嫩白薇9克,连翘9克,石菖蒲9克,淡竹叶30片,粉甘草3克,炒荠菜花12克。

六诊 病历二候,舌质淡,根黄腻,湿与温已成相持之局,清温渗湿并进。

川雅连1.2克,苦参片6克,赤苓9克,萆薢9克,连翘9克,黄柏6克,黄芩6克,通草3克,泽泻9克,石菖蒲9克,生熟苡仁各12克,甘露消毒丹30克(分2次泡茶)。

七诊 湿温证之白痦,半因于多汗,皮肤不清洁;半因于毒素由肌腠外泄。医者要在任其自汗,强之使出不可也。故时医从疏散法透痦,等于揠苗助长。

清水豆卷12克,连翘9克,苦参片4.5克,泽泻9克,炒米仁12克,牛蒡子9克,白薇12克,川黄柏4.5克,葛根24克,车前子9克(包)。

按 此诊时病人发热早轻暮重,但最高不超出38.5°C。

八诊 湿温证第16日，神志清晰，在极期中见之，最是佳象。大便溏，日约三四行，则为此时所最忌。古人苦以坚之，此类药多能收敛肠黏膜。

川黄柏4.5克，川雅连1.5克，荠菜花9克，白槿花12克，苦参片9克，银花炭12克，通草3克，生地榆12克，赤苓9克，嫩白薇9克，荷叶1角。

九诊 病虽已呈尾声，热退净，而便溏犹未尽除。

前方加艾叶6克，藕节5只，杭白芍9克，乌梅6克，去赤苓，通草，荠菜花。

按 此案高热1周即见耳聋、谵语、两手痉动等病情严重之象，是伤寒之重者。初予清热开窍之方，加紫雪丹镇痉熄风，药证相投，应手而效，神转清朗。因其病灶在肠，继则直清阳明，苦寒坚肠抑菌，避免了肠出血的并发症，大大缩短了疗程。七诊时，葛根用至24克之多，一则取其长于解热，二则取其能松肌，有促进毒素排泄之功效。

【案6】

刘女。吞厚朴末，闷已瘥减。湿温证之闷大别有二：热度高时，心脏不强之闷，其脉多虚弱；热不高亦闷者，营养缺乏居多，仲景称为虚痞。此二者，党参皆能治。厚朴、郁金之治闷，纯是健胃作用，因其芳香挥发，多少有催动血行之故，对于心脏不强，稍有助益；用于虚痞则无效。病者汗多，面色不华，虚象居多，芳香类药不宜常服。世人只解芳香化浊(栀子厚朴汤)，不解甘温健脾并用之法(如泻心汤)，仲景之说，衰佚久矣。

川连1.2克，姜半夏9克，干姜4.5克，党参9克，黄芩6克，粉草3克，生姜1小块，厚朴末2.4克(分2次吞)。

按 痞者，满而不实之谓。本案虽有邪热壅聚，然汗多、面色不华，心脾两虚之象显露，故为虚痞无疑，予仲景泻心汤，确系对症方药。

【案7】

赵男。热9日不退，舌边尖红绛，呈三角形，此唯湿温证之阴伤者有之。夫阴液为抵御温邪之根本，初起阴液即耗，将来之变化殊难逆料。

清水豆卷9克，鲜生地18克，北沙参9克，知母12克，花粉18克，连翘12克，黄芩9克，卷心竹叶30片，碧玉散12克(包)，粉葛根30克(煎汤代水)。

按 此例病甫九日，即见阴伤，欲滋阴则碍于湿热，使湿得阴柔。在此三难之中，乃甘寒、苦寒、淡渗并用。粉葛甘平微辛，本经谓“主消渴”，自张凤逵、叶天士倡“葛根耗胃汁”之说，故津伤者毋敢用之。今取其“内升胃津以滋肺，外散肌表之热”，且用量较大。可见先生毫不因循守旧。

【案8】

吴男。热已旬余不退，其热早暮起伏，夜来谵语手痉，多半是肠伤寒。泄泻、腹中雷鸣，予葛根芩连汤加味。

粉葛根9克，黄芩9克，川连1.2克，银花炭9克，连翘9克，苦参6克，赤苓12克，六一散12克(包)。

二诊 泻减，昨夜依旧谵语手痉，苔不厚腻，此温重于湿者。

清水豆卷12克，黄芩9克，银花9克，连翘12克，青蒿子9克，白薇12克，地龙9克，赤苓9克，天花粉9克，神犀丹1粒(化服)。

三诊 据实验室检查报告，可确诊为肠伤寒。耳聋，谵语，手痉，舌红，加养阴药。

银花9克,连翘12克,白薇12克,玄参9克,细生地15克,石斛9克,川连1.5克,知母9克,赤苓12克,神犀丹1粒(化服)。

四诊 谵语、手痉大定,数日之内,别无变化,便有出险之望。

银花12克,连翘12克,黄芩9克,生石膏30克(打),青蒿子9克,白茅根1扎,赤苓9克,石菖蒲9克,神犀丹1粒(化服)。

按 湿热蕴结,身热泄泻,腹中雷鸣,故有取于葛根芩连。热重于湿,内扰心营,夜则谵语,故于二诊开始,侧重清热。神犀丹由犀角、银花、黄芩、生地、连翘、板蓝根、豆豉、玄参、花粉、紫草、甘中黄、鲜石菖蒲汁组成,有清热、凉血、解毒及宣透作用。

【案9】

陈女。热13日,舌边尖红,苔中白腻,此湿温证。病者神志有迷蒙状,胸前后呈现不明显之红点,此毒邪欲由毛窍外泄,当因其势而利导之。

银花9克,连翘9克,黄芩9克,升麻3克,竹叶30片,黑山栀9克,紫花地丁9克,赤芍9克,丹皮9克,紫草9克。

二诊 精神症状特别显著,血中热毒炽盛也。

银花9克,连翘12克,紫草6克,紫花地丁12克,丹皮9克,赤芍9克,焦山栀9克,赤苓9克,碧玉散12克(包)。

按 湿温虽由热与湿搏结而成,而湿与热往往有侧重,此即热重于湿者。病延13日,大部分湿邪已从燥化;舌边尖红,神昏,斑疹隐隐,有入营之趋势。故用药重于清热、凉血、解毒。

【案10】

仲男。病伤寒12日,其热在弛张不定中。热之退,不足喜;热之高,不足虑。所虑在神志迷蒙,脉来糊数。扶正实为当务之急,医者当权衡其轻重缓急,不可墨守成规。

生黄芪9克,潞党参9克,小生地18克,麦冬9克,连翘12克,石斛9克,陈胆星2.4克,粉草3克,鲜石菖蒲9克。

二诊 病13日,已入严重阶段,入夜神识昏糊,谵语不休,热型升降无定。升者邪盛正虚之势,降者正复邪减之候。在此惊涛骇浪之中,只有扶持正气,最关紧要。

大生地24克,带心麦冬9克,带心连翘15克,玄参9克,北沙参9克,知母9克,鲜石斛9克,碧玉散12克(包),黄芪9克,广郁金3克,鲜石菖蒲9克,生米仁30克。

三诊 伤寒两候,正在严重时期。虽夜间神昏、谵语,幸无重大变化。能再坚持一候,则化险为夷,或有希望。今其热不退,津液、体力俱已亏耗,故扶正养阴,两属重要。

大生地24克,连心麦冬12克,带心连翘12克,北沙参9克,鲜石斛9克,知母12克,鲜石菖蒲9克,青蒿9克,生米仁30克。

四诊 伤寒半月,病在进行中。所幸体力、津液,由于将护得当,加之药物补益,形势尚见良好。可见扶正实为治伤寒之要法。

生黄芪24克,党参9克,大生地15克,知母12克,连翘12克,石斛9克,生米仁18克,远志肉4.5克,五味子4.5克,鲜石菖蒲9克。

五诊 病已16日,迭进培元扶正之剂,病势渐向光明之途迈进。多言与不静皆能引起气急,培元扶正,乃不移之法。嘱多静卧。

党参24克，麦冬12克，五味子4.5克，炮附片4.5克（先煎），大生地24克，山萸肉9克，象贝9克，生米仁30克，浮小麦9克。

六诊 伤寒在此期间，最为吃紧关头，扶正之外，滋养饮料尤不可少。若数日内能安然度过，则大海航舟，岸影近矣。

高丽参须4.5克，炮附块4.5克（先煎），党参12克，炙鳖甲30克（先煎），麦冬9克，细生地18克，象贝12克，生米仁24克。

七诊 伤寒19日，其热仍在高峰，病者自觉胸次烦热，口渴引饮，此壮热内炽，在扶正药中，当复入清润之属。

高丽参须6克，鲜石斛9克，炙鳖甲24克，炮附片4.5克（先煎），鲜生地30克，大贝母9克，连翘9克，广郁金2.4克，鲜石菖蒲9克，生米仁18克，鲜荷梗30厘米。

八诊 病势稳定，危险期大致度过，舌边尖红，数日内不可大意。

高丽参须6克，鲜生地30克，石斛9克，连翘12克，炮附块6克，麦冬9克，黑大豆15克，大贝母9克，鲜荷梗30厘米。

九诊 病势渐趋坦途，津液将复，舌润，新苔已布，可以无虑。

银柴胡4.5克，青蒿9克，细生地24克，炙鳖甲30克（先煎），浙贝9克，生米仁30克，黑大豆15克，鲜荷叶1角，谷麦芽各9克，高丽参须6克。

按 此虚人而病湿温者，湿热日久，化燥化火，而气阴不足，脉来糊数，神识昏蒙，故治疗颇难。毅然主以扶正养阴，俾正气得复，始可与病邪抗争。尤其是五诊以后，屡用附子振奋阳气，与大队养阴药同用，取阳生阴长之意，而无灼阴伤津之弊。

【案11】

徐男。病历17日，热势早暮弛张，西医诊为肠伤寒。舌苔虽黄腻，而牙龈出血时作，热入营分，不可墨守芳香化湿之成法。

青蒿9克，白薇9克，银花15克，连翘12克，小生地24克，泽兰6克，知母12克，紫花地丁9克，郁金6克，鲜石菖蒲9克，碧玉散12克（包）。

二诊 热势大退，牙龈出血不止。

鲜生地24克，知母12克，麦冬9克，银花12克，连翘9克，花粉9克，玉竹9克，苦参6克，绿豆衣6克。

三诊 脉静身凉，龈血亦大减。

大生地15克，知母9克，玉竹9克，冬青子9克，旱莲草9克，制首乌12克，黑大豆15克，仙鹤草12克。

四诊 病势入恢复期，但食欲不振，苔腻，略予和胃消导。

佩兰梗6克，苦杏仁9克，炒枳实6克，广郁金4.5克，生鸡金9克，谷麦芽各9克，佛手片4.5克。

五诊 多食多动，其热复升。夫伤寒复病，最为大忌。数日内必须静卧勿动，多饮流质。

忍冬藤12克，连翘12克，黑山栀9克，青蒿9克，白薇12克，地龙9克，鸡内金9克，蚕沙12克（包），谷麦芽各9克。

六诊 微热总不肯退，舌苔略腻，表示肠热未清。

忍冬藤12克，连翘12克，淡条芩4.5克，苦参6克，地龙9克，青蒿9克，白薇12克，白槿花12克，马齿苋12克，谷麦芽各9克。

七诊 热退,脉尚数,但软弱无力,邪去正衰,当补之。

生黄芪9克,党参9克,生冬术9克,山药9克,茯苓9克,炙鸡金12克,谷麦芽各9克,甘草3克,仙鹤草12克。

按 湿温在卫分、气分,以芳香化湿为主。本案病历17日,舌苔黄腻、表示气分之邪未解,衄血不止,则为入营之征。故一至三诊,重在养阴、清热、凉血、解毒。四诊热去血止;苔腻,纳呆,是湿邪未除。湿留则其热不能退尽,故在清理余焰中复入佩兰、佛手、枳实、谷麦芽等芳香行气之品。六诊用苦参、白槿花、马齿苋治肠中湿热。七诊以邪去正衰,继以补气和中以善其后。加仙鹤草既可防止出血,又有强壮之功,可谓周到。

【案12】

余男。湿温已逾两候,此病不忌神昏、谵语,最忌大便溏泻、色赤,世俗称作"漏底伤寒"是也。其关键在此。

银花炭、荠菜花炭、连翘各15克,带心川贝16克,远志4.5克,陈胆星3克,鲜石菖蒲9克,苦参片6克,滑石18克,白槿花12克。

二诊 泄泻得止,最为可喜。若数日之内别无变化则可化险为夷。

豆卷12克,鸡苏散9克(包),连翘12克,带心川贝6克,远志4.5克,竹沥半夏9克,赤猪苓各9克,郁金4.5克,鲜石菖蒲9克。

三诊 高热不退,咳嗽不已。

北沙参9克,带心麦冬9克,带心川贝6克,带心连翘15克,远志3克,郁金4.5克,杏苡仁各9克,桑白皮9克,卷心竹叶30片,碧玉散12克(包)。

四诊 其热退清如常人,但汗多而冷,腹中绞痛,脉不鼓指,此非正常之退热,乃虚脱之预兆,还须防其肠出血。拟温其里以救脱。

炮附块4.5克,全当归12克,浮小麦15克,煅龙骨15克(先煎)。

另:牡蛎粉60克,外用扑身。高丽参12克,煎汤代茶。

五诊 虽体温骤降,幸脉不增数,腹痛渐定,表示正气尚能挣扎,未酿成两败俱伤之局,然而间不容发矣。

炮附块6克,全当归12克,白芍9克,麦冬9克,五味子4.5克,远志4.5克,竹沥半夏9克,橘皮4.5克,炙甘草3克,浮小麦12克。

六诊 已离险境,从此向坦途迈进。

北沙参9克,山药9克,茯苓9克,白芥子9克,白芍9克,橘皮4.5克,扁豆衣9克,炒谷麦芽各9克。

按 湿温而见神昏、谵语,为邪扰心营,尚不足虑。若泄泻色赤,便为肠出血,并有穿孔危险。其治凉血、止血、清肠止泻,甚属稳善。四诊体温骤降,腹中绞痛,冷汗,脉沉,是阳气不支,虚脱之象,故以参、附回阳,萸肉、五味子、白芍敛阴,俾正气得复;并用牡蛎粉外扑止汗,以治其标。

【案13】

李男。此严重之湿温证,二日来大便色红,终日神蒙谵语,湿温证而见此候,生命之危,不绝如缕。

川黄柏9克,陈胆星9克,飞滑石15克,白槿花15克,银花炭12克,赤茯苓18克,鲜石菖蒲9克,马齿苋15克,至宝丹1粒(分4次化服)。

二诊 药后红色之便不再作,是为大幸,终日谵语不休,神烦不宁,而面容如此黄晦,脉搏如此细数,皆与证情相反,表示正气竭蹶,苦寒香开之药,势难再进。予全真一气汤作万一之想。

炮附块9克,党参9克,生白术9克,鲜生地30克,麦冬9克,远志6克,陈胆星6克,五味子4.5克,怀牛膝12克。

三诊 神志仍旧迷蒙,热度与脉搏仍旧高涨,病在危殆中。

炮附块6克,鲜生地30克,陈胆星6克,鲜菖蒲6克,党参9克,麦冬9克,郁金4.5克,茯神9克。

四诊 热虽稽留不退,脉渐次下降,谵语亦减。此证之最严重在谵语之频,脉之细数,此而能稳定,便有转机。

上方加远志6克,带心川贝2.4克。

五诊 热往下挫,神志亦渐次清晰,伤寒极期有进步,大有转危为安之望。

炮附块4.5克,制首乌15克,鲜生地30克,带心川贝2.4克,玉竹12克,麦冬9克,知母9克,远志9克,郁金4.5克,鲜石菖蒲9克。

六诊 药后大便得解,热即下挫至常温,舌苔亦化,唯入夜仍有迷蒙状,痰黏难以咯出。如无枝节,可以化险入夷。

南北沙参各9克,远志4.5克,广郁金4.5克,鲜石菖蒲9克,赤苓9克,麦冬9克,桔梗6克,带心川贝2.4克,生苡仁15克,车前子12克(包)。

七诊 热已退尽,谵语亦除,大为幸事。

党参9克,干地黄18克,茯苓12克,生黄芪9克,五味子4.5克,麦冬9克,山药9克,仙鹤草15克,浮小麦15克,糯稻根须15克。

按 湿温最严重之合并症为肠出血,故初诊清热开窍之外,用黄柏、马齿苋、白槿花、银花以清肠。二诊谵语不休,神烦不宁,面容黄晦,脉来细数,为病邪未去,正气已伤,治则舍标求本,以救其人。正气不支,扶正则为急务,虽高热、神昏,而不动摇。方以《冯氏锦囊》全真一气汤为主,此方最为先生赏用。五诊以后,体温渐趋正常,是正胜邪去。可见放胆使用温补,实是本案获效之关键。

【案14】

丁男。病历9日,其热有增无减,神识有恍惚状。虚人患温,用药最难。盖虚当补之,而补有碍邪之弊,不补则正气不支。喻嘉言谓虚人于解表药中加参,其效乃捷。实有至理。

鸡苏散(包)、连翘各12克,青蒿9克,白薇、生苡仁各12克,郁金4.5克,鲜石菖蒲9克,甘露消毒丹15克(包),黑大豆60克(煎汤代水)。

另:党参24克,煎汤代茶。

按 此气虚病人患温之治法。方意从喻氏人参败毒散悟出,若采用人参则功力更著。因今之党参,非如本草所言"功同人参,惟力稍逊",而其功用重在补益脾胃。

【案15】

应女。此湿温证已逾三候,依旧耳聋、大渴,尤以大便多泄为可虑。三黄汤加苦寒清泄药。

苦参片6克，白槿花9克，川连1.2克，黄柏9克，黄芩4.5克，秦皮9克，银花炭12克，天花粉9克，绿豆衣12克，飞滑石6克(分2次冲入药中)，活芦根30克。

按 此为湿温重症。其一，耳聋、大渴、壮热不退；其二，大便多泄，有肠出血之可能。治用三黄汤等泄热解毒，配合苦参清肠燥湿，又用秦皮、银花炭收敛肠壁。可见先生辨证准确，组方精密。

【案16】

施女。凡湿温证牙龈易于出血者，如见便溏，需防肠出血。今热势过高，而面色苍然，神气萧索，非病之常规也。

鲜生地30克，玄参9克，麦冬9克，银花15克，带心连翘12克，小蓟12克，赤苓12克，冬青子9克，旱莲草9克，郁金4.5克，九节菖蒲4.5克，至宝丹0.9克(分3次服)。

二诊 湿温17日，正在紧要关头，出血虽止，依然面黄神痿，两脉糊数。用全真一气汤合紫雪丹，一面育阴扶正，一面慧神祛邪，此变法也。

炮附块4.5克，潞党参9克，麦冬9克，熟地12克，白术9克，五味子4.5克，淮牛膝9克，淡竹叶9克，紫雪丹0.9克(分3次服)。

三诊 热渐退，再以养阴温阳并进。

炮附块4.5克，生熟地各12克，生白术9克，炮姜炭3克，白芍12克，麦冬9克，淮牛膝9克，清炙草3克。

四诊 心脏已无问题，当侧重清热；病在三期之外，尤当注意营养。

银柴胡4.5克，青蒿9克，白薇12克，干地黄12克，白芍12克，冬青子9克，淮山药9克，生麦芽9克。

五诊 已入恢复阶段，腹胀下利，亦不可忽。

秦皮9克，川连2.4克，苦参9克，银花炭9克，枳实炭9克，山楂炭15克，白槿花9克，滑石9克，荠菜花炭9克。

按 此案初诊，未见神昏，即用至宝丹。盖热势过高，神情委顿，心力衰竭之端倪已露，芳香开窍之品，正不必神昏而后始用之。

二诊因病势重，两脉糊数，直用参、附、熟地辈，此张景岳、高鼓峰之法。全真一气汤与紫雪丹并用，粗看寒温颇不一致，其实古人亦有附子与石膏同用者，正为此等证候而设。又其第一诊以止血为主，第二、第三诊以强心为主，第四诊以清热为主，五诊以治利为主。临床时当随证变通，知所侧重。

【案17】

沈男。其热虽略挫，而脉不随之下降，其热势必再升，拟此方以清余焰。

淡豆豉9克，黑山栀9克，淡黄芩9克，连翘9克，银花9克，赤苓9克，郁金4.5克，莱菔英9克，带叶佩兰9克，甘露消毒丹15克(包)。

按 肠伤寒的热度再度回升，多在体温尚未降至正常时，即王孟英所说："炉烟已熄，灰中有火。"处方以清热利湿，解除余焰。

【案18】

陈男。湿温证中之烟煤舌，多见于2周之后，今七八日已如此，非轻恙也。高热灼手，神志有时迷蒙，予清营汤。

乌犀角0.9克(磨汁对),带心麦冬9克,带心连翘15克,知母12克,花粉9克,玄参12克,赤苓12克,鲜菖蒲9克,莲心30粒,淡竹叶30片。

按 黑苔有虚实寒热之分。黑而燥裂为热极,火极似水;黑而润滑,在杂病多为湿痰困于太阴,在时病则为阳虚至极。此案乃邪毒深入营分,不可误认作阳虚。方用清营汤加减,清营、解毒、生津。

【案19】

潘男。检温不及彀,大便溏而色黄,舌苔腻布灰黑,七八日来神气萧然,两脉亦沉细不鼓指,且时时作呕。观此恐非细故。

炮附子4.5克(先煎),党参9克,山药9克,云苓12克,生白术9克,炮姜炭4.5克,扁豆衣9克,炒米仁15克,伏龙肝24克(先煎),四神丸9克。(分2次吞)。

二诊 两脉仍旧不整调,此正气大虚之象,检温有中等之热,幸泄泻已减。予补中益气汤加减。

生黄芪9克,太子参9克,生白术9克,银柴胡4.5克,绿升麻4.5克,全当归9克,远志4.5克,陈皮4.5克,粉甘草3克,鲜石菖蒲9克。

三诊 据实验室检查,系真性伤寒。但从此病表现看,除三角苔外,另无其他疑似伤寒之处,可谓伤寒变型,两脉仍有歇止。病者虽然口唇干燥,而大便泄泻,精神萎靡,假使误用甘寒,祸不旋踵。

银柴胡6克,绿升麻4.5克,连翘12克,麦冬9克,太子参9克,云茯苓12克,归身9克,佛手9克,炒米仁15克,鲜石菖蒲9克。

四诊 热退,歇止脉解除,病势已入佳境。宜静养,慎饮食。如其热复燃,则功亏一篑矣。

沙党参各9克,生黄芪9克,炒冬术9克,茯苓12克,当归9克,炒扁豆衣9克,生熟苡仁各15克,浮小麦12克,粉甘草3克。

按 此患者神气萧索,脉有歇止。作呕,便溏,为脾肾阳虚,故用补法。先生曾说:"若顾虑其苔腻不当补,怀疑其神昏不当温,徘徊于'稳健'之途,则病人死矣。"此病未作一般湿温常规处理,纯用健脾为主,参用清热、利湿、温阳之品。药随证转,正见辨证论治精神。

秋温、冬温

【案1】

谢男。壮热7昼夜,夜间较白昼为严重,白昼尚清晰,暮则谵语。凡温邪之发于秋者,热入心包,较其他时令为早。以秋令之燥。温、燥相搧,来势颇重。

忍冬花9克,清水豆卷12克,连翘9克,赤苓12克,卷心竹叶4.5克,碧玉散9克(包),黑山栀9克,枳壳9克,全瓜蒌12克。

二诊 其效如此之速,殆温而不夹湿者。

薄荷3克,粉葛6克,佩兰梗9克,全瓜蒌12克,晚蚕沙6克(包),枳实3克,忍冬花12克,赤苓9克,莱菔英9克,淡子芩4.5克。

按 燥为秋令主气,初起亦在肺卫,吴鞠通主以桑杏汤。此病壮热7昼夜,且暮有谵语,是燥气化火,侵袭心营,故以银、翘、栀、芩、竹叶心等以清心肺之热,全瓜蒌、枳壳、莱菔英等以润肠通腑。以其并不夹湿,故一剂知,二剂已。

【案2】

徐男。清代医家所谓秋温。包括感冒、胃肠炎、轻型之副伤寒三者。病者从无大病,面垢脉软,苔虽腻而白滑,须防上述之第三者。

清水豆卷12克,北柴胡24克,姜半夏9克,江枳实9克,浮萍草6克,黄芩6克,全瓜蒌12克,煨草果4.5克,佩兰梗9克,赤苓9克,粉甘草3克,太乙丹1粒(分2次吞)。

二诊 热虽较减,面垢苔腻亦见减退。前方轻其制。

清水豆卷12克,北柴胡12克,姜半夏6克,枳实9克,黄芩9克,佩兰梗9克,赤苓9克,全瓜蒌9克,粉甘草3克。

按 本病例随后迭用清热利湿之剂,约10天而告痊愈。一诊方中用柴胡24克,为当时他医所少见。先生论柴胡功用有三:一祛瘀,二解热,三泻下。这里正用其解热作用。先生又说:"治病用药需胆大心细,当机立断,不可犹豫。"于此可见之。

【案3】

张男。秋温侵入血分,面部胸部皮肤焮红如丹,两臂散布红点,咽头红痛。清其热、凉其血。

净连翘9克,白薇12克,小蓟9克,紫草茸6克,芦根100厘米(去节),金银花12克,黄芩6克,丹皮9克,绿豆衣12克,射干6克。

二诊 古人以望疹之色,定治疗之法,亦自有其见地。例如疹红者,属热、属血分、属有余之进行性。仍当解热、凉血,平其过胜,为必然矣。

杭菊花9克,赤芍9克,金银花15克,川雅连1.5克,全瓜蒌12克,嫩白薇12克,紫草茸4.5克,射干9克,紫花地丁9克,赤苓9克。

按 时在秋季,一因壮热发疹,此症所以辨为秋温;一因先生治此类发疹病,每每遵守叶天士、吴鞠通邪入营血之说,而用清热凉血之法。足见先生临床辨证论治、不阿私一家之说。本病例三诊时,热退神爽,皮肤见脱屑成片,先生仍投前法。认为清热凉血药有消炎解毒的作用,必须维持服用,而不宜立即停用。如其言,病果获痊。

【案4】

曹女。冬温28天,神志时明时昧,唇焦齿燥,邪未去而阴已伤,阴伤则热愈炽,恐有痉厥之变。

北沙参9克,玄参9克,带心麦冬9克,天冬9克,白芍9克,连翘9克,黄芩9克,桑白皮9克,白薇12克,川贝6克,朱灯心1.5克,粳米1杯。

二诊 检温不甚高,但脉数不静,其主因在咳。病温已匝月,两颧发赤,邪犹留恋,已见神蒙,不可再见气逆。

南北沙参各9克,玄参12克,桑白皮9克,连翘9克,川贝6克,甜葶苈9克,远志4.5克,石菖蒲9克,陈胆星6克,牛黄清心丸1粒(化服)。

按 此案患温已28天,阴液亏耗,更兼神蒙,故在养阴生津、清热涤痰外,更用牛黄清心丸。

温 热

【案1】

洪女。高热卒然而起,屡次得汗而热不大挫,此温邪也;大便溏而臭,时欲呕。予葛根芩连汤。

葛根12克,川连1.5克,淡黄芩6克,晚蚕沙12克(包),连翘6克,赤苓6克,金银花12克,姜竹茹6克,荠菜花炭12克。

另:六一散30克,代茶。

按 若是风寒,便当得汗而解。此症高热卒起,为《伤寒论》所谓"汗出已,身灼热"的温热病。因其大便溏而臭,时欲呕,可知热在肠胃,故以葛根芩连汤加减。

荠菜花有清热凉血、解毒止痢的作用。早在30年代,先生即经常采用此类草药,这是他重视民间医疗经验的具体表现。

【案2】

任男。热6日,其热不甚壮,而神色有迷蒙状。不更衣6日,时作呕,苔垢腻。此阳明腑实证,当急下存阴。

全当归9克,杭白芍9克,全瓜蒌12克,生锦纹6克,制厚朴2.4克,生枳实9克,姜半夏9克,莱菔子12克,石菖蒲9克,元明粉12克(分2次冲)。

按 《伤寒论》阳明篇记载:"伤寒呕多,虽有阳明证,不可攻之。"成无己注释说:"呕者,热在上焦,未全入腑,故不可下。"先生根据临床经验,认为此呕多与便秘有关,必须用大承气汤急下。由于患者热6日而不甚壮,神色有迷蒙状,为抗病功能低下,所以加用归、芍、蒌仁、莱菔子养营润肠,正所谓"不下则无以去其结热,不润则适以速亡其阴"。

【案3】

张男。热高日晡,病势已入阳明阶段。吴鞠通以为温病当论三焦,不可循六经,谬矣。

寒水石24克,淡子芩3克,青蒿12克,粉甘草3克,广郁金末3克(分3次吞),生石膏24克,知母15克,苍术6克,粳米1酒杯,鲜石菖蒲6克。

按 伤寒病入阳明,寒从火化,类同温病气分大热之候,其治法往往无多差异。此用苍术白虎汤复加寒水石、蒿、芩,殆为温而兼湿者设。湿热神昏,可用菖蒲、郁金之香开。六经是伤寒辨证方法,卫气营血、三焦是温病辨证方法。后二者是在前者基础上的发展,既相互联系、相互印证,又相互区别。以"证"为主,则寒、温两家没有不可逾越的鸿沟。此案寥寥数语,适表现先生一生之主张。

【案4】

沈女。肌热恶寒,旬日不解,清晨忽然战栗。凡战栗得汗则解者,名为战汗;不解者,乃高热之前驱。不更衣6日,先予凉膈散。

薄荷6克,山栀9克,黄芩9克,连翘9克,竹叶6克,元明粉9克,制川军9克,甘草3克。

按 外感热病在气分留连日久,突作寒战,汗出即脉静身凉,热随汗出名为"战汗"。盖正邪交争,正气胜则汗出也。此病人已汗出而热不解,说明邪热未去,且不大便者6日,足证无形邪热借燥屎为盘踞。凡邪热不从外解,却又见腹满便秘,治宜表里双解,凉膈散是良方也。

【案5】

施女。热9日不退,舌中厚腻,边尖红绛,周身有淡紫色血点密布。此温邪入营之候,宜其神烦不宁。治疗当用大剂清营解毒。

细生地5克,麦冬9克,玄参9克,银花12克,连翘9克,地骨皮9克,紫花地丁12克,绿豆衣9克,白茅根1扎,神犀丹1粒(化服)。

按 邪入营分,便当清营解毒,方用神犀丹清营解毒而透营分之邪。银花、连翘、紫花地丁、茅根解毒泄热;生地、玄参、麦冬养阴。

紫花地丁味苦性寒,入心、肝经,能清热解毒,尤擅解疔毒,以往外科多用之。用于温热病者则较少。今亦常用于急性感染性疾患。

【案6】

陈男。体弱之人,而病极严重之温邪,缠绵时日,正气更伤。今两候终了,转入极期,高热不退、耳聋、谵语,脉微欲绝,此生死之关键系焉。夫正气旺盛则生,衰竭则死。纯用清温开泄,祸不旋踵。昔张景岳治京师一少年,舌焦神愦。以大剂温补回生,其书犹在。

炮附块9克,连翘15克,郁金4.5克,鲜石菖蒲9克,鲜生地30克,党参12克,麦冬15克,五味子9克,黑大豆30克(煎汤代水)。

按 温病两候,见高热谵语而投参、附者,极为罕见。此病人体素不足,虽高热而脉微欲绝,乃正气不支,是谓正虚邪炽。正虚是本,热病是标。急用参、附以挽将亡之阳;生地、生脉散以救欲脱之阴。上海老中医祝味菊先生于温热病之舌黑唇焦者,往往用附子。盖其意均在振奋中阳,挽救心力之衰微。

【案7】

张男。病热4周之久,最近数日,更见耳聋、谵语,小溲刺痛淋漓,一派温邪燔灼之象。甘寒以滋之、苦寒以清之。

小生地12克,知母9克,鲜石斛9克,白薇9克,卷心竹叶9克,苦参片6克,黄柏9克,寒水石18克(打),泽泻9克,琥珀屑2.4克(分2次吞)。

按 病热20余天,阴津受伤,心神受扰,邪未去而正已伤,故用生地、石斛养阴;知、柏、寒水石、白薇、竹叶清热;泽泻、琥珀利尿通淋。用苦参、黄柏者,"小肠火腑,非苦不通",其意亦在清利湿热而通淋。先生于热病常用苦参,因此药有良好的清热效果,早在《外台》即有记载,而后世则较少应用。

【案8】

钱男。苔如积粉,不更衣5日,渴喜冷饮。白虎合凉膈散。

生石膏30克,粳米1杯,玄明粉12克,黄芩9克,知母12克,甘草2.4克,生川军9克,山栀9克,连翘9克,薄荷6克,淡竹叶30片,白蜜30克。

二诊 虽然两药皆吐,而得畅便者三,壮热下挫,苔如积粉者,转为松黄潮润。

冬桑叶9克,杭菊花9克,连翘9克,江枳实6克,冬瓜子12克,黄芩9克,滑石12克(包),竹叶30片。

三诊 两进清解之剂,热退脉静,精神较倦,胃纳欠香。予下方善其后。

太子参9克,白术9克,陈皮6克,粉甘草3克,茯苓9克,炒谷麦芽各9克。

按 壮热、渴喜冷饮而不大便者,即《伤寒论》所谓"阳明腑证",也是温热家所归纳的

“气分证”。先生于此症每喜用白虎汤加凉膈散，或单用凉膈散，屡屡奏效。二诊见便通、热挫，即改用清解之剂。三诊热退神疲，则用加味异功散善后。于此足见先生方随症变，辨证施治何等灵活。

温 疫

【案1】

王女。最近本地流行“七日热”。初起恶寒骨楚，数日后，周身透布散在之红点，亦有神识模糊者，最迟2周可以恢复。今腹痛甚剧，7日仅更衣1次而不畅，治疗之关键在此。

生熟锦纹各6克，生枳实9克，五灵脂9克，莱菔子12克，海南片9克，郁李仁15克（打），小青皮6克，玄明粉12克，糖炒山楂18克，六神曲12克，杭白芍9克。

二诊 温度下挫，尚作惊厥，当然是毒素之刺激。排泄之，无非通利二便。今便通，改予清泄、开窍。

嫩白薇9克，嫩紫草9克，荠菜花炭12克，净连翘12克，黄芩炭9克，炒银花12克，广郁金6克，石菖蒲9克，泽泻9克，赤苓9克。

【案2】

丁男。身热第4日，胸前、两臂散布红点，七日热也。

牛子9克，连翘9克，赤苓9克，紫草茸9克，白茅根1扎，浮萍6克，蝉衣3克，西河柳9克，胡荽子9克（包），草决明9克。

二诊 1周后，脉静身凉，诸恙消失而倦怠，默默不欲食。此最为流行习见者。

香白芷9克，枳实9克，酒炒桑枝12克，佛手9克，薤白头12克，木瓜9克，仙鹤草12克，豨莶草9克，左金丸2.4克（吞）。

【案3】

汪女。流行之七日热，少有前驱症者。违和五六日，骤有高热，面色潮红，两目充血，则七日热正式开始，而以往是感冒之类也。

玄明粉12克，黑山栀9克，黄芩9克，竹叶30片，制锦纹9克，净连翘12克，薄荷叶4.5克，粉甘草3克。

【案4】

金男。流行症并发脚气，其实脚气蕴伏已久，因猝病之热消耗更甚，故其面容黯淡有如此。上见鼻衄，下见便血，不能纯用辛温，予全真一气汤。

炮附子9克，五味子9克，潞党参9克，白术9克，葫芦瓢30克，熟地黄24克，麦冬12克，淮牛膝15克，杜赤豆30克。

按 七日热，又名登革热。它是一种由黑斑蚊所传染的急性病毒性传染病。发病突然，高热，全身疼痛，特别是以头、腰部疼痛剧烈为主要症状；第四、第五日，乃出现红疹，多数还伴有呕吐、便秘，重则谵语、神昏。小儿可发生搐搦。结膜、咽头充血，也较常见。又可并见鼻衄、胃肠道和子宫出血。它的全过程约7天，故有“七日热”的名称。中医辨证，属于温疫、温毒，也有作为丹痧一类病症来看待的。治法一般以清热、凉血、解毒为主。先生辨此证，也不例外。一般初起恶寒、骨节痛剧者，用辛温之剂；苔腻者，用芳香化湿浊的方法；便秘者,佐以下剂;也有用养阴以保其津液者。对异型或并发症以及有出血素质者,其治疗也有所不同。今此症已罕见,录之以备一格。

【案5】

袁男。热度高张,不得汗,亦不得便,胸中烦闷殊甚,予柴葛达原饮。

柴胡9克,黄芩9克,肥知母9克,葛根9克,煨草果2.4克,杭白芍9克,海南片6克,川朴4.5克,太乙丹1粒。

二诊 去冬曾病疟,用外治法而愈。此番高热,有匍行疹,脾脏不肿大,不更衣5日,先下之。

郁李仁12克,海南片9克,净连翘12克,生枳实9克,草决明9克,广郁金4.5克,黄芩9克,全瓜蒌12克,六一散12克(包)。

按 先生对热性病初起,凡是便秘者总是先行通便,往往获显效。本病例三诊时,其热已退,可知先生善于应用温病"下不嫌早"之法。

【案6】

沈男。初起曾经战栗,随后其热并不高张,温温然4日,以头部剧痛为苦,便虽通,不爽利。

春柴胡4.5克,淡黄芩9克,制黑丑6克,法半夏9克,熟锦纹6克,生枳实9克,杭白芍9克,橘皮6克,粉甘草3克。

二诊 加味大柴胡汤服后,得汗与便,而热稍挫,其苔垢腻,腻是湿。凡时症夹湿,则难速效,何况时在湿令。

清水豆卷12克,淡黄芩9克,黑山栀9克,鸡苏散9克(包),净连翘9克,赤茯苓9克,郁金4.5克,川朴花4.5克,生熟苡仁各12克,佩兰6克,莱菔英9克。

另:甘露消毒丹18克,煎汤代茶。

三诊 清化湿热后,苔之垢腻者渐化,佳象也。昨夜神志有迷蒙状。再拟清化湿热,佐以芳香开窍。

制半夏9克,白蔻仁2.4克,佩兰梗9克,川朴花3克,黄芩3克,生苡仁9克,连翘9克,广郁金4.5克,滑石12克,石菖蒲9克,赤苓9克。

四诊 神志清晰,苔腻转薄,但热未清;溲尚短。予下方以清理余蕴。

清水豆卷9克,制半夏4.5克,梗通3克,陈皮4.5克,杏仁9克,佩兰6克,生苡仁9克,佛手4.5克,泽泻6克。

按 先生对时症夹湿者,其治法常与治湿温相同,多半用三仁汤、藿朴夏苓汤、甘露消毒丹之类。如见谵语、神昏等症,轻者用石菖蒲、郁金等,重则用至宝丹、紫雪丹之属。本例经四诊后,病势已成尾声,随后又予调理脾胃数剂而奏功。于此可见温邪夹湿,除初起用下剂外,其后清温化湿之品,也甚重要。

【案7】

罗女。去夏曾病回归热,壮热一来复,脉静身凉一来复,循环不休,1个多月,此番又发作如前状。

明雄黄2.4克,煨草果9克,生苍术9克,黄芩9克,绿豆衣18克。共研细末,分20次吞服,1日3次。

按 回归热系一种螺旋体侵入人体血液而致病(通过蚊虫传染)。此案用草果、苍术燥湿辟秽，雄黄、黄芩、绿豆衣以清热解毒，乃苦辛并用，截夺邪热之剂，意在对病原体发挥抑制作用。

雄黄一味，本经称其"主寒热，鼠瘘，恶疮，疽痔，死肌，杀百虫毒"。后世有用其合常山等药治疟疾者。唯其有毒，内服每次只宜0.15～0.3克，且不宜持续服用，以免蓄积中毒。

【案8】

蒋男。大致是发痧伤寒。此症之预后，一在脉，二在精神症状。未满一旬，尚难言之。

升麻6克，青蒿子9克，连翘12克，玉枢丹1粒，鳖甲12克，广郁金9克，地丁12克，银花12克，大青叶9克，碧玉散9克（包），白茅根30克。

按 此为温疫之邪伏于血分之症，大要以清热凉血、解毒辟秽为法。方从仲景升麻鳖甲汤化裁，取升麻之清热解毒，鳖甲之滋阴散瘀为主，再辅以玉枢丹、郁金之芳香辟秽；银花、连翘、地丁、大青叶之解毒泄热，则营热可清，疫邪可解。案中论及"此症之预后，一在脉，二在精神症状"，极为精辟。盖脉不散乱，则正气自能抗邪；无神昏痉厥之精神症状，说明邪未内陷。均为预后良好之征兆，反之则凶。

咳　喘

【案1】

裘男。病者是急性气管炎。素无咯痰，一也；在此时令（12月），二也；洒然有寒意，三也；痰作白沫，喉痛，四也。

牛蒡子12克，桔梗4.5克，白苏子12克，桑白皮9克，射干4.5克，山豆根4.5克，杏仁泥12克，知贝母各9克，杭白芍6克，冬瓜子12克，柏子仁9克，甘草3克。

按 案语提示的急性气管炎的诊断要点，简明扼要，对临床辨证，很有帮助。

【案2】

姚女。急性气管炎，总以祛痰为主。假使其人咳甚者，复入镇咳可矣。祛痰古称宣肺，镇咳古称肃肺。

炙牛蒡9克，射干4.5克，远志肉4.5克，白前9克，紫菀9克，杭白芍9克，杏仁12克，桑白皮9克，知贝母各9克，甘草3克，枇杷叶3片（去毛包）。

按 先生对急性气管炎常用祛风清热、祛痰镇咳的方法。祛风用牛蒡，清热用射干、知母之类；祛痰镇咳则常用白前、紫菀、桔梗、贝母、杏仁、桑皮、旋覆花等药。用之多收良效。

【案3】

朱男。咳引胸中痛，咯痰不爽，当以祛痰为先，镇咳次之。

苦桔梗6克，白前6克，知贝母各9克，杭白芍9克，苏子9克，杏仁12克，桑白皮9克，柏子仁9克，炙马兜铃9克，枇杷叶5片（包）。

按 方中柏子仁一药，作为清肺滑痰之用，并非为安神而设。

【案4】

张女。当咳之初起，音即为之嗄。其咳迄今旬日，此风袭于肺。盗汗、自汗、心中悸，则关乎平日之虚。

蜜炙麻黄3克，射干6克，川贝母2.4克（研末分冲），杭白芍9克，粉甘草4.5克，五味子 3 克,浮小麦 12 克,桑白皮 12 克,麦门冬 9 克。

按 因风邪袭肺,咳嗽音嗄,用麻黄、射干、贝母、桑皮以祛风镇咳;因盗汗、自汗、心中悸,用白芍、甘草、五味、麦冬、浮小麦以养阴敛汗。此虚实互见之证,用药两相兼顾。

【案 5】

叶女。听其呛,乃急性气管炎。痰白而黏,白是寒,黏是湿。

生麻黄 1.2 克,苏芥子各 9 克,白前 6 克,炙紫菀 9 克,生苍术 3 克,橘皮 6 克,炙冬花 9 克,射干 3 克,粉甘草 2.4 克,桔梗 6 克,山慈菇片 9 克(研末分 2 次调入)。

按 凡痰白属寒,先生常用麻黄、白芥子、白苏子等以散寒豁痰;伴有湿邪,则加苍术、半夏、茯苓等燥湿渗湿之药。

关于治咳的方剂,先生常常推崇《医学心悟》的止嗽散。此方用药平稳,既可用于寒咳,又可用于热咳。程国彭自称该方可治“一般咳嗽”,“服者多效”。先生治咳嗽,常选用紫菀、白前、百部、桔梗等药,即取止嗽散之意。

【案 6】

朱男。以咳为主症,痰作白沫,量少而不易咯出,多是气管有炎症。兼见咽干作痛,音为之嗄,则炎症之由来,系风燥之侵袭。

前胡 9 克,桔梗 4.5 克,牛蒡子 9 克,薄荷 3 克(后下),浙贝 9 克,桑叶皮各 9 克,冬瓜子 12 克,光杏仁 9 克,生甘草 3 克,枇杷叶 3 片(包),胖大海 3 只。

按 风燥咳嗽,咽干作痛,用微苦微辛之剂,一则疏风消炎,一则润燥止咳。

【案 7】

陈男。一日之内,热势数度变迁,面与脉俱是外邪侵袭。咳呛痰黄。气管有炎症也。

薄荷 4.5 克(后下),连翘 12 克,桔梗 9 克,射干 9 克。冬桑叶 12 克,粉前胡 9 克,杏仁 12 克,杭白芍 9 克,旋覆花 12 克(包),粉甘草 3 克,枇杷叶 12 克(包)。

按 本案咳嗽属于风热证,故先生除用化痰止咳药外,加用薄荷、桑叶、连翘、射干等辛凉清解药。这与前叶案咳嗽痰白而用麻黄、白芥子者,有所区别。

【案 8】

唐女。慢性气管炎,多有痰。今虽咳于冬令,但为干咳,届时亦能自止,仍是急性气管炎。

生麻黄 6 克,五味子 4.5 克,杏仁泥 12 克,白前 9 克,天竺子 9 克,车前子 12 克(包),旋覆花 9 克(包),百部 9 克,桑白皮 9 克,粉甘草 4.5 克。

二诊 服药数剂,咳嗽大减,再事原法加减。

生麻黄 4.5 克,杏仁泥 12 克,天竺子 9 克,白前 9 克,桑白皮 9 克,百部 9 克,粉甘草 4.5 克,冬瓜子 9 克。

按 本案因干咳,故用较多的镇咳药。至于五味子虽是敛肺药,也有止咳作用;麻黄可解气管痉挛,前人认为有开肺作用。两药一开一阖,正符合于制方的原则。投药数剂,干咳大减。

【案 9】

赵男。药一剂热退,但临风仍洒洒然有寒意。医用去痰药,其咳增多,不足虑也;痰不得出，反是隐患。

黄芪9克，焦白术9克，防风6克，白芥子3克，炒苏子12克，莱菔子9克，橘皮4.5克，远志4.5克，银杏10枚(去壳)。

按 阳虚卫弱，不任重表，玉屏风确为有效良方。“痰不得出，反是隐患”，盖痰为病理产物，不祛之使出，必致潜伏贻患，故复用三子定咳，橘皮、远志以治痰。

【案10】

王女。主诉为咳与腰痛，此二者皆为风寒之侵袭，以其苔白也。

生麻黄2.4克，川桂枝3克(后下)，杏仁12克，细辛2.4克，炙紫菀9克，生苍术6克，苡仁12克，甘草3克，西河柳9克。

按 风寒侵袭，肺失宣降则咳；寒湿阻络则腰痛。此方用麻黄加术，以解表祛邪。

【案11】

史女。肺主皮毛，咳剧而恶寒特甚；肝失条达，因拂逆而右胁作痛。

炮附块4.5克，醋炒柴胡4.5克，北细辛1.8克，旋覆花9克(包)，青皮6克，苏啰子9克，白芍9克，甘草3克。

按 肝失条达，固非一日而成；咳而恶寒，是阳虚不能卫外。方用附子、细辛，温阳散寒；四逆散以青皮易枳实，疏肝止痛；苏啰子善理肝气；旋覆花降气通络。一方而扼其要。

【案12】

黄女。病咳者如见音嗄，有当用甘凉药者，有当用宣肺药者。今病属初起，且有表证，当是属于后者。

炙麻黄2.4克，杏仁9克，生甘草3克，远志4.5克，苏子9克，前胡4.5克，浙贝9克，射干3克，桔梗4.5克。

按 此案既非燥热，亦非阴虚，乃寒痰蕴肺，肺窍不宣，故当用宣肺药以通利肺气，复以祛痰药以疏利气道。

【案13】

郑男。病咳未满一候，已剧烈不能平卧。前贤论不能平卧之原理，属之水寒射肺；假使不能平卧而见上气，则属之肾不纳气。病者盖因痰涎壅塞气道，祛其痰，卧斯平矣。

葶苈子9克，莱菔子9克，苏子9克(包)，射干4.5克，生麻黄2.4克，远志4.5克，炙紫菀9克，干姜3克，鹅管石18克(先煎)，杭芍9克，细辛2.4克，白果12枚(去壳)。

另：皂荚末2.4克、肉桂末2.4克，分6包，睡后2小时服1包。

按 此案气逆痰壅太盛，肺失肃降之职，故剧咳不能平卧，非一般宣肺化痰止咳药所能胜任。乃予射干麻黄汤增损，辅以皂荚、肉桂粉剂，以涤痰除壅。方药力量甚宏。

考《金匮》独用皂荚为皂荚丸，列症为“咳逆上气，时时唾浊，但坐不得眠”。皂荚即皂角，通窍涤痰，性极锐利。肉桂辛热，能散寒化饮，畅利气机。先生以此二味同用，意在扫清胸中痰浊，以免痰壅气闭之危。但对体弱之人，必须慎用。

【案14】

卢女。近2个月清晨食入则呕，便亦燥结，自觉痰黏喉间不爽利。此肺病而见胃肠功能障碍者。

淮山药9克,桑椹子15克,杏仁泥12克,首乌9克,麦门冬9克,苏子9克,蜜炙枳壳9克,谷麦芽各9克,象贝母9克,天花粉9克。

二诊 肺与大肠相表里。咳呛痰少,此肺燥也,故大便难。

桑白皮9克,马兜铃9克,麦门冬9克,玉竹9克,甜杏仁18克,浙贝母9克,北沙参9克,杭白芍12克,桑椹子15克,粉甘草3克。

三诊 迭用清润法,咳呛有痰且活,大便亦见调整。再事原法加减。

桑白皮9克,马兜铃9克,浙贝母9克,麦冬9克,北沙参9克,甜杏仁12克,粉甘草3克,白芍9克。

按 咳嗽痰少或无痰的患者,往往兼见便秘或不爽,故案中有引前人肺与大肠相表里的说法。方中用杏仁、桑椹、沙参、麦冬等,即取其清润、止咳、通便的作用。

【案15】

叶女。久咳而见舌光滑者,虽在老年,亦有肺痨嫌疑,所幸两脉不数;又舌光,有厚痰,不宜用温燥化痰药。

淮山药12克,北沙参9克,仙鹤草12克,知母6克,麦门冬9克,生侧柏叶30克,杭白芍9克,玉竹9克,粉甘草4.5克。

按 此证久咳而见舌光滑及厚痰,为体内阴液耗损而致。其治疗只宜滋阴养液、润燥滑痰,切不可误用温燥化痰之药,更伤其阴。方用沙参、麦冬、白芍、知母、玉竹等药,即是循此原则。

【案16】

朱女。终年作咳,天寒更甚,咳剧胸胁作痛,舌尖红,而后微黄腻。其人时衄。此肺燥而为风寒所束之象。

生麻黄2.4克,杏仁9克,马兜铃9克,黄芩4.5克,桑白皮9克,牛蒡子9克,冬瓜子皮各12克,知贝母各9克,枇杷叶3片(包),粉甘草3克。

按 此为慢性气管炎而久咳不愈,冬季外感风寒则加剧。其证外寒内热,治宜标本兼顾。一则以知、芩、马兜铃、冬瓜子清燥润肺;一则以麻、杏、牛蒡子宣散风寒;并用贝母、枇杷叶、桑白皮镇咳降逆。

【案17】

黄男。干咳而见鼻衄、膺痛,即非细故。盖肺病初起,亦有此等症状故也。

桑白皮9克,百部9克,麦门冬9克,地骨皮9克,杭白芍9克,马兜铃9克,川百合6克,白前6克,粉甘草3克,黑木耳12克。

按 肺阴伤故干咳,内有郁火故鼻衄。方用泻白散加兜铃、白前以清肺泻火;麦冬、百合、白芍、甘草、木耳以养阴止血。

【案18】

张男。凡暴病平卧则气逆者,病在于呼吸系居多,不在肺便在肋膜。与久病之在循环系者有别。病者热虽不高,而痰中带血,病在肺。

柴胡4.5克,麦门冬9克,杏仁泥12克,百部9克,海蛤壳15克(先煎),旋覆花12克(包),冬青子9克,玉竹9克,杭白芍9克,桑白皮9克,生侧柏叶30克,粉甘草3克。

按 此案膈上有痰热壅聚,肺失肃降之权,故平卧则气逆;肺络受损,故痰中带血。方以清润调肺、降气化痰之品以治之。

【案19】

崔女。慢性之咳，际此冬令，难奏捷效。除服钟乳补肺汤(丸)剂外，以此方振作疲乏之精神。

当归9克，潞党参9克，功劳叶9克，生黄芪9克，脱力草12克，升麻4.5克，苎麻根12克，杭白芍9克，川桂枝24克。

按 此案药以补益中气、调营养卫为主，乃治本之图。脱力草为仙鹤草的别名，有强壮、止血之功。苎麻根本为清热止血之品，亦有止咳定喘的功效。《医学正传》用其与砂糖煮烂，时时嚼咽下，治疗哮喘。

钟乳补肺汤出于《局方》。方由款冬花、紫菀、人参、五味子、白石英、肉桂、麦门冬、桑白皮、钟乳石所组成。主治肺气不足，咳嗽上气，胸满上迫咽喉，闭塞短气等症。

【案20】

赵男。咳逆倚息，多作于气交之变，背冷，痰多而清稀，脉双弦，小青龙汤主之。

净麻黄3克，川桂枝4.5克，细辛2.4克，五味子4.5克，姜半夏9克，煅鹅管石18克，白芍9克，甘草3克，生姜3片，半硫丸9克(分2次吞)。

按 小青龙汤温肺化饮之力甚著。凡内有水饮，外感风寒，症见咳喘、恶寒、痰多而清稀者，投之多获良效。半硫丸系温肾通便成药，可治老人大便虚秘，但亦有温肾化痰之功，故痰饮宿恙者亦宜之。

【案21】

李女。咳而呕，古称痰饮，不可予刺激性祛痰剂。平素缺乏营养，面色不华，与咳有连锁性。

茯苓9克，桂枝2.4克，白术9克，清炙草2.4克，旋覆花9克(包)，姜半夏9克，橘皮6克，白芍9克，五味子2.4克。

按 《金匮要略》谓“病痰饮者，当以温药和之”。咳而呕，《内经》谓病在胃。盖脾阳不振，水饮内停，随咳嗽而上逆也，方用苓桂术甘汤温阳化饮；姜夏、旋覆花、陈皮，和胃降逆；白芍、五味敛阴，且制温药之燥。

【案22】

胡男。此症古称痰饮，现称慢性支气管炎。多发于冬令，每日清晨其咳益甚。不易根治，用药无非祛痰、镇咳。

蒸百部9克，远志肉4.5克，杭芍9克，嫩白前9克，紫菀9克，款冬9克，葶苈子9克，白果12枚(去壳)，粉甘草3克，鹅管石2.4克，柏子仁12克。

【案23】

李女。慢性气管炎，前人有痰饮之称。必刺激之而后痰爽，予三子养亲合苓桂五味姜辛半夏汤。

炙苏子9克，莱菔子9克，白芥子4.5克，云苓12克，川桂枝2.4克，五味子3克，北细辛2.4克，生姜1片，姜半夏9克，光杏仁12克。

另：白果9粒，橘皮6克，煎汤代茶。

【案24】

施女。慢性气管炎，古称痰饮，当以温药和之。温药皆能祛痰，苓桂术甘殆其代表剂。

其痰活,其咳因之减少。若云根治,难矣。

川桂枝2.4克,生白术9克,旋覆花9克(包),云苓9克,炙甘草3克,款冬9克,紫菀9克,细辛2.4克,五味子9克。

按 上列三案均为慢性支气管炎,内有痰饮结踞,每每感受外寒而触发。其治疗大法,不出张仲景"温药和之"的范畴。方药如苓桂术甘汤、小青龙汤之类。考桂枝善于温通阳气,宣化停饮;白术、茯苓据现代药理研究均有排钠作用。由此可见,苓桂术甘汤有排泄体内不正常水液的作用,亦即通阳化饮之功。

先生对上列三案的治法各不相同:胡案在温肺镇咳药中加葶苈子蠲除停饮;李案用三子养亲汤合桂、苓、姜、辛、味以降逆化饮;施案用苓桂术甘汤加旋覆、紫菀、冬花,辛、味,以温阳化饮、祛痰镇咳。

【案25】

赵女。咳六七日,干呛少痰,因此气粗喘促。夫治咳有痰,总当祛之,无痰则镇之。

生麻黄4.5克,旋覆花9克(包),白前6克,杏仁泥12克,款冬9克,苏子9克,百部9克,粉甘草3克,杭白芍9克,白果5只。

【案26】

何女。因咳而气逆,则主因在咳,与哮喘而以喘为主因者不同。前者是气管有炎症,后者则非一般性支气管炎症所致。今病属前者,麻黄虽有效,但不宜常服。

远志4.5克,白芥子9克,款冬9克,紫菀9克,白芍12克,射干4.5克,细辛2.4克,甘草4.5克,鹅管石18克。

【案27】

颜女。每值春令,皆易作咳。寒热而兼上气,加味小青龙汤主之。

生麻黄6克,姜半夏9克,粉甘草3克,远志4.5克,川桂枝2.4克,五味子4.5克,淡干姜3克,紫菀9克,北细辛2.4克,杭白芍9克,款冬9克。

【案28】

赵女。平卧则气上逆:有因于心脏病者,有因于气管痰涎壅塞者。先作后者论治。

紫菀9克,杭白芍9克,款冬9克,粉甘草3克,远志9克,旋覆花9克(包),白前6克,五味子3克,苏子12克,鹅管石18克,云苓12克,橘皮4.5克。

【案29】

任男。痰饮并发哮喘,痰饮已成宿疾;哮喘则有时发作,多作于春秋气候剧变之时。上海地濒大海,尤易发作。此二者,皆少根治之法。今予小青龙汤。

生麻黄6克,淡干姜4.5克,细辛3克,川桂枝3克,杭白芍9克,五味子6克,白果9枚(去壳),姜半夏9克,炙紫菀9克,粉甘草3克,远志4.5克,白芥子9克。

二诊 加味小青龙汤两服后,气平,咯痰仍薄。治痰饮者,当以温药和之。

旋覆花9克(包),干姜4.5克,白芥子9克,款冬9克,五味子4.5克,紫菀6克,粉甘草3克,远志4.5克,茴香6克,杏仁12克。

另:葶苈子9克,鹅管石12克,肉桂3克,共研细末,分吞。

按 支气管哮喘的原因比较复杂,在中医学则有外感、内伤之分。一般认为,其外感属肺，内伤属肾。其实，支气管哮喘的早期阶段，病机都归之于肺，及至并发肺气肿，以致肺源性心脏病时，才有肺病及脾、及肾的机制。可以治疗哮喘，一般以治肺为主。但其中又有寒热的区别：属寒者，可用小青龙汤（如上列汪案）；属热者，则可用葶苈大枣泻肺汤、射干麻黄汤、定喘汤等方剂。至于《医宗必读》在压掌散（麻黄、白果、甘草），则不论寒热，都可应用。

【案30】

曾男。自诉指头较往日稍大。凡支气管扩张者多有之，所谓鼓槌指者是也。因扩张而多咳，其咳多剧于秋冬。今咳甚而喘。

五味子3克，旋覆花9克（包），杭白芍9克，白果5枚，炙紫菀9克，款冬花9克，北细辛2.4克，粉甘草3克，蜜炙麻黄4.5克，鹅管石18克，广陈皮6克，白芥子4.5克。

【案31】

石男。十指如鼓槌状，大致为支气管扩张，虽见咯血，却非肺痨，但其咳可以累及终生。

五味子4.5克，昆布9克，罂粟壳9克，杏仁泥12克，款冬9克，杭白芍9克，海藻9克，蒸百部12克，旋覆花12克（包），生侧柏叶30克（煎汤代水）。

另：蛤粉炒阿胶15克，令碎为小粒，口中含化。

【案32】

解男。支气管扩张症，如见痰黄、脉带数时，清热药宜重用。

净连翘15克，银花12克，桑叶皮各9克，黄芩9克，川象贝各9克，桔梗9克，前胡9克，白苏子12克，生甘草4.5克。

二诊　药后痰量减少，脉见平定。再拟原意出入。

净连翘12克，银花12克，黄芩9克，川象贝各9克，桔梗9克，桑叶皮各9克，粉草3克。

按　支气管扩张症，中医学一般归之于咳喘一类。伴见咯血，则往往作“木火刑金”论治。咯血而形体瘦弱者，或发热不清者，则多疑为肺痨。先生凡遇咳血而伴见手指如鼓槌状者，多认为有支气管扩张的可能。于此为何不作肯定诊断呢？这是因为鼓槌指这一体征，既不是支气管扩张所独有，也不是支气管扩张所必具。案中提到支气管扩张症的咳嗽可以累及终身；遇见痰黄脉数时，清热药宜重用。这些都是先生临床经验之谈。

【案33】

庄女。鼓槌指多见于呼吸系病及循环系病，盖末梢循环郁血故也。今咳呛气逆，不能平卧，祛痰镇咳，固属重要，强心药亦不可少。

炮附块9克，全当归9克，熟地黄15克，远志3克，北细辛2.4克，五味子4.5克，炙款冬9克，胡桃肉9克，炮姜炭4.5克，罂粟壳9克，补骨脂9克。

按　肾阳虚则不能化水，水泛为痰，使肺失肃降，为咳为喘。方用附子、炮姜、补骨脂等振奋肾阳，所谓“离照当空，则阴霾自消”；复用熟地、五味、胡桃肉等补肾助纳，使阳归于阴，肾得封藏而喘平。细辛温化寒痰；远志宁心祛痰；冬花、粟壳镇咳；当归一味，《本经》谓“主咳逆上气”，且活血药有助于改善血液循环的作用。宋代医家治喘咳多用粟壳，此属麻醉药，有镇静作用，但痰多阻塞气道，咯出不爽者慎用。

【案34】

陶男。咳逆倚息不能平卧，平卧则喘促，不能须臾耐。此当鉴别其为痰饮，抑为肾不纳气。夫咳喘一症,在肺为实,在肾为虚。今病者苔白腻,脉浮,当从肺治。

蜜炙麻黄2.4克,光杏仁12克,粉甘草3克,白苏子9克,桑白皮9克,广陈皮4.5克,白芥子4.5克,莱菔子9克。

按 实为邪气实,虚为正气虚。叶天士对喘症曾谓“在肺为实,在肾为虚”,可谓一语而扼其要。今患者咳逆倚息不得平卧,苔白腻,脉浮,为内蕴痰湿,外感风寒,使肺气失宣,故用三拗汤宣肺散寒,三子养亲汤化痰平喘。

【案35】

吴老。气急不能平卧,已历2个月之久,左卧则腹中水声漉漉,痰不多,必用力乃能咳出。今察其两足浮肿,胸次窒闷异常,尿少,脉微弱,当从肾治。

炮附块9克,熟地黄15克,远志4.5克,北细辛3克,五味子4.5克,苏子12克(包),茯苓9克,核桃肉9克,白果10粒(去壳),鹅管石24克(煅先煎)。

按 肾为气之根,高年肾阳衰微,则气无所主,不得摄纳,故气急不能平卧;腹中水声,尿少,为肾阳衰微、脾失健运,致水饮停留,痰不易咯出,是气虚无力祛痰外出。本案虚中有实,因虚致实,故以大剂补肾纳气以治其本,降气祛痰而治其标。

【案36】

陈女。4日来,哮喘发作,服麻黄素后,喘稍减而盗汗多。

附块6克,银杏15枚(去壳),五味子4.5克,陈皮6克,天竺子9克,甘草9克,麻黄3克,黄芪12克,远志4.5克,紫菀9克。

二诊 哮喘大发,喉间有水鸡声。

麻黄6克,黄芪12克,党参12克,浙贝15克,远志9克,紫菀9克,冬花9克,厚朴6克,杏仁12克,甘草6克,肉桂1.8克。

三诊 哮喘稍定,但周身汗出漐漐。

巴戟9克,仙灵脾9克,破故纸12克,炮附块4.5克,当归12克,白术18克,黄芪18克,党参12克,麻黄6克,甘草6克,肉桂2.4克。

四诊 哮喘已成尾声。

原方加益智仁9克,细辛4.5克。

五诊 今日上班工作,体力不支,腰背酸,失眠。

巴戟9克,仙灵脾9克,破故纸12克,当归9克,益智仁9克,党参12克,山药12克,炙甘草6克,白术15克,黄芪12克,肉桂1.8克。

按 哮喘而兼见盗汗,为素体虚弱之。先生本着“急则治标,缓则治本”的原则,初诊用小量麻黄宣肺平喘,黄芪、附子温阳固表,五味、银杏收敛定喘,再加远志、天竺子、紫菀镇咳祛痰,甘草调和诸药。二诊咳喘大作,喉中有水鸡声,是风寒客肺,引动内饮,故急则治标,加重麻黄用量。三诊哮喘稍定,则考虑固本,用麻黄于大队补益药中。待哮喘平定,则治本为重,以培补脾肾善其后。按照临床所见,哮喘病人多因喘而汗,喘平则汗止。王旭高说:“麻黄是开达肺气,不是发汗之谓。”部分医者因麻黄发汗,虽喘证亦惧用;不知麻黄乃平喘之要药,有时且需用较大剂量,始能收到良效。

【案37】

朱男。咳2个月,将咳先作呕逆,剧则呕吐白沫,舌腻,古人属之胃寒,非一般治咳剂所能奏效。

旋覆花9克(包),公丁香3克,半夏12克,荜茇9克,细辛2.4克,冬花9克,五味子3克,白芍9克,苏子12克,百部6克,甘草3克。

按 此病仍为痰饮上逆,寒痰留胃,胃失和降。治当降逆和胃,兼理痰咳,非一般通套止嗽药所能效。

【案38】

张男。痰臭时发时休,已历一年有余,但胸膺并不作痛。予苇茎汤加减。

生熟米仁各15克,桔梗9克,鱼腥草30克(后下),苏子12克,马兜铃9克,冬瓜子12克,桑白皮12克,白芍9克,芦根30克,粉甘草6克。

按 此为肺痈,时发时休,迁延日久,痰臭是其明证。臭痰即是脓痰,辨证属热,治宜清肺祛痰、解毒排脓,方用苇茎汤加减即是此意。鱼腥草有良好的清热解毒作用,为治疗肺痈痰热壅滞、咯吐脓血的要药。

【案39】

施男。以左肋痛为苦,不能向右侧卧,短气,咳嗽,西医诊为浆液性肋膜炎。其效固非旦夕可期。

柴胡9克,前胡9克,桑白皮9克,旋覆花9克,象贝母12克,杏仁泥0.18克,粉丹皮9克,葶苈9克,新绛2.4克,炙乳没各9克。

二诊 两药后左肋之痛大定,其效之速,非始料所及。

桑白皮12克,粉丹皮9克,知母9克,白芍12克,象贝母12克,葶苈9克,玉竹9克,紫花地丁9克,粉甘草2.4克。

按 胁痛为肝气横逆,咳嗽短气为肺失肃降,故肝肺同治。方中葶苈泻肺,以治炎症渗出,柴胡、丹皮疏肝解郁,新绛、乳、没活血定痛,故效速出于预料。如渗液较多者,先生恒喜兼用控涎丹,每服2.4~4.5克,每日1次,其逐水蠲饮之效更速。

【案40】

杨男。右肋作痛,手不可近,迄今20余日,初起曾寒栗、高热、多痰沫。

杭白芍12克,旋覆花9克(包),青皮6克,川楝子9克,炙紫菀9克,杏仁泥12克,十枣丸6克(分3次吞服,以药汁送)。

另:①二冬膏250克,川贝末6克,海蛤粉6克(二味和入膏中),每服一匙,开水冲。②昆布12克,海藻12克,代茶。

按 从药证测之,此为渗出性胸膜炎。《伤寒论》所说“悬饮”、“支饮”,殆即指此。认为“水停胁下”是其病源所在,因此攻逐水饮,消除胸腔积液为其主治。十枣丸和前案提及的控涎丹,均是治疗本病的要方,所以此案重用十枣丸。用昆布、海藻代茶,则具有深意。经验认为此二物功能化痰软坚,按现代药理研究,均含有丰富的碘质,被机体吸收利用后,能促使病理组织崩溃、溶解,并促进炎性渗出物的吸收。先生融会新知,选用此二药,实有卓识。

肺 痨

【案1】

王男。颈长肩耸,面容清癯,十之八九易撄损证。今以咳为主诉,前年曾咯血,不亟加休养,行将进展无已。

北沙参9克,大麦冬9克,京元参9克,阿胶珠15克,血燕根9克,肥知母9克,大熟地15克,玄武板30克,蒸百部9克,水獭肝9克(焙研吞)。

另:琼玉膏180克,川贝末18克(和入膏中),每天早晚各服一食匙。

按 前人认为"瘦人多火,易得痨嗽"。阴虚火旺,虚火炼津为痰,使肺失清肃,肺气上逆而为咳。立方滋补肺肾之阴,则虚火自潜。百部、獭肝能润肺杀虫。血燕根即燕窝之含有血丝者,较毛燕、白燕为佳,为滋养强壮药,能养肺阴、理虚损、止嗽化痰,补而能清,对肺痨虚损,最有助益。方从《医学心悟》月华丸化裁,为此病正治之方。

【案2】

吴女。病咳将及2个月,其重要点:一为两脉细数;二为曾经带红;三为入夜两颧发赤;四为近来盗汗频仍。凡此均非细故,乃损症之渐。

杭白芍12克,仙鹤草12克,麦冬9克,蒸百部6克,白前9克,生侧柏叶15克,玉竹9克,天竺子9克,北沙参9克,粉甘草3克。

按 此为肺痨之症,治以养阴镇咳为主。案中所列四点,均为肺痨的特征,结合胸透,可以确诊。

【案3】

潘女。每日午后4时许,即凛寒潮热,已经匝月;面容逐渐消瘦。咯痰不爽,胸胁为之牵痛;昨因咳剧而痰中带血,脉弦数。非细故也。

桑叶皮各9克,蜜炙牛蒡9克,生侧柏叶12克,蜜炙兜铃9克,阿胶珠9克,杏仁泥12克,蒸百部9克,肥知母9克,清炙枇杷叶9克,夏枯草9克,黛蛤散9克(包),小蓟12克。

按 午后凛寒潮热,为阴虚之候;咳而胸胁牵痛,痰中带血,咳而不爽,脉弦数,为肺燥而肝火内燔。方用补肺阿胶汤加味,滋阴润燥,止咳止血;复用黛蛤散、夏枯草清泄肝火。陆仕谔说:"桑叶为肺家之肝药,枇杷叶为肝家之肺药,二味同用,大能清肝肺之热,降气通络止嗽。"

【案4】

张男。肺病之咳与热,皆顽固不易除。

蒸百部9克,桑皮9克,罂粟壳12克,百合9克,马兜铃9克,甜杏仁9克,地骨皮9克,青蒿9克,炙鳖甲18克(先煎),鳖血炒柴胡6克。

另:生石膏18克、黄芩9克、桂枝6克、秦艽9克,共研细末,每吞3克,1天3次。

按 此用秦艽鳖甲散加减,以清热除蒸,肃肺镇咳。先生用四药为散,配伍颇有深意。桂枝《本经》说它有"补中益气"之功,但其性辛温,似与痨症不宜,今与苦寒之膏、芩相伍,则燥性大为削弱,而可得温健之效;膏、芩得桂枝之辛温,则苦寒之性大减,可收清除虚热而不伤脾胃的效果。秦艽能清虚热,对阴虚劳热甚效。

【案5】

陈男。两脉细数,见于英年,便有损怯之可能,何况肌热盗汗,痰中带有小血点。凡损证之热最难遽退,而痰中之小血点,比狂吐更不易止。此二者皆非绝对静卧不为功。

陈阿胶24克(烊冲),蜜炙兜铃9克,杏仁泥12克,川贝母4.5克,麦冬9克,桑白皮9克,地骨皮9克,嫩白薇12克,茜草炭9克,旱莲草9克,仙鹤草15克。

按 潮热、盗汗、咳嗽、咯血为肺结核病四大主症，其病机皆为阴虚火旺。先生认为，此种痨损虚热最难退，痰中带血不易止，除用养阴润肺、清热止血的药物外，还必须卧床静养，这都是经验之谈。

【案6】

王女。夙有肺损，今咳剧咯吐鲜血，两脉细数无伦。此方以止血为主。

白及末6克，阿胶珠12克，杭白芍9克，麦冬9克，小蓟炭9克，干地榆18克，地骨皮9克，洋菜9克，炙桑皮9克，旱莲草9克，粉甘草3克。

按 此病剧咳、咯血，治用滋阴降火、凉血止血之方。据现代药理研究，白及对肺、胃出血有良好的止血作用，体外实验，对结核杆菌有抑制作用。洋菜含胶质，合阿胶能增强血液凝固力，促进止血。地榆不仅能凉血止血、清热解毒，且抗菌谱较广，对结核菌有抑制作用。先生对肺结核尝喜用之。

【案7】

郑男。日晡所潮热，有虚实之分：时症属阳明实热，痼疾属阴虚火旺。今口唾白沫，五心烦热，肺液已伤，实肺痿之端倪也。

北沙参9克，京玄参12克，天麦冬各9克，知贝母各9克，炙桑皮9克，淮山药15克，炙鳖甲24克(先煎)，蛤粉炒阿胶12克。

按 《金匮》所谓肺痿是“肺中冷”，症见“吐涎沫而不咳”，治用甘草干姜汤以温之。本案肺痿即是肺痨，因缠绵日久，肺液受伤，以致阴虚火旺，五心烦热，治用滋阴养肺，清热润燥之品。病名虽一，起因不同，且治疗各异，不可混为一谈。

【案8】

毛男。两脉起落不充盈，入夜盗汗如瀋而冷，虽见咳呛，亦当温补。

炮附块3克，生黄芪9克，全当归9克，杭白芍6克，山萸肉9克，五味子4.5克，桑椹膏20克，远志肉4.5克，酸枣仁9克，清炙草3克，浮小麦30克。

另：两仪膏180克，左牡蛎60克(研极细末和入膏中)，早晚各服一食匙。

按 朱丹溪说“痨瘵皆主于阴虚”，这是指一般情况而言。此案盗汗甚多而冷，脉弱，为阴损及阳，以致阴阳两伤。先生治用温补，是取阳生阴长之意。方用温热之芪、附，与阴敛之萸肉、白芍、当归、五味及两仪膏相伍，是取其相辅相成，以温补而不致伤阴，育阴而不致损阳。更用酸枣仁、远志、浮小麦与五味、牡蛎同用，以宁心敛汗。

【案9】

赵男。据其经过有肺病之嫌疑。咳呛匝月不除一也；曾经痰中带血二也；每夜盗汗三也；面色不华，舌光少苔四也。善加调养，或能免其进展。

炮附片4.5克，五味子3克，麦冬9克，大生地15克，杭白芍9克，旋覆花9克(包)，当归6克，秦艽9克，浮小麦12克，延胡索9克，煅牡蛎30克(先煎)，甘草4.5克。

按 咯血、盗汗、面色少华、舌光少苔，为气阴两虚、阴伤及阳之象。其治疗除甘寒养阴之外，更用附子、牡蛎敛阴固阳，以崇生气。

【案10】

陈女。形容消瘦，有微热，入夜盗汗淋漓，痰中带血，其量虽少，实不可忽，胯间结核，数月不消,俗称阴痰,皆非小恙。

北沙参9克,麦冬9克,肥知母9克,青蒿子9克,嫩白薇12克,粉甘草2.4克,桑白皮9克,杭白芍9克。

二诊 一药而热退,喜事也;但虑其停药而热再升。入夜依然盗汗淋漓,其脉沉细无力,凡脉沉细而无数象者,寒凉药不宜再用。

生黄芪12克,蜜炙防风6克,生白术9克,白归身9克,山萸肉9克,五味子4.5克,杭白芍9克,炙麻黄根9克,浮小麦15克,煅牡蛎30克。

按 初诊用滋阴降火,是针对阴虚潮热而设。二诊热退而盗汗不止,脉沉细无力,呈现气阴两虚之象。方随症变,因此不宜再投寒凉药,而用玉屏风散以固表,白芍、萸肉、五味、牡蛎以敛阴。

【案11】

马男。凡以似疟非疟为主诉者,最不可忽视。有不少温病初起一如疟状,盖从少阳开始发病者也。患者今年曾2次痰中带红,面容清瘦,舌光剥,脉虚数,畏风自汗,食少便溏,则又是一种情况。予仲景黄芪建中汤加补阴药。

炙黄芪12克,杭白芍12克,川桂枝2.4克,干地黄12克,麦冬9克,阿胶珠9克,侧柏叶9克,仙鹤草15克,清炙草2.4克,生姜3片,大枣5枚,饴糖9克(烊冲)。

按 肺病日久,阴伤及阳,以致卫阳不固,而恶风自汗,脾气不振而食少便溏。用黄芪建中加补阴药,是阴阳兼顾,冀阳生阴长,劳损得复。黄芪建中汤仲景本治虚劳里急不足之症,后人一见劳瘵概予养阴,殊不知有此症即用此方,温建中焦也是治疗劳损的一大方法。

【案12】

俞女。肺结核如见面浮足肿,表示心脏衰弱,例属难治;加以肌热恶寒,表示毒素弥漫。除甘温以外无别法。

附块4.5克,黄芪9克,白术12克,山药12克,巴戟9克,诃子肉9克,炮姜1.2克,当归9克,萸肉9克,肉豆蔻6克,益智仁9克,甘草4.5克。

按 肺结核病变严重者,可累及心脏,出现面浮足肿等早期心衰征象。中医辨证属于阳虚,所以治用温补之法,芪、附之用,正是为面浮足肿、心脏衰弱而设。

【案13】

戴男。曾见咯血,血止,左膺作痛,面色不华。此症人多以轻微而忽之,不知祸机隐伏。

生阿胶18克,牛蒡子9克,柴前胡各4.5克,马兜铃9克,杏仁12克,乌梅2.4克,川连1.5克,桑白皮9克,地骨皮9克,粉甘草1.8克,粳米1杯。

按 此为补肺阿胶汤、柴前连梅煎、泻白散综合而成的复方。

【案14】

赵男。肺病之热,可以消耗体内一切物质,而更形羸瘦。退此热,古人以甘温、甘寒两法:甘寒退热,而兼营养;甘温退热,能强心脏。先予甘寒。

京玄参9克,仙鹤草12克,鲜生地12克,冬青子9克,炙鳖甲15克,潼沙苑9克,蒸百部9克,甜桔梗4.5克,杏仁泥12克,百合9克,粉甘草3克。

按 肺病之热,多属阴虚阳亢,用药常选甘寒补益之品,若予苦寒清泄则更损其本,造成大错。

【案15】

潘女。此症之热，究属外感，抑是内伤？当参考其他证候：音哑，一也；舌厚胖大，苔不匀，二也；脉细带数，三也。

鳖血炒柴胡4.5克，嫩白薇9克，料豆衣12克，香青蒿9克，冬青子9克，淮牛膝9克，炙鳖甲18克，秦艽9克，杭白芍9克，清炙草3克，海蛤粉18克。

二诊 潜伏性肺病，在进展时与外感颇类似，偶一不慎，便能偾事。

大生地12克，京玄参9克，杭白芍9克，旱莲草9克，女贞子9克，麦门冬9克，桑白皮9克，料豆衣12克，潼蒺藜9克，粉甘草3克。

按 热之属外感或内伤，当为详辨。此证舌厚胖大，苔不匀，脉细带数，是气阴兼伤之象；音嗄一症，为"金破不鸣"，亦属虚象。故予养阴除蒸之剂。倘作外感治之，祸不旋踵。所以先生谆谆告诫："偶一不慎，便能偾事"。

【案16】

石男。古今治虚劳潮热之方，扼其要，可分三大类：一养阴，二祛瘀，三温补。虽因证候而异，其希冀热之下降则一，究其实，多不验。盖热为结核菌刺激病灶之产物，主因不除，热无由而解。

黄芪9克，鳖血拌银柴胡9克，青蒿9克，全当归9克，蒸百部9克，地骨皮9克，川贝母12克，天竺子9克，旋覆花9克（包），粉甘草3克。

附丸方：钟乳石18克，紫白石英各18克，肉桂6克，麦冬18克，五味子12克，蛤粉炒阿胶24克，北细辛9克，款冬花12克，干地黄24克，淡干姜6克，玄武板18克，糯米30克。共研细末，蜜丸如桐子大，早晚各服30粒。

按 先生非常重视病因治疗，案中提出"主因不除，热无由而解"，就是这个意思。治疗结核劳热的方剂，大致有养阴、祛瘀、温补三类。此取养阴为主，方以《局方》钟乳补肺汤加减为丸，以缓图其效。钟乳石既能治肺虚劳嗽，又能合紫白石英、干姜、肉桂、龟板以补纳下元，敛阴固阳；阿胶、地黄、麦冬、粳米，以补血生津、养阴润肺；细辛、五味、冬花以止嗽。此下元素虚之人，故甘寒、甘温并用。先生常说："甘寒增加其营养，甘温唤起生活力。"

【案17】

朱男。古人以痰与血浮于水面上者属肺，下沉者属肝肾。盖肺上有气体含藏泡沫于内故浮。今咳而见痰与血，不但浮，且如脓，痨瘵潜伏于内久矣；音嗄喑之先声也。

冬青子12克，杏仁24克，生阿胶24克（烊化），仙鹤草24克，旱莲草12克，百部12克，罂粟壳12克，旋覆花9克（包），天竺子9克，款冬花9克，粉甘草4.5克。

二诊 镇其咳其血能止。其痰黄而厚如脓，此肺部空洞之分泌物也。其痰下泄则成肠痨，久过气管则为喉头结核。

麦门冬9克，生侧柏叶30克，知贝母各9克，杭白芍12克，柏子仁9克，玉竹9克，葶苈子4.5克，桑皮9克，粉甘草2.4克，大枣9枚。

按 此案一诊重在镇咳止血，二诊重在调肺排痰，立方各有侧重，用药先后有序。侧柏叶一味不仅能凉血止血，而且有清肺止咳、祛痰平喘的作用，对肺结核咳嗽、咳血、痰稠难出者有良好的效果。其应用大剂量，疗效尤著。

【案18】

李男。咯血以后如见两脉细数者,皆与肺有关系。比来微见咳逆上气,皆病在呼吸系之明征;食欲不振,倦慵乏力,消化系受影响而营养缺乏者。

潞党参9克,远志肉4.5克,生白术9克,淮山药9克,五味子4.5克,冬青子9克,仙鹤草12克,全当归6克,炙甘草3克,香麦芽9克。

二诊 血后如见舌尖红绛、便难,皆属津液涸竭;咳痰不爽,亦肺燥也。前方用参、术,意在补脾益肺,此方意在润肺育阴。

小生地12克,麦门冬9克,北沙参9克,钗石斛6克,杭白芍12克,知贝母各9克,桑皮9克,炙马兜铃9克,玄参9克,粉草3克。

按 初诊补脾益肺,二诊润肺育阴,都是治本之法。

【案19】

李男。舌面光红,如猪肝色,在老年为营养缺乏太甚;有时多见于肺病质者。老年人之肺病,其症状每不显著,人亦以此忽之。

炮附子9克,淮牛膝9克,远志肉4.5克,熟地黄24克,料豆衣12克,紫菀12克,白芍9克,麦门冬9克,柏子仁12克,玉竹9克,粉甘草3克,白果12枚。

按 舌面光红如猪肝色,在老年为营养缺乏太甚,并多见于肺病质者;老年人之肺病,其症状每不显著,不可忽视。此均是先生经验之谈。

血证

【案1】

浦男。潮热、盗汗、咳嗽、咯血,十之八九为肺出血。

马兜铃9克,仙鹤草15克,牛蒡子12克,川百合9克,阿胶15克(烊化2次冲),紫菀9克,蛤壳12克,光杏仁9克,百部9克。

另:二冬膏180克,川贝母30克(研末和入膏中),早晚各服1匙,开水冲。

二诊 X光所得为左肺结核。若能有充分之休息与营养,或能消大患于无形。

桑白皮9克,地骨皮9克,银柴胡6克,炙鳖甲24克,白芍9克,百合9克,麦冬9克,阿胶珠4.5克,干地黄12克,冬青子9克,蒸百部9克。

另:琼玉膏、二冬膏各90克,川贝末30克,用法、用量同上。

按 咯血,亦称嗽血,其病在肺。案中所列四症,为肺结核常见症状。初诊用补肺阿胶汤加味,清肺止咳止血;二诊侧重在滋补肺肾之阴,佐以泻火清肺、润肺止嗽之品。

如大量咯血,须急则治标,用泻火祛瘀法,药如生大黄、焦山栀、黄芩、生地、赤芍、丹皮、花蕊石、白及、三七以及藕节、茜根、仙鹤草等药可随症选用。

【案2】

刘女。6年前有肺病,此番咯血盈口,脉搏之次数与体温成正比,此宿疾复发。

仙鹤草30克,白芍9克,桑叶皮各9克,花蕊石30克,阿胶24克,白及9克,甜杏仁12克,粉甘草3克。

二诊 血止后,咳亦不剧,多汗神倦,两耳不聪,虚象也。

熟地12克，冬青子9克，白芍6克，旱莲草12克，鳖甲12克，牡蛎30克，甘杞子9克，北沙参9克，米仁12克。

按 此案用桑叶、桑皮、甜杏仁以镇咳；花蕊石、阿胶、仙鹤草、白及等以止血。花蕊石一味，止血消瘀，颇有殊功，故用量独重。血止后用育阴滋补之剂以善其后。

【案3】

徐女。咯血虽止，痰红依旧；流产后旬日，恶露淋沥，腹时痛，病者面色苍白。血中失其凝固力，故迭进止血重剂而血不止。

生阿胶30克(烊冲)，仙鹤草18克，苎麻根15克，熟地30克，旱莲草18克，白及6克，炙鳖甲18克(先煎)，玄武板18克(先煎)。

另：生血余12克、化龙骨9克、牛角鰓12克，共研细末，每次吞服5克，日3次。

二诊 古人治血大法：血热妄行者清之；气不摄血者固之；脾不能统者温之。其血出于上部，非潜即润。潜，现代所谓钙质；润，多属黏滑性。均能增加血液凝固力。

生阿胶30克(烊冲)，煅牡蛎30克(先煎)，牛角鰓12克，炙鳖甲18克(先煎)，麦门冬9克，白及9克，玉竹9克，熟地30克，花蕊石30克(研末吞服)。

按 阿胶、龟板、鳖甲之用于血证，其义有二：一为滋阴补血；二为其含有胶质，有增强血液凝固之力。血余、龙骨、牛角鰓同用，乃收敛、固涩之剂，有修补血管破裂之作用。上部出血，多系阴虚阳亢，气逆血升所致。潜镇药能滋阴潜降，以敛浮越之虚火；凉润药能滋养阴液，以抑阳气之偏亢。二者均为止上部出血的主要方法，所以先生说："其血出于上部，非潜即润。"

【案4】

钱男。痰中夹血最忌为血丝与血点，淡红色散漫不聚者无碍。避免气管之刺激可矣。

仙鹤草12克，知母9克，桑皮9克，旱莲草12克，玉竹9克，麦冬9克，黑木耳12克，马兜铃4.5克，白茅根1扎，淡竹叶30片。

按 痰中血色淡红，散漫不聚，多为毛细血管渗血，病情较轻；痰中夹有血丝与血点，多系肺病已深，病情较重。此从痰血的形、色以预测病情，系先生经验之谈。

【案5】

刘男。考其咯血之经过，其病灶不在肺；往日素无胃病，亦非胃溃疡出血可比。疑是血液失其凝固，遇有诱因，如拂逆、疲劳，小血管破绽而血出矣。

阿胶珠12克，炮附块9克，厚杜仲9克，花蕊石30克，鱼腥草15克(后下)，熟地黄12克，全当归12克，玄武板30克，仙鹤草12克。

二诊 以其人温度只有36.1℃，用温性止血剂，药后血不止。

生熟地各30克，仙鹤草30克，旱莲草15克，牡蛎30克，藕节五只，生阿胶30克，白及片9克，川贝9克，肥玉竹9克，童便1杯(去头尾)。

按 此身体素弱之人，小血管破绽而出血。其治疗一则用熟地、附子、当归、杜仲以温阳强壮；一则用花蕊石、阿胶、仙鹤草、龟板以促凝血。然温阳药有动血之弊，二诊舍附子之辛温，取童便、牡蛎之咸寒润降，以增强止血之功。

【案6】

陈男。面目黧黑，不应见于弱冠之年；曾病瘰疬，今复逐渐消瘦，其病根潜伏久矣；咯吐鲜血,特病之暴发者耳。

淡秋石15克,鲜生地60克,白及片9克,小蓟15克,京墨汁15克(分2次冲入药中),旱莲草18克,怀牛膝15克,鲜藕汁30克(分2次冲服),阿胶18克(烊化)。

按 面目黧黑,逐渐消瘦,多见于劳损之证。曾病瘰疬,今突然咯血,证属阴虚火旺,迫血上逆。鲜血实为隐在的肺痨暴发之征;滋阴清热、凉血止血,是立方的重要所在。鲜生地善于滋阴清热,牛膝引血下行,旱莲草、阿胶滋阴止血,白及、京墨汁、藕汁、小蓟凉血止血,合为标本兼顾之佳方。

【案7】

朱男。3年前曾经大量咯血。今脉细数,形质消瘦,盗汗、潮热、痰中带血,病势在进展中。首当注意静养,药饵倒为其次。

阿胶珠12克,五味子5克,炙紫菀9克,熟地18克,浮小麦30克,麦冬9克,百部9克,海蛤壳18克,核桃肉9克,北沙参9克,白芍9克,龟板12克,生侧柏叶12克,当归9克,砂仁3克(后下)。

另:琼玉膏180克,两仪膏180克,川贝母末24克(和入膏中),早、晚各服1食匙。

按 消瘦、盗汗、潮热、痰中带血、脉细数,为肺痨而肾阴亏损、虚火亢炎之证。对其治疗,不宜苦寒直折,只宜甘寒养阴。古人所谓"滋阴即所以降火",殆即指此。所以方用两仪膏(生地、熟地)、阿胶、麦冬、龟板以滋补肾阴。盖肾水充足,则肺得其润,心肝之火亦潜。并用归、芍养血调营;浮麦、五味养心敛汗;沙参、琼玉膏、百部、紫菀、川贝润燥宁嗽。用少许砂仁,以行补药之滞。医嘱首当注意静养,实是治疗虚劳失血的一大原则。

【案8】

范老。药后痰红已除,心中痞满,此胃弱不胜药力之故。其舌红少苔而润,真阴缺乏已久。予全真一气汤,因其阳亦虚也。

炮附块6克,麦门冬9克,五味子3克,生熟地各12克,太子参9克,淮牛膝12克,生白术12克,料豆衣12克,生侧柏叶30克(煎汤代水)。

按 证属阴阳两虚,故方用育阴、温阳并举。二地、麦冬能滋补真阴,得术、附则不腻,术、附能振复胃阳,得二地、麦冬则不燥。此为血证善后之方。

【案9】

陈男。形瘦而见鼻衄。其衄久不止者,往往为肺病之前驱。午后微有潮热,此非外感可比。

银柴胡5克,炙鳖甲24克(先煎),阿胶珠9克,青蒿9克,白芍9克,大生地15克,侧柏炭9克,女贞子9克,旱莲草9克,仙鹤草12克,白茅根30克。

按 鼻衄多因肺胃之热,久不止,则肺阴必伤。此病人午后潮热,即见一端。

方用生地、女贞、旱莲草、阿胶、白芍以养肺肾之阴;银柴胡、鳖甲、青蒿、茅根以清肝肺之热。茅根功擅清热凉血,为鼻衄要药。

【案10】

孙男。血压如此之高26.7/16.0千帕(200/120毫米汞柱),其鼻出血如注。此种证候,若用止血药则误矣。

生大黄9克,黄柏9克,丹皮9克,川黄连2.4克,生石膏60克,赤芍6克,茺蔚子18克,桃仁泥18克，草决明9克。

按 此案为肝胃火旺，迫血妄行。苦寒直折、清降泻火，切中病机，火降热除，则血自安。若不辨病因而见血止血，泛用一般止血药，则难以见效。

生大黄苦寒善泄，不仅能通肠行瘀，尤善清中上焦积热及血中伏火，对鼻出血、牙宣、咯血、吐血均宜。茺蔚子、桃仁用量较大，除引血下行以治其出血，并具有降压之功。

【案11】

朱女。宿有鼻出血，今夏曾以大发作而就诊。止后不大发。今晨大出血如注，面色不华。

阿胶珠12克，黑料豆12克，牛角鰓炭9克，五味子5克，大熟地30克，全当归9克，藕节9克，小蓟炭12克。

另：黄芪9克，仙鹤草12克，大枣10枚，常煮服。

按 因大衄面色无华，乃用养阴补血之方。另以黄芪益气，仙鹤草止血，大枣补血，常服以善其后。

【案12】

洪男。疲劳则鼻出血、头目眩晕，兼见腰酸背楚。此肝肾俱不足。治肾即所以治肝。

冬青子9克，怀牛膝9克，旱莲草12克，料豆衣12克，潼沙苑9克，制首乌9克，干地黄12克，玄武板18克，黑小豆60克（煎汤代水）。

另：桑麻丸90克，每服9克，日2次。

按 疲劳则鼻衄、头目眩晕，为肝阴虚。腰背酸楚，为肾虚。肝肾同源，肾阴虚往往导致肝阴虚，补肾即治其本。方用二至丸加味以滋肾柔肝。怀牛膝一味，既强健筋骨，又可平肝，且能逐瘀止痛，是一物而三用。

【案13】

钱男。鼻出血虽是局部病，但亦有关系全身者，血压亢进故也。

冬青子9克，生熟地各12克，丹皮9克，怀牛膝12克，仙鹤草15克，大小蓟各9克，桃仁泥12克，夏枯草12克，煅石决30克，茺蔚子12克，白茅根1扎。

按 治病必求于本。此案鼻衄为阴虚阳亢所致，故治疗以育阴潜阳为主，凉血止血为辅。

【案14】

欧男。舌出血时发时止，古人以为心火上炎，现代谓血液缺乏凝固物质。

生阿胶30克（烊化），干地黄18克，女贞子12克，藕节15克，小蓟15克，仙鹤草18克，旱莲草12克。

按 心开窍于舌，舌衄多责诸心火。而火有虚实之分，此属阴虚火炎。所以用大剂二至、地黄、阿胶以滋阴降火，佐以小蓟、藕节、仙鹤草凉血止血。

【案15】

方男。呕血与咯血不同，呕血其病在胃，咯血则在肺。在胃者其色多紫，或混有食物，其量可以盈盂。病者3次呕血，有较长时期之胃痛泛酸史，最近又呕血。今血虽止，而饮食入口皆吐。

象牙屑6克,血余炭9克,杏仁霜12克,煅瓦楞子24克,琥珀屑6克,柿饼霜12克,伏龙肝24克,上药共研极细末,每饭前服2克,1日3次。

按 呕血在胃,咯血在肺,二者病位不同,治疗各异,其鉴别诊断极为重要。先生提示呕血的临床特征有四:一是其色多紫;二是混有食物;三是量多可盈盂;四是有胃痛泛酸史。这是非常可贵的经验。

此证最忌滥用苦寒,中气受戕,则不能统血,致血不能归经而血不止。此患者呕血虽止,而饮食入口皆吐,殆为溃疡病合并幽门痉挛。用灶心黄土降逆止呕,杏仁降气滑利,二物一涩一滑,可免便秘之患。用瓦楞子制酸缓痛,且协同血余、琥珀、象牙屑消瘀止血,缓解痉挛,保护溃疡面。柿霜一味,意在甘润和中。此方配伍,颇具巧思,临床应用于溃疡病,屡获佳效。

【案16】

伍男。据其吐血之情态,乃胃出血。色紫量多一也;平素不能进硬固食物二也。腰部胀硬已久,疑是十二指肠溃疡。

杏仁泥30克,知母9克,粉葛根18克,全当归6克,象贝母9克,云苓9克,淡竹茹5克,玉竹9克,黑木耳12克,生侧柏叶30克(煎汤代水)。

按 此案重用杏仁达30克之多,一以其能降胃气之逆;二以其油滑之性,能保护胃肠黏膜,弛缓痉挛,润肠通便。其他如葛根、知母、玉竹并用,能养阴、生津、消炎;象贝解郁制酸,促进溃疡愈合,茯苓和胃宁神,余为养血宁络之品。此方适用于溃疡病偏于阴虚者,用意周到,遣药很有启发。

【案17】

洪男。吐血时发时止,下脘隐痛,且不作咳,其病在胃。

生地15克,当归9克,延胡9克,旋覆花9克(包),新绛6克,牛角鳃炭9克,仙鹤草12克,藕节12克,白芍12克。

按 方用地、芍养阴凉血,合仙鹤草、藕节、牛角鳃炭以止血,并用当归、延胡、新绛、旋覆花以活血、通络、止痛。

新绛一名绯帛,今已少用,多以茜草根代之。

【案18】

方男。3年前曾吐紫血半痰盂许,胃之功能大受损伤,体力亦因此大减。嗣后吐血虽未再作,而胃病常发,每于劳累、感寒,或过食之后,胃部即感胀满,必伛其背许久乃舒。平时恶寒殊甚,虽厚其衣履亦属徒然。脉沉细,重按亦伏,兼有梦遗之疾,是脾肾皆虚。用药当从健脾益肾入手。作膏方常服,持之以恒,可望康复。既经吐红,嗜酒非所宜也。

朝鲜参15克,怀山药30克,砂仁15克,鸡内金30克,肉豆蔻24克,潞党参60克,黄芪90克,芡实30克,广木香18克,半夏曲24克,白术60克,化橘红18克,熟地90克,五灵脂90克,台乌药30克,云苓60克,莲须30克,补骨脂4.5克,全当归60克,黄精60克。

上药煎3次,去滓再煎极浓,加真阿胶30克、龟鹿二仙胶30克,冰糖收膏。每晨、晚各服一食匙。如遇感冒、食滞时暂停服药。

按 患者曾经大吐血,现虽未再作,而胃痛常发。感寒、劳累、饱食以后则胃脘胀满,是脾失健运;畏寒殊甚,为阳虚不能卫外,肾阳不足实为根本。立方脾肾双补,作膏常服,既便服用，又不影响运化，为慢性病调理之善法。其人嗜酒，非胃痛吐血所宜，因酒热戕胃，易于助火动血。

【案19】

黄男。2日前曾尿血2次，尿血后小便次数增多，眠、食均受影响，动则气促。其病在肾与膀胱。

生阿胶30克(3次烊冲)，苎麻根60克，五味子9克，丹皮9克，菟丝子15克，蚕茧20只，桑螵蛸15克。

二诊 前两晚尿中混有血滴，小便次数减少，睡眠食欲均较好，唯皮肤发痒难受。

生阿胶30克(烊冲)，潞党参12克，蚕茧20只，五味子5克，覆盆子12克，杞子12克，山药12克，桑螵蛸12克，菟丝子18克。

三诊 药后14天，尿血已止，步行仍气促。脊椎不能挺直，据述已14年矣。

淡苁蓉18克，黄芪12克，阿胶30克(烊冲)，枸杞子12克，党参12克，五味子5克，覆盆子12克，山药12克。桑螵蛸12克，菟丝子18克。

四诊 诸恙悉减，原方加杜仲9克，川断12克，狗脊18克，持续服用一段时间。

按 尿血病在下焦，丁甘仁所谓“肾阴不足，君相之火下移小肠，逼血下行”。此病人尿频、腰酸、行动气促，15年前脊背即不能挺直，其为肾虚无疑。眠食均差，则与心脾亦有关。

初诊一面滋阴降火止血，一面固摄肾气。二诊则重在两补脾肾，其皮肤发痒是血虚不荣，不宜套用风药。三诊血止，各方面情况俱有好转，乃用参、芪、山药补脾，脾旺始能统血；苁蓉、枸杞、菟丝、覆盆、五味、桑螵蛸补肾，肾气足则摄纳有权。四诊加杜仲、川断、狗脊兼治腰脊。叶天士曾说“毋见血而投凉”，盖血证亦有虚实、寒热之分。此案为虚证，故以补益脾肾为大法，仅初诊用凉性之丹皮、苎麻根。至于蚕茧既善止血，又有治消渴、尿频之效，此例用之颇合。

【案20】

郭男。溲血有虚实之分，先血后溲而痛者属实，先溲后血而不痛者属虚。实证多半在尿道、膀胱，虚证则多在肾。细考此证之经过，其病在肾，虽痛亦虚。

炮附块5克，阿胶珠15克，升麻6克，五味6克，川断12克，熟地15克，仙鹤草18克，粟壳6克，杜仲9克，桑寄生12克，当归9克。

二诊 去附块。

三诊 前方用附，溲血不减，去附则其效大见。

阿胶15克，升麻5克，川断12克，小蓟15克，熟地15克，仙鹤草6克，桑寄生12克，旱莲草12克。

四诊 无意中去归，小溲之痛与血量皆减，可见走窜温行之品，皆不相宜，仿古人肾不能摄纳论治。

阿胶9克，五味子5克，杜仲9克，桑寄生12克，金樱子9克，生熟地各12克，菟丝子9克，破故纸9克，旱莲草12克，御米壳6克。

按 尿血一般不痛，即痛亦微，不若血淋之淋漓涩痛。先血后溲，病在尿道、膀胱，为实；先溲后血，则病在肾，为虚。初诊用附片，想其人有肾阳虚之证，而于尿血，终觉未合，故去之其效大见。三诊复去当归，更效。盖此二味合用，具温散止痛之功，为先生喜用之法。在此处用之不效,因温行走窜之品易动血。先生如实记录病案,吸取教训,可见其治学态度严肃,而不文过饰非。

本案之尿血,为肾虚不能摄纳所致、非同于一般心火下移,亦异于相火扰动,故始终不用利尿泻火之品。

【案21】

倪男。作慢性痢治,其血量虽少,而总是不能根除。原来出血之因在痔,痔不能愈,血当不能止。

油当归12克,棉花子12克,桑椹子24克,仙鹤草18克,黑芝麻15克,制首乌9克,炙甘草6克。

按 大便中经常杂有血液,并有后重感,作慢性痢疾治疗,又能取得一些效果,这原是临床上的一般诊治步骤。但久治不能根除,便需进一步检查,排除其他疾患,如痔、直肠癌、直肠息肉等等。既经确诊为痔所引起,就当侧重治痔;痔愈则便血自止。先生当年在医案中总是时时引导后学在临证察病时,不要就事论事,应付了事,如果效果不好,就要多问几个为什么,从多方面考虑,深入探求病因,作出确当处理。这种辨证与辨病相结合的诊疗方法,是很可取的。

处方中棉花子能补虚、止血,善治肠风下血、痔瘘、血崩、肠瘘等症。

【案22】

丁幼。先是泄泻,1个月后见便血。近来先泻薄粪,粪后便血。因便血过多,面色晦败,当从脾不统血论治。

潞党参9克,炮姜炭3克,炮附块3克,炒白术9克,清炙草3克,川连2.4克,淡黄芩3克,伏龙肝30克,阿胶18克(烊冲)。

二诊 大便次数已减,面色皖白如纸,桃花汤、四神丸加附子。

赤石脂9克,炮附块5克,吴萸3克,炮姜炭3克,肉豆蔻5克,破故纸9克,五味子5克,粳米1撮。

【案23】

陈男。以便后夹血为主症,其便并不干燥,血之将作,腹必疼痛。凡腹痛而下血者,总是肠有炎症。

生地榆9克,槐花炭9克,当归9克,白芍9克,银花炭9克,白头翁9克,秦皮9克,白槿花9克,旱莲草9克,仙鹤草12克,藕节9克。

另:脏连丸30克,分10次吞服,早晚各1次。

按 同为便后下血,而治法悬殊。丁案为脾虚中寒,从便血过多、面色晦败,辨其为脾不统血;治用黄土汤去熟地加炮姜、党参,则兼有附子理中汤之意。方中稍用芩、连,是反佐之法。二诊大便次数减少,则重用桃花汤、四神丸复方,以温中收涩。陈案从腹痛下血,必有炎症,知其湿热内蕴,阻碍气机,灼伤阴络,治用清化湿热、凉血和营。两案一虚一实,一寒一热,病机根本不同,治法截然有别。医者临床不可不辨。

【案24】

沈男。长途劳烦,便血复发,其血点滴下渗,其色鲜,出血之部分在直肠。

生地榆12克,槐花炭6克,全当归12克,川连2克,阿胶珠15克,乌梅肉5克,仙鹤草

12 克，鲜藕节 5 只，酸枣仁 9 克，柿饼霜 15 克。

二诊 先血后便，临圊无所苦，但稍感便结不爽而已。凡单宁酸类，用于肠出血有效，此症则不大验。

川黄柏 9 克，川雅连 2.4 克，柿饼霜 12 克（分 2 次吞），白及 6 克，苦参片 6 克，飞滑石 12 克（包），阿胶珠 12 克，肥玉竹 9 克，肥知母 9 克。

按 便血之人，大便干结，往往能刺激肠黏膜，使出血难止。此案除用黄连、苦参等清肠消炎，阿胶、白及等止血外，复入柿霜、知母、玉竹以增液润燥。

【案 25】

沈男。先便后血其色鲜，假使其便难，则粪便刺激肠黏膜出血；今便溏，临圊有努责意，则因嗜酒之故，直肠充血而出血。予单宁酸类。

生地榆 12 克，乌梅 3 克，生艾叶 5 克，秦皮 9 克，黄柏 3 克，石榴皮 9 克，藕节 6 只，陈红茶 9 克，千金驻车丸 12 克。

按 先便后血为远血，多用温摄法。此案便血色鲜，便溏临厕有努责意，是湿热内蕴，血络受损之象，所以治用清热燥湿、清营摄血之方，而与一般远血治法不同。可见治病全以证为主，而切不可为病名所拘。

千金驻车丸，药用阿胶、黄连、当归、干姜，研末，醋煮阿胶为丸。有养血止血、清热止痢之功。

【案 26】

徐男。血液压力亢进则血出如箭。今便血如喷箭状，两脉硬，即此理也。

鲜生地 18 克，瞿麦 9 克，川连 2 克，旱莲草 12 克，冬青子 9 克，槐花 9 克，柿饼霜 12 克（分 2 次和入），阿胶珠 12 克，秦皮 6 克，银花 15 克，荷叶 1 角。

按 两脉硬，便血如喷箭状，显系火热迫血，血热妄行之证。治用清热降火、凉血止血，颇为对证。

胸 痹

【案 1】

陈女。胸闷不舒，饮食后干呕哕不得通彻，将及 1 年。其下肢之肿，亦历久不消。胃之不健，实基于心力之微弱。此用健胃药无效。

炮附块 15 克，上安桂 1.2 克，生白术 9 克，云苓 12 克，淮山药 9 克，破故纸 9 克，肉蔻 6 克，姜半夏 9 克，五味子 4.5 克，炙甘草 2.4 克。

【案 2】

柴女。心脏病患者时苦心中闷，每多与胃病混淆，用健胃剂不能缓其所苦，就寝胸脘窒塞，必欲起立乃舒。2 日来更见周身浮肿。

炮附块 4.5 克，上安桂 1.2 克（研末，分 2 次冲服），炮姜炭 2 克，五味子 4.5 克，黄芪皮 9 克，补骨脂 9 克，带皮苓 15 克，仙鹤草 12 克。

按 胸闷为冠状动脉硬化性心脏病之常见症状，中医认为，多由气滞血瘀、痰浊内阻，或胸阳痹阻、经脉不通而致。上列两案症状及用药基本相似，皆由心气不足而导致心阳虚，加之饮邪踞胸,阻遏胸阳,以致气不宣畅,故以附子、安桂、补骨脂、炮姜等温阳;茯苓、白术、姜夏、山药以健脾化痰。

冠心病之胸脘窒闷,或伴见干呕不舒,常被误认为胃病。先生在1940年前后即指出:“每多与胃病混淆,用健胃剂不能缓其所苦。”并提出其与胃病的鉴别点在“就寝胸脘窒闷,必欲起立乃舒”,且有“下肢浮肿”。这种鉴别诊断,法简易行,在临床上很有参考价值。

【案3】

闵男。平卧数小时即欲起坐,否则胸闷、心悸不可耐,反复发作,通宵为之不宁。此唯心脏病有之,非静养不为功,且非旦夕可期其效。

炙甘草6克,上安桂1.2克,大麦冬9克,炒枣仁9克,潞党参9克,干姜2.4克,干地黄18克,阿胶珠12克。

按 张仲景用炙甘草汤治“脉结代,心动悸”。此案见症与炙甘草汤证近似,所以用该方去大枣、麻仁,加枣仁,并以肉桂易桂枝,干姜易生姜,以滋养阴血,温中通阳,宁心安神。

头　痛

【案1】

王女。头痛达10年之久,作辍无常,痛剧则呕吐频作,彻夜不寐,痛苦不可名状。治风当先治血,古有名训,但追风通络之品,仍不可少。

炮附块30克,全当归30克,大川芎18克,甘枸杞18克,明天麻18克,藁本18克,大蜈蚣10条,炙全蝎18克,制半夏18克,绵黄芪30克,炒枣仁18克,茯苓18克,生白术18克。共研细末,1日3次,每次3克,饭后服。

原注:此方仅服两料,即告痊愈。后以他病来诊,知其痛已3年未发。

按 此病人头痛达10年之久,气滞血瘀,经隧阻闭,当无疑义。附子大辛大热,其性善走,能祛表里之沉寒、通络脉之瘀闭,并能止痛;当归、川芎活血祛瘀;藁本香散,入巅顶、散风寒;蜈蚣、全虫搜风剔邪,开瘀通络、镇痉镇痛;黄芪、白术益气补脾以升阳;枣仁、枸杞、天麻滋养心肝而熄风;夏、苓化痰湿、止呕逆,可谓颇中肯綮。

【案2】

赵男。头痛已数十年,初起时每星期发作一次,痛3~5小时;最近三四年来,几乎每天头痛。瞳孔散大,痛在眉部,久治无效。此血虚生风之象,俗称头风病。

川芎9克,当归12克,僵蚕9克,蚤休9克,细辛4.5克,丹皮12克,全蝎3克,甘松4.5克,甘草4.5克,小金丹2粒(分2次吞)。

二诊 头痛已不是每天发作,痛势大见轻减。改以散剂常服,可望根治。

当归30克,川芎30克,僵蚕60克,炙全蝎18克,甘松30克,枸杞60克,党参60克,蚤休30克,天麻30克。共研细末,每服1.5克,1日3次。

按 当归、川芎辛温、蚤休、丹皮微寒,皆能活血祛瘀,而相得益彰。小金丹与虫药同用,宣通阳气,搜剔血络。

【案3】

殷男。头痛有虚有实,实则当清当散,虚则当温当补。今患者头痛而眩,按其脉忽大忽小，甚至左右不相符，此虚象也。

炮附块3克，大熟地18克，全当归9克，明天麻3克，潼沙苑9克，甘杞子9克，山萸肉9克，阿胶珠12克，女贞子9克，黑芝麻12克(研)。

按 内伤头痛，多责诸肝、脾、肾。此病人为肝肾两虚，故用熟地、萸肉、杞子、女贞、黑芝麻以滋肾阴；当归、沙苑、阿胶以养肝血；天麻平肝熄风止痛。附子一味用于大队滋补之药中，一则头为诸阳之会，用之以升清阳，二则静中有动，始可生化不息。

【案4】

仇男。体质素丰，两脉弦硬，其头痛由于肝阳升腾者可知。今适感冒，头痛益甚，宜疏风与平肝并施。

冬桑叶9克，杭菊花3克，潼白蒺藜各9克，净连翘9克，草决明9克，茺蔚子9克，荷叶边1角。

按 肝阳上亢，当清；风邪外袭，宜散。疏风平肝，两不相妨，药虽轻清，适能中病。凡有外邪者，皆不可早用滋腻、潜镇之品。

【案5】

贾男。偏头痛属于神经性者多。

明天麻3克，羌活4.5克，酸枣仁9克，北细辛2.4克，藁本9克，杭芍9克，制首乌12克，冬青子9克，干地黄15克，潼白蒺藜各9克，桑麻丸90克(分10次吞)。

按 此为营血不足而风邪上扰作痛，治以滋阴养血、祛风镇痛并用。

【案6】

李女。头痛仅是一种证候，其原因达十数种之多，大别可分官能性、实质性、中毒性。病者是神经痛，大便难亦能使头作痛。

明天麻2.4克，料豆衣12克，酸枣仁9克，杭白芍9克，黑芝麻12克(包)，潼白蒺藜各9克，菊花9克，桑椹子15克。

按 肝阴不足则肝阳上亢，用柔肝熄风之剂，可收镇静、镇痛之效。

【案7】

张女。头痛而晕，齿痛，精神疲惫，脉细数，苔薄，舌质微红。乃肝肾不足，虚火上扰，治宜滋补肝肾。

枸杞子9克，生首乌18克，料豆衣12克，潼沙苑12克，明天麻4.5克，天冬12克，玉竹12克，玄参12克，甘草4.5克。

按 从头痛而晕、精神疲惫，可知体质虚弱；从脉细数，舌质微红，可知虚火上扰。究其病机为肝肾不足，所以治用甘润滋补肝肾，兼以熄风镇痛。

【案8】

沈男。头痛而眩，其人体格素丰，面色潮红，按其脉硬，此非虚证。

明天麻9克，京赤芍9克，料豆衣12克，粉丹皮9克，怀牛膝9克，茺蔚子9克，夏枯草9克，龙胆草9克，钩藤9克，生西瓜子30克(打)。

按 头痛眩晕的常见原因有二：一是肝肾阴虚，一是肝阳上亢。前者宜滋养肝肾，后者须清肝泻火。此人体丰、脉硬、面色潮红，均为实象，系阳亢而动风，故治用泻火平肝熄风之剂。生西瓜子有平肝降压作用。

【案9】

周男。夙有肺结核病史,今忽头痛如劈,呕吐频频,呻吟欲死。家人惶急,送去某医院急诊,疑为结核性脑膜炎,嘱入院抽脊髓液,以明确诊断,确定治法。病家迫不及待,抬来就诊。察其身无热、项不强、神不糊,知其肢冷、脉弦细,乃痛极所致。允为疏方如下:

制川乌4.5克,潞党参9克,明天麻6克,全当归9克,白芍9克,清炙草3克,炙全蝎3克(研分3次吞)。

另:炙蜈蚣1大条、冰片0.6克,共研极细末。每3小时搐鼻1次。用后即连连作嚏,移时头痛大减,呕吐渐定。

次日复诊,原方加川芎6克,仍用搐鼻法,2日后其病霍然若失。

按 患者原有肺结核病史,忽然剧烈头痛,且伴呕吐,即当考虑为结核性脑膜炎。但患者身无热、项不强、神不糊,且痛极肢冷、脉弦细,因之先生断为风寒阻于络隧而气血运行不畅。川乌温经散寒止痛之功甚著,得当归则温而不燥;当归得川乌则活血止痛之力愈著。这是先生独到的配伍经验。用蜈蚣、冰片为末搐鼻,刺激鼻黏膜使之作嚏,可以迅速达到止痛的目的。

【案10】

李男。头痛如劈,得汗则稍瘥,可见是充血性。

羌活4.5克,蔓荆子9克,紫苏叶6克,葱头5枚,川芎4.5克,藁本9克,荆芥穗6克,淡豆豉9克,枳实导滞丸9克(分2次吞)。

按 从头痛如劈,得汗则稍减,可知为风寒入侵,阻遏脉络所致。所以治用大队辛温之药,以发散风寒而镇痛。用枳实导滞丸。殆因胃肠有积滞之故。

【案11】

龚男。头部剧痛,两目充血,4日仅一更衣,诱导之。

杭菊花9克,冬葵子9克,刺蒺藜9克,郁李仁9克,草决明9克,芦荟3克,茺蔚子9克,赤苓9克。

二诊 下之头疼稍轻,未能根除,上膈微闷隐疼。欲除头痛,先调整其消化系。

木瓜9克,佩兰梗9克,甘松9克,广郁金9克,生枳实9克,小青皮6克,杭白芍6克,炙僵蚕9克,刺蒺藜9克。

按 "肝开窍于目",两目充血,乃肝火上炎之明征。肝阳化火动风,上扰清空,故头部剧痛,因4日仅更衣1次,故用泻火通便法以诱导之。取芦荟、郁李仁、冬葵子以折肝火而通便;菊花、蒺藜、茺蔚子、草决明以清肝热而散风。火平风定,头痛自能缓解。二诊侧重调整其消化系,因上膈微闷隐疼,故取理气镇痛之品;因头痛减轻,仅以蒺藜、僵蚕二味以平肝熄风。

【案12】

苏男。操劳所以头痛加剧,盖增加其郁血故也。消除郁血,可用疏散。

荆防风各6克,苍耳子9克,汉防己12克,香白芷9克,蔓荆子9克,川芎6克,秦艽6克,生姜2片。

另:细辛3克,羌活6克,苏叶9克,外熏用。

按 头痛一症,脉络阻遏之甚者,有时可配合外熏之剂,往往奏效更捷。其药品大抵选芳香透窍镇痛之品,如此案用细辛、羌活、苏叶即是。其他如川芎、全蝎、僵蚕等亦可选用。其用法将药品倾入罐中,上盖一厚纸板,中留一孔,药沸时即可进行外熏。此法对久治不愈的偏头痛亦有功效。

气 病

【案 1】

虞男。此与奔豚同一原理。所不同者,奔豚起自少腹上冲;病者脐上上冲,多作于午夜而已。

川桂枝 2.4 克,杭白芍 9 克,肉桂心 1 克(研末冲服),台乌药 9 克,制香附 9 克,晚蚕沙 12 克(包),五灵脂 12 克,清炙草 2.4 克,沉香曲 9 克。

另:甘松 12 克、延胡索 18 克、御米壳 24 克、全当归 24 克、大川芎 9 克、阿魏 6 克、粉丹皮 30 克、沉香 6 克、川贝母 9 克,共研细末,每服 2.4 克。以胶囊装盛,服用更便。

按 奔豚一症,多因精神刺激,如受惊受恐所致。此病人多发于午夜,可知并有寒邪入侵。所以一则用桂枝加桂汤,以散寒通阳,温肾止冲,一则用大队疏肝理气药,以疏肝解郁、调气降逆。续之散剂,是不可速效,而取其缓图之意。

御米壳就是罂粟壳,是一味固收正气的药物,除习用于久咳、久泻等症,能敛肺涩肠外,并有"止心腹筋骨诸痛"之功,故亦选用之。

【案 2】

陈女。时欲哕,哕极则厥,此非寻常胃病。民间单方当其厥时有用阿魏吞服之法,此法意在排泄气体;气体之来源实在神经系,故古籍有肝气之称。《金匮》之奔豚,其气上冲,亦此类也。

炙乳没各 4.5 克,蓬莪术 9 克,五灵脂 12 克,天台乌 6 克,海南片 9 克,阿魏 9 克,沉香曲 12 克,生枳实 9 克,薤白头 9 克,莱菔子 9 克,娑罗子 9 克,佛手 9 克。共研细末,每吞 1 克,1 日 3 次。

二诊 药后从未发厥,排泄气体、镇静神经之效也。凡镇静剂多能引起便秘,肠蠕动受其抑制也。

阿魏 9 克,香甘松 9 克,全当归 15 克,台乌药 6 克,延胡索 9 克,大川芎 9 克,海南片 9 克,生枳实 9 克,黑丑 9 克,五灵脂 12 克,广木香 3 克,莱菔子 12 克。共研细末,每吞 3 克许,日 1 ~2 次。

按 先生认为此哕极昏厥之证,与"奔豚"为一类,均属神经官能症,中医辨证为肝郁不舒,气上冲逆,以致时而欲哕,哕极则厥。郁者舒之,结者散之。因此用舒肝理气,散结降逆之品,果获显著效果。先生重视民间单方,于此吸取了阿魏治厥的经验。考阿魏一药,具有消积、截疟、治痢等多种功能。《唐本草》说它能"破癥结,下恶气",与此证用之下气降逆,颇相符合。

【案 3】

冯女。每遇拂逆,其病便易发作。病将发,呼吸紧张,四肢麻木;既发则龂齿,语言难出,神志不清,面色潮红,历2小时许而回苏;既而胸中窒闷异常,善太息。今持其脉大而弦,此为肝厥,亦属“脏躁”一类。

明天麻4.5克,杭白芍9克,料豆衣9克,广郁金4.5克,炙远志4.5克,潼白蒺藜各9克,旋覆花9克(包),抱茯神9克,佩兰梗4.5克。清炙草4.5克,生麦芽15克,红枣10枚(去核)。

按 《金匮·妇人杂病脉证并治篇》说:“妇人脏躁,喜悲伤,欲哭,象如神灵所作,数欠伸,甘麦大枣汤主之。”其证即现代医学所称之癔病。此病人虽较严重,亦癔病之表现。中医认为证属肝郁日久,化火生风。方用天麻、白芍、料豆衣、潼白蒺藜以平肝风;茯神、远志、红枣、炙草以养心安神;郁金、旋覆花、佩兰、生麦芽以理肝气。生麦芽可疏肝气,用代小麦,亦甘麦大枣汤之意。

【案4】

吴女。咽中如有炙脔,经医院检查,排除实质性疾患。苔薄,脉弦滑,宗仲景法。

制川朴9克,半夏9克,党参15克,山药15克,广木香9克,全当归9克,晚蚕沙12克(包),砂仁4.5克,绿萼梅4.5克。

按 《金匮》有“咽中如有炙脔,半夏厚朴汤主之”的记载。其症咽中如有物梗阻,咯之不出,吞之不下,而不妨饮食,后世称之谓“梅核气”。其病机为痰气交阻,治法亦不外消痰降气。半夏厚朴汤为习用之方。此加用党参、山药、砂仁以健脾,脾健则运化正常,痰无由生;用广木香、绿萼梅、晚蚕沙以舒利气机,气畅则无由而滞;当归既可制温药之燥,又辛香能走,有血中气药之称。此宗其法而不泥其方。

【案5】

刘男。咽喉如有炙脔,一种是甲状腺病,一种是神经系疾患。今颈圈窄紧,为前者。

昆布9克,醋柴胡15克,归身9克,佛手9克,娑罗子4.5克,海藻9克,川楝子9克,台乌9克,白芍9克,越鞠丸9克(分3次吞)。

按 此病人颈圈窄紧,咽喉如有炙脔,为甲状腺病。中医认为系痰气为患,称为瘿病。昆布、海藻化痰消瘿,实均富含碘质,为防治单纯性甲状腺肿的有效药。其他如柴胡、川楝、佛手、台乌等药,均是用以疏肝理气。

【案6】

朱男。古籍所称之气膈,乃神经性食道痉挛。经治后,流质下咽,毫无梗阻之状;假使食管实质上变化,决不能如此之捷。再步原意出入。

全当归9克,淮山药9克,杭白芍9克,大麦冬9克,料豆衣12克,云茯苓9克,旋覆花9克(包),沉香曲9克,焦谷麦芽各9克。

按 噎膈病中,相当一部分包括了现代医学所说的食道癌。此例一治而效,可见不是食道癌,而是食道痉挛。其证多由气郁痰阻所致,正如《诸病源候论》所说“忧恚则气结,气结则津液不宣”而为痰。其治疗一面以白芍、旋覆花、沉香曲舒调肝气;一面用山药、茯苓、谷麦芽健脾以杜生痰之源。山药、麦冬同用,能养胃阴;旋覆花、沉香曲同用,能化痰降逆。

【案7】

潘男。所苦少腹瘕块攻筑疼痛,其发作辍无常,宗古人寒凝气滞论治。

高良姜9克,小茴香9克,制香附9克,荔枝核12克,全当归9克,淡吴萸2.4克,蓬莪术

9克,海南片9克,台乌药6克。

按 瘕者聚散无常,聚者攻筑疼痛,散者无形,总为寒滞肝脉,肝气失舒。故用良姜、吴萸之热以温之,莪术、小茴、香附、台乌等香以散之。

【案8】

奚女。此症中西医皆称为肝病。西医指实质肝脏而言,中医乃抽象名词,其涵义则指胸襟拂逆。

醋炒柴胡2.4克,旋覆花9克(包),细青皮6克,川楝子9克,江枳壳4.5克,娑罗子9克,延胡索9克,生白芍9克,佛手片4.5克,荔枝核12克(打)。

按 此即肝郁不舒之证,多由精神抑郁而来,方从四逆散化裁,疏肝解郁,畅利气机。

【案9】

戴女。每值经之将行,身心总感不快,头痛,脘闷乳胀,此症古人称为木不条达。其实神经过敏者,受经期影响每作此状。此方为疏肝理气而设,亦调畅其神经之意。

醋柴胡3克,白芍9克,川芎4.5克,明天麻3克,延胡索9克,川楝子9克,老苏梗6克,制香附6克,香甘松3克,旋覆花9克(包),香橼皮9克。

按 经期见此,多为肝气不舒。肝主疏泄,喜条达,所以治用疏肝理气法。此证现代医学称为"经期反应症"或"经前期紧张症",与内分泌紊乱有关。

【案10】

张男。患者以脐上跳动为虑,跳动时静卧片刻即止,脉弦细。古人有敛肝之法。

杭白芍12克,牡蛎15克,料豆衣15克,山萸肉9克,五味3克,抱茯神18克,谷麦芽各24克

【案11】

周男。自觉腹部有动气,如心脏之跳动然,兼见眩晕、心烦。此神经系疾患,宜养肝不宜伐肝,予一贯煎。

北沙参9克,当归身9克,干地黄24克,麦冬9克,枸杞子9克,川楝子9克,山萸肉9克,料豆衣9克,香橼皮9克,谷麦芽各9克

按 此二案均为腹部有跳动感,前者治用敛肝法,后者运用养肝法。周案兼见眩晕、心烦,为气郁久而化火,营血受耗,肝阴不足,故用滋阴清热,养血柔肝,而不用香燥之药,凡郁证日久,均当注意及此。《临证指南医案》上说:"郁则气滞,久必化热,热郁则津液耗而不流,升降之机失度,初伤气分,久延血分,而为郁劳沉疴。"确有一定道理。

中风

【案1】

陈女。中风一症,前人有外风、内风之分,有真中、类中之别。内风即现代所称之脑溢血。此病以出血面积之大小、吸收之迟速而定其预后。前人有认为,感受外风之邪而中者为真中;内风为病,而遗留偏枯不遂或麻木不仁者为类中。如年事已高,而见偏废,其废在60日不恢复者,即难根治。考初中而能苏者,生命多能保全。治偏废之法,扼要有二:一为营养疗法,前人有"治风先治血,血行风自灭"之说;二为恢复神经之麻痹,古人有祛风之说。此

二者奏效皆缓。今拟方如下:

全当归12克,制首乌9克,牛膝12克,枸杞子9克,白芍9克,豨莶草12克,川断9克,炙僵蚕9克,蝎尾1.8克,大活络丹1粒(入煎),竹沥60克(分冲)。

另:常服海带汤,生西瓜子或菊花煎汤代茶。

按 此中风遗留偏废,多由肝肾阴血不足,不荣筋骨,内风袭络。案中扼要指出其治法有二,颇切临床实际。此方用首乌、杞子、全归、白芍、牛膝、川断等以补肝肾、强筋骨;佐以虫药熄风通络。生西瓜子能降压、利尿,并有软化血管之功;先生对于高血压患者,每嘱取30~60克煎汤代茶。海带亦能软化血管、降低血压。持续服用,确有效果。

【案2】

钱男。古今医籍以中风居杂病之首,以其变起仓猝,而施治不易也。张伯龙氏根据《内经》"血之与气,并走于上,则为大厥"之说,创介类潜阳、导血下行之法,为治中风辟一新途径。今师法之,为订常服之方。

全当归60克,明天麻60克,制首乌90克,潼白蒺藜各45克,川贝母45克,旱莲草45克,京赤芍45克,怀牛膝120克,女贞子90克,粉丹皮60克,煅石决明45克,藏红花24克,大熟地120克,淡昆布30克,杭白芍60克,豨莶草90克,宣木瓜60克,络石藤45克,嫩桑枝90克,炙僵蚕90克,蝎尾15克。共研细末,用阿胶100克烊化,和蜜为丸,每服9克早晚各1次。

按 中风多由肝肾亏于下,气血并走于上,肝阳偏亢,内风时起,而为眩晕、头痛、耳鸣等症。风阳之动,必夹痰火;窜阻经络,则见口眼㖞斜,舌喑不语,半身不遂。故治宜平肝熄风,化痰通络。本案略于脉证,细绎其用药,当不外此。章师有时亦加地龙60克,效更佳。本丸湖北黄石市二院用治脑血栓形成13例,均获著效,报道于《江苏中医》1985年4期,可以印证。

【案3】

归男。平素嗜酒,右额掣痛时作,2日前骤然口眼歪斜,左半身不用。此中风之的候,现代所谓脑出血者是。所幸神志尚未完全模糊,语言亦不謇涩,表示脑出血范围尚无扩大漫延,治疗得当,生命或可保全。

龙胆草1.5克,芦荟3克,丹皮9克,当归9克,草决明9克,川贝母9克,远志6克,蚤休9克,指迷茯苓丸15克(包煎),竹沥60克,牛膝12克。

二诊 中风古人有中脏、中腑、中经、中络之分。中脏乃脑出血之弥漫不易吸收,危症也;中腑较中脏为轻,大致是脑部小血管破裂,或血栓形成;中经、中络多属神经末梢疾患,局部功能失其作用而已。患者平素嗜酒而面色潮红,血压亢进可知。此番虽中而神志逐渐清晰,腿足之强硬亦能屈伸,乃中腑之类也。两足浮肿,血压高者,非心脏病即肾脏病;其脉细,属于心脏病居多。但中风者之强心剂最宜审慎,质言之,强心而不增高血压是也。古方地黄饮子最为的当。

生熟地各18克,远志肉6克,枸杞子9克,川石斛9克,五味子4.5克,炮附片9克,巴戟天9克,怀牛膝9克,当归12克,破故纸9克,炙甘草3克,大便不通加竹沥60克分冲;海带煨汤常服。

按 酒客多痰火,骤然口眼㖞斜,左半身不用,属中风无疑。患者神志未完全模糊,语言亦不謇涩,则其病尚浅,乃痰火窜阻经络之征。初诊用胆草、芦荟、丹皮、草决明、蚤休清肝泻火,折其火势;竹沥、远志、川贝、指迷茯苓丸清化痰热。俾火降痰清,而风平浪静。复诊用河间地黄饮子加减，旨在补益肝肾而熄风，为中风偏枯之正治。叶天士治中风尝用此方。

肝阳、肝风

【案1】

张男。以经验言之，脉沉微者，用温补；脉弦硬者，当滋肾。滋肾药利小溲一也；降低血压二也；增加营养三也。

丹皮15克，牛膝30克，猪苓24克，泽泻30克，鲜生地24克，菟丝子12克，白芍12克，萆薢15克，茅根30克，桑皮12克。

二诊 肾脏病患者，血压必高；高则两脉弦硬如石；高之日久，当然引起心脏病。

泽泻30克，猪苓24克，萆薢12克，冬葵子12克，石苇9克，萹蓄9克，桑皮9克，牛膝12克，茅根30克，白芍12克，蝼蛄3克(研末吞)。

三诊 两脉愈重按亦愈有力，即古人所称之牢脉。喘不能平卧。利小便亦降血压之一法。

干地黄30克，牛膝18克，丹皮12克，萆薢9克，泽泻18克，猪苓12克，桑皮9克，石苇15克，葫芦瓢30克，桃仁泥18克。

按 肾炎、肾盂肾炎等肾脏病可引起症状性高血压。而血压长期升高，左心室代偿功能逐渐衰退，则成为高血压性心脏病。利尿剂既可排出体内过多之水分，也可减少血容量。先生尝说利尿可以降低血压。依据就在此。当然中药成分比较复杂，方中重用的泽泻，经药理研究证明：它除利尿外，尚可降低血脂、胆固醇，扩张冠状动脉，增加血流量，对于根治高血压，防治高心、冠心病，是一味很有前途的药物。先生早在30年代即用大量泽泻以治疗高血压，是很有见地的。又如桃仁，富含植物油，能降低胆固醇，增强微血管的弹性，对预防血管破裂，也有一定功效。

【案2】

唐男。外观是中风质，面色潮红而偏头痛；此番外感侵袭，其痛益甚。大便难。涕有腥味，表示风热上冲。

桑叶9克，天麻9克，草决明12克，白芷6克，连翘9克，菊花9克，蒺藜9克，茺蔚子12克，秦艽9克，紫背浮萍6克，木贼草9克。

另：清肝保脑丸90克，每服9克，1日2次。

【案3】

董女。收缩压高至32千帕(240毫米汞柱)。平素多郁怒，脉弦滑数。此有中风之可能，腻补无益。

桑叶9克，赤芍9克，菊花9克，川连1.5克，茺蔚子12克，草决明12克，知母12克，昆布9克，丹皮9克，海藻15克。

另：当归龙荟丸60克，分10天吞服。

按 肝阳上扰，有虚有实。实则肝郁日久而化火，火动风生；虚则肾水素亏，肝阴不足，肝阳偏旺。唐案面色潮红为火升之象；偏头痛多为肝风痰火；今感外邪，外风引动内风、内火，故痛益甚。主方以天麻、草决、茺蔚子等平肝降压为主，佐以桑、菊、蒺藜、木贼草等疏散风热、清肝祛风,而治头痛。白芷芳香通窍,对鼻炎流浊涕有效。清肝保脑丸由藿香、猪胆汁制成,对肝经风热上扰之鼻渊有效。

董案与唐案病机类同,但无外感,为血压升高,风火升腾,故主以清泄。海藻、昆布性味咸寒,能化痰清火散结。因其病机主要为肝郁化火生痰,故不用补剂。当归龙荟丸善泻肝胆实火,对高血压头痛有效。

【案4】

赵女。已届更年期,精神上起变化,有时血压偏高;气候转变,则腰臀酸痛。

全当归6克,杭白芍12克,明天麻9克,料豆衣12克,山萸肉9克,潼沙苑9克,炙甘草2.4克,生麦芽12克,大枣5枚。

按 此为更年期综合征患者,表现为高血压。中医认为,多为肝肾不足所致。治用萸肉、沙苑、料豆衣补肾阴;归、芍养肝血,调冲任;炙草、生麦芽(生用兼有平肝之意)、大枣健脾和中,以滋生化之源。

【案5】

刘女。古之平肝药皆具镇静之功,化湿药寓有健胃之意。

珍珠母18克,萸肉9克,白芍9克,煅牡蛎18克,枸杞子9克,白术9克,茯苓12克,米仁30克。

按 风之生,多为肝肾之阴不足;痰之成,多系中虚水湿失运。平肝熄风即所以镇静,化湿燥脾即所以健胃。

【案6】

翁男。中年以后之人,脉忌大、忌弦,弦大则火浮于上,现代所谓血管硬化、血压亢进。用药纯温、纯凉,皆有流弊。今就寝辗转不能酣睡,精神兴奋太过使然,以酸枣仁汤为主。

酸枣仁12克,川芎6克,茯神12克,知母9克,甘草3克,当归9克,白芍9克,牛膝12克,鸡子黄1枚。

二诊 药二服稍能静卧片时,即觉依旧辗转反侧,两脉皆弦。古人以为肝阴不足,虚火上炎,故两足常发冷。引火归原,即平其上部兴奋充血之义。

炮附片12克,生熟地各12克,当归12克,牛膝18克,丹皮9克,知母9克,女贞子9克,旱莲草9克,桑椹子18克,煅珍珠母30克。

另:琥珀2.4克、川贝6克、黄连3克、肉桂3克,共研末,分10包,卧前服1包。

按 此病人以失眠为主。初诊用酸枣仁汤养血安神;加白芍、牛膝、鸡子黄,以增强养肝、除烦的作用。肝血不足,阴虚火旺之人,用药纯温、纯凉皆有流弊。盖过温则辛燥动火,为敌张帜,过凉则阴无以化。这是先生经验之谈。故二诊以二地、二至、桑椹、牛膝大队清滋之品以养肝肾之阴,是为治本。复用附片引火归源,大有深意。黄连、肉桂同用,名交泰丸,能交通心肾,对肾阴不足,心火独炽之失眠有效。经验证明,临床上有些顽固失眠患者,用一般镇静、养阴、安神药无效者,适当地加入桂、附一类兴奋药,即可奏效。这种方法,可能对中枢神经的兴奋和抑制过程有调节作用。

【案7】

朱男。检查小便并无糖质,而其善饥嗜食,每日竟达10次之多,世俗谓之“火嘈”。是否与高血压[血压26.7/14.7千帕(200/110毫米汞柱)]有联系,尚需研究。

熟大黄9克,茺蔚子9克,粉丹皮9克,川雅连4.5克,淡昆布12克,京赤芍9克,海藻18克,干地黄30克,草决明15克。

二诊 服药后血压稍降,而善饥嗜食亦有明显改善。再拟原法扩充。

粉丹皮9克,肥知母9克,京玄参9克,川雅连2.4克,草决明9克,制首乌15克,茺蔚子12克,京赤芍9克,怀牛膝9克,干地黄18克。

按 多食易饥,中医认为多由胃火炽盛,称作"中消"。此病人尿中未查到糖,因而排除了糖尿病(但不知血糖高否)。

处方本辨证论治的精神,用大黄、黄连清泄胃火;干地黄养阴保津;草决明、茺蔚子、丹皮、赤芍清肝泄热;复入海藻、昆布以清痰火。药后血压下降,多食易饥的症状亦获改善。因此二诊去大黄,仍一面清泄肝胃之热,一面滋养肾、胃之阴。

【案8】

王老太。头晕不时发作,晕之甚者,天地为之旋转,且呕吐不休。近来其发更频,脉弦细,舌质红,大便燥结,数日一行,血压略高。

明天麻3克,白芍9克,料豆衣12克,干地黄12克,沙苑9克,黑芝麻12克,霜桑叶9克,首乌9克,六味地黄丸30克(分10天吞服)。

按 经曰:"诸风掉眩,皆属于肝。"高年精血不足,肝肾阴虚,遂令风阳上扰;呕吐是肝气横逆犯胃,致胃失和降;大便难是津枯血燥,不能润肠;脉弦细,舌质红,皆阴虚阳亢之象。方用滋肾养肝,以平熄肝风;首乌、桑麻同用,既能滋肾阴、养精血,又可润肠通便。

【案9】

施男。胃与脑其神经之联系至密,今头眩、胸闷欲呕,乃脑弱而影响及胃者。

天麻5克,菊花9克,料豆衣12克,左金丸3克,煅石决明18克,云茯神12克,苏子9克(包),旋覆花9克(包),沙苑9克。

按 中医称脑为"元神之府"。清初汪讱庵《本草备要》引金正希说:"人之记性在脑。"《内经》说:心主神明,肝主谋虑,肾主伎巧,胆主决断。均含脑之生理功能于其中。先生此处提到脑,并谓"其与胃之神经联系至密",是运用现代医学的观点,继承发扬了祖国医学的理论。其方平肝安神,降逆和胃。天麻、石决明、茯神等味,均为治脑之药,具有良好的镇静作用。

【案10】

邬女。左耳蝉鸣,昼夜不休。头眩,摇摇欲仆,饮食入口则吐。近日其眩瘥可,亦稍能进食。自诉终岁操劳,思虑过度,实为致病之由。

明天麻9克,甘杞子9克,抱木神12克,当归9克,阿胶9克(烊),牡蛎60克(先煎),白芍9克,五味子9克,料豆衣12克。

按 经曰:"上气不足,脑为之不满,耳为之苦鸣,头为之苦倾,目为之眩。"此病人思虑、操劳过度,精血必耗;精血不能上注于头,故苦耳鸣、头眩。其饮食入口则吐,亦由脑而影响及胃者,"其眩瘥可,亦稍能进食",即为明证。方用杞子、阿胶、归、芍补益精血;牡蛎、天麻、茯神,安脑镇静。五味子一味,据现代药理研究,认为对中枢神经有显著的兴奋作用,并能促进代谢,提高视觉、听觉等感受器之感受作用,为治耳源性眩晕之有效药。

【案11】

仇男。主症在头眩。头为脑府,说文脑字从囟,可见古人已知思想伎巧在脑。不用则迟钝,多用亦迟钝;眩者,迟钝之端倪也。

枸杞子9克,山萸肉9克,酸枣仁9克,远志肉4.5克,熟地15克,阿胶珠9克,玄武板24克(先煎),冬青子9克,麦门冬9克,粉甘草3克。

按 张景岳有“无虚不作眩”之说。虚者,脑髓不足之意。肾主藏精,精足自能生髓充脑。此案以滋补益肾为主,即是此意。

【案12】

孔女。头昏数日,昨曾因昏而跌仆,其容惨白;面色萎黄,其脉软弱,当是急性脑贫血。

山萸肉9克,潞党参9克,生黄芪9克,黑大豆30克,杭芍9克,酸枣仁9克,潼沙苑9克,炙草3克,肉桂末1克(分2次冲入),明天麻2.4克。

另:十全大补膏30克,早晚各1次,每服1茶匙。

按 此案头昏而跌仆,观其惨白、萎黄之面容,察其软弱之脉象,知非肝阳偏亢之故,而为脑贫血所致,此属虚证,需用温补气血的十全大补之类。

【案13】

吴女。因头晕而呕吐,其病在肝不在胃。眩晕有虚实之分,今右脉虚细,面色不华,是虚象也。

生熟地各15克,杭白芍9克,冬青子9克,枸杞子9克,菟丝子9克,桑椹子9克,淮山药9克,云苓9克,桑麻丸9克(分2次吞)。

另:党参膏180克,早晚各服1食匙。

按 丹溪有“头眩治痰为主”之说,是指脾失健运,湿聚成痰,痰蒙清窍之眩晕,为实证。其病虽源于脾虚,但痰浊内聚,则果已为因。此症脉虚细,面色不华,为虚证,虽呕吐,乃由肝肾阴亏,风阳上扰,致胃失和降,故曰“在肝不在胃”。方用二地、杞子、女贞、桑椹等养肝肾之阴;党参膏、山药、茯苓以培生化之源。

【案14】

吴女。舌中抽剥,无胃病便是营养不良;头之眩,经之停,倦怠无力,良有以也。

黄芪15克,党参15克,当归9克,熟地12克,杭白芍9克,天麻6克,沙苑12克,菟丝子12克,料豆衣15克。

按 舌中属胃,舌中抽剥,为胃阴虚之象。胃为水谷之海,胃虚不纳,则必然导致不足之证。今倦怠乏力,是气虚;月经闭止,为肝血不足;头眩则因于中气虚而清阳不升者半,肝血虚而不涵者亦半也。故用参芪补气,熟地、白芍、当归、沙苑补肝血;天麻、料豆衣熄肝风。血沛则肝得滋荣,气旺则清阳、自升。

【案15】

仇男。目眩肢软,食欲呆滞,胸中梗梗然不舒,时有忧郁恐惧,夜寐亦不宁贴。凡此种种,皆神经衰弱之证候。

明天麻9克,山萸肉9克,抱木神9克,半夏9克,料豆衣12克,潼沙苑9克,炒枣仁9克,北秫米15克。

按 此案食欲呆滞，胸闷不舒，系由痰湿蕴于中焦，气机不展；头眩、肢软、情志不安、夜寐不宁，则肝、心亦病矣。神经衰弱症，其虚者，多从肝、肾论治；其实者，多为心神不安、胃中不和。此案则虚实兼见，故用天麻、萸肉、沙苑、料豆衣养益肝肾以熄风；枣仁、茯神以安心神；半夏、秫米以和胃。

【案16】

严女。骤然跌仆，将苏，津津冷汗；数年来，发作数次；其甚者小溲自遗。按其两脉沉细欲绝。

明天麻3克，熟地15克，潼白蒺藜各9克，龙眼肉9克，山萸肉9克，枸杞子9克，炮附块4.5克，浮小麦12克，大川芎4.5克，肉桂末2克(分2次吞)，清炙草2.4克。

二诊 头眩，用强壮剂；食减，用健胃剂。其人脉沉细。熟地黄15克，山萸肉9克，潞党参9克，五味子4.5克，菟丝子9克，潼沙苑9克，淮山药9克，肉桂末1.5克(分2次吞)，补骨脂9克，清炙草3克。

按 此案以温补肾阳为主，辅以镇静安脑之品；因有津津冷汗之症，故以养心敛汗之品佐之。

根据案中所列症状，此病当为现代的癫痫。用药虽对症，治愈实不易。

【案17】

易女。最近2个月痫症发作3次。未发之前，烦躁殊甚，发作时四肢抽搐，发后极度疲乏。现在依然头晕，后脑发麻，手脚亦麻，心中有空虚感，胃呆，大便难。每夜用安眠药维持睡眠。月经已经愆期近旬。用降火平肝法。

(1)甘杞子9克，潼蒺藜18克，天麻3克，杭白芍9克，牡蛎30克，远志6克，枣仁12克，炙甘草3克。

(2)陈胆星30克，青黛9克，钩藤30克，明天麻90克，川雅连30克，炙僵蚕120克，煅灵磁石90克，辰砂15克，甘草30克。

共研细末，加竹沥120克、姜汁60克，调和为丸，如绿豆大，每早晚各服6克。

二诊 心中空虚感已消失，饮食二便亦复常，但心荡仍剧，手足麻，睡不熟，神经紧张则感头重，腿酸无力。

杜仲9克，续断12克，独活9克，当归9克，木瓜9克，桑寄生9克，白芍9克，金毛脊12克。

另：枕中丹120克，每晚服6克。

按 癫痫的病因较为复杂，多为肝肾亏虚，肝风夹痰上逆，阻于心窍而致。本案初诊用煎方镇肝熄风，安神定志，丸方据原案附注："名摧肝丸，见《证治准绳》"。细绎其方意，有祛痰、清肝、熄风、宁神作用。二诊用煎方补益肝肾，丸方镇心安神，殆以治本为主。

痹 证

【案1】

杜男。脊椎疼痛，一月于兹；睡不实，痛弥甚，舌苔腻。曾经西医诊断为风湿样关节炎。

炮附块4.5克，当归18克，威灵仙9克，川芎9克，细辛6克，海桐皮18克，羌独活各9克，狗脊9克，炙全蝎4.5克，粉甘草6克。另：黄芪膏90克，分冲服。

按 此案为阳虚不足之体,感受风寒湿之气而发病。痛有定处,疼痛剧烈,为痛痹,是寒胜;舌苔腻为湿象。方用炮附块、细辛、羌独活温经散寒止痛;当归、川芎活血行瘀;海桐皮、灵仙祛风湿;狗脊强腰脊;全蝎善于搜剔,祛风定痛。并用黄芪膏益气顾本。概言之,方从独活寄生之法,补气血、祛风湿同用。

【案2】

雷女。腰背酸楚欲折,步履艰难,足跟痛不耐久立,稍劳动则自汗出,精神疲乏,睡不好。

炮附块6克,仙茅9克,庵蔺子9克,当归12克,杜仲12克,鹿角霜9克,甘杞子9克,川断12克,狗脊12克,甘草6克。

二诊 腰背酸楚如前,久坐后不能立,木然;久用脑则头胀而痛。

紫河车1具,全当归60克,甘杞子60克,炙蜈蚣20条,炙全蝎30克,地鳖虫30克,炙蕲蛇90克,落得打90克,独活90克,桑寄生90克,川断90克,补骨脂90克,狗脊90克。共研末,用龟鹿二仙胶60克,烊化,与末药调和为丸,如梧子大,每服6克,1日3次。

按 治痹之法,一般不外祛风、散寒、逐湿、活血、通络。但若病久气血阴阳俱伤者,则需以补为主,攻补兼施。

先生继承发扬了张仲景、许叔微、叶天士等善用虫类药的宝贵经验,按照辨证论治的原则,掌握"久病须扶正"、"肝主筋"、"肾主骨"和"久痛入络"的生理病理特点,治疗顽痹,屡获良效。

本案病痹日久,肝肾既虚,卫阳亦不固,故初诊即用补法为主。二诊仍以补剂为主,伍以祛风搜剔之品,且改为丸剂常服。方用紫河车、龟鹿二仙胶、杞子、桑寄生、狗脊、川断等以补气血阴阳之本;四味虫药以及独活等,以祛风、通络、祛瘀,而治其病之症结。

【案3】

宋男。背部疼痛,右髋关节强直已有7年。精神倦怠,四肢无力,踝关节浮肿,霉季更甚。西医诊断为风湿样脊椎炎、髋关节炎。

大活络丹30粒,每日1粒,分2次服。

二诊 服大活络丹,无反应,亦无显效。几日来天气不正,所苦倍甚。

蕲蛇15克,露蜂房15克(焙),炙大蜈蚣5条,炙全蝎6克,三七15克,仙茅15克,全当归30克,桑寄生15克,生白术15克,甘草9克。共研极细,用龟鹿二仙胶120克,烊化成浆,为丸,如小绿豆大。每服4.5克,1日2次。用落得打9克、千年健9克、五加皮9克、伸筋草9克、天仙藤12克,煎汤于空腹送丸。

三诊 背痛、踝肿大为减退。原方续服。

附:先生又治镇江朱润梅,两臂掣痛,不能高举,并不得屈伸;臂上肌肉时而绽起,时而绉瘪,欲以手掌重压,方觉舒适;晨起穿衣,痛苦万状。如此者已历1年,疏方如下:

蕲蛇30克,露蜂房24克,全当归60克,白芍60克,川芎30克,熟地60克,蝎尾15克,炙僵蚕60克,海风藤60克,豨莶草60克,木瓜60克,千年健60克,嫩桑枝60克。共研细末,以阿胶180克,烊化成浆,和蜜为丸,如梧子大。每早晚各服9克。

此方服3剂后痊愈,一如常人。

据先生经验,蕲蛇治风湿痛在腰部者最佳。

【案4】

周男。自觉腰部酸楚殊甚,不利转侧,两足痿软无力。

炮附块9克，全归9克，细辛2.4克，防风9克，独活9克，五加皮9克，红花3克，千年健9克，嫩桑枝12克，小活络丹2粒，早晚各服1粒。

按 此两足痿软，因痹而致，故以附子、细辛温阳散寒；独活、防风、桑枝、千年健、小活络丹祛风湿；当归、红花活血通络；五加皮一味，善祛风湿，且有强壮作用。另小金丹、大小活络丹，先生常喜配合汤剂同用。验之临床，确有效果。

【案5】

杨男。先是颈项酸楚，而后关节肿痛。天气阴寒，所苦益甚。

生麻黄9克，川桂枝6克，独活9克，西河柳30克，细辛4.5克，炮附块9克，白芷9克，川芎6克。

二诊 前方重用麻黄、西河柳，服后痛大定，肿亦略消。苔白腻，有湿。

生苍术9克，西河柳30克，防风12克，木瓜12克，川桂枝6克，汉防己15克，独活9克，苡仁30克，晚蚕沙12克(包)，豨莶草12克。

按 "风寒湿三气杂至，合而为痹"。本案初诊用麻黄、西河柳、桂枝、独活、白芷发散风寒；附片、细辛、川芎温经，助发表之力。二诊兼以苍术燥湿，防己、蚕沙等利湿通络。痹证初起，体尚未虚者，散寒、祛风、燥湿，自为正治之法。

本案西河柳用量较大，主要是因它含有水杨酸钠，对风湿病具有明显的发汗止痛作用。先生尝用此药，其着眼点即在此。但体质偏虚者，用量须减轻；倘内服过量，能麻痹中脑、延髓，而致血压下降、呼吸困难，甚则可导致神经中枢麻痹而虚脱。

【案6】

赵男。左臂经脉疼痛，上及肩胛，下达肘部。50岁以后有之，多属血虚不能营养经脉。

炮附块6克，川芎9克，羌独活各9克，当归9克，秦艽9克，海风藤9克，防风9克，细辛2.4克，鸡血藤12克，桑枝15克，豨莶草12克。

按 此证即现代医学所称之肩关节周围炎，多发于50岁以上的人，故又称"五十肩"、"漏肩风"，亦属痹证。方用归、芎、鸡血藤养血活血；附子、细辛温阳散寒；二活、防风、秦艽、桑枝、海风藤等祛风湿、通经络。如配合体育锻炼，收效较速。

【案7】

乔女。周身骨节酸痛异常，曾经小产，先用祛风活络法。

羌独活各9克，白芷9克，秦艽9克，北细辛2.4克，五加皮9克，防己12克，豨莶草15克，晚蚕沙12克(包)，小活络丹1粒。

二诊 两脉沉弱，胸脘痞闷，舌微腻。

炮附块9克，苍术9克，白芷9克，全当归9克，白芍9克，晚蚕沙12克(包)，汉防己12克，油松节9克，小活络丹1粒。

三诊 药后所苦大定，但大便难而已。

原方加细辛2.4克，火麻仁9克。

按 本案初诊先予祛邪，因曾经小产，气血俱伤，故二诊加用归、芍调营和血；附子振奋阳气，散风寒；胸闷舌腻为湿甚，故又有取于苍术、防己、晚蚕沙。

【案8】

黄男。凡痛在筋脉者，和血、散风、燥湿三者最为重要。

全当归9克,大川芎4.5克,北细辛3克,川羌活9克,防风9克,生苍术9克,香白芷4.5克,晚蚕沙12克(包),防己9克,粉甘草3克。

按 此证由风寒湿留着经脉,气血运行不畅所致,故治以"和血、散风、燥湿"三者并举。

【案9】

张女。数日来,气候转变剧烈,臀腰腹部之痛更剧,此肌肉风湿之甚者。予桂芍知母加细辛、羌活、独活。

按 桂枝芍药知母汤为《金匮》治"诸肢节疼痛"而风湿偏胜之方。其方以麻黄、桂枝、防风驱风胜湿、温经散寒;附子温阳定痛;甘草、生姜和胃调中;白术与麻、桂相伍以除表里之湿;知母、芍药和阴、柔筋,且制温药之燥。此案增入细辛、羌、独,则益彰其祛风湿、宣痹定痛之功。

【案10】

张女。下肢经脉酸楚,恶寒特甚,往日亦有之,其人瘦,此血不和而为寒袭之。

全当归12克,独活9克,黑大豆12克,秦艽9克,青防风9克,金毛脊9克,豨莶草15克,桑白皮12克。

二诊 此风寒湿痹之重者。

炮附块9克,羌活9克,细辛3克,生苍术9克,破故纸9克,上肉桂2.4克,防己12克,防风9克,巴戟天9克。

按 此案先予养血祛风、散寒定痛之剂,继则除用附、辛等散寒定痛外,增苍术、防己祛湿,破故纸、巴戟天、肉桂以温肾强健腰膝。

【案11】

杨女。一切疼痛,皆分钝痛不休与痛有间歇两种:钝痛多属炎症;间歇痛多属官能症。炎症之痛,有作放散性者;官能痛有游走无定者。此大别也。此外,再分其痛拒按、喜按,宜温、宜凉,则痛之情态,思过半矣。

生麻黄3克,汉防己12克,羌活6克,北细辛2.4克,杏仁泥12克,片姜黄4.5克,大川芎4.5克,制乳没各3克,藁本9克,甘草3克。

按 先生此案未列病症,只是简要地讨论了疼痛之鉴别,突出辨证要点。均为经验有得之言,可资临床借鉴。

以药测证,此症大抵属风湿痹痛。

【案12】

周女。此症西医内科学称为慢性风湿,以新陈代谢作用减退,老废物沉淀,筋脉因刺激而作痛。

炮附片9克,羌活6克,川芎6克,全当归9克,汉防己12克,细辛3克,藁本9克,香白芷9克,防风9克,粉甘草4.5克。

二诊 治慢性风湿之要点,不能纯用散风,而必用营养剂燥其湿,现代所谓维他命B是也。

羌独活各4.5克,藁本9克,细辛2.4克,秦艽9克,生麻黄3克,生苍术9克,当归9克,豨莶草9克,桑寄生12克。

三诊 古人所谓血虚生风者,缺乏营养,发生神经炎故也。治风先治血,即恢复营养;散风则有镇痛之意。

全当归9克，熟地15克，制首乌9克，大川芎4.5克，杭白芍9克，防风9克，豨莶草9克，独活6克，细辛2.4克，粉甘草3克。

按 养血活血药与祛风通络药并用，盖风药能伤阴耗血，与养血药同用则无此弊。殆即“治风先治血，血行风自灭”之意。

【案13】

沈女。产后席地卧，寒湿内侵，一身关节皆痛，夜间痛更甚，远西所谓风湿痛，古籍谓之痛风。

生麻黄3克，北细辛3克，炮附子6克，生苍术9克，羌活6克，粉甘草3克，西河柳12克，杭白芍9克，汉防己9克，杏仁18克，带皮生姜2片。

按 产后气血已虚，风寒湿邪乘虚而入，留着不去，以致一身关节皆痛。治用祛风、散寒、燥湿诸品，以逐邪外出，宣痹定痛。

【案14】

韩男。风湿性疼痛，右膝为甚，天气变化有影响。

炮附块6克，当归12克，苍术9克，川芎9克，仙茅12克，米仁12克，羌独活各9克，桑寄生9克，炙地鳖虫9克。

另：小金丹10粒，早晚各服1粒。

按 邪实体壮，则以祛邪为主。二活、苍术、苡仁、桑寄生祛风湿；附子、仙茅温阳、散寒、逐痹；归、芎活血行血；地鳖虫、小金丹通络止痛。

【案15】

方男。右膝凝痛，天寒疼益甚，此关节炎之属。重在局部治疗，内服亦可予加味阳和汤。

熟地黄18克，生麻黄2.4克，肉桂末1.2克(分2次冲入)，羌活6克，陈皮6克，鹿角霜12克，白芥子3克，杜仲9克，淮牛膝9克。

按 风寒湿痹痛，每以针灸为物理疗法取得良效，所以先生说：“重在局部治疗。”此右膝凝痛，证属阳虚寒凝、气血痹阻，治用阳和汤温阳散寒，解凝镇痛。

【案16】

吕男。四肢痿软不用，但伸至膝膑，则痛不可耐，饮食二便皆需人扶持。避难来沪(1940年)，营养不良，又致风寒侵袭，其效非一蹴可见。

炮附块9克，川独活9克，细辛2.4克，威灵仙9克，川桂枝6克，当归12克，秦艽9克，生黄芪15克。

按 痿与痹之鉴别，主要在于痿证以肢体不用为主症，痹则以疼痛为主症。此病人“痛不可耐”，即当为痹；其四肢痿弱不用，盖疼痛日久而致。故其治以温阳散寒、活络止痛，佐以芪、归调补气血。

【案17】

张女。坐骨部常有紧束之感，多作于行走与久站以后，静坐片刻即缓解。夜间未能熟睡，踝关节偶一牵引，可使睡中惊醒。

炮附块18克，当归60克，黄芪60克，金毛脊60克，川断60克，补骨脂60克，杜仲30

克,鹿角霜30克,三七18克,仙茅30克,炙僵蚕30克,木瓜30克。共研细末,每服3克,日服3次。

按 肾主骨,肾虚则不能久立、久行,肝主筋,肝虚则引筋作痛。"治病必求于本",故主方重点在补益肝肾,祛邪反在其次。

【案18】

王女。骨节酸痛是风,腹胀攻筑是寒,苔腻是湿。

川芎4.5克,羌独活各4.5克,白芷6克,生苍术9克,细辛2.4克,官桂6克,小茴香9克,制香附9克,台乌4.5克,炮姜3克。

按 方用二活、白芷以祛风;炮姜、细辛、官桂以散寒;苍术燥湿,得风药则燥湿之功益彰;香附、台乌、小茴香以疏利气机。

【案19】

张女。坐骨、腰背及两臂关节酸痛,无论阴晴皆然,曾服人参再造丸无效。

党参60克,当归60克,续断90克,炙全蝎30克,炙蜈蚣20条,炙蜂房2只,落得打30克,延胡索60克,木瓜60克,甘松30克,甘草60克。研末为丸,如梧子大,每服6克,日3次。

按 本方重用虫类药治痹定痛;以党参、当归、续断、甘草扶正,用甘松、延胡止痛。人参再造丸旨在扶正,故于其痛无效。

【案20】

施女。坐骨神经痛,天寒其痛益甚,腱反射迟钝。

宣木瓜9克,五加皮9克,海桐皮9克,当归9克,扁豆衣9克,车前子18克(包),谷麦芽各9克,赤豆30克,小金丹2粒(分2次吞)。

按 坐骨神经痛,亦属中医痹证范畴。其治疗重在祛湿通络。

小金丹系外科常用成药,由白胶香、乳香、没药、麝香、草乌、地龙、马钱子、当归等组成。乌头与地龙、乳香、没药同用,有小活络丹意;当归与乳香、没药同用,有活络效灵丹意;马钱子与地龙同用,名龙马自来丹,皆治痹效方。先生喜以此丹治疗顽固痹痛,每收良效。

痿　证

【案1】

朱男。脊椎受伤,下半身瘫痪,大小便不通。大便需服汤药才能通,小便要用力努责始能点滴而下。性欲缺乏,勃起无力。常觉头晕,不能用脑。受伤处觉胀痛。骤然起立,两眼发黑。重于温补肾阳,祛瘀通络。

紫河车1具(炙),党参90克,仙茅90克,仙灵脾90克,枸杞90克,肉苁蓉90克,炙蜘蛛20只,炙蜂房2具,炙地鳖虫30克,炙地龙30克,将军干15克,炙蝼蛄15克。共研细末,水泛为丸,每服6克,1日3次。

按 此证现代医学称为"外伤性截瘫",中医学认为属于督脉损伤。《内经》有督脉"贯脊属肾","其络循阴器"等记载。因此认为督脉瘀阻,必致其相连属之脏腑经络损害,而出现二便不通、性欲缺乏等症状;且"脑为髓海","肾气通于脑",督脉阻滞,则肾气不能通于脑,脑无髓之充养,便出现头晕、健忘等症状。

“温补肾阳,祛瘀通络”,是内治的主要方法。方用地鳖虫、地龙、蜘蛛等虫药活血祛瘀止痛;紫河车、枸杞、肉苁蓉、党参、仙茅、仙灵脾大益精血,温补肾阳;蜂房既可祛瘀止痛,且能温肾补阳;蟋蟀、蝼蛄通窍利水。合为虚实兼顾,标本同治之方。倘为完全性截瘫,则预后欠佳。

【案2】

陈男。家人深以痿躄为虑,殊不可能。下肢神经失其作用者谓之痿躄,其病多在脊髓。今步履仅软弱乏力,神经失其营养则有之。古人治风先治血,血行风自灭,亦无非促进神经恢复而已。

当归12克,炙僵蚕9克,牛膝12克,杭白芍9克,旱莲草9克,豨莶草12克,蝎尾3克(研分3次吞),桑枝12克。

另:健步虎潜丸60克,分10次吞。

按 痿证大都属热、属虚,多见于温热病后或久病元气败伤,张景岳所谓“精之不能灌溉,血虚不能营养”者。此病人足软无力,步履艰难,故用归、芍、旱莲草以补血养筋;豨莶草、桑枝、僵蚕、蝎尾以通络;牛膝强壮筋骨。虎潜丸由熟地、龟板、当归、白芍、锁阳、虎骨、牛膝、黄柏、知母、陈皮组成,能滋阴清热,补益肝肾,为治疗精血不足,阴虚内热,下肢痿弱之成方。

【案3】

叶幼。软骨病多半属于营养不良,先天不足亦有之。古籍以肾主骨、肝主筋,理当从肝肾论治。

怀牛膝9克,全当归9克,冬青子9克,萸肉9克,大熟地15克,枸杞子9克,虎胫骨9克(炙酥),阿胶珠9克。

按 软骨病即佝偻病,现代医学认为系体内维生素D缺乏而致。据其临床表现,似可纳入中医学痿证范畴。其病因多属于营养不良,或日照太少,或继发于其他消耗性疾病(如腹泻);先天不足,可能为母体摄入维生素D不足。中医理论认为肝主筋、肾主骨,故其治从填补肝肾入手,方中虎胫骨、阿胶均含丰富的钙。此等患儿,应结合调补脾胃,药饵之外,更应注意饮食营养。

腰酸、腰痛

【案1】

陆男。肾主骨,肾不足则腰酸。今腰酸作于午后,不任疲劳可知;耳鸣,少寐多梦,当补。

熟地黄18克,砂仁1.8克(拌),杜仲12克,金毛脊12克,川断肉9克,菟丝子9克,山萸肉9克,玄武板18克,怀牛膝12克,鹿角霜12克,桑寄生12克。

另:左归丸90克,每晨服6克;大补阴丸90克,每晚服6克。

按 肾虚腰酸,遇劳则更甚,休息或睡卧则减轻,故治疗当补。观其遣药,一面温阳益肾,一面滋补肾阴,复用左归丸于早服,大补阴丸于晚服,是为阴中求阳、阳中求阴之意。

【案2】

张女。腰酸,背脊亦拘急不适,洒然有寒意,所苦甚于夜分,年过五十,不任重剂,寓祛风于养血之中。

青防风6克,豨莶草9克,秦艽9克,当归9克,川芎3克,晚蚕沙9克(包),川桂枝2.4克,白芍9克,桑寄生12克,生姜3片,大枣10枚。

另:人参再造丸2粒(每服1粒)。

按 此为风湿腰酸,因年岁较高,不可过用发散。故以归、芎、芍、桂等养血活血;祛风药则选较平稳者,如防风、豨莶草、桑寄生、秦艽;更以人参再造丸扶正,姜、枣调和营卫。可谓散风而不伤正,亦是"治风先治血"之义。

【案3】

刘女。腰酸起于产后。腰为肾之府,当补肾。舌红、心烦,小溲热,兼当滋之。

杜仲9克,金毛狗脊9克,菟丝子12克,大生地12克,盐水炒牛膝9克,潼沙苑9克,萆薢9克,黄柏2.4克,知母9克,猪茯苓各9克。

按 此肾阴虚而有火,用生地益肾阴;知、柏苦寒泄火;杜仲、狗脊、沙苑、菟丝补肾填精。以其溲热,复用猪苓、茯苓、萆薢渗湿泄热。

【案4】

刘男。洒然恶寒,腰痛如折,其苔白,是外受寒邪。寒证之脉,未必尽迟;凡辛苦之人或营养不良者,每多细数之脉。不可以其脉之细数而视为内伤也。

羌独活各4.5克,全当归9克,川芎3克,防风6克,汉防己9克,藁本9克,桑寄生12克,赤芍9克,晚蚕沙9克(包),甘草3克。

按 此为腰痛实证,由外寒导致经脉阻痹,气血运行不畅而致。方用二活、防己、防风、藁本、蚕沙祛寒湿,通经络;归、芎、赤芍行气活血;桑寄生、甘草祛风缓痛。若寒湿入里,留着不去,背冷、腰膝沉重,则当用肾着汤。此为外寒,故以疏散为主。

先生从长期实践中观察到辛苦之人或营养不良者,虽感寒而多见细数之脉,故舍脉从证。

【案5】

张男。久坐则腰痛如折,多走则腰酸难禁,行路太快则跌。西医诊断为坐骨神经痛。

炮附块9克,丹皮18克,当归18克,全蝎6克,臭梧桐12克,小金丹2粒(每服1粒)。

二诊 近1周来,整天不痛,此为3个月来所罕见。今天气候转变,又有小痛,尚能忍受。

炮附块9克,川芎9克,丹皮9克,当归18克,臭梧桐9克,海桐皮9克,全蝎6克,小金丹2粒(分2次吞)。

按 现代医学认为:坐骨神经痛多由风湿性坐骨神经炎与腰椎间盘脱出症引起。患者起病前常有受寒或外伤史。亦属中医痹证范畴。此案为风寒外袭,留着经隧,气血运行受阻而引起。方用附子温阳散寒;全蝎祛风止痛;丹皮、归、芎行血。并用小金丹,以散寒、搜风、逐瘀、止痛。

【案6】

匡男。以腰痛为主症,晨起不利俯仰转侧,起床后其痛若失。此腰肌劳损之候。局部用热熨,内服独活寄生汤。

独活9克,当归9克,生苍术9克,桑寄生9克,细辛2.4克,木瓜9克,杜仲9克,怀牛膝

9克,川芎4.5克。

按 晨间其痛较剧,待起床活动后其痛即缓释,是腰受风寒湿、气血凝滞、阻痹经络的特征。故治用温经散寒、燥湿通络、活血壮腰之品。

脚 气

【案1】

李男。韩文忠所称之软脚病,江南卑湿,往往有之。

生苍术9克,炒米仁15克,薤白头9克,川黄柏6克,宣木瓜9克,怀牛膝9克,赤苓12克,泽泻9克,炒扁豆12克。

按 现代医学认为,脚气病由食物中缺乏维生素B_1所引起。中医学认为本病与感受风毒水湿、水土不服、饮食失调有关。临床以足肿者为湿脚气,足不肿者为干脚气。脚气如见心悸、呕吐不食、神志恍惚、紫绀等症状,则为脚气攻心,多危。解放前,劳动人民易罹此疾,而现已少见,偶继发于急性热病、胃肠炎、甲亢、慢性腹泻等,因消化营养障碍所致。

此案为湿脚气,用健脾、利湿、燥湿之法。古人谓脚气系"壅疾",故用薤白宣通之品,以使气不得成壅。

【案2】

彭女。两腿麻木不仁,为时虽仅1周,但既往曾两足浮肿,不良于行者已久。其为脚气,已无所讳。

炮附块6克,生苍术6克,生米仁30克,全当归9克,北细辛2.4克,葫芦瓢30克,秦艽9克,带皮苓12克,杜赤豆30克。

按 此为湿脚气而寒湿偏盛,故在燥湿、利湿之外,加附子、细辛以去寒凝;行履不便,故加当归、秦艽以活血通络。

【案3】

彭女。两足浮肿,呕吐、气急。察其两脉细弱不鼓指。此脚气之重者,慎之。

炮附块9克,淡吴萸4.5克,生苍术9克,杏苡仁各15克,花槟榔9克,北细辛2.4克,五味子3克,橘皮4.5克,带皮苓12克,葫芦瓢30克,带皮生姜1块,杜赤豆30克。

按 浮肿而兼呕吐、气急,脉细弱,此真阳不足,浊阴上攻,故为脚气之重者。本方以鸡鸣散化裁,用附、萸、细辛温阳祛寒;槟榔、橘皮、生姜降逆下气;苍术、杏仁、苡仁、茯苓燥湿利湿。用豆类治疗脚气,早在唐代即有记载,是前人的宝贵发现。方中用五味子酸敛以固气,用于温阳利水药中,大有深意。

【案4】

周女。病从脚肿起,循至腹胀满,心悸,气急,病经2个月。此脚气之重者,有冲心之虞。

炮附块6克,杭白芍6克,连皮苓15克,生苍术6克,姜皮2.4克,冬瓜子皮各9克,车前子12克(包),生苡仁12克,椒目30粒,陈葫芦瓢30克。

按 古人认为脚气虽在足,而其病根则在腹,故有"不问足,须问腹"之说。此病人腹胀、心悸、气急,病程较长,故当考虑为脚气冲心。方用真武汤加减,以温脾肾之阳;生姜易姜皮,有利于行水之功;白术易苍术,以增强燥湿作用。

【案5】

孔男。两脚麻木,不良于行,心中懊侬,舌中剥少苔,此三者皆为脚气之的候。咳呛为并发症。

全当归9克,大熟地12克,杭白芍9克,大川芎2.4克,宣木瓜9克,怀牛膝9克,生米仁30克,杜赤豆30克,花槟榔9克,白苏子9克,旋覆花9克(包)。

按 此患者脚不肿,即为干脚气。方用四物汤养阴和血,牛膝、苡仁、槟榔、木瓜清利湿热;苏子、旋覆花为对症的降气止咳药。

【案6】

王女。两足痿软无力,起于足肿之后,此脚气之后遗症。舌苔斑剥,唇红,表示营养缺乏。

干地黄18克,杭白芍9克,制首乌12克,淮山药9克,怀牛膝9克,杜赤豆18克,麦冬9克,菟丝子9克,女贞子9克。

按 脚气病后,正气受伤,肝肾不足;肝主筋、肾主骨,故两足痿软无力。舌苔斑剥,唇红,是阴虚,故处方重在养肝肾之阴。

胃　病

【案1】

史女。舌苔半光剥,溃疡病多作此状。古人谓属之阴虚,香燥药不能用。叶天士治此种胃痛嘈杂,创养胃阴之法。可见胃病不尽是吴萸姜桂证也。

白芍10克,煅瓦楞18克(打,先煎),北秫米10克,知母10克,麦冬9克,黄精12克,怀山药12克,云茯苓9克,川楝子9克。

按 舌苔半光剥,是胃阴伤之证。溃疡病见此象,多为气郁化火,灼伤胃阴,故不可再用香燥理气之药。叶天士对此证主张"忌刚用柔"。处方师一贯煎意,用麦冬、山药、黄精、秫米养胃阴;知母、川楝子泄肝胃之热;瓦楞子制酸护膜;茯苓甘平淡渗健脾。知补者能知泻,方尽立方之妙。

【案2】

陈女。胃痛多作于食后2小时许,进硬固食物则其痛更甚,溃疡病之嫌疑最重。凡此等证过用香燥刺激之品,未有不偾事者。慎之!

苦杏仁24克,全当归12克,白芍9克,玄胡索9克,桃仁泥9克,茯苓9克,米仁15克,飞滑石9克。

另:鸡蛋壳置瓦上煅存性,每服2克,1日3次,饭前服。

按 胃痛一般多用辛香理气之品,但用之过剂,是胃阴必伤。溃疡病患者易于动血,香燥刺激之品更应谨慎使用。此案用当归、桃仁、杏仁等行滞、化瘀、止痛,是先生多年经验,对溃疡病疼痛,确有良效。归、芍同用,可调营血,缓急止痛;玄胡索镇痛,亦具良效;煅鸡蛋壳能制酸,而且可促进溃疡愈合;米仁古籍谓其具有"补脾胃,通行水","排脓消肿"的作用,对溃疡病灶的消失是有帮助的;用茯苓、滑石亦是取其健脾利湿的作用。

【案3】

裴男。曾经呕吐黑水,大便亦黑。今吞酸嘈杂,作于食后三四小时,脐上自觉板硬而痛。颇疑是溃疡病,切忌辛辣刺激性食物,否则呕血便血,势所难免。

杏仁泥30克,当归12克,生地榆9克,血余炭9克,玄胡索9克,煅瓦楞30克。

另:琥珀粉、象牙屑、滑石各9克,为极细末,和匀,每饭后吞服2克。

按 此证多系现代医学所称之十二指肠溃疡病。方用杏仁泥、当归、延胡止痛;地榆、血余止血;瓦楞子制酸。另配散剂,意在护膜生肌,亦即修补溃疡面之意。

【案4】

高男。胃痛开始多作于饥饿时,得食则减;其痛由渐加剧,乃至食前食后皆痛,曾呕吐紫黑色物。今经常嘈杂、饱闷、腹泻。古人属诸痰火,切忌辛香燥烈药。

凤凰衣9克,琥珀屑9克,炙马勃9克,柿霜18克,杏仁泥18克,象贝18克,野蔷薇花9克,花粉9克,血余炭9克。共研细末,每服1.5克,1日3次。食前服。

二诊 病势已减轻。今予益气健胃剂,与前方先后进服,以培其本。

党参60克,怀山药60克,鸡内金60克,煅龙骨30克。共研为散,每服3克,1日3次。

按 此为溃疡病,中医认为饥饿则痛,得食则减,为中虚。其痛由渐加剧,乃至食前食后皆痛,并曾呕吐紫黑色物,是久痛胃络受损,瘀血内停;嘈杂、饱闷、腹泻、为脾胃虚弱,水谷失运,进而生痰,即所谓"古人属诸痰火"。方用花粉、柿霜、杏仁泥、象贝以清痰火,护胃缓痛;血余炭、马勃、琥珀等,通络、活血、止血。凤凰衣即鸡蛋内膜,既可保护溃疡面,与马勃同用,且能制酸,这是先生独到的经验。野蔷薇花又名白残花,入胃、肝两经,能清热化浊、顺气和胃,对胃热郁结而络损吐血者有效。二诊增用益气健脾之品,以治其本。

【案5】

李男。胃痛已8年,多作于食后3小时许,得食可稍缓,曾有黑粪史。其为溃疡病,殆无疑义。

凤凰衣30克,玉蝴蝶30克,轻马勃20克,象贝母20克,血余炭15克,琥珀粉15克。共研细末,每服2克,1日3次,食前服。

按 此患者曾经钡餐造影确诊为复合溃疡,共服上方两料,复查龛影消失,而告痊愈。此特效之案,余至今记忆犹新。

究其处方是一张治疗溃疡很别致的经验方,效果好,价廉,值得进一步研究和推广。凤凰衣有养阴清肺之功,除善治久咳、咽痛失音外,还可用于颈淋巴结结核、溃疡不敛。它是先生治疗溃疡病的常用之药。玉蝴蝶功擅润肺、舒肝、和胃、生肌,除治咳嗽、音嗄外,又善治肝胃气痛,疮口不敛,还有补虚、宽中、促进食欲之功。其与凤凰衣同用,起协同作用。马勃长于清肺利咽、解毒止血,既能止血,又可疗疮。象贝母具有清热泄降、医疮散结之功,对于溃疡病之胃痛吞酸,尤为适宜。琥珀不仅为镇惊安神药,而且有化瘀止血、疗疮散痈作用。血余主要有消瘀止血作用,与琥珀同用,治溃疡病出血极佳。本方虽药仅六味,但从辨证与辨病相结合的角度出发,可谓老药新用,而又丝丝入扣,颇能启发后人。

【案6】

金男。西医诊断为消化道溃疡,久治无效。今心下空空然,欲得重压,时有隐痛,睡不好,舌淡,苔微腻。予小建中汤加味。

当归9克,桂枝3克(后下),白芍10克,甘草5克,柏子仁9克,半夏9克,秫米9克,生姜1片,大枣7枚,饴糖12克。

按 此案为脾胃虚寒证型,故选用小建中汤温中补虚、缓急止痛。归、芍同用,能和营敛肝;半夏、秫米合柏子仁,能和胃安神。

【案7】

王男。往日胃脘痛,有发作性,数月来连续不休;近则呕吐黑水。此胃之黏膜有溃疡。

杏仁泥24克,云苓9克,旋覆花12克(包),生地榆12克,全当归9克,怀山药12克,伏龙肝30克。

另:鸡蛋壳煅研细末,每次服1.5克,1日3次。

二诊 进保护黏膜之药,呕吐黑水,其势大减,痛亦略定。

杏仁泥24克,桑椹子12克,云茯苓9克,玄明粉9克,杭白芍12克,瓜蒌12克,延胡12克。

三诊 服药不得法,痛又作,盖经过溃疡面刺激故也。

杏仁30克,当归9克,飞滑石12克,云苓12克,延胡索12克,淮山药15克,杭白芍18克。

四诊 溃疡性之胃痛,缓和包摄之药,只能暂缓所苦,根治纯在食养疗法。

淮山药15克,杏仁泥45克,伏龙肝30克,云茯苓12克,当归9克,玄明粉12克,黑芝麻12克。

五诊 胃溃疡虽见平定,还须注意饮食,佐以散剂以巩固之。

象牙屑6克,五灵脂18克,全当归18克,云茯苓18克,煅瓦楞18克。共研细末,1日3次,每次吞服2~3克。

按 该患者初病时,异常好食,食后胃内觉舒适,否则即痛。先生最后诊断为胃溃疡,除用药外,并嘱注意饮食。患者遵守所嘱,后遂未再发作。

【案8】

赵男。溃疡性之胃酸过多,徒用和中之品无益,消炎收敛类而有刺激者,亦无益。

黄柏炭9克,五灵脂9克,杏仁泥30克,云茯苓9克,瓦楞子30克(煅),当归12克,柿饼霜12克(包),延胡索9克。

按 此方具有止痛、制酸、消炎、收敛的作用,而无刺激性,适用于溃疡病之胃酸过多。但煅瓦楞子最好研细末吞服,则制酸力量更为显著。

【案9】

章男。下血后,胃之左侧痛并未消失,可以测知溃疡并未收敛。

仙鹤草30克,全当归9克,威喜丸9克(包),柿饼霜12克,阿胶珠24克。

按 此胃痛下血,以十二指肠球部溃疡为最可能。上方具有养血、止血,兼有保护黏膜的作用。先生遇胃痛下血者,常用此法治疗。若制成散剂,则效果更好。

【案10】

桑男。舌中剥,其剥在舌根,大多胃黏膜有炎症或溃疡。平素嗜酒,病之主因也。此番因拂逆,上膈隐痛,似痉挛状,其痛彻背。加味金铃子散予之。

金铃子9克,延胡索12克,台乌药6克,杏仁泥24克,旋覆花9克(包),云茯苓12克,全瓜蒌12克，五灵脂9克，谷麦芽各9克，佛手9克。

二诊 虽然食后定时作痛，有溃疡嫌疑，但往日从未有之，非深痼难治。

金铃子9克，旋覆花12克(包)，赤石脂15克，云茯苓9克，延胡索12克，象贝母9克，杏仁泥24克，杭白芍15克，五灵脂9克(包)，佛手片9克。

按 本病例所用药物具止痛、制酸、解痉、保护胃黏膜的作用。因方药对症，随后复诊，稍予加减，果然服药20天左右而获痊愈。

【案11】

肖男。胃脘痛，痛有定时：一为午后3时许，一为午夜2时许。十二指肠溃疡多有之。

琥珀3克，瓦楞子9克，百草霜9克，杏仁泥12克，六轴子1.2克，云茯苓9克。共研细末，每次饭后1小时半服1.8克。

按 此系护胃镇痛、化瘀生新之剂。百草霜一味主要取其收涩之性，对溃疡面之修复有所助益。六轴子为杜鹃花科植物羊踯躅的果实，性味苦、温，有毒。功能祛风、止痛、散瘀消肿。治风寒湿痹、历节疼痛、跌打损伤、痈疽疔毒。用量：内服研末入丸散0.3～0.6克。

【案12】

欧阳男。凡胃脘痛，得食能舒者多属胃酸过多，其痛多剧于黄昏时；由胃酸过多酿成十二指肠溃疡，亦属可能之事。

煅瓦楞子30克，麦冬9克，赤石脂12克，全当归15克，云苓15克，龟板24克，五灵脂24克，生阿胶18克，鳖甲24克，淮山药15克，延胡索12克，杏仁30克，焦六曲12克，炒枳实9克，百草霜12克。共研细末，蜜丸如梧子大，每服二三十粒，日2次。

按 因胃脘疼痛，故用延胡、杏仁以镇痛；因胃酸过多，故用瓦楞子以制酸；久痛多瘀，故用当归、灵脂以和营散瘀；痛易耗气，故用山药、茯苓、麦冬以养胃。一般胃痛忌用滋腻，可是先生于本方中用阿胶、龟板、鳖甲，颇有独到之处。盖此三味，含有胶质，具黏腻之性，既能滋阴养血，又能养胃护膜，促进溃疡面之修复。赤石脂一味，据现代药理研究，有吸附作用，能吸附消化道内有毒物质，保护消化道黏膜，止胃肠道出血，先生尝用之。

【案13】

张男。无论进食多少，皆胀满难忍。腹中雷鸣，大便难。此肠胃功能不健全，以此方缓图功效。

升麻9克，制番木鳖3克，莪术3克，黄芪15克，广木香6克，明雄黄3克，怀山药12克，党参12克，生白术12克，鸡内金9克。共研细末，每服1.5克，1日2次。

按 此方一面用升麻协助参、芪补气升提；鸡内金协助山药、白术健脾益气。盖脾得健运，则胀满自消，是治其本。一面用莪术、木香行气；明雄整肠；番木鳖即马钱子，除兴奋延髓中枢外，并为良好的苦味健胃药，是治其标。全方补泻同用，补而不滞，消而不损，将中西医理融汇于临床实际，确是先生医案的一个特色。

【案14】

吴女。午后胃部隐痛，大便如栗状。其人体弱，神疲，当消补兼施。

党参9克，鸡内金9克，白术9克，枳壳12克，青皮6克，绿萼梅3克，谷麦芽各9克，怀山药9克。

二诊 近来以吞酸为苦，必欲探吐乃舒，其酸多作于食后2小时许，略进饮食可以缓解，当兼用制酸剂。

党参 12 克,枳壳 9 克,厚朴 9 克,绿萼梅 5 克,鸡内金 9 克,白术 12 克,乌药 9 克,谷麦芽各 9 克。

另:凤凰衣 9 克、炙马勃 9 克,二味研极细末,分作 21 包,每服 1 包,1 日 3 次,食前服。

三诊 吞酸已止,胃痛亦瘥可。

川朴 6 克,鸡内金 12 克,枳壳 6 克,山药 12 克,白术 12 克,绿萼梅 5 克,青皮 6 克,乌药 9 克,黄芪 12 克。

另:凤凰衣 9 克、上紫桂 9 克,共研细末,分作 21 包,每服 1 包,1 日 3 次。

按 初诊为脾失健运,故用枳术丸加味,消补兼施。二诊仍步原法,加凤凰衣、炙马勃以制酸。三诊吐酸止,痛亦瘥可,乃用黄芪补益中气;肉桂温中散寒;山药、白术健脾;青皮、枳、朴、台乌等辛通理气,以善其后。

【案 15】

解男。吐酸每发于冬令,进硬固食品时,其酸益甚,得吐乃舒。痛在少腹右下角,此不能肯定其为溃疡病。多酸之由来,疑是神经性而引起消化不良者。

生黄芪 9 克,川桂枝 5 克,杭白芍 9 克,当归 9 克,吴萸 2.4 克,炮姜炭 5 克,生甘草 3 克,生姜 2 片,饴糖 9 克(冲服)。

二诊 非溃疡性疾患以吐酸为主症者,附子粳米汤,吴茱萸汤皆其选也。

炮附块 9 克,吴萸 2.4 克,半夏 12 克,党参 9 克,炙草 2.4 克,粳米 1 杯,生姜 2 片,大枣 7 枚。

按 吐酸一症,有寒有热。属热者,当清泄肝火、降逆和胃。本案为脾胃虚寒,故初诊用黄芪建中合吴茱萸汤。二诊去黄芪、饴糖之甘,用附子温振中阳,吴萸温散肝郁,半夏、生姜降逆止呕,党参、甘草、粳米和胃。选药精当,步法井然。

【案 16】

王女。胃脘阵阵作痛,痛剧则呕,其苔白滑,寒象也。

姜半夏 9 克,淡吴萸 5 克,官桂皮 5 克,台乌药 9 克,公丁香 3 克,荜茇 6 克,延胡索 9 克,生艾叶 9 克。

按 经云:"寒淫于内,治以甘热,佐以苦辛。"方用夏、桂、丁、荜温胃降逆;寒凝则气滞,复用台乌、延胡索行气止痛。此种胃寒痛,相似于慢性肥厚性胃炎,服本方多收佳效。如舌质红绛者,不宜应用。

【案 17】

马女。饮食入口则吐,其病因恼怒而起。所苦欠伸不休,精神不振,当属神经性疾患,古人谓之木克土。宜芳香兴奋药。

佩兰梗 9 克,苏子 9 克,杭白芍 9 克,煅瓦楞子 24 克,娑罗子 9 克,香橼皮 9 克,旋覆花 9 克(包),杏仁泥 12 克,玉枢丹 1.5 克(分 2 次吞)。

按 恼怒伤肝,肝失疏泄,横逆犯胃,致胃失和降,故食入则吐。疏肝即所以安胃,降肝亦即是降胃。肝气条达,胃自安和。

玉枢丹又名紫金锭,原为开窍化浊、消肿散结之剂,但移治多种呕吐,有止呕安中之功。先生屡用得效。

【案18】

张女。上至中脘，下及少腹，痛有发作性，发则手不可近，此气聚也。

肉桂2克，延胡9克，槟榔9克，神曲9克，蚕沙9克(包)，炮姜1.5克，青皮6克，莪术6克，山楂9克，皂荚子6克。

【案19】

陈女。离药则胃部依然攻筑上下作痛，此气体也。

阿魏9克，附块9克，荜茇9克，川芎9克，当归9克，黑白丑各9克，五灵脂15克，沉香曲12克，延胡索12克，甘松6克，川朴3克，莱菔子9克。共研极细末，每饭后吞服2.0～3.0克，1日3次。

按 张案治用温散。其机制在于寒凝则气聚，气聚则痛，故得温则疏通，得散则寒去，气通寒去而痛已。方中皂荚子，富含油脂，善于走滑，导气下行。陈案亦用温中行气，作用较上方为强。以散剂小量服之，则邪去而不伤正。阿魏对于驱除胃肠积气有特效，并治疟、痢及顽固泄泻，惟气臭难服，散剂可以胶囊盛贮吞服。

【案20】

郭男。高热3日，胃脘痛剧，拒按，3日不更衣，可知是有形之积，理应通降。

制大黄6克，玄明粉9克(分2次冲)，白芍12克，枳实9克，连翘9克，黄芩9克，苦杏仁18克，全瓜蒌12克。

二诊 药后，胃脘部剧痛大定，但未得畅便，阳明燥气尚炽，仍当清之、攻之。

生大黄6克，玄明粉9克(分2次冲)，白芍12克，枳实9克，连翘12克，地龙9克，知母9克，全瓜蒌12克，郁李仁9克。

按 此病人高热3日而出现胃脘剧痛、不大便，可能与感染有关，常见病如急性胆囊炎、胰腺炎等，其疼痛部位均与胃相近。此病虽不能确定是何炎症，但既见高热、便秘，则自当与一般胃痛迥异，“六腑以通为用”，故用清热泻下，其痛大定。

【案21】

王女。以胃脘痛为主症，其痛竟日持续，食后暂稍缓，移时则又作。其脉细。

炮附块9克，延胡索12克，薤白头12克，生枳实12克，荜茇9克，椒目5克，鸡内金12克，谷麦芽各9克。

二诊 脘痛大定。服温药而能效，则胃寒也。胃寒有二：一为慢性胃炎；二为官能障碍。病者属下者。

炮附块6克，党参9克，橘红6克，苏子12克(包)，荜澄茄9克，破故纸9克，白术9克，远志5克，粉甘草3克，半夏9克。

按 此属胃寒，治以温通健运，破故纸一味，清代黄元御说它有“温暖水土，消化饮食”的作用，先生在此用它殆即此意。再加党参、白术，作为胃痛定后的善后补益剂。

【案22】

钱男。胃痛有定时，多作于三餐以后，早则二三时，迟则四五时。以现代医学区别之，神经痛、慢性胃炎、溃疡病者。考其从未呕吐，亦无酸水，溃疡之关系较少。先予镇痛剂以消息之。

杏仁泥24克,延胡索15克,罂粟壳12克,旋覆花12克(包),当归9克,川楝子9克。

另:鸡蛋壳煅研末,饭后吞服,每次1.5克。

二诊 痛已定。再予前方去罂粟壳及鸡蛋壳粉。

按 本案初诊因溃疡病不能排除,故在镇痛剂中,另用鸡蛋壳粉。二诊胃痛已定,即减去鸡蛋壳粉。先生谓胃痛有定时,有神经痛、慢性胃炎、溃疡病的区别。按之临床发作多不规则,而极少作于三餐之后,必须与溃疡病加以鉴别。罂粟壳久用易成瘾,故痛定后即停用。

【案23】

刁男。疲劳能使胃脘痛复发,多半属于神经性。自觉胃部灼热如焚,香燥性之镇痛剂不相宜。

杏仁18克,延胡索12克,刺猬皮15克,知母9克,旋覆花12克(包),全当归、娑罗子、姜竹茹各9克。

按 自觉胃部灼热如焚,是有内火之证,香燥理气之品皆能助火,故不相宜。而用旋覆理气降逆,杏仁、延胡、娑罗子疏利条达,加刺猬皮活血止痛,知母、竹茹清胃降火。

【案24】

闵女。胃脘痛,迄今数年,时作时辍,发则手不可近,而转动其痛尤剧。痛剧时拊其背部,则痛稍减。

炮附块9克,杏仁泥18克,厚朴3克,赤石脂15克,荜茇9克,谷麦芽各9克。

另:灵丑散,吞服。

二诊 用散药与汤剂之结果,其为神经痛更为明显。盖实质性病变,决无有所事而能遗忘其痛处者。

延胡索15克,川楝子12克,旋覆花12克(包),香甘松6克,九香虫9克,晚蚕沙9克(包)。

上药入前方中再服。

按 此病初诊,作为神经性胃病与消化不良并治。先生预告患者服药后,若有头晕如酩酊状者,为药物所致,即古籍所谓"若药不瞑眩,厥疾弗瘳",后果如此。考杏仁用大量,有润胃肠、消食、开滞气之功,能疏利开通、破壅降逆而缓胃痛。但苦杏仁甙可分解而为苯甲醛和氢氰酸,多服易致中毒,表现为眩晕,甚则晕倒、呕吐。若用20~30克煎服,可能有轻度中毒症状,故先生预告"有头晕如酩酊状者",一般以不超过30克为是。灵丑散即是五灵脂、黑丑等份研末,每服3~6克,有消导行滞、通便止痛之功,实证多用之。

【案25】

李女。胃脘痛,其痛得按则舒,并不呕吐噫嗳。

川楝子9克,延胡索12克,杏仁18克,甘松6克,川椒目5克,台乌药9克,香橼皮9克,罂粟壳12克,旋覆花12克(包)。

二诊 自觉心摇摇如悬旌然,则胃脘痛,得重按则舒,亦神经痛也。

延胡索12克,全当归9克,杏仁泥15克,罂粟壳12克,小茴香3克,远志肉12克,旋覆花9克(包),细辛2.4克,炮附块5克,香橼皮9克,良附丸9克(吞)。

三诊 胃脘痛止,进流质尚感胀,上膈隐痛,此胸痹也。

薤白头12克,生枳实9克,全瓜蒌12克,香附9克,延胡索12克,娑罗子9克,佛手6

克，木香5克，半夏曲9克，乌药9克，大川芎6克。

按 神经性胃痛，前人认为是肝胃气失舒所致。先生用温性理气止痛药，屡屡见效。本案三诊时，见上膈隐隐作痛，乃辨为"胸痹"证。加薤白、枳实、瓜蒌等药，以加强其宽胸下气的作用，方为瓜蒌薤白半夏汤的加味。

【案26】

罗男。以胃脘痛为主症，初起是局限性，近则放散性，与饮食无关。考其痛有时或稀，盖气痛也。

延胡索15克，旋覆花（包）、乌药各9克，杏仁12克，细辛5克，罂粟壳12克，刺猬皮15克，香橼9克，炙乳没各5克，粉甘草3克。

二诊 作气痛论治，有效，仍之。

金铃子12克，延胡索15克，荜茇9克，杏仁12克，小茴香5克，罂粟壳12克，五灵脂9克（包），娑罗子6克，佛手6克。另服五磨饮。

三诊 今用镇痛而无刺激之品。

全当归9克，延胡索9克，杏仁泥12克，五灵脂9克（包），罂粟壳12克，刺猬皮15克，旋覆花12克（包），良附丸9克。

四诊 胃痛停顿，纳谷不香，精神倦怠，四肢乏力。予异功散加炒谷芽、神曲以调之。

【案27】

王女。胃脘痛，得按则舒，属气属寒居多。便秘须通之。

延胡索12克，金铃子9克，刺猬皮15克，杏仁15克，莱菔子9克，黑丑9克，海南片6克，桑椹子15克。另：沉香化滞丸9克，吞服。

按 所谓"气痛"，多属功能性的疼痛，故用辛香理气、止痛等药有效。如果属寒痛，用之也有作用，王案因便秘，故用海南片、黑丑、桑椹子等。

【案28】

潘男。胃脘痛，得食则减，古人以为中虚。

当归9克，杭白芍12克，桂枝6克，生姜2片，生甘草9克，饴糖30克，大枣7枚，旋覆花12克（包）。

【案29】

邱男。胃脘痛，饥则更甚，其食量不为之减，反稍见增，故多进饮食反稍定，此虚痛也。予黄芪建中汤。

【案30】

王男。每日有定时之饥饿，多在食前一二小时，进食所苦立释。否则，脐部有痉挛之不快。往者数日即愈，今则缠绵1个月有半。

川桂枝5克，杭白芍9克，大红枣12枚，饴糖30克，全当归12克，生黄芪12克，生姜5片，粉甘草6克。

【案31】

叶男。胃痛时发时止，今因受寒而发，神经痛也。

高良姜6克，延胡索9克，杏仁12克，当归9克，九香虫6克，制香附9克，旋覆花9克

(包),甘松6克,川芎6克,佛手9克。另服五磨饮子。

二诊 前方不能治其胃脘之痛,饥则其痛益甚,改作中虚论治。

黄芪9克,全当归12克,杭白芍18克,生姜3片,饴糖30克,川桂枝9克,甘草6克,大枣9枚,谷麦芽各12克。

【案32】

邱男。胃脘痛,饱食后反稍瘥,其痛多在午后,应是虚痛。

延胡索12克,金铃子12克,川桂枝7克,白芍5克,饴糖31克,生姜3片,甘草5克,大枣9枚

按 先生对胃脘痛属虚者,常用建中汤,其应用指征是:便难而痛较剧者,用当归建中汤;气虚者,用黄芪建中汤;较轻者,用小建中汤。一般以十二指肠球部溃疡属虚寒型者,用建中汤最为适应。若建中汤加蒲公英30克,其效果更佳。所谓溃疡病虚寒型者,其特征有三:①饥饿疼痛,得食则减;②得温则舒;③得按则舒。凡泛酸而嘈杂者忌用。

【案33】

沈男。胃脘痛2年余,其痛隐隐然,作于食后2时许,得食则减。口干、舌红、便难,仿魏玉璜一贯煎法。

麦冬9克,北沙参9克,玉竹9克,当归9克,甘杞子9克,生地12克,川楝子9克,制香附6克,杏仁24克,白芍12克。

按 患者原经他医诊治,进服温燥理气之药,虽缓解一时,终未根治,因至先生处就诊。先生予上方,并嘱饮食多餐少量。服20剂后,其痛由逐渐减轻而至消失。因其有效,原方曾连服四十余剂。舌红、便难亦愈。

【案34】

翁女。食入则痛,两月于兹。食品稍硬,痛更甚。病由抑郁而来,神经痛有之,胃溃疡亦有之。先予镇痛而不刺激者。

杏仁泥30克,旋覆花12克(包),云苓12克,延胡索12克,桃仁泥15克,谷麦芽各9克,佛手6克,伏龙肝30克。

【案35】

姚女。钙铋镁不能治其脘痛,此非药不中的,转可以测验胃黏膜无溃疡之可言,佳象也。考其经过,因痛而吐,吐后其痛稍减,胃黏膜有慢性炎症,自属可能。

延胡索15克,金铃子9克,土炒党参12克,白蜜24克(冲),杏仁24克,橘皮6克,川椒目5克,白苏子12克(包),半夏15克,炙甘草3克。

按 此系金铃子散、大建中汤、二陈汤的合剂。

【案36】

陈女。以胃脘痛为主症,形容逐渐消瘦,颇疑其为癌;所幸饱食后痛能略减,以往曾吞酸,则溃疡性之痛为多。自诉操作则痛剧,休息则轻,然此诊其为神经痛亦可。今以镇痛剂观其后。

延胡索15克,旋覆花12克(包),香甘松6克,赤石脂6克(分2次和入),杏仁泥24克,九香虫6克,六轴子1.8克,陈香橼9克。

按 本案胃痛，先生认为饱食后痛能略减，且以往曾见吞酸，属溃疡性痛较为可能；但因操劳则痛剧，休息则减轻，则为神经痛也有可能性。因此，所用方剂，既有镇痛理气的药物；也用收敛的赤石脂。

六轴子用量不宜大，否则，可引起中毒。此药对呼吸、循环有极强的抑制作用。若中毒后，可有恶心、呕吐、腹泻、心跳缓慢、血压下降、动作失调、呼吸困难等症状出现，严重时可因呼吸停止而死亡。本品作煎剂，一般每日量为1.5～2克。

【案37】

陈女。胃脘痛其原因最多，主要当分主动、被动，主动多属胃之本身疾患，胃溃疡、胃炎、胃痉挛之类，被动多由某种原因使之作痛，如胃酸过多、冷食及刺激等。病者乃主动之痛而属于神经性者。

炮附片5克，延胡索9克，制香附9克，当归9克，旋覆花9克(包)，刺猬皮5克，娑罗子9克，小茴香6克，佛手片6克。

二诊 胃痛将作，背部先有不快感，《金匮》所谓"心痛彻背，背痛彻心"之症也。非神经痛即胃痉挛也。

杏仁泥24克，炮附片9克，旋覆花9克(包)，赤石脂9克，延胡索15克，香甘松6克，佛手9克，当归12克。

按 此案心痛彻背，背痛彻心，乃寒气凝结较甚之故。此方从《金匮》乌头赤石脂丸化裁，意在逐寒止痛。

【案38】

王男。急性胃炎亦有高热，舌苔厚腻。曾以治温之法治之无效，热退而痛大作，坐卧不安，苦难尽述。昨以定痛丸救其急，利用石膏之钙披护胃膜之炎，兼能镇静，杏仁之氢氰酸以镇痛，杏仁之油以弛缓痉挛，川连为消炎药，其他皆清凉药，服后痛大停。

杏仁24克，知母9克，淡竹茹5克，天花粉12克，玉竹9克，银花12克，生石膏12克(研极细分吞)。

按 此案初起高热，舌苔厚腻，乃阳明热盛之征。胃痛而高热，是有取乎石膏、杏仁之类以镇静、镇痛。

【案39】

乐男。少腹痛，其痛时轻时剧，病历半年，暑令有数月不发者。比来气候日寒，其发甚频；其并发症口唾酸涎，进食即酸减，腹痛亦能缓解。

旋覆花9克(包)，延胡索12克，炮附片5克，全当归9克，杏仁泥15克，赤石脂6克(分2次和入药中)，姜半夏12克，云苓12克，生熟米仁各15克，淮山药9克，淡吴萸5克。

二诊 酸能减，少腹痛亦因之缓解，可见痛是酸之刺激，则根治在制酸。

煅瓦楞子30克，赤石脂9克(分2次冲)，旋覆花9克(包)，全当归9克，杏仁泥18克，云苓12克，姜半夏9克，肉桂末2.4克，生熟米仁各15克，沉香曲9克。

按 腹痛经久不愈，一般都属寒属虚。气候日寒，其发甚频，更是明征。案中述及"病是酸之刺激，则根治在制酸"，故方药以制酸为主；并又以桂、萸等辛热之品，通阳止痛。

【案40】

胡男。饮食皆不能大口下咽，大口则梗梗然胸次作痛，痛则泛吐黏痰，必咯吐出而后快，病之因不在食道,而在胃。

煅瓦楞15克,晚蚕沙12克,荜茇9克,生鸡金12克,刺猬皮9克,谷麦芽各12克,潞党参、怀山药、台乌药各9克,良附丸15克。共研细末,每吞1.5克,日服3次。

按 本案先生断其病所在胃,除案语所述外,当具脘痛喜温、畏寒、苔白、脉迟等中阳式微见症。诚如《奇效良方》所述:"宿滞痼癖,积聚停痰,动扰脾胃,胃弱不能消磨谷食,遂成此证。"梗痛碍咽,非通补不除;泛吐黏痰,惟温药能化。治用党参、山药、谷麦芽补中而苏胃气,良附、荜茇、乌药温通以祛沉寒,蚕沙、鸡金化浊助运,瓦楞、猬皮养胃止痛。取寻常降逆化痰之品,一味以温中养胃为法,非有卓识,不能如此。

【案41】

刘女。心下痞,进食梗梗然不舒,得之胸襟拂逆。

薤白头12克,木瓜9克,大川芎6克,谷麦芽各9克,制香附9克,广橘皮6克,生枳壳9克,神曲9克,佛手9克

按 此因肝郁不舒,气机上逆,使胃失和降,而致心下痞,进食梗梗然不舒。方药以调达肝气、和降胃气为大旨。香附、川芎并用,为越鞠丸配伍方法,有解郁舒肝之效;木瓜之酸,能柔肝;薤白辛滑,能通胃阳;枳、橘、曲、谷麦芽、佛手以降气和胃。胃以通为补,故不杂守中之品于方内。

【案42】

尹女。胸次窒闷,迄今2个月之久,胸襟怡悦,则所苦瘥减,可见是肝失条达。

醋柴胡9克,香甘松5克,旋覆花9克(包),白苏子9克(包),杭白芍9克,佩兰梗9克,广郁金5克,小青皮5克,生枳实9克,制黑丑6克,左金丸2.4克(吞),佛手9克。

二诊 先是胸襟拂逆,继之胃与肠之功能亦障碍,食物不消而泄。其胸次之窒闷,则终日如此。

制川朴3克,制香附9克,生苍术9克,薤白头18克,广郁金5克,台乌药6克,大川芎9克,神曲15克,石菖蒲9克,上肉桂2克。共研细末,每次吞服1.5克。

三诊 经投散剂,症状大见改善。仍用前方。

按 初诊用疏泄、降逆之剂。二诊时,知无动静,乃改予越鞠丸加减。方中加入薤白、乌药、菖蒲、肉桂等辛香之品,以增强胃肠功能。果然,二诊以后,病势大有改善。足见因拂逆而致胃肠功能障碍,若为时较久,则非一般疏泄、降逆之剂所能奏效。证之临床,往往如此。

【案43】

朱男。迭用消导,依旧胸中痞窒。夫痞本有虚实之分,故仲景心下痞有用参之例。今仿四磨饮。

潞党参9克,尖槟榔6克,佩兰梗、谷芽、麦芽、台乌药、沉香曲(后下)、佛手、麸炒枳实各9克。

另:服香砂六君子丸或香砂胃苓丸。

二诊 此症初起,却是肠胃有所阻滞。迭用消导攻下,心下所以仍痞,少腹所以隐痛,痞是功能障碍,痛是气体之刺激。当宗醒胃运脾之法,不能再事摧残,致有虚虚之戒。

土炒潞党参9克,生白术9克,台乌药6克,炮附块5克。

另:沉香2.4克、鸡内金6克、晚蚕沙9克、蓬莪术6克,共研末,每服1.5~3.0克。

三诊 病十去其八,依旧不能畅进饮食,虽少量,亦哕、噫腐气。

潞党参9克,云苓、薤白头各12克,荜茇9克,粉甘草3克,佛手、生白术、半夏各9克,川椒目5克,谷芽、麦芽、麸炒枳实各9克。

另:淮山药9克、厚朴3克、生鸡内金9克、莱菔子9克,共研细末,每次吞服3克。

四诊 服益气健脾温通之剂,哕、噫腐气少作。今予异功散加味,缓缓图之。

潞党参15克,白术15克,云苓12克,陈皮9克,谷麦芽各12克,炙甘草6克,淮山药15克,莱菔子18克,生鸡金18克。共为细末,每次3克,食后服。

按 本案心下痞,经他医予消导之剂,依然如故。先生作虚证论治,用益气健脾温通之法。至三诊而病十去其八,最后用异功散加味,经投药两月许而愈。

【案44】

赵女。其主症一为呼吸不均匀;一为两胁有发作性之胀满,胀满而不匀益甚。此二者,胸襟拂逆,操作过度,其主因也。

仙鹤草12克,旋覆花9克(包),全当归9克,五味子5克,香甘松5克,延胡索9克,炮附块6克,补骨脂9克,金毛脊9克,清炙草3克。

二诊 其主症在两胁撑胀,其胀经历数日之久,服强壮剂、镇静剂,胀向下移,原来是官能性之变化。

金铃子12克,当归9克,甘草5克,生姜3片,延胡索12克,白芍9克,饴糖4只,大枣9枚,良附丸9克(分2次吞服)。

三诊 下脘按之板硬,其胀与肋间胀满相互发作,不能疑为胃之实质上变化。胀,古人多用芳香行气之属,扩张可治,功能衰减亦可治。

炮附块6克,薤白头12克,橘青皮各6克,莱菔子9克,佛手9克,荜茇9克,川椒3克,神曲9克,延胡索9克。

四诊 凡一切组织上变化皆难治。以体用言,组织体也,功能用也。体既败坏,用于何有?所谓皮之不存,毛将焉附者矣。今下脘板硬,有所推动,则前方可重其制。便难者,佐下之。

川椒目3克,佩兰梗9克,莱菔子9克,沉香曲9克,薤白头12克,官桂皮5克,半硫丸6克(分2次吞),谷麦芽各9克。

另:服灵丑散。

五诊 主症心下痞硬,终日不思饮食,较前改善。近则骨节亦酸。此二者,皆宜辛温挥发之属。

生苍术9克,香白芷9克,川桂枝5克,晚蚕沙9克(包),炮姜炭5克,羌独活各6克,川椒目5克,荜茇9克,谷麦芽各9克,加平散9克(分2次吞)。

六诊 两胁痛之有发作者,多属神经性。藜藿之人,多因劳倦。心下痞硬亦见平定,惟骨节尚酸楚。

全当归9克,汉防己12克,延胡索9克,杏仁泥15克,旋覆花9克(包),炮附块6克,羌独活各6克,大川芎6克,香甘松5克。

按 本案主症概括有三:①肋间胀痛;②心下痞硬;③骨节酸楚。先生在初、二诊时,认为前两者为"胸襟拂逆,操作过度"所致的官能性病变;其后骨节酸楚,则认为劳苦大众,多属风寒湿所致,故在五诊方中,加用桂枝、羌独活等药。六诊时,患者两胁痛已呈发作性,心下痞硬也见平定,证明了先生初诊诊断的正确性。因骨节酸楚尚未除,故六诊处方仍用羌独活,加附块、防己以祛风、散寒、利湿;加当归、川芎以养血、活血;杏仁、旋覆、延胡、甘松,作为肋间胀痛等症治疗的扫尾。本案症情复杂,处方周到而简要,可为后学的示范。五诊所用加平散,为平胃散加砂仁、鸡内金,具有燥湿健脾、利气宽胸、消食和中之功。

【案 45】

秋女。心下痞,大便亦难,辛以开之,苦以降之。

生锦纹 6 克,生半夏 5 克,蓬莪术 9 克,白芥子 9 克,莱菔子 9 克,生枳实 9 克,薤白头 9 克,苦楝子 9 克,杏仁泥 12 克,佛手片 9 克。

【案 46】

艾男。以胸中闷为主症,大便不利,辛开苦降之属。

薤白头 9 克,苦杏仁 12 克,生锦纹 2.4 克(研末吞),陈皮 6 克,川椒目 3 克,川楝子 9 克,生枳实 9 克,佛手片 9 克。

另:五磨饮 12 克,分 2 次吞。

【案 47】

赵男。进芳香挥发之属,心下痞满者,自觉有攻筑之状,大便秘。此方五泻心汤之一也。

炮附块 6 克,姜川连 1.2 克,乌药、生枳实、蓬莪术、熟锦纹(酒炒)各 9 克,炒黄芩 5 克,槟榔、莱菔子(包)、谷芽、麦芽各 9 克。

【案 48】

朱男。健胃增加肠蠕动,苦降辛开之法,最当。

生锦纹 5 克,苦杏仁 15 克,薤白头 12 克,苦楝子 9 克,枳实 9 克,苍术片 9 克,川椒目 3 克,莱菔子 9 克,灵丑散 9 克(分 3 次吞)。

【案 49】

钱男。病后心下痞,默默不欲食,以辛开苦降。

川雅连 1.5 克,生锦纹 2.4 克(挫末),苦杏仁 12 克,龙胆草 3 克,莱菔英 9 克,姜半夏 9 克,薤白头 12 克,佩兰梗 6 克,佛手片 9 克。

【案 50】

张男。病后进食不慎,中脘为之窒闷,予加味之陷胸。此方为后世辛开苦降所祖,乃健胃剂也。

姜川连 1.5 克,姜半夏 12 克,全瓜蒌 12 克,薤白头 9 克,生枳实 9 克,荜茇 9 克,厚朴 1.5 克(研末吞),佛手 9 克。

按 辛开苦降法,起源于张仲景的小陷胸汤、泻心汤。其主要作用是健胃。凡消化功能减退所引起的上腹胀满或伴有便秘者,用之均有良效。

【案 51】

张女。早食,暮亦不能消,得噫与呕,即见舒畅。古人所称之胃寒,此症最吻合。

炮附块 6 克,荜茇 9 克,淡干姜 3 克,橘皮 6 克,赤石脂 15 克(包),淡吴萸 5 克,姜半夏 9 克,肉桂末 1.8 克,云茯苓 9 克,姜汁几滴。

【案 52】

吴女。吐酸而兼有白沫者，多属消化不良之胃酸缺乏；如果气候转变，经期以内，其发益频，亦是神经之过敏。此二者可作古人之胃寒论治。

淡吴萸 5 克，炮附块 6 克，旋覆花 12 克（包），干姜 2.4 克，荜茇 9 克，姜半夏 18 克，云苓 15 克，延胡索 9 克。

【案 53】

朱男。受寒则泛酸，但进酸物质，并不增加其酸，胃部亦不嘈杂，然则其酸是消化不良而来。

炮附块 6 克，荜茇 9 克，川椒目 3 克，橘青皮各 9 克，肉桂末 1.8 克，吴萸 5 克，姜半夏 9 克，云苓 12 克，薤白头 12 克。

【案 54】

顾男。食已即吐，痛者，胃有火也；不痛而有痰者，胃无火也。火是炎，无火是消化不良。

吴萸 5 克，生姜 4 片，旋覆花 9 克（包），姜半夏 12 克，橘皮 6 克，党参 9 克，大枣 9 枚，苏子 9 克，云苓 12 克。

【案 55】

王男。主症在胃，进食无论量之多寡皆胀，自觉脘与腹汩汩有声，其外观并不胀满。此非水而是气。征之时吞酸而不吐不痛，关键在消化不良。

炮附块 9 克，姜半夏 12 克，蓬莪术 9 克，海南片 9 克，生莱菔子 9 克（研），淡吴萸 6 克，川椒目 5 克，沉香曲 9 克，台乌药 9 克，上肉桂末 1.2 克（分 2 次吞下）。

二诊　药两服，进食胸次梗介不得下者，大见轻快，再拟芳香辛辣健胃剂复方。

蓬莪术 9 克，佩兰梗 9 克，淡吴萸 5 克，姜半夏 9 克，莱菔子 9 克（研），春砂仁 3 克（研冲），川椒目 5 克，薤白头 12 克，橘皮 6 克，生姜 3 片。

按　以上五案均属胃寒，消化功能低下，其中三案有吞酸史。先生认为吞酸而不见嘈杂，胃脘疼痛者，为胃无火象，治用辛辣健胃方剂确有良效。这种方剂可以促进胃与十二指肠分泌消化液，也就是前人所谓“温胃”、“醒胃”的方法。但若为时已久，则应该用益气健脾和胃法。如异功散、香砂六君子汤等方剂，较为适宜。

【案 56】

俞男。上则胸闷呕酸，下则肠鸣便秘。得之肉食后受寒。

花槟榔 9 克，山楂肉 15 克，黑丑 6 克，淡吴萸 5 克，平胃散 9 克（入煎），莱菔子 12 克，薤白头 9 克，木香 2.4 克，炮姜炭 5 克。

如不效，加服沉香化滞丸 9 克。

二诊　便不畅，故呕酸。温下之。

炮附块 6 克，炮姜炭 5 克，番泻叶 9 克，熟锦纹 9 克，黑丑 6 克，郁李仁 12 克，莱菔子 12 克，山楂肉 15 克。

按　肉食后受寒而吞酸、便秘，先生常用温下、消导的方法。因受寒而用温，伤食而消导，便秘而用下剂，施治可谓周到。这是治疗吞酸的另一种方法。

【案 57】

宋男。进甜与咸，则泛酸甚多而嘈杂，假使胃酸不足，必胀满而不嘈杂，此乃过剩也。钙虽有中和胃酸之作用,但有便秘之弊,必须复入泻剂。

炮附块9克,淡吴萸5克,当归12克,半硫丸6克,熟锦纹9克,郁李仁12克,海南片9克,杏仁泥24克。

按 案中所说的钙,是指钙铋镁之类,因患者正在服用,故先生有“便秘之弊”的提示。并用半硫丸、郁李仁、熟锦纹、杏仁泥等润肠导下药。

【案58】

王男。饱食后,其酸能止,此胃酸过剩。过剩之原因甚繁。此方用温胃而不刺激者。

炮附块5克,荜茇9克,淮山药9克,陈皮6克,云苓12克,生艾叶6克,旋覆花12克(包),沉香曲9克,潞党参9克,柿蒂5只,五磨饮9克(分3次吞)。

【案59】

汪男。胃酸过多,其原因甚繁,病者并不呕吐作痛,尚未至溃疡程度;饥饱不时,寒暖无定而得之,恐是神经性。

杏仁18克,吴萸5克,云苓12克,当归9克,姜半夏9克,淮山药12克,煅瓦楞12克,赤石脂9克(吞服)。

【案60】

朱男。感寒则胃中泛酸。此种酸多属一时性之胃酸增加,温之。

姜半夏9克,旋覆花12克(包),云苓9克,橘皮6克,公丁香3克,薤白头12克,吴萸5克,苏子12克(包),荜茇9克。

【案61】

徐男。古籍中吞酸多用温药,大便难者,复入下剂。但此指不痛者而言。痛者当注意其是否有炎症,炎症则不能温。病者服刺激性食物,则酸作而不痛,以口腻为苦。

荜澄茄9克,炮姜炭3克,佩兰梗9克,云苓9克,谷麦芽各9克,煨草果3克,生茅术9克,陈皮6克,沉香曲9克。

【案62】

周男。天寒则泛吐酸水,而脘中隐痛,进食后,其酸益甚。胃寒也。

炮附块6克,炮姜炭3克,川椒目3克,薤白头9克,姜半夏15克,荜澄茄9克,淡吴萸3克,北细辛3克,赤石脂6克(分2次冲),橘皮6克。

【案63】

郑男。胃酸过剩,有属于神经性者,多因抑郁而来,古人称为肝气犯胃。盖木曲直作酸,治酸当平肝,平肝则吐止。

旋覆花12克(包),杏仁泥12克,吴萸3克,云苓9克,代赭石15克,橘皮6克,制香附9克,姜川连1.8克,生半夏5克。

【案64】

陈女。多酸与胃中灼热,有连锁关系。欲除灼热,先当制酸。

煅瓦楞30克,米仁12克,竹茹9克,夏枯草12克,煅牡蛎30克,小蓟9克,杏仁18克,云苓12克。

按 先生对吞酸一证,属于胃寒者,都用温剂,如吴萸、附子、荜茇等药。但这些温药治吞酸证,只用于吞酸而胃不痛者。有时也可加制酸剂,如瓦楞子、鸡蛋壳、螺丝壳、牡蛎等药。由于这类药易引起便秘,所以同时应加缓下润肠剂。若吞酸伴有胃脘痛,则温性药多不宜用。上列数案读后,可知先生对吞酸证用药的梗概。

【案65】

王女。知饥而不能食,食入则胀。以往曾经吞酸。此与胃酸过多可以鉴别。苔腻,胃不健也。

淡吴萸2.4克,荜茇9克,制川椒2.4克,炮姜5克,薤白头、生鸡金、谷芽、麦芽各9克,陈广皮、佛手片各6克。

按 古人以能食不运为脾病,知饥不欲食为胃病。此证苔腻乃胃阳不足,湿浊不化之象。因胃阳不足,故不能熟腐水谷,此食入则胀之由来。方中以大队辛辣之品以温胃阳,辅以鸡内金、谷麦芽等以助消化。药偏刚燥,胃阴虚者宜慎。

【案66】

徐男。胃酸过多之原因甚繁,因拂逆而起者属神经性,古人所谓肝气犯胃;受寒而起者属消化不良,古人称谓胃寒。胃溃疡亦有胃酸过多,其溃疡即因胃酸过多而起者。他则胃分泌不正常,则因胃之实质变化。凡胃酸过多,对症疗法多用钙剂中和之。原因疗法:消化不良者如吴茱萸汤;肝气拂逆者如逍遥散、一贯煎;胃溃疡者当保护胃黏膜,如吸着剂旋覆代赭汤、独圣散之滑石。亦有胃酸不足亦能吞酸者,以上诸法皆无效,受寒则泛泛有酸意而大便溏、腹痛,不受寒则否,所谓一时性之胃酸过多。

炮附片5克,淡吴萸3克,沉香曲9克,延胡索9克,公丁香3克,肉桂末1.8克(分2次吞),炮姜炭3克,益智仁9克,荜茇9克,生艾叶5克。

按 案中论及治胃酸过多诸法,甚为周详。方药为辛香刚燥之品,殆为受寒而引起胃酸过多者而设。

【案67】

周男。仲景治反胃呕吐之方,有小半夏加茯苓汤,有吴茱萸汤,有甘草粉蜜汤,有橘皮竹茹汤。今食后1小时乃吐,有饮食,有酸水,并不痛,此消化不良之吐。

吴茱萸6克,旋覆花12克(包),川椒目5克,橘皮6克,苏子12克(包),白茯苓12克,姜汁数滴,姜竹茹5克。

另:生半夏9克,公丁香3克,赤石脂9克,煅瓦楞子9克,共研细末,食前吞少许。

按 食后1小时乃吐,有饮食,有酸水,为胃阳不足,不能腐熟水谷,故以温胃降逆为主。生半夏镇逆止呕之功较制者为著,但其有毒,且食后喉舌可有发痒、发麻感,不宜多服。另方将其纳入散剂,只吞少许,即是此意。

【案68】

许男。昨日呕吐如豆沙状,平素既无胃病宿疾。便是饮食之残余。今吐止而胸中闷,仲景称为心下痞。

党参9克,生枳实9克,淮山药9克,川连1.5克,全瓜蒌12克,云苓12克,陈皮6克,谷芽9克,姜竹茹5克。

按 呕吐后胸中闷,一是因胃气已伤,二是因胃失和降。方中用党参、山药益胃气之虚;枳实、川连、瓜蒌降胃气之逆,乃消补兼行之意。

【案69】

蒋女。丧明①之痛，肝气犯胃，不能饮食，入则吐。

淡吴萸2.4克，春砂壳5克，旋覆花9克(包)，佩兰梗9克，白蔻仁3克(后下)，苏子9克(包)，云苓12克，杏仁泥9克，佛手片6克，伏龙肝30克(煎汤代水)。

二诊 呕吐甚则呕血，兼有白痰酸液。

云茯苓12克，淮山药9克，阿胶珠12克，柏子仁12克，知母9克，桑白皮9克，生艾叶5克，肉桂末0.9克(分2次吞)，生侧柏叶18克，煅瓦楞子30克(先煎)。

按 此案一诊用降逆制肝、和胃止呕之品，方从旋覆代赭汤化出。二诊因呕吐过甚而呕血，转以养胃止血为主。在凉润药中用少量肉桂，一是取其辛温反佐，以行诸药之腻，一是取其通经和血以散瘀阻。

【案70】

谢男。进食无论流固，移时胃之右侧既胀且痛，且多作于午后，此胃功能弱也。

薤白头12克，生枳实、皂荚子、莱菔子、乌药各9克，海南片6克，晚蚕沙(包)、谷芽、麦芽各9克。

【案71】

屠男。以心下痞硬为主症，饱更甚，而饥亦不稍减；干呕哕，腹中雷鸣，大便难。胃肠功能不健，而异常发酵者。

薤白头12克，生枳实9克，神曲9克，制黑丑6克，海南片9克，葶苈子9克，乌药6克，谷麦芽各12克，加平散9克(分2次吞)。

【案72】

魏男。进流质后，胃部之膨满者瘥减，胃之外形有弛缓状。此非短时期所能根治。

薤白头15克，厚朴5克，生枳实9克，姜半夏15克，潞党参9克，淮山药9克，槟榔12克，上肉桂5克，来复丹12克。共研细末服，每次6克，1日2次。

【案73】

陈女。胸中嘈而不能食，古籍大致以为肝胃病。吾人当测其在肝、在胃：在肝属神经之感觉，在胃多属胃酸过多。进甜食，其嘈益甚，病在胃。

熟地12克，知母12克，云苓9克，杏仁泥18克，怀山药12克，柏子仁12克，葛根9克，米仁12克，晚蚕沙9克(包)，郁李仁12克。

【案74】

何女。腹胀满，用酵素类、挥发油类而愈。愈后心嘈善饥，其舌并不光红。此与中消可以鉴别。

生黄芪9克，桂枝9克，潞党参9克，甘草6克，杭白芍18克，当归9克，生姜2片，大枣6枚。

【案75】

王男。验小便无蛋白质，则非肾脏病。验大便发现淀粉颗粒甚多，然则腹胀纯是异常

---

①丧明：伤子

发酵。

神曲 12 克,晚蚕沙 9 克(包),谷麦芽各 9 克,枳实 6 克,山楂肉 9 克,两头尖 9 克,莱菔子 9 克,五灵脂 9 克(包),佛手 9 克。

常服鸡屎醴。

【案 76】

祁男。进流质亦胀,消化不良,脾之吸收亦障碍也。

腹部膨满,责之大便不利。

潞党参 12 克,枳实 9 克,薤白头 9 克,姜半夏 9 克,姜川连 1.5 克,厚朴 6 克,生锦纹 5 克,白芍 9 克,杏仁泥 9 克,当归 9 克,甘草 3 克。

【案 77】

王男。饮与食,中脘皆胀,迟食则饥不可忍,而胀如故,按其胃部膨满,幸为时仅一来复,官能病也。

台乌药 9 克,薤白头 12 克,沉香曲 9 克,炒苡仁 12 克,杏仁泥 12 克,生枳实 9 克,海南片 6 克,莱菔子 9 克,谷麦芽各 9 克。

【案 78】

袁男。以脘闷胀为主症,加味五磨饮主之。

台乌药 9 克,沉香曲 9 克,广木香 3 克,海南片 9 克,生枳实 9 克,佛手 9 克,佩兰梗 9 克,谷麦芽各 9 克。

【案 79】

王女。拂逆则肝失调达,气机滞结中脘不散,胸闷,善太息,越鞠丸实为的当。

大川芎 9 克,生苍术 9 克,制香附 9 克,生枳实 9 克,神曲 9 克,山栀 5 克,谷麦芽各 9 克,台乌药 6 克。

【案 80】

张女。下脘作胀,得后与气,则快然自衰,盖肠胃功能病也。

薤白头 12 克,莱菔子 9 克,生锦纹 2.4 克(挫末吞服),佛手 9 克,全瓜蒌 12 克,川椒目 5 克,石菖蒲 6 克,香橼皮 9 克。

【案 81】

王男。寒热退后心下痞,得噫气则稍舒,此胃功能障碍也。

薤白头 12 克,小青皮 6 克,川楝子 9 克,生苡仁 12 克。

【案 82】

王女。以胃脘胀为主症,其胀多作于午后,胀剧则痛,其痛得蜷曲或重按则稍缓。此消化不良之神经痛。古方五磨饮、越鞠丸、四七汤,皆其选也。

生苍术 3 克,制香附 9 克,九香虫 5 克,延胡索 12 克,莱菔子 9 克,大川芎 6 克,神曲 9 克,生枳实 12 克,晚蚕沙 12 克(包),皂荚子 6 克(同捣)。另服五磨饮。

【案 83】

杨男。食入心下痞,以五磨饮去其大半。时作呛,而痞益足以增其呛,颇类《内经》之胃咳。

白苏子12克,陈皮6克,甘草3克,川朴根1.2克(研吞),葶苈子9克,杏仁泥15克,半夏9克,云苓12克,莱菔子9克。

按 以上14则医案,多半均为胃功能衰减,或障碍失调者,而大便多艰而不爽。所用药物,大都均为燥湿健脾、醒胃调中、行气消胀之品;但选用皂荚子、葶苈子、薤白头等,则超乎常规用药之惯例,而为章师独特之经验。皂荚子辛温,除有和血润肠之功外,并善治膈痰吞酸。葶苈子《本经》谓其"主癥瘕积聚结气,饮食寒热,攻坚逐邪,通利水道",故不仅长于泻肺利水,且有消食散满,导滞宽中之功。薤白头辛苦温,乃治胸痹心痛彻背之名品,有理气宽胸,通阳散结之功,尤能下气散血,健胃开膈,对脘胀具有著效,故凡有胃胀者,章师悉采用之。此皆章师独到之经验,值得学习和运用。

泄　泻

【案1】

陈女。泄泻始则爽利,继则如滞下状。临圊腹痛,病在大肠;后重乃大肠之炎症波及直肠所致。

炒枳实、炒白芍、苦桔梗、海南片、熟锦纹、细青皮、薤白头各9克,山楂炭18克,炒枯赤砂糖9克。

按 泄泻临厕腹痛后重,为炎症所致,其治疗不可早止,当先荡涤。方用大黄、槟榔清肠通腑;青皮、薤白、枳实、砂糖、白芍缓急止痛;用大量山楂为炭,于消导之中寓收敛之意,为先生治泄泻、痢疾尝用之药。

【案2】

汤女。泄泻日四五行,泄不爽,腹隐痛,苔白。此肠部发生吸收故障,古人属诸脾有寒。

炮附块4.5克,杭白芍9克,熟锦纹6克,炒防风6克,薤白头9克,生艾叶4.5克,炒枳实9克,山楂肉9克,地枯萝9克。

按 苔白,腹隐痛,为脾虚中寒,故用附子、艾叶以温之;泄不爽,为内有积滞,阻碍气机,故用大黄、枳实、薤白、山楂、地枯萝(即枯萝卜头)以消导之。大凡泄下不爽,临厕腹痛,便后则安者,都有积滞,大黄在所必用。属热则伍以芩、连;属寒则参以姜、附。

【案3】

徐男。恶寒发热,3日后更见腹痛、泄泻。喻氏逆流挽舟之法,本为下痢夹表而设,其实治泄泻亦可用。

荆芥4.5克,防风4.5克,粉葛4.5克,春柴胡4.5克,升麻2.4克,川羌活9克,白芷4.5克,桔梗3克,枳实炭9克,大腹皮9克,神曲9克,煨姜2片,山楂末9克(分2次吞)。

按 此风寒外束,寒湿内蕴之证。方中羌、防、柴、葛既可解表,又有燥湿升提,所谓"鼓舞胃气上腾,则泄泻自止"。此泄泻、痢疾初起兼表证的有效方剂。

【案4】

沈女。黎明泄泻,多属肠痨。此病多在青年,不易速愈。

土炒党参9克,野于术9克,云茯苓12克,扁豆衣9克,五味子4.5克,芡实12克,燕百部9克,清炙草3克。

另:炮附块、炮姜、煨益智、诃子肉、肉豆蔻、罂粟壳、乌梅肉各9克,共研细末,每服3克,1日3次。

按 此即五更泄泻。煎方为四君子汤加味,补气健脾,合散剂则又有理中汤、诃子散意,具有温中止痛、涩肠止泻之功。方中百部一味,习惯都不用于治疗泄泻,但据现代药理实验,该品具有杀虫与抗结核菌的作用。先生用之,殆因有肠结核(肠痨)之可疑。

【案5】

毛男。病泄泻4周不能愈,多则七八次,少则二三次,其便溏而臭。凡泄泻而有热者,均不宜固涩。

淡子芩9克,炒白芍9克,粉甘草3克,黑防风9克,煨木香4.5克,陈皮4.5克,飞滑石9克(包),车前子12克(包),白槿花12克。

另:山楂炭18克,研细末,每服3克,1日3次。

原注:服此方后,一剂知,二剂已。

按 病虽泄泻4周,发热便溏而臭,可知内有湿热积滞,治疗不可固涩。方用黄芩汤去大枣加白槿花直清肠热;木香、陈皮、山楂行滞;滑石、车前子分利水湿,古谓"利小便即是实大便"。

【案6】

陈幼。长夏善病洞泄寒中,盖暑令胃酸减少,消化不良,一也;受寒之机会较多,二也;恣食生冷,三也。泄泻昼夜数十行,水分消耗太甚,厥逆之变,即在目前。

炮附块6克,炮姜炭2.4克,煨益智9克,焦六曲9克,山楂炭9克,乌梅肉2.4克,干荷叶1角,伏龙肝18克(包)。

按 《内经》"长夏善病洞泄寒中",即指此等证而言。方用姜、附振奋中阳;益智、伏龙肝温中止泻;佐以山楂、六曲行滞,乌梅敛肝,荷叶升清。勿谓盛夏炎炎,见泄泻便用苦寒清凉。先生所列3条,可为上段经文的精湛注解。此证因泄泻失水过多,利小便以实大便的治法于此决非所宜,因此先生强调指出:"厥逆之变,即在目前。"所谓厥逆,即是休克。其治疗除汤剂外,尚需积极补液,增加血容量,纠正电解质的紊乱。

【案7】

王男。两旬以来,腹痛阵作,自诉得之于感寒之后,痛时即欲大便,其便先硬而后溏;其痛得温暖则舒,得矢气亦舒。口唇干燥,不欲食,时感怯冷。当温脾肾之阳。

附子6克,炮姜9克,薤白头9克,青皮9克,白术12克,桂心1.8克,益智仁12克,云苓18克。

二诊 服药期间,腹痛瘥可;停药3天,其痛复作。昨日工作较忙,其痛更剧,且于清晨五时泄泻2次,坚持前法勿失。

附块6克,白术9克,炮姜9克,薤白头12克,乌药9克,云苓18克,紫桂3克,木瓜12克,艾叶9克。

另:附子理中丸72克,每服6克,日2次。

三诊 腹泄腹痛已基本上好转,体力尚未恢复。

附块6克,白术9克,紫桂3克,党参9克,艾叶9克,云苓12克,炮姜6克,薤白头9克,木瓜9克,扁豆衣12克。

按 “必伏其所主,而先其所因”。此案腹痛阵作已经两旬,得之感寒之后,其痛喜暖,其便先硬后溏,属中寒无疑。痛即欲便,得矢气而舒者,乃阴寒凝聚,气不得畅。阴寒内阻,脾阳不振,故不欲食;气机不畅,津不上承,故口唇干燥。首方用姜、附、益智、桂心,温阳散寒;白术、茯苓,燥脾利湿;青皮、薤白,疏调气机。二诊因停药3天,工作繁忙,其病复作,坚守前法仍然收效。三诊仍用附子理中汤加味,温振脾肾之阳;木瓜酸涩收敛,兼和脾疏肝;艾叶苦温,以止虚寒腹痛。合为标本兼顾而善后调理之方。

【案8】

马男。病历4个月,大便溏色黄,医院诊断为慢性肠炎。脉弱苔白,脾肾两补。

炮附块9克,潞党参9克,焦白术9克,云苓12克,绿升麻2.4克,煨益智9克,淮山药9克,谷麦芽各9克,炮姜炭3克,清炙草3克,四神丸9克(分2次吞)。

二诊 药后大便次数减少,质亦稍厚。再予理中汤合四神丸复方,腹痛加木香之属。

米炒党参12克,生白术9克,淡吴萸6克,广木香3克,淮山药15克,破故纸9克,清炙草3克,白茯苓12克,肉豆蔻4.5克。

按 急性肠炎,多从热治;慢性肠炎,多宜温补。此久泄、脉弱、苔白,为脾肾阳虚,治用附子理中汤、四神丸、四君子汤复方加减,以温补脾肾。

【案9】

钱男。往日之便秘者,今反多泄,恶寒而下肢冷,真阳式微也。

炮附子9克,葫芦巴9克,细辛2.4克,益智仁9克,破故纸9克,鹿角霜12克,炮姜炭3克,巴戟天9克,仙灵脾9克,肉豆蔻9克,生艾叶4.5克,肉桂末1.2克(分3次吞)。

按 真阳,指肾阳,即命门火。肾为胃之关,开窍于二阴,故二便皆肾之所主。命门火衰,脾失温煦,阴寒独盛,故为泄泻。立方峻补命门,俾阳气来复,阴霾消而泄自止。

【案10】

韩男。便溏6个月之久,多作于朝暮。往是暴注下迫,不能自约,近则有努责意;面萎黄,1个月前曾经两足浮肿。

炮附块4.5克,生白术9克,薤白头9克,海南片6克,杭白芍9克,潞党参9克,炮姜炭2.4克,清炙草3克,川楝子9克,乌梅丸12克(分2次吞)。

按 暴泄属实,久泄多虚。本案患者便溏已达半年之久,面色萎黄,两足浮肿,为脾阳虚无疑。以往暴注下迫,是脾肾气虚不能约束;近有努责意,为脾虚失运内有积滞。方用附子理中振奋脾肾之阳;薤白、槟榔、川楝子理气行滞;白芍缓急而和营敛阴,可缓姜、附辛燥之偏。乌梅丸寒热补泄并用,对久泄有效。

【案11】

俞女。肠结核之泄泻,用温阳药能治标。至于足肿,则是心脏衰弱,合并营养缺乏,古人称为脾败。

附块9克,山药12克,益智仁6克,补骨脂9克,当归6克,御米壳6克,白术9克,带皮苓9克,山萸肉9克,巴戟9克,五味子6克,芡实12克。

【案12】

陈女。服琼玉膏而泄,脾不能吸收故也。在肺病最忌有此,进一层便是肠痨。此症有甘温、甘寒两大法，今用甘温。

附块9克，土炒党参9克，云苓9克，五味6克，天竺子10克，炙甘草3克，炮姜6克，生白术9克，山药12克，百部9克，仙鹤草9克。

按 俞、陈两案皆用温补，俞案侧重在温补脾肾，陈案侧重在温补脾阳，是其同中之异。此外，仙鹤草除能止血外，兼有止泄及强壮作用。百部除能杀菌外，配合天竺子，是用以治嗽。天竺子为小檗科植物南天竹的果实，性味酸、甘、平。功能敛肺、止咳，清肝明目。治久咳喘息，百日咳，疟疾，下疳溃烂。用量：6～12克。

又"劳者温之"，是中医治本之法，可是先生于俞案却说"用温阳药能治标"，其意何在？殆因肠结核系结核杆菌为患，抗其菌方为治本。先生疑陈案为肠结核（肠痨），方用具有抗结核菌作用的百部，即是此意。

【案13】

潘男。壮热面红，目赤，临风洒然恶寒。所苦尤在腹痛则欲泄，次数之繁，不可胜计。平日久卧湿地，寒湿内伏，已非一朝一夕。

生麻黄2.4克，炮附片9克，青陈皮各4.5克，细辛2.4克，防风6克，杭芍12克，生苍术9克，柴胡6克，生枳实9克，粉甘草3克。

按 此案壮热、面红、目赤均为假热之象，寒湿内伏方为其病之本。所以用麻黄附子细辛汤、四逆散、痛泻要方合为复方，以温阳祛寒燥湿，化滞缓急定痛。

【案14】

孙女。腹痛则欲泄，此肠病也，不外受寒、伤食而来。

荆防风各4.5克，炮姜炭2.4克，桂枝2.4克（后下），紫苏叶6克，青皮6克，乌药4.5克，小茴香4.5克，神曲9克，生艾叶3克，枳实炭9克，杭白芍9克。

按 受寒伤食所致之腹泻，治以散寒导滞并用。

【案15】

夏女。凡黎明泄泻者，多半是：①肠结核；②慢性痢疾；③消化不良。此三者，古人多用温脾。

罂粟壳12克，益智仁9克，诃子肉9克，潞党参9克，肉豆蔻9克，升麻6克，乌梅丸9克（分3次吞服）。

按 此案以药测之，当为慢性痢疾。方从真人养脏汤加减，温中涩肠为主。

【案16】

袁男。泄泻数月之久，初起腹中痛，历1个月后，绝不作痛；比来其次数甚于清晨，进温脾固涩之方，丝毫无效。尝见慢性痢疾有作此状者。

石榴皮9克，炮姜炭4.5克，川楝子9克，伏龙肝30克（煎汤代水），薤白头12克，生艾叶6克，炮附片9克，宣木瓜9克，陈红茶9克。

另：乌梅丸9克，日服2次。

按 泄泻日久，脾阳已虚，进温脾固涩之方，本属正治；但其肾阳衰微，且肠中余滞未清，故丝毫无效。今以温固脾肾以治其本，参入薤白、红茶等调中清肠之品，肃清余邪以治其标。

痢 疾

【案1】

朱男。喻嘉言治滞下之有表证者,用逆流挽舟法。今身热,下痢日三四行,临圊有努责意,用其法表里两解。

荆防各6克,玉桔梗3克,薤白头9克,前胡6克,广木香2.4克,炒扁豆衣6克,川羌活6克,枳实炭6克,杭白芍9克,干荷叶3克,赤白苓各6克。

按 此为痢疾夹表证。其方一面疏散表邪,使邪从皮毛而出;一面行气导滞,使在里之积滞下行。表里两解,其痢自愈。

【案2】

何男。大便溏泄,日10余次,临圊腹先痛,其痛多在脐下,病在肠可知。有恶寒发热之表证,当兼治其表。

粉葛根9克,淡黄芩6克,川连1.2克,炒防风6克,杭白芍9克,小青皮6克,白槿花9克,飞滑石9克(包),生甘草3克,荷叶1角。

二诊 热退,但里急后重,泻不爽,有黏液。然则昨日之泄泻,实为滞下之前驱。

油当归9克,杏仁泥16克,郁李仁9克(打),生枳实9克,杭白芍9克,玉桔梗6克,炒防风9克,海南片9克,生艾叶4.5克。

三诊 后重未除,不须用攻药,清其肠,消其炎是矣。川黄柏4.5克,苦参片6克,樗白皮9克,白头翁9克,北秦皮9克,川连1.5克,银花9克,败酱草9克,马齿苋15克,杭白芍12克,粉甘草4.5克。

按 此案初起有恶寒发热、腹痛、泄泻,为痢疾夹表证,故用葛根芩连、痛泻要方(以青皮易陈皮)加减。二诊热退,但里急后重、大便混有黏液,为肠有湿热积滞,不可止涩,用当归、杏仁、郁李仁、枳实、槟榔通下祛邪,行气导滞。其中杏仁用量大,以疏利开达、破壅降逆,对痢之积滞而里急后重者有显效,这是先生经常推崇的经验。三诊里急除,说明积滞已大挫,不必再用行气药,转方用白头翁汤加味以清肠消炎治痢。

【案3】

余男。痢症初起,先当荡涤,有表证者,当并及之。

粉葛根9克,青防风9克,杭白芍9克,薤白头12克,生熟锦纹各6克,桔梗9克,槟榔9克,杏仁15克,荠菜花12克,香连丸4.5克(分2次吞)。

二诊 通之,痢之次数减少。腹仍痛,痛则欲泄,泄不爽。熟锦纹9克,炒枳实9克,北秦皮9克,白槿花12克,白鸡冠花12克,当归9克,川楝子9克,戊己丸3克(分2次吞)。

三诊 腹痛减轻,便亦见爽,仍守原意出入。

熟锦纹9克,北秦皮9克,白槿花9克,白芍9克,香连丸3克(分2次吞),炒谷麦芽各12克。

按 痢症用泻法,即古籍所谓"通因通用"之法。方中大黄、槟榔、枳实等味,均为此而设。此法荡涤肠道积滞,清除湿热,是治疗急性痢疾的常用之法,再辅以治痢常用的香连丸、秦皮等味,多可缩短疗程,获得疗效。所以本病例三诊即见平定。白芍一味,功擅和营敛阴、缓急止痛,是治痢的要药。痢疾而腹痛者,先生常用之。

【案4】

张男。排便是白冻,次数频繁,临圊先腹痛而努责。昨夜壮热如焚。无论其为肠炎抑为痢,总当迅速排去肠内容物。

郁李仁15克,杏仁泥24克,海南片9克,杭白芍9克,防风9克,羌活6克,薤白头12克,小青皮6克,延胡索12克,山楂肉15克,地枯萝12克。

二诊 畅下后,第二步治法,唯单宁与炭类善其后。乌梅4.5克,山楂炭12克,六神曲9克,枳实炭9克,百草霜12克,石榴皮9克,生艾叶4.5克,藕节5只,谷麦芽各9克。

按 本案也是用泻下剂而获效。一诊时,因白冻伴有壮热,故用大剂润下之品以导滞清肠,治壮热之本;参用白芍、青皮、防风(痛泻要方意),以治痢泻腹痛。用石榴皮、艾叶、藕节等单宁酸类药,以保护肠道黏膜;用百草霜、山楂炭、枳实炭等炭剂,以吸收肠内的毒素。待第三次来诊,便泄已止。先生预言二诊用药为"善其后",果是如此。

【案5】

朱男。排便有白黏液,里急而后重不爽,其次数暮甚于昼。无论其为肠炎或痢,先当荡涤之。

熟锦纹9克,杏仁泥15克,生枳实9克,全瓜蒌12克,杭白芍9克,苦参片9克,六神曲9克,山楂炭12克,粉甘草3克,陈红茶9克。

二诊 药后,大便次数反少,或者锦纹、红茶含有多量单宁之故。排便纯白者,今转为赤。凡赤,总是黏膜出血。

郁李仁15克(打),熟锦纹9克,白芍12克,荠菜花12克,秦皮9克,川黄柏9克,败酱草12克,粉甘草3克,飞滑石12克(包),香连丸4.5克(分2次吞),白槿花15克。

三诊 便溏而爽,日一二次,色亦转黄,予香连丸、保和丸以巩固之。

按 本案初诊,用荡涤药于清热化湿之中,药后大便次数反见少,认为是锦纹、红茶含多量单宁酸而致收敛的缘故。二诊大便由白转红,为肠道湿热未清,炎症尚在,肠黏膜受损,故于前法中加重清热化湿的药物。足见泄泻、痢疾的初起,不管便之赤白,通常以通便、清热、化湿最为要着。

【案6】

任女。数欲圊而便不爽,未痢之先腹中痛,苔垢腻,可知内有所积。

熟锦纹4.5克,薤白头9克,杭白芍9克,江枳实9克,苦桔梗4.5克,花槟榔9克,莱菔子9克,焦六曲9克,焦麦芽9克。

另:山楂炭9克,研细末,每服3克。1日3次。

二诊 痢之次数已减,腹痛后重亦瘥;其便仍赤而黏,不可再攻。

北秦皮9克,地榆炭9克,川黄柏4.5克,马齿苋12克,白槿花12克,石榴皮9克,陈红茶9克,山楂炭12克,香连丸4.5克。

按 腹痛里急后重,乃湿热蕴结于肠,气血被阻,传导失职。

初诊用大黄、槟榔、枳实等攻下以祛邪,白芍和血止痛,薤白辛通滑利,对泄痢下重者著效;并用楂、曲、麦芽、莱菔子以消导积滞。桔梗为祛痰排脓之药,金元时医家称其为诸药舟楫,医界迄今用之。然先生之用,殆为排脓。山楂为炭研吞有吸着作用,意同现代医学使用药炭之意。二诊痢减,病势已大挫,先生告诫"不可再攻",故用药侧重清和湿热、解毒、治痢。

【案7】

王女。治痢大法,赤者属热当清,白者属寒当温,清者消其炎症,温者增加肠蠕动。赤白并有者,清温兼施。纯清者白头翁汤,纯温者附子理中汤。洁古之芍药汤,从二者脱胎而出。今予洁古芍药汤。

杭白芍15克,海南片9克,神曲12克,熟锦纹9克,山楂肉12克,粉草4.5克,香连丸4.5克(分3次吞),肉桂末1.5克(分3次吞)。

按 此谓治痢大法,指一般常规而言。先生曾说:"赤痢未必属热,白痢未必属寒"。则指特殊情况而言。属热或属寒,不专在痢之赤白,须凭临床证候而定。

【案8】

瞿男。临圊努责,在仲景称为后重,用苦寒以坚之。苦寒以坚之者,消炎之意也。参以金元用归芍和之之法,其力更宏。

黄柏炭6克,北秦皮12克,全当归9克,苦桔梗6克,香连丸3克,白槿花15克,山楂炭12克,杭白芍12克,焦六曲12克。

二诊 后重十去八九,痢至尾声时,其便色青,消化功能尚未恢复。当以古人所称之和脾善后。

焦六曲6克,白术9克,太子参9克,炒麦芽6克,橘皮6克,清炙草2.4克,炒米仁15克,玄参9克,炒扁豆衣9克,煨益智6克,木香2.4克。

按 先生所谓"仲景称为后重,用苦寒以坚之"者,系指"热利下重者,白头翁汤主之",所谓"金元用归芍和之"者,殆指张洁古治滞下赤白的芍药汤。此病为湿热痢,取上述二方化裁为治。药后病去十之八九,二诊改为健脾和中,以善后调理。

【案9】

李女。下腹痛颇剧,汗多肤冷,呕恶频频,舌红,脉沉细。此数者皆为痢症所忌,高年有此,虚脱之变,指顾间事耳。

炮附块、潞党参、全当归9克,杭白芍12克,杏仁18克,延胡索90克,马齿苋9克,败酱草9克,苦参片4.5克,旋覆花9克(包),伏龙肝9克(煎汤代水)。

按 汗多肤冷,呕恶,是阳气大伤之证;舌红,脉沉细,阴亦受劫;而痢下未止,下腹痛剧,为湿热之邪阻滞肠中。此为高龄体虚病实,故攻补两难。方用参、附振阳,补气固脱;归、芍调营,缓痛敛阴;延胡索行滞止痛;旋覆花降逆止呕;马齿苋、败酱草、苦参清肠止痢;杏仁苦降通利;灶心黄土温脾、止呕、缓泻。综观全方,有扶正救逆之力,无兜涩留邪之弊。若见病不见人,徒以苦寒清肠止痢,则病未却而正愈伤。

【案10】

吴女。排便努责不爽,次数频,圊与否皆腹痛,重身不可猛攻。

郁李仁9克(打),熟锦纹9克,生枳实9克,花槟榔9克,白槿花12克,薤白头12克,杭白芍9克,桑寄生12克,粉甘草4.5克,炒枯赤砂糖12克。

二诊 少腹剧痛,排便纯是白黏液,临圊努责甚久,怀子3个月余,猛攻虑其伤胎。

杭白芍15克,白槿花15克,白头翁15克,北秦皮12克,桔梗9克,杏仁30克,全瓜蒌

12 克，细青皮 9 克，广木香 3 克，油当归 12 克，甘草 4.5 克，炒枯赤砂糖 12 克。

三诊 腹痛已不如昨日之酸楚不可耐，但仍有白黏液，不爽。

白头翁 15 克，白槿花 12 克，北秦皮 9 克，荠菜花 12 克，苦参片 9 克，银花炭 12 克，桔梗 9 克，杭白芍 15 克，川楝子 9 克，粉甘草 6 克，杏仁泥 15 克。

四诊 腹痛减轻，便亦畅爽，略带黏液。前方加减可矣。白头翁 12 克，白槿花 12 克，银花炭 12 克，苦参片 9 克，秦皮 9 克，白芍 12 克，神曲 9 克，粉甘草 3 克。

按 本案患者妊娠 3 个月余，所以先生不投峻猛的泻下剂。二诊时，因病势转剧，乃重用清热化湿治痢药，如白头翁、白槿花、秦皮等。其中下气润肠的杏仁，用至 30 克之多，而且加全瓜蒌、油当归协助通便，殆即《内经》所谓"有故无殒"之意。

本案处方不用黄连、黄柏，盖因便白属寒，而今大便见有白黏液，不可多用苦寒药的缘故。

【案 11】

蒋女。因痢而早产，产后痢如故，入夜次数尤频。最堪注意者，身热缠绵迄于今。夫热为痢之大忌，何况产后。

白头翁 9 克(酒洗)，杭白芍 9 克，全当归 12 克，五灵脂 12 克，糖炒山楂 12 克，北秦皮 9 克，白槿花 15 克，姜川连 0.9 克，炒防风 6 克，荠菜花炭 12 克。

二诊 药数服后，下痢之有 20 余行者减其半，呕恶亦止，胃纳稍好。如此总是佳象。凡胎前下痢，产后不止，病延时日久，正气之衰弱不言可知，改拟三奇散。

生黄芪 9 克，蜜炙防风 9 克，杭白芍 9 克，白槿花 12 克，山楂炭 9 克，全当归 9 克，麸炒枳实 9 克，马齿苋 15 克，乌梅肉 4.5 克，伏龙肝 30 克，炒枯赤砂糖 30 克。

按 此案因下痢而早产，产后痢不止，身热缠绵。初诊以归、芍和营；五灵脂、山楂炭行滞；白头翁、秦皮、白槿花、黄连等清肠止痢。二诊病减，改用《六科准绳》治疗虚痢的三奇散(黄芪、生枳壳、防风)加味，以黄芪、归、芍补气和血扶正为主；用防风升清；枳实、山楂行滞；马齿苋、白槿花清肠；并用建曲和胃；乌梅、伏龙肝收涩止泻。

【案 12】

焦男。舌边红中腻，却不成三角，病巢在肠之症；腹痛则欲泄，其色赤，壮热连作 3 日。

粉葛根 9 克，川连 1 克，杭白芍 9 克，淡黄芩 6 克，柴胡 6 克，生枳实 9 克，粉甘草 3 克，生地榆 12 克，白槿花 9 克，北秦皮 9 克，荷叶 1 角。

按 壮热，泄泻，大便色赤，乃肠道湿热蕴结证。用葛根芩连汤、四逆散二方加味，以泄热达表，降浊清肠，是治腹痛下痢之又一法门。

【案 13】

钱男。滞下纯赤，一昼夜十数行，终日腹中作痛，临圊不爽利。

熟锦纹 9 克，海南片 6 克，郁李仁 15 克，桔梗 9 克，白槿花 12 克，北秦皮 9 克，败酱草 9 克，百草霜 12 克(包)，陈红茶 9 克，戊己丸 6 克(分 2 次吞)，山楂炭 12 克。

二诊 服药后，即吐，其人反觉烦躁不安，痢仍不爽，且有热。

白槿花 24 克，香连丸 6 克(分 2 次吞)，杭白芍 12 克，熟锦纹 9 克，杏仁泥 30 克，小青皮 9 克，陈红茶 9 克，青防风 9 克，百草霜 12 克(包)。

按 此为热痢气滞证。初诊用润下导滞，清肠治痢，因药后即吐，二诊转用木香、青皮疏调气机,用大剂量杏仁破壅降逆,配合熟大黄导下去邪;并用香连丸清肠治痢,痛泻要方(去术,青皮易陈皮),缓痛止泻。气机通调,壅积解除,邪去肠清,则痢自止。

【案14】

孙男。腹痛则欲泻,无后重感,所泻尽是血液,日夜达30余次,曾2次住院急诊无效。

白头翁18克,北秦皮30克,川连3克,黄柏18克,马齿苋18克,白槿花18克,鱼腥草18克,延胡索18克,十灰丸12克(分2次吞)。

注:此案一药而愈。

按 所泻尽是血液,日夜30余次,为邪毒扰于血分,乃湿热痢而偏重于热。“热痢下重者,白头翁汤主之。”(《伤寒论》)此由本方加味而成。白头翁清热凉血,善治热毒血痢;秦皮清热燥湿收敛,亦善治热痢下血;连、柏、马齿苋、白槿花功能清热解毒燥湿,均是治痢的常用药;鱼腥草一药,功擅散热毒痈肿,对痢疾引起的肠黏膜溃疡有效。民间常用其一味治痢。患者无后重感,故不用一般治痢之行气药,只用一味延胡活血散瘀以治腹痛。十灰丸为止血炭剂,对肠黏膜出血有直接收敛作用。药证相投,药量特重,故可一药而愈。

【案15】

陈女。体素不足,而病痢2周之久,今腹痛努责,便纯血水,神疲四肢不温,而体力更虚。

血余炭12克,阿胶珠12克,熟地黄15克,仙鹤草30克,赤石脂12克,炮附块6克,炮姜炭3克,绿升麻3克,粳米1撮,乌梅肉6克。

另:别直参12克,黄芪30克,煎汤代茶。

按 此病人体素不足,下利纯血水,神疲肢冷,为气血阴阳俱虚。药用熟地、阿胶珠、仙鹤草滋阴止血;参、芪补益固气,以防气随血脱;乌梅、赤石脂收敛涩肠;升麻升清,粳米和胃;复用姜、附振奋脾肾之阳,炮姜用炭,兼能止血。此邪少虚多,治本之法,较之前案,迥然不同。

【案16】

欧阳女。热挫,下如故。其便色赤而稀如沫,腹剧痛。

白头翁12克,白槿花9克,香连丸4.5克(分2次吞),桃仁泥24克,生枳实9克,油当归15克,杭白芍9克,延胡索12克,炒荆防各4.5克,生地榆12克。

二诊 依旧腹中剧痛,痛则冷汗出,临圊努责,而无所下。

熟锦纹9克,当归12克,炮附子9克,生艾叶6克,肉桂末1.2克(分2次吞),炮姜炭4.5克,薤白头12克,延胡索15克,制香附9克,陈红茶9克,糖炒山楂18克。

三诊 滞下、痛、后重及次数皆差减,其脉虽尚数,有热象,但无需退热。

炮附块9克,炮姜炭6克,生艾叶6克,薤白头12克,杏仁泥24克,延胡索12克,苦桔梗9克,海南片9克,当归15克,乌梅9克,神曲9克,陈红茶9克。

四诊 滞下因努责之故,多有胸脘痛者,神经痛也。脉见平,无碍。

炙乌梅9克,槟榔9克,石榴皮9克,川楝子9克,延胡索9克,山楂肉15克,神曲9克,当归12克,陈红茶9克。

按 本案因便色赤,故用香连丸、白槿花、白头翁、生地榆等清热凉血;油当归、白芍、桃仁润下和营;元胡索、枳实理气止痛;炒荆、防则协助地榆以止血。二诊时,因冷汗出,心中冷,乃加附子、肉桂、艾叶、炮姜等温药,除去白头翁、香连丸、白槿花等清热药。三诊果然病势见减，随后采用温涩、消导而见功。三诊见脉尚数，有热象，居然不用退热药，殆为“治病必求其本”。

【案17】

潘男。泄泻3日，转成赤黏液、腹剧痛外，有高热，其舌光。夫痢之为菌为原虫，在临床颇难鉴别。腹痛者和之，高热者清之，不爽者通之。

北柴胡9克，白头翁12克，金银花15克，马齿苋30克，败酱草15克，黄柏9克，苦参片9克，全当归9克，延胡索12克，桃仁泥24克，炒防风9克，陈红茶9克，香连丸9克(分2次吞)。

二诊 痢之次数频繁，外有高热者见挫，舌光红，便色赤，其质黏，腹痛不可按。此方减少其次数，而使其爽利。

白头翁15克，黄柏9克，马齿苋30克，苦参片9克，北秦皮12克，败酱草24克，川雅连1.8克(研末分2次吞)，油当归15克，白芍12克，桃仁30克，陈红茶9克，炒枯赤砂糖9克。

三诊 病势已呈尾声，除药调理外，宜慎饮食。

炒白术9克，茯苓9克，桔梗6克，焦神曲9克，焦山楂12克，苡仁9克，陈皮6克，炒谷麦芽各12克。

按 本案初诊，用白头翁汤加减，先生认为柴胡既能清热，又能泄下。二诊因热见退，即去柴胡，加重清化湿热之品，仍以润、涩兼用。三诊病势已呈尾声，乃予健脾助运法以善其后。

【案18】

肖男。便有红白黏液，临圊腹痛后重，予验方通痢散。

炮附子6克，杏仁泥15克，羌活6克，生熟锦纹各4.5克，苍术9克，海南片6克，粉草3克。

按 此先生博采众方之一例。验方通痢散出自章回小说《镜花缘》。此用原方加槟榔，以附子易川乌而成。方中寒温并用，荡涤积垢，能导滞、散结、止痛、安中，可治疗多种痢疾和腹泻。羌活一味，非为祛风解表而设，意在协同附子，增强止痛作用。

【案19】

胡女。下赤白痢，日10余行，努责不爽，初起以油类下之。

郁李仁24克，杏仁泥30克，生枳实9克，油当归9克，槟榔9克，青皮6克，延胡索12克，川楝子9克，白芍9克，旋覆花9克(包)，粉甘草3克，陈红茶9克。

二诊 药后痛大定，红黏液亦除，但依旧临圊欠爽。

郁李仁18克，桔梗9克，杏仁泥24克，生枳实9克，熟大黄9克，槟榔9克，川楝子9克，白芍9克，陈红茶9克。

三诊 大便色已转黄而质鹜溏，临圊见爽，日仅一二行。病十去八九，以下方调之。

白术9克，炒枳壳4.5克，槟榔6克，川楝子9克，白芍9克，茯苓9克，陈皮6克，焦六曲9克，焦山楂12克，陈红茶12克。

按 先生治痢，初起总是主张下其积滞，用硝、黄峻下，或用含油类药物润肠，视病人体质而定。可见油类润下剂，不仅适用于年老、体弱者便秘，而且可治痢疾而肠有积滞之证。

【案 20】

汪男。泄泻转为白冻,有肠炎者,有痢者,古人不加区别,因其证候而治之。

熟锦纹 9 克,海南片 6 克,杏仁泥 15 克,生枳实 9 克,生艾叶 4.5 克,炮姜炭 4.5 克,薤白头 9 克,青防风 6 克,山楂肉炭 12 克,香连丸 4.5 克(分 2 次吞)。

【案 21】

卢男。排便色白而黏,一昼夜十数行,临圊腹痛而有努责意。前人有白痢属寒,用温下者。温者,镇其痛;下者,去其肠所积。

炮附块 9 克,青防风 9 克,当归 9 克,薤白头 12 克,炮姜 4.5 克,白芥子 9 克,生熟锦纹各 4.5 克,槟榔 9 克,黑丑 6 克,杏仁泥 9 克,炒枯赤砂糖 9 克。

二诊 药两服,得效者,质之厚而黏者已稀,数之频繁者亦减;其未见验者,腹痛,里急后重。

炮附块 9 克,延胡索 9 克,杭白芍 9 克,杏仁泥 18 克,生艾叶 6 克,青防风 6 克,薤白头 12 克,川黄柏 4.5 克,陈红茶 9 克。

另:山楂炭调赤砂糖吞服。

三诊 腹痛、里急后重顿减,病势既好,用药则不改弦更张。

炮附块 6 克,薤白头 9 克,生艾叶 4.5 克,杭白芍 9 克,黄柏 9 克,防风 6 克,杏仁泥 12 克,山楂炭 12 克,陈红茶 9 克。

按 本案开始因白痢属寒,用温脾法。二诊时下痢质稠转稀,次数减少,但腹痛、里急后重如故,于是除用原方中的附子、薤白、防风温里疏调外,加用黄柏清化湿热,延胡索、白芍理气止痛,并重用杏仁降气导滞,再加红茶、艾叶收敛涩肠。三诊时果然病势大好,为防反复,仍予前法加减。

【案 22】

谷弟。古人有红痢属热,白痢属寒;白属气,而赤属血,其说不可拘。赤痢有用附子者,白痢有用黄连者。前者镇痛,后者消炎,拘泥寒热便不可通。

大黄 9 克(酒炒),炮附子 6 克,当归 12 克,白芍 9 克,地榆 9 克,炮姜炭 3 克,杏仁 24 克,香连丸 3 克(分 2 次吞)。

按 方用《千金》温脾汤去参、草,取姜、附振奋脾阳,大黄攻下积滞,香、连清热调气,归、芍、地榆和血凉血。用大量杏仁者,是取其通利行滞,破壅降逆。

先生案中治痢,不拘泥于古人传统之说,而坚持从临床实际经验出发的精神,对后学颇有启示。

【案 23】

杨男。痢下如脓,腹不痛,不后重。往日服乌梅丸有效,今则否,改以温涩。

炮附块 9 克,熟锦纹 9 克,杭白芍 9 克,生艾叶 9 克,炮姜炭 3 克,宣木瓜 9 克,川黄柏 4.5 克,诃子肉 9 克,生地榆 9 克,石榴皮 9 克,败酱草 12 克。

另:脏连丸 6 克,早晚分服。

二诊 痢下如脓者,转为泄泻,次数亦大为减少,但完谷不化。前方去苦寒药。

炮附块 9 克,肉豆蔻 4.5 克,煨益智仁 9 克,炮姜炭 4.5 克,生苍术 6 克,云茯苓 12 克,诃子肉 9 克,百草霜 9 克(包)。

按 乌梅丸寒温并用，标本兼顾，以安蛔止痛。近人用之治胆道蛔虫病有显效；对慢性痢疾、慢性肠炎之属于寒热错杂而正气已虚的，亦可加减使用。此患者过去服用有效，今服之无效，故改用《千金》温脾汤去参、草加诃子、石榴皮等以治其本，唯恐留邪，仍少佐苦寒以清肠。

二诊一因转为泄泻；二因次数减少；三为完谷不化。故去苦寒治“病”，而用温脾重“人”。

方中诃子、石榴皮，过去称为收敛止涩药，今知其有抗菌作用。先生处方常参以现代医学知识，随证应变，而极少通套陈规。

【案 24】

于女。每年秋令必作痢，今年发作如前状。病已一来复，依然腹部胀满，里急后重。此为休息痢。高年脉弱，攻之无益。

炮附块 6 克，全当归 9 克，延胡索 9 克，海南片 9 克，杭白芍 12 克，川楝子 9 克，晚蚕沙 9 克（包），生艾叶 4.5 克，陈红茶 9 克。

按 休息痢即慢性痢疾，其症时发时止，迁延日久不愈，多为正虚邪恋。此高年脉弱，不可用攻法。方用炮附子温壮真阳，归、芍和营养阴，槟榔行滞去积，延胡、川楝子调气活血止痛，蚕沙、陈红茶除湿收敛，艾叶祛内寒调气而止腹痛。

【案 25】

王男。8 年前曾病滞下，从此排便形扁而不爽，疑是瘢痕性肠狭窄。今少腹胀硬，按之剧痛。

海南片 9 克，生鸡金 12 克，五灵脂 9 克（包），川楝子 9 克，薤白头 12 克，莱菔子 12 克，小青皮 9 克，山楂肉 12 克，谷麦芽各 9 克。

二诊 考其满腹胀硬，按之痛，痛无定所，转矢气则舒。疑其气体蓄积，但气体蓄积之原因亦甚繁。其便色黑而黏，量甚少。熟锦纹 9 克，制香附 9 克，川楝子 9 克，蓬莪术 9 克，小青皮 9 克，薤白头 12 克，苦参片 9 克，莱菔子 12 克，山楂肉 15 克，谷麦芽各 9 克。

三诊 其痛并不满腹皆然，则病不在腹膜；痛处若重按，亦无所苦，是病灶在肠之实质。其范围：肠溃疡、慢性肠炎居多。

全当归 15 克，杭白芍 9 克，熟锦纹 9 克，桃仁泥 24 克，薤白头 9 克，川楝子 9 克，两头尖 9 克，皂荚子 9 克（打），香橼皮 9 克，山楂肉 9 克。

四诊 吸气则作咳，是大可玩味。大致腹之胀满，上迫胸膛。

黑白丑各 4.5 克，郁李仁 15 克（打），大戟 4.5 克，海南片 6 克，杭白芍 9 克，晚蚕沙 12 克（包），葶苈子 9 克，麦芽 9 克，糖炒山楂 12 克，大枣 5 枚。

五诊 其主症，一则心下痞闷，一则少腹胀满如石，按之有痛处。迭用通便、破气，痞闷略失，胀满大减，而痛亦稍止。吾人据此经验，病者如便不爽利，以致腹壁紧张，按之硬者，十之六七是慢性阿米巴痢，而破气药多寓有杀虫之意。

海南片 12 克，黑白丑各 6 克，十枣丸 3 克（分 2 次吞），续随子 6 克，皂荚子 9 克，台乌药 9 克，小青皮 6 克，川楝子 9 克，山楂肉 18 克。

六诊 迭用猛攻，少腹胀硬者十去其七，其痛亦除。验便有阿米巴痢疾原虫，然则下者亦驱虫之一法。自觉消化力迟钝，再拟消补兼施之法。

炮附子4.5克,生白术9克,淮山药9克,十枣丸3.6克(分2次吞),云苓9克,潞党参9克,炮姜炭4.5克,鸡内金9克,谷麦芽各9克。

按 先生根据患者的痢疾病史,以及便不爽利、腹胀按之剧痛、腹壁紧张等症状和体征,认为十之六七是慢性阿米巴痢。随后验大便,果然找到阿米巴原虫,可见先生辨证辨病,细致入微。

案中提出的"破气药多寓有杀虫之意","下者亦驱虫之一法"的见解,经过临床实践,确实可信。

【案26】

马男。病白痢两月于兹,日行七八次,甚则10余次,其质黏,腹不痛而不能自约,有时溲亦欲后。

炮附块6克,罂粟壳9克,炮姜炭6克,熟锦纹9克,海南片9克,乌梅4.5克,石榴皮9克,全当归9克,薤白头9克,川楝子9克,脏连丸9克(分2次吞)。

二诊 药三服,滞下次数减其半,其质亦不如往日之纯如白冻,但溏而黑,尚未得正常之便,依然不能自约。

炮附块9克,白槿花9克,海南片9克,罂粟壳15克,石榴皮12克,川楝子9克,脏连丸9克(分2次吞),升麻4.5克,生艾叶9克,车前子15克(包),木瓜9克。

三诊 滞下2个月之久,肠功能未有不伤者,故临圊不能自约而完谷不化。古人于此,多用温脾、附子理中加连。加连者,苦以坚之也。

炮附块12克,焦白术15克,炮姜炭9克,潞党参9克,川雅连1.8克(研末分2次吞),粉甘草3克。

另:乌梅丸早晚各服6克。

四诊 二便不能自约,如不痛者,皆是虚证。其下迄今两月有半,仍有白冻,慢性痢之朕兆也。

炮附块6克,诃子肉9克,升麻4.5克,炮姜炭4.5克,土炒党参9克,乌梅6克,生艾叶6克,石榴皮9克,威喜丸12克。

五诊 经治,痢之日十余行者,今已三、四行,虽白冻未除,亦稍能见粪。凡痢见粪则愈,而慢性原虫痢则否,古籍有休息之说,溲则便不能自约。

炮附块9克,生艾叶9克,罂粟壳12克,诃子肉3克,乌梅肉9克,苦桔梗4.5克,苦参片9克,石榴皮6克,陈红茶9克。

另:早服补中益气丸9克,晚服千金驻车丸9克。

按 本案初诊是由于痢泻日久、大便不能自约。在治疗过程中,虽大便化验未找到原虫,然而先生仍坚持应用具有驱虫作用的海南片、乌梅及乌梅丸等药。最后因"溲则便不能自约",除用清肠温涩、止痢药外,另服补中益气丸以扶正,千金驻车丸以驱虫,是攻补兼施,标本兼顾,患者经服补中益气丸与乌梅丸3个月后,泄痢痊愈。

【案27】

钱男。滞下3个月之久,其腹痛逐渐消失,魄门胀急不舒,食物难消,而精神困顿。

附块15克,熟锦纹24克,苦桔梗12克,乌梅15克,槟榔12克,禹余粮24克,罂粟壳15克,薤白头15克,石榴皮24克,川连9克,诃子肉15克,苦参片15克,川楝子15克,黑丑15

克。共研细末,蜜泛为丸,如桐子大,每服20粒。

二诊 服丸剂,胀几减除其半。上见呕哕,下则腹胀,气体也。

薤白头9克,蓬莪术9克,晚蚕沙9克(包),尖槟榔6克,炮姜炭4.5克,莱菔子9克,神曲9克,山楂炭12克。

另:韭菜根炒猪肝食。

按 病痢3个多月,先生以温涩、苦下并用,且制为丸剂,以缓图其效。果然二诊时,病势除去一半。呕哕、腹胀久病者,总属于脾胃不足,运降失职,故以理气、消导为治。韭菜根炒猪肝,是强壮性营养剂,久痢体虚者适用,但每次量不宜多,以免造成消化不良。

【案28】

王男。越数日,排便如脓状而腹痛,迄今已年余,往日发作无表症,今寒热交作,此卒疾也。

青防风9克,荆芥6克,羌独活各4.5克,柴胡9克,生枳实9克,桔梗6克,当归9克,白芍9克,大川芎6克,乌梅丸9克,炒枯赤砂糖9克(分2次冲)。

另:苦参子用桂圆肉包吞,每次7~10粒,日2次。

二诊 腹痛剧,外邪罢,下亦频,而其脓如故。

油当归9克,炮附块9克,薤白头12克,苦参9克,川楝子9克,延胡索12克,桔梗9克,熟锦纹9克,杏仁泥18克,青防风9克,甘草3克。

三诊 下如纯脓,将圊,腹部绞痛不可耐,1周时十数行。

炮附片9克,当归12克,海南片9克,白头翁9克,黄柏6克,白芍9克,炮姜炭6克,延胡索9克,薤白头12克,杏仁泥24克,陈红茶6克,石榴皮9克,炒枯赤砂糖9克(分2次冲)。

四诊 脓除,而腹之绞痛、临圊努责者亦罢。夫休息痢,原作辍无常,此不能决其根株。

薤白头15克,槟榔12克,生枳实9克,苦参片9克,制黑丑6克,石榴皮9克,白芍9克,苦桔梗6克,炮姜炭4.5克,炒枯赤砂糖9克(分2次冲)。

按 此为慢性痢疾并发外感,经过4次诊治,病情基本稳定。此慢性痢疾颇难根治,所以先生提出"此不能决其根株"。

【案29】

胡男。1周时,便仅四五行,此大佳事。少腹作胀,此因未服炭类,气体无由排泄。

炮附块9克,乌梅4.5克,罂粟壳15克,诃子肉9克,川楝子9克,苦参片9克,败酱草15克,槟榔9克,生地榆12克,当归12克,威喜丸12克(吞)。

二诊 便之次数又增加,但临圊不如往日之艰难,绞痛,排泄物纯是白黏液。

炮附块9克,生艾叶4.5克,炙乌梅4.5克,诃子肉9克,石榴皮9克,罂粟壳15克,延胡索9克,苦参片9克,陈红茶9克,威喜丸12克,当归9克,炒枯赤砂糖12克(分2次冲)。

三诊 进温涩药,排便反爽,可见痢症用攻法,不可一成不变。

罂粟壳15克,全当归9克,延胡索9克,禹余粮24克,炙乌梅4.5克,诃子肉6克,生艾叶6克,石榴皮9克,脏连丸6克(分2次服)。

四诊 病痢1个月之久,而今已能见粪,病势渐入坦途。

全当归9克,海南片9克,炙乌梅4.5克,生地榆9克,熟锦纹9克,川楝子9克,罂粟壳

12克,戊己丸6克(吞),柿饼霜12克(分2次入)。

五诊 改方:熟锦纹6克,加白槿花15克,杭白芍6克。

六诊 后重腹痛,十去其八,已能见黄粪,但赤黏液不除。

炙乌梅4.5克,白槿花18克,黄柏9克,秦皮9克,滑石15克(包),生地榆12克,槐花9克,石榴皮9克,百草霜12克(包)。

七诊 病势虽成尾声,而终未根治,以现代观点,亦原虫未尽也。

海南片9克,乌梅4.5克,白槿花15克,北秦皮9克,制黑丑6克,川楝子9克,薤白头12克,生地榆12克,艾叶4.5克,石榴皮9克。

按 本案是阿米巴痢疾,经过七诊,病势虽已平定,但先生对杀虫、攻下之剂,仍不肯放弃,可见此病极难根治。

【案30】

朱男。休息痢,现代所谓慢性痢疾,有缠绵多年而不愈者。临圊有腹痛感,以汤剂荡之,以丸剂缓之。

海南片、杭白芍、熟绵纹、乌梅丸(分吞)各9克,薤白头12克,生枳实9克,苦桔梗4.5克,陈红茶9克。另服育肠圆加石榴皮。

按 育肠圆为洪氏集验方,治远近一切赤白痢,能实肠胃、进饮食。其方组成为:当归30克,肉蔻仁15克,诃子肉15克,黄连0.3克,乌梅0.3克,罂粟壳15克,共研细末,炼蜜制圆,圆大如绿豆许,每服15丸,温陈米饮送,食前服。

【案31】

贾女。腹隐痛,间日一更衣,或日行数次。将圊,腹更痛,圊后则痛止,其便爽利。平素稍进冷食,则脘腹皆痛。盖往者属寒,今者属气。

薤白头12克,橘青皮各6克,晚蚕沙9克(包),制香附9克,延胡索9克,焦枳实9克,神曲9克,肉豆蔻9克,焦麦芽12克,艾叶6克,炮附片9克。

二诊 临圊少腹坠痛不可耐,圊后痛大定,但亦隐隐然不舒,一日便下四五行而溏,是肠病也。

熟绵纹9克,海南片9克,制香附6克,生枳实9克,薤白头12克,五灵脂9克,炮姜炭6克,制黑丑6克。

三诊 攻之,腹痛大减,便亦调整。经过期不至,腰痛。

熟锦纹、当归、杭白芍、五灵脂(包)各9克,炮姜炭4.5克,桃仁9克,炒蒲黄9克(包),海南片9克,薤白头12克,炒丹皮9克,延胡索9克,大川芎6克。

按 本例腹痛便溏,先生以其往者属寒,今则属气,而予温通法,至三诊见效。足见临床治病,对既往症,务须参酌,三诊用药,大部分是针对月经不调。

疟　疾

【案1】

赵男。两次高热,皆有退清时;当热之将作,凛寒而头剧痛。时间虽不规则,颇类是疟。其苔腻,先以柴平汤消息之。

柴胡5克，黄芩9克，党参9克，厚朴3克，姜半夏9克，生苍术5克，陈皮5克，清炙草5克，生姜2片，大枣7枚。

按 此证先寒后热，继之热退身凉，且已反复两次，故谓“颇类是疟”。方以小柴胡汤和解达邪；苔腻为里有湿痰，复用平胃散燥湿化痰。

【案2】

李女。壮热8日不休，既非回归热，亦非伤寒。据其面容惨淡，实是温疟之类。

桂枝6克，知母12克，常山6克，石膏24克，草果6克，生甘草3克，粳米1杯，雄黄0.6克（研吞）。

按 温疟之证，汗出不畅，骨节酸痛，少气烦冤，口渴引冷，苔黄脉洪。桂枝白虎汤为其正方，复加常山、草果、雄黄以劫痰抗疟。

【案3】

唐女。近人研究马鞭草为截疟圣剂。此说未见古人记载，或是经验所得之单方。

马鞭草12克，陈胆星5克，煨草果6克，姜半夏9克，甜茶5克，陈青皮各5克，薤白头9克（洗），炒枳实9克，粉草2.4克，佛手6克。

按 此先生乐用民间单方之一例。马鞭草截疟确属有效，单味可用至30～60克在疟疾发作前3小时煎服。此方以马鞭草为主，参入宣中化痰截疟之品。

【案4】

邱男。间日疟最为可疑：寒不战栗，热不得汗，但头痛如劈而已。凡疟不作汗者自较有汗为严重。

柴胡、党参、全当归各9克，煨草果6克，淡黄芩6克，姜半夏9克，马鞭草12克，粉甘草3克，生姜3片，大枣5枚。

按 正气不足，无力与邪抗争，故寒不战栗，热不得汗。方用小柴胡汤加当归以扶正达邪，草果、马鞭草以截疟。

【案5】

唐女。此间日疟，苔白腻满布。前人称“无痰不作疟”，实对此等证而言，非任何疟疾皆得用本方也。

姜半夏9克，煨草果5克，陈胆星5克，薤白头9克，青陈皮各5克，威灵仙9克，炒枳实9克，佛手5克，马鞭草12克，甜茶5克。

按 其苔白腻满布，乃内有湿痰，故用半夏、胆星、陈皮、佛手、薤白头等以化痰湿。草果、甜茶、威灵仙与马鞭草同用则相辅相成。截疟之力更雄。

【案6】

江女。其热间日而作，并不战栗，此疟之不正规者。苔腻有痰。

春柴胡6克，淡黄芩9克，煨草果9克，川桂枝3克，杭白芍9克，粉甘草3克，象贝母9克，马鞭草15克，春砂仁2.4克，姜半夏9克，生姜2片，大枣5枚。

按 疟疾战栗，是正邪交争的表现，今间日发热，而不战栗，乃卫阳不足。方用桂枝汤助小柴胡汤以和解达邪；砂仁、象贝，以化痰湿；草果、马鞭草以截疟。

【案7】

沈男。旬日前在乡间曾病间日疟，用斑蝥膏药外治而愈。长途劳顿，风寒外乘，热又作，但不凛寒战栗。深虑病根未清，转酿他症。

杭白芍9克，柴胡5克，黄芩9克，草果2.4克，焦枳实9克，川厚朴3克(后下)，青蒿9克，甘草3克，知母9克，全瓜蒌12克，槟榔9克。

按 疟疾初愈，病根未除，故感寒、劳倦均易复发。此热多寒少，治以清脾饮加减，偏重清热。槟榔、草果都经现代药理研究证实有截疟作用，瓜蒌、枳实、槟榔同用，能除痰通腑，帮助退热。

【案8】

张女。久疟面色灰败，气血耗伤已极。肠无血以滋濡，故大便难而努责脱肛。

春柴胡6克，升麻5克，绵黄芪12克，潞党参9克，生白术6克，陈皮9克，全当归9克，清炙草3克，半贝丸9克(吞)。

另：陈红茶6克，五倍子9克，生地榆9克，煎汤乘热熏洗肛门。

按 此为久疟伤正。大便难，为肠失滋润；脱肛，为中气下陷。治用补中益气汤以扶正气；半贝丸化痰截疟。《通俗伤寒论》中的除疟胜金丹就用半贝丸。至于熏洗方乃先生常用验方，对于脱肛有效。

【案9】

张男。服奎宁不得法，疟型遂乱。其发既不战栗，又不出汗，可知疟原虫虽无分裂能力，但尚未扑灭。面色不华，予补中益气汤加减。

生黄芪9克，潞党参9克，全当归9克，绿升麻24克，软柴胡5克，生白术9克，陈皮5克，草果5克，制首乌12克，粉甘草5克。

按 此病服奎宁不得法，邪未除而正已伤，故不用柴平汤一类。而用补中益气汤加味。制首乌、党参、当归、陈皮，名何人饮(原方用人参)，是张景岳治虚疟的名方，亦以补益气血为法。用于体虚久疟，确有良效。

【案10】

卜女。疟原虫能破坏红细胞，故疟后体力多衰弱，假使疟原虫未能扑灭殆尽者，感寒、疲劳，动辄复发。

生黄芪12克，党参9克，白术9克，当归6克，炙草3克，桂枝1.5克，大枣5枚，生姜2片，升麻6克，柴胡5克，酒淋黑豆15克，陈皮6克。

按 此用补中益气汤加味，扶养正气，以增强机体的抗疟能力。

【案11】

刘男。服奎宁不得法，最能使疟原虫潜伏于内，酿成他变。今脉搏增快，默默不欲食。

春柴胡3克，淡子芩9克，广陈皮9壳，生苍术9克，姜半夏9克，潞党参6克，厚朴9克，炙甘草2.4克，生姜3片，大枣7枚。

按 使用抗疟药应注意其服用剂量及用药天数，否则非但达不到治疗效果，反会使疟原虫潜伏，导致慢性疟疾，反复发作，并引起贫血，脾肿大(中医称作“疟母”)。今脉搏增快、默默不欲食，为病在少阳，以柴平汤和解达邪，燥湿化痰。

【案12】

杨女。去年9月抵沪，11月发疟，连续月余。停两星期又发，如此淹淹蹇蹇，腹之左侧有明显之肿块，此为疟母。

春柴胡12克，赤芍9克，莪术9克，归尾9克，槟榔12克，桃仁15克。

按 疟母已成，便须化痰攻瘀。此方乘正气半衰之际，使用攻逐，冀其疟母消散。

【案13】

陆女。疟连日作，已五六日，当恶寒时亦汗出津津，虚故也。凡用温补药，皆有间接扑灭疟原虫之意。

当归9克，白芍9克，煨草果6克，黄芪9克，桂枝5克(后下)，威灵仙9克，山萸肉9克，五味子5克，粉甘草3克，巴戟天9克，生姜3片，红枣9枚，半硫丸6克(分2次吞)

按 疟疾恶寒时往往无汗，此则恶寒时汗出津津，乃阳气虚弱之故。立方以温补为主，用功能截疟的半硫丸、草果等于温补之中；所谓温补药间接扑灭疟原虫，乃扶正达邪之意。

【案14】

张男。加被则心烦不寐，去被则否，此大虚之候。原来恶疟最能衰人之体力，故景岳有何人饮之设。

制首乌12克，全当归、生黄芪、潞党参各9克，橘皮6克，川桂枝6克，白芍9克，粉甘草3克，生姜3片，大枣5枚。

二诊 加被心已不烦，肝脾之触诊亦柔软不拒按，与初诊之严重状况，有天壤之别矣。

炮附子5克，杭白芍9克，潞党参12克，川桂枝3克(后下)，制首乌12克，全当归18克，粉甘草5克，陈皮6克，生姜1大块，大枣9枚。

按 此种烦乃虚烦，非躁可比。用景岳何人饮和黄芪建中汤(去饴糖)为治，切合病机，故一击而中。

便 秘

【案1】

卢女。高年便秘，津枯而肠燥也。

当归12克，桑椹子15克，杏仁泥24克，黑芝麻15克，杭白芍9克，火麻仁12克，制首乌12克，糖炒山楂9克。

按 高年气血皆虚，血少津枯，大肠失润，其治当养血润燥。方用首乌、归、芍、桑椹补血养阴；杏仁、火麻仁润肠，山楂行滞。首乌生者含有大黄酸，有促进肠管蠕动的作用，熟者善能养肝肾、益精血。据现代药理研究，且能阻止血管内胆固醇沉积，为治疗老年疾患如冠心病等值得重视的药物。

此方药多有油质，为滑润缓下剂，较更衣丸、脾约麻仁丸更稳妥。对体虚便秘，孕妇便秘以及大病后便秘均可应用。

【案2】

刘女。头眩眼花，体力薄弱已甚。4日以来，大便艰难，临圊数小时亦不得下。

生首乌30克，麦冬9克，桑椹子12克，柏子仁12克，油当归9克，黑芝麻15克。

按 便秘一证，虽责诸大肠传导失职，但有虚实之分，即虚亦有气虚、血虚之异，不可徒恃攻下通便。此人头眩眼花，为血虚之象，故重用首乌，配以生津、补血、润肠之品。

【案3】

朱女。平素有顽固性便秘,恒旬日更衣,而其量亦少。每日服丸剂,一周后方每日皆有,然不畅,噫气胸痞。昨日大便量稍多,而腹痛大作,饮食后胃脘亦胀痛不已。

广木香2.4克,杭白芍9克,晚蚕沙9克(包),薤白9克,小青皮9克,台乌9克,莱菔子12克,苏梗9克,谷麦芽各9克。

按 此为顽固性便秘,服丸药后始得大便。今大便量稍多,则腹痛大作,为气机郁滞,药用木香、青皮、苏梗、台乌、薤白等以理气止痛。

【案4】

周男。左目赤、目胞肿,夙有便秘。今大便不爽,口有臭味。夫病在上取之下。

草决明15克,茺蔚子15克,赤芍、生大黄(后下)、粉丹皮、菊花各9克,桃仁泥12克,黄连上清丸9克(分3次吞)。

按 大黄通大便,配以桃仁则效益彰;赤芍与桃仁、丹皮相配,功能活血凉血。凡赤肿用消炎药,常配以活血凉血药,此古人成法。暴赤眼前人用青宁丸(即制大黄研粉为丸),今兼便秘,故"上病下取"用生大黄导下。

【案5】

余男。下脘胀满者,十去其七,苔仍灰腻,通其便,其苔自然消失。古人苔腻者,燥之,亦健其胃、动其肠而已。

薤白头9克,槟榔6克,皂荚子4.5克,晚蚕沙9克,台乌药6克,生枳实9克,莱菔子9克,橘皮6克,谷麦芽各9克。

二诊 便通而胀满除,食欲依旧迟钝,不必治肠,但当治胃。

怀山药9克,麸炒枳实9克,谷麦芽各9克,云茯苓9克,佛手片6克,鸡内金9克,佩兰梗9克,潞党参9克,陈皮6克。

三诊 食欲依旧不振,体弱者,纯用刺激性无益也。

薤白头9克,谷麦芽各9克,潞党参9克,麸炒枳实6克,鸡内金9克,生白术9克,云茯苓9克,橘红4.5克,粉甘草2.5克。

四诊 已能稍进糜粥,食后仍感痞闷,约一时许逐渐消失,其为消化力迟钝无疑。

生鸡金4.5克,谷麦芽9克,广木香6克,六神曲18克,潞党参9克,川厚朴4.5克,薤白头9克。共研细末,每服1.5克,1日3次。

按 下脘胀满,大便有待于通,而舌苔灰腻,湿邪为病显然。因湿而致之便秘,古称湿秘(如《普济方》)。《素问·至真要大论》云:"湿淫所胜……大便难",已认识到此证之存在;清·吴鞠通《温病条辨》亦尝论及此证云:"脾主地气,属太阴湿土,湿气太过,反伤本脏化气,湿久浊瘀,至于下焦,气不惟伤,而且阻矣。气为湿阻,二便不通。"便之不通,既由于湿阻气滞,故其治疗原则,亦惟除其湿之阻,行其气之滞而已。先生所谓"苔腻者燥之",除其湿也;"健其胃、动其肠"者,行其气也。

蚕沙、皂荚子为《温病条辨》宣清导浊汤中要药。吴氏自释其方云:"蚕砂能走少腹之浊部,又能化湿浊而归清……皂荚……燥能除湿,辛能通上下关窍,子更直达下焦,通大便之虚秘……逐有形之湿"。槟榔,《普济方》用以治"湿秘,肠胃有湿,大便秘塞"。方中任此三味为除湿通便之主药。又槟榔、枳实、乌药三者,乃五磨饮子之重要组成部分,其宽中除满、推动气分之力极强，伍以“辛通滑利，能泄下焦阳明气滞”（李东垣《用药法象》）之薤白，以畅利气机。陈皮、佛手，芳香理气、开胃进食。此例湿浊之生，殆与伤食有关，故又用莱菔子、谷麦芽以和胃消食。证方相符，故能应手。

二诊以后，便通而胀满除，惟食欲迟迟不振，是湿浊虽蠲，而先时受戕之中气未复，遂与消补并用之法治之，立法层次井然，值得效法。

【案6】

高女。平素有习惯性便秘，此番6日未大便。大凡暴秘可泻，久秘不可泻。泻药只能取快一时，停药则其秘如故。面色不华，脉软，用药以振奋肠功能。

全当归12克，生白术9克，薤白9克，生麦芽12克，木香6克，生鸡金9克，杭白芍12克，炙草3克，半硫丸9克（分3次吞）。

二诊 无效，肠之蠕动陷于麻痹状态，予千金温脾饮。

党参9克，干姜3克，熟大黄9克，清炙草3克，炮附块6克，全当归12克，玄明粉9克（分3次冲）。

按 初诊服药二剂不效，二诊头煎药服后3小时即得便，说明初诊药力不足。病人面色不华，脉软而便秘，为排便动力缺乏，中医称之“冷积便秘”。用温脾饮，振奋脾阳，攻逐冷积，亦属“振奋肠功能”之举。

【案7】

王女。大便秘结，数日不下，胸脘痛，手不可近。得之拂逆之后。下之痛当已。

熟大黄4.5克，台乌药9克，沉香曲9克，槟榔片9克，焦枳实9克，广木香3克，杏仁泥15克，莱菔子9克（研）。

按 肝气郁结，气机壅滞，以致大肠传导失职，积滞内停。治用五磨饮子加大黄、杏仁、莱菔子，调气破结，行滞导下。

黄 疸

【案1】

陈男。两目发黄，较前大退，是病势向愈之先声。凡治黄不利大小便，非其治也。

生大黄3克，茵陈9克，玄明粉9克，茺蔚子9克，草决明9克，生米仁12克，泽泻9克，车前子12克（包）。

按 黄疸多因脾胃湿热熏蒸于肝胆，使胆汁不循常道而外溢所致。所以注重利大小便，给湿热之邪以出路，湿热得去，则黄疸自消。方用茵陈清利湿热；大黄、玄明粉清热通下；茺蔚子、草决明清肝退黄；苡仁、泽泻、车前子除湿利尿，为阳黄正治之法。

【案2】

周幼。热虽退，肝脏部位触之仍痛。

生大黄3克，玄明粉9克，绵茵陈9克，生苍术9克，草决明12克，广郁金3克（研分2次吞），赤猪苓各9克，车前子9克。

按 此例黄疸，发热虽退，肝区仍有触痛，是湿热之邪未清，故续用清利湿热之剂；因湿热蕴阻，最易阻遏气机，是以又用广郁金疏肝祛瘀而止痛，研末吞服，功较煎剂为优。

【案3】

朱女。两目发黄,小溲短赤,热势起伏,渴欲饮水,左胁痛,证属阳黄,殆无疑义。

绵茵陈30克,金银花15克,嫩白薇12克,鲜生地60克(打汁冲),马鞭草15克,全瓜蒌9克,玄明粉9克,泽泻12克,车前子15克。

按 叶桂说:"阳黄之作,湿从火化。"今病黄疸而热势起伏,渴欲饮水,正是湿热化火之例。方用大剂鲜生地汁养阴凉血;合银花、白薇以清热泻火;用大量茵陈与车前子、泽泻、马鞭草相伍,以清利湿热退黄;用瓜蒌、玄明粉通大便,使湿热之邪从下窍而出。其中茵陈一味,既能发汗使湿热从汗而出,又能利水使湿热从小便而去,是治疗黄疸的要药。

【案4】

金男。病已5天,曾经战栗,而后发热。察其两目有充血状,小溲短赤。目赤者当下之,溲赤者当利之,予导赤散加味。

小生地15克,细木通4.5克,生草梢4.5克,绵茵陈15克,车前子18克,草决明12克,茺蔚子12克,嫩白薇12克,望江南9克,郁李仁9克,淡竹叶30片。

二诊 药后热即退清,全身乏力,头目眩晕,两目充血,小溲短赤而痛。平素嗜酒,体质丰腴,湿热之蕴结久矣。

生苍术9克,川黄柏9克,淮牛膝9克,绵茵陈15克,山栀皮9克,细生地15克,冬青子9克,旱莲草9克,生草梢4.5克。

三诊 黄疸症状具备,其主症有五:①两目发黄,小溲短赤;②肝区触痛;③高热,脉数;④呕哕频仍;⑤夜寐烦躁,不可名状。

绵茵陈15克,黑山栀9克,净连翘9克,鲜生地90克(捣汁冲),嫩白薇9克,竹茹叶各9克,冬葵子9克,福泽泻9克,石韦9克,活芦根30厘米。

四诊 越宿热退神清,病势之变化,与昨判若霄壤;两目仍黄,小溲短赤。凉血淡渗之剂续进。

原方加猪苓9克,冬瓜子皮各15克。

五诊 心烦,呕吐,高热,脉数,俱不再见,目之黄、溲之赤亦减。

绵茵陈15克,草决明9克,茺蔚子9克,广郁金4.5克,冬葵子9克,泽泻9克,赤猪苓各9克,车前子18克(包)。

按 此病初起曾经战栗,说明有表证,表解而后身热目赤,小便短赤,为湿热之邪未得透泄。治用导赤散加茵陈、白薇、苡仁清热利尿;草决明、茺蔚子既能清肝热,又能配合郁李仁通大便。二诊两目充血,溲赤而痛,为湿热蕴结之征。治疗主要用三妙丸合栀子柏皮汤加茵陈,清热泻火利湿。方中用滋液凉血的二至、生地于利湿药中,其义在于:①以救热邪灼伤之阴;②可免燥湿坚利太过而耗伤阴液。三诊出现黄疸、高热、烦躁、呕哕诸症,为湿热化火而邪炽阴伤。急用茵陈、栀子、连翘,清热利湿退黄;辅以冬葵子、泽泻、石苇清热利尿,引导湿热从小便而出;更用大剂量生地配白薇,滋液益阴,凉血清热祛邪。四诊热退,续用凉血,退热利湿,两相兼顾。五诊诸症悉减,续用凉肝解郁,利尿渗湿,以清余邪而巩固疗效。

【案5】

张男。其人素患胃扩张,但胃扩张则不发热;今发热,小溲黄赤异常,两目白亦不清楚,为热之原因所在。

嫩白薇12克，绵茵陈15克，泽泻9克，冬葵子12克，赤猪苓各9克，车前子15克，马鞭草12克，粉萆薢12克，瓜蒌仁9克，玄明粉9克(同捣)。

按 此从“小便黄赤异常，两目白亦不清楚”上，判断出发热的原因，似属黄疸性肝炎。其病虽然难以完全断定，但湿热蕴结则无疑义，故用通利二便、清利湿热之法。

【案6】

张男。热2日不退，察其目白微黄，小溲浑赤，此湿热熏蒸于内，遇诱因发作，与湿热证不同；湿热证为天行时病，此则起于伤食嗜酒。

绵茵陈12克，青蒿9克，白薇12克，草决明9克，连翘12克，枳实9克，莱菔英9克，全瓜蒌12克，玄明粉9克。

二诊 大便通利，而黄不退。食积从大便导之，其效速；酒积从小便利之，其效缓。

绵茵陈15克，赤猪苓各9克，泽泻9克，冬葵子9克，白薇12克，马鞭草12克，广郁金9克，连翘12克，地龙9克。

三诊 诸症皆见轻减，热之所以不退，与平日体质有关。

绵茵陈9克，青蒿9克，白薇12克，连翘12克，黄柏4.5克，地龙9克，粉丹皮9克，赤猪苓各9克，泽泻9克，冬葵子9克，活芦根30厘米。

按 黄疸的常见成因大致有二：一为感染(天行时疫)；一属内伤(伤食嗜酒)。此案属酒食内伤，即《金匮》所谓谷疸、酒疸之类。

一旦黄疸既成，不论其起因为何，肝胆受损则相同，所以治法均以清利湿热、利尿、通便为主。

【案7】

王男。肝区压痛，小溲浑赤如血者俱见减轻，故热不若前日之甚。察其两目发黄，由于肝脏发炎者居多。

桑白皮9克，白薇12克，赤白茯苓各9克，广郁金4.5克，小蓟9克，地骨皮9克，茵陈9克，蒲公英9克，玄明粉9克。

按 发热，两目发黄，尿赤如血，肝区触痛，先生直称为肝炎，甚切临床实际。先生于30年代即打破中西医界限，提倡辨证与辨病相结合，其精神是难能可贵的。

本案治用茵陈、蒲公英、桑白皮、地骨皮泄热利胆；二苓、泽泻利尿；小蓟凉血散瘀；玄明粉泄热通便；郁金行气散瘀，善治肝痛。

【案8】

戴女。寒热罢。吐止，呕血亦不再作，而胃部按之仍痛，两目发黄，痛即因黄而来。

茵陈15克，黑栀子12克，生大黄6克，芒硝12克(分2次冲)，广郁金2.4克(研分2次吞)，黄柏9克，桃仁18克，芦根30克，竹叶12克。

按 此病人虽曾有呕吐、呕血，胃痛病史，但从寒热退后，两目发黄来看，病属黄疸无疑。因黄疸而肝胆受损，其痛固属意中事。方用茵陈蒿汤合栀子柏皮汤加味，着重于清利湿热；郁金、桃仁，能疏肝祛瘀，活络止痛。

【案9】

张男。神倦脉迟，旬日不更衣，目白黄，此当温泄之。

炮附块9克，绵茵陈12克，炮姜4.5克，生苍术9克，生锦纹9克，玄明粉9克(分冲)，泽泻9克,粉甘草6克。

按 神倦脉迟,脾阳不振之象;旬日不更衣,大肠积滞之征。

此等证候,不宜凉下,只宜温泄。所谓“温泄”,用姜、附振奋中阳,增强功能,以助硝、黄通便除积,导邪下行,乃两相兼顾之法。

肿　胀

【案1】

王男。因心脏衰弱而脚肿,因肿而心脏更衰。往年白昼肿,入夜则消,今则浸寻益肿不消。如不积极治疗,将来肿势弥漫于腹部即难治矣。

熟地18克,山药9克,肉桂0.9克(研分2次吞),炮附块6克,山萸肉9克,丹皮9克,茯苓9克,泽泻9克,破故纸9克,葫芦瓢18克。

按 心衰脚肿,由于右心功能不全所致。按中医辨证,此为肾阳不振,阴水泛滥。金匮肾气丸是温补肾阳的主要方剂,故先生采用之。其中附、桂按现代药理研究,小剂量具有强心,增强血液循环的作用。实是治疗心衰水肿的常用之药。

【案2】

张女。透视心脏扩大,常心跳、面肿、两足亦肿,当治其心肾之本。

附块4.5克,萸肉9克,山药12克,带皮苓18克,黄芪18克,党参9克,陈皮6克。

二诊 面肿略消,心跳,登楼尤甚,有用力呼吸之状,脉亦不整调。

党参9克,麦冬9克,五味子9克,黄芪12克,带皮苓18克,陈皮6克,破故纸12克,炙草6克,龙眼肉12克。

三诊 面部皮肤有紧急感,下肢按之凹陷。

黄芪18克,五味子9克,破故纸12克,生白术12克,葫芦巴9克,带皮苓18克,陈皮6克,龙眼肉12克,潞党参9克,清炙草4.5克。

四诊 心跳大定,面浮亦减。

黄芪9克,党参9克,带皮苓18克,附子4.5克,破故纸9克,葫芦巴9克,五味子9克,白术18克,龙眼肉12克,清炙草4.5克。

按 此心悸、面浮、足肿,属气阳两虚,故一方面用附子温阳强心。一方面用参、芪补中益气;再佐以萸肉补肝肾;山药、茯苓、陈皮健脾化湿;二诊心悸,脉律不整,抽去附予以防心阳过激而耗伤心气,主用生脉散加龙眼肉,补心气、养心血;并用参、芪、炙草补气;破故纸温肾;陈皮、苓皮行滞消肿。三诊更加葫芦巴温肾助阳,最终以益气、健脾、温肾,以善其后。

【案3】

陈男。转动则气急,两足浮肿,阴囊亦肿大,两脉沉细。肾虚水气泛滥,非大剂温运不为功,予真武汤加味。

炮附子9克,生苍术9克,旋覆花9克(包),细辛2.4克,荜澄茄9克,葫芦瓢30克,干蟾皮9克,车前子30克(包),带皮苓18克,白芍9克,淡姜皮2.4克。

按 肾阳虚不能化气行水,则水气溢于肌肤,而为水肿。真武汤以附子温振肾阳;苓、术健脾利湿;生姜温胃利水;复以白芍制姜、附之燥热。实践证明,本方对肺源性心脏病、慢性肾炎、心力衰竭的水肿，确有良效。今以苍术易白术，燥湿之力益胜；加细辛、荜澄茄、干蟾皮之温化，车前子、葫芦瓢之利尿，作用更强。

【案4】

王男。咳呛气逆而肿，入夜不能平卧，其病多在心脏。

炮附片4.5克，杭白芍9克，生白术12克，带皮苓12克，远志肉9克，白芥子9克（打），炙紫菀9克，生姜2片，玉壶丹9克（分2次吞）。

按 用真武汤壮脾肾之阳（强心），为治本之法。紫菀祛痰，白芥子化寒痰，远志祛痰而兼宁心，是治喘咳之标。

玉壶丹（局方）由南星、半夏、天麻组成，主治风痰吐逆，头痛头眩，亦治其痰疾。

【案5】

吴男。古籍所称之气虚肿满，以现代观之，多属心脏病。今两脉有歇止，此气不足以息，是其候也。

炮附块15克，山萸肉9克，党参18克，五味子9克，黄芪24克，砂仁拌熟地24克，云苓24克，怀牛膝24克，肉桂9克，升麻9克，破故纸12克，泽泻15克，仙灵脾15克，全蛤蚧1对，干蟾皮15克，为末，蜜丸，每服9克。

按 本方用附、桂温阳强心；参、芪补气；蛤蚧、萸肉、五味、熟地补心肾纳气；余为温阳助运、化湿之品。

【案6】

奚男。足肿而见脉大者，重在静养，以防震动。神疲冷汗，多其候也。

炮附子4.5克，当归9克，黄芪9克，防风6克，白术9克，怀牛膝9克，黑大豆18克，杭芍9克（桂枝2.4克拌），木瓜9克，浮小麦12克，生姜3片，大枣5枚，粉甘草2.4克。

二诊 足肿消于清晨，剧于日暮，营养不足是主因，疲劳是诱因。

当归9克，秦艽9克，料豆衣18克，怀牛膝9克，仙鹤草12克，绵杜仲9克，云苓12克，杜赤豆30克，黄芪皮9克，淡姜皮1.8克。

另：健步虎潜丸90克，分10次服。

按 神疲为气虚，冷汗为心阳不足。用药以益气固表，温补心阳为主。此类足肿本质属虚，只宜补之温之，而切不可见肿治肿，妄用利导之品，徒伤正气。

【案7】

邵女。在南京诊断为慢性肝炎，今以腹部胀满，肝区隐隐作痛为苦，大便不畅，小溲短少，而经常头晕欲仆，舌淡，脉弦细。此正虚邪实之候，古人有攻补兼施之法。幸胃纳尚佳，一面消肿通络，一面补益肝肾，方为万全。

（1）地鳖虫、蜣螂虫、五灵脂、参三七、广郁金、片姜黄、全当归、炙甲片、洗地龙、制黑丑、蝼蛄、将军干各9克。共研细末，每服1.5克，可渐加至3.0克，1日3次。

（2）生黄芪18克，白芍9克，甘枸杞9克，五味子9克，云苓18克，炙草6克，炒麦芽9克，鳖甲胶9克（烊冲）。

原注：每日1剂。服上药后，患者得以迅速改善症状，并控制了肝肿的发展。

按 慢性肝炎和肝硬化的肝大腹胀，中医统称为鼓胀。正如《内经》所描述："臌胀者，腹胀身皆大，大与肤胀等也。色苍黄，腹筋起，此其候也。"此病往往本虚标实，攻之伤正，补之碍邪,施治颇为棘手。本案取攻补兼施之法,标本两顾。散剂用地鳖虫、蜣螂等虫药,攻坚散结;姜黄、郁金、三七、当归、五灵脂,山甲祛瘀止痛;黑丑、蝼蛄、将军干(即蟋蟀)行水通便。每服1.5克,1日3次,是取"猛药缓投"之意。汤剂用参、芪、苓、草建中补气;地、芍、杞、味、鳖甲胶滋益肝肾,是为治本之图。

笔者曾根据先生经验,制定"复肝散"(太子参30克,鸡内金24克,紫河车、广姜黄、炙地鳖虫、广郁金各18克,参三七15克,共研细末,每服3克,日2次)治疗慢性肝炎及早期肝硬化,服后能缩小肝肿,改善肝质,恢复肝功,增加食欲,并有提高血浆蛋白,纠正白、球蛋白倒置之功。

【案8】

邵女。肝硬化,肝肿大3指,腹部胀痛,上至脘部,下至腿部,胀痛部时起水泡。胃纳不振,无饥饿感。大便2天1次,便后腹满略松。月经每三四个月来1次,量不多,四五天干净;来前腰痛,净后即定;白带多,无腥味。本方着重祛瘀消胀。

(1) 地鳖虫16克,郁金20克,青皮18克,绿萼梅30克,七厘散9克。共研细末,分作42包,每次1包,1日3次。

(2) 党参膏210克,鳖甲胶60克(烊化和入),淮山药15克(研末加入)。每次半茶匙,日3次。

二诊 肝按之疼痛,疲乏。食欲增进,食而知味,但腹胀未除。

(1) 地鳖虫15克,青皮30克,石柱参15克,郁金18克,七厘散9克,鸡内金18克。共研细末,每服1.8克,日3次。

(2) 黄芪膏210克,党参膏210克,鳖甲胶(烊化)120克,淮山药60克(研末和入)。每次半茶匙,日3次。

按 此为肝硬化。综观其症状,显系正气不足而气滞血瘀,水湿内停而致气、血、水互阻。方用参芪、山药益气补脾;鳖甲胶滋阴、软坚;散剂善于祛瘀舒肝。瘀去则气血可望畅通,脾旺则水湿不复内聚,亦为攻补兼施之法。

方中七厘散原系伤科常用成药,因其善于活血散瘀、止血定痛,乃借用之。石柱参是产于辽宁石柱沟地方的人参,经蒸制而成,药性偏温,功同移山参而作用较强,适用于阳虚气弱之体。

【案9】

张男。肿从足部起,逐渐波及腹部,其形如箕,按之石硬。其人嗜酒多年,疑是肝脏性腹水。脉无变异,不类心脏病;面目不浮肿,亦不类肾脏病。

海南片9克,制黑丑9克,莱菔子9克,昆布15克,五灵脂9克,桃仁泥12克(冲),粉丹皮9克,粉萆薢9克,泽泻9壳,土牛膝15克。

按 此肝性腹水属实,治以攻坚破结为主,方用槟榔、黑丑、莱菔子行滞破结;萆薢、泽泻利尿行水;桃仁、灵脂、昆布、丹皮活血化瘀、攻坚散结;土牛膝引浊阴下行。

【案10】

朱男。肿之情态,当然属于肝脏。何以有此肝脏病?原因非慢性痢疾,则非肝脓疡。尿中既无蛋白,则刺激性利尿剂无所顾虑。

商陆9克,海南片9克,冬葵子9克,黑白丑各9克,荜澄茄9克,石韦9克,大戟末9克

(3次服完),葶苈子9克,桑皮12克,怀牛膝18克。

二诊 以经验言,肾脏病尿有蛋白者,目胞必肿;心脏之肿,两脉多沉细无力;病者无此现象,当然是肝脏性之腹水。

舟车丸9克(分3次吞),黑白丑各9克,木防己12克,海南片9克,商陆9克,茵陈12克,猪苓9克,荜澄茄9克,粉丹皮9克,桃仁泥12克。

三诊 迭进猛下,体力已感不支,故予温脾法。

炮附片9克,潞党参9克,干蟾皮9克,生黄芪12克,益智仁9克,云苓12克,肉豆蔻9克,补骨脂9克,炙草4.5克,淡姜皮3克,肉桂末1.8克(分3次吞)。

四诊 蟾皮多能作呕,刺激力强故也。此方非攻非补,和胃而有利尿之意。

云苓15克,泽泻9克,生白术9克,淮山药9克,猪苓9克,冬瓜子皮各9克,杏苡仁各15克,潞党参9克,炙草2.4克,谷麦芽各9克。

五诊 和胃中复加攻剂,以免中土疲惫。

淮山药9克,生白术12克,扁豆衣12克,云苓15克,潞党参12克,炙草4.5克,谷麦芽各9克,生熟米仁各12克,舟车丸6克(分2次吞,以药汁送)。

按 此为肝硬化腹水。开始迭进峻剂逐水利尿,因正虚体力不支,至三诊改为温脾扶正之法。然而病邪不去,徒补无益,故于四诊一面补益中气,一面用淡渗利尿;五诊用益气健脾之品合舟车丸逐水,清理水湿余邪。此案或用攻,或用补,或攻补兼施,均为随症应变之需要。

【案11】

潘男。肾脏水肿之治法,有温肾、逐水、利尿之别,亦有三法参合用之者。今患者面色苍白,舌淡,脉软,二便俱少,腹部绷结,邪实正虚,治法不可偏执一端。

炮附块9克,生白术12克,云苓12克,杭白芍9克,淡干姜6克,葫芦瓢30克,舟车丸4.5克(分2次吞)。

按 方用真武汤,以干姜易生姜,回阳化气而消阴水,乃治本之图;舟车丸为逐水峻剂,是治标之法。

【案12】

郭男。一身悉肿,二便皆少,其病在肾。阅前方多逐水药,而肿不消。按其脉软无力,不可再攻。

黄芪皮30克,白术12克,云苓12克,炮附块9克,泽泻12克,车前子9克(包),花槟榔9克,怀牛膝9克,冬葵子12克。

按 此病系脾肾阳虚,非温补不为功。方用大量黄芪补气利尿,白术益气培中,附子温阳行水,苓、泽、车前、牛膝化湿利尿。

【案13】

冯男。发热,周身浮肿,尿少,用利尿剂。

冬葵子12克,赤猪苓、泽泻各9克,车前子12克,萆薢12克,制黑丑4.5克,葫芦瓢30克。

二诊 肾脏性水肿,用利尿药,小溲点滴全无;其水泛滥横溢,无怪其然。当严禁盐。

黑白丑各9克,槟榔9克,续随子9克,冬葵子15克,制甘遂2.4克,制芫花4.5克,甜葶芳12克,泽泻12克。

三诊 用芫花、甘遂,佐以西瓜汁,小溲得通,肿亦渐消。去邪务尽,前方再进。

制甘遂2.4克,制芫花2.4克,大戟3克,商陆9克,续随子9克,车前子30克(包),泽泻12克,将军干3克(研分2次吞),冬葵子12克,赤猪苓各9克。

四诊 服利尿峻剂后,小溲通畅,浮肿大消,病人自觉诸恙霍然若失,勿药在望矣。

冬葵子9克,泽泻9克,萆薢9克,萹蓄草12克,车前子12克,葫芦瓢15克,赤小豆30克。

按 初诊用利尿剂不应,乃水湿泛滥横溢,而病重药轻。二诊以后改用峻剂逐水,小溲得通,浮肿大消。虚当补,实当泻,丝毫不可差误。

肿胀忌盐之说,本自《千金方》,与西医之说相符。四诊谓"勿药在望"是针对肿消,诸症若失而言。在今则须检验小便,如未达正常,仍须继续治疗。

【案14】

姚女。浮肿起于面部,小溲短赤,两目充血,视物模糊。其人体质丰腴,两脉弦硬。此肾炎而兼血压亢进者,可以变生仓猝,如用温燥刺激之药,不异抱薪救火矣。

鲜生地30克,桑白皮12克,泽泻12克,冬葵子15克,飞滑石9克,冬青子9克,旱莲草9克,怀牛膝9克,粉萆薢12克,密蒙花9克。

按 此是肾炎高血压型。按照辨证,体丰脉弦硬,为肝肾阴虚,肝阳上亢;其目赤,视力模糊,亦属肝火上炎之征。方用生地、二至丸、怀牛膝滋养肝肾之阴;冬葵子、滑石、萆薢以利尿消肿;密蒙花润肝明目。

【案15】

陈女。两脉弦硬有力,下肢浮肿而见此脉,多属肾脏病,予知柏八味丸。

知母9克,熟地18克,粉丹皮9克,黄柏2.4克,云苓12克,泽泻9克,淮山药9克,山萸肉9克。

先服上药,下药次之。

猪苓9克,冬葵子9克,萹蓄12克,泽泻9克,粉萆薢9克,淮牛膝9克,桑白皮9克,西茵陈9克,杜赤豆30克。

按 此系肾阴虚而湿热下注,故先予知柏地黄汤剂,以滋养肾阴为主,次予清热化湿利尿之属。

【案16】

丁男。目窠如卧蚕状,此唯肾脏病有之;足跗亦肿,小溲短而频,色浑,肾脏病之端倪。平时嗜酒,肾脏受其刺激,为时久矣。

葫芦瓢24克,冬瓜皮子各12克,黄柏4.5克,杜赤豆24克,冬葵子9克,知母9克,淮牛膝9克,白薇9克,桑皮9克,生侧柏叶30克(煎汤代水)。

按 肾炎浮肿用苦寒坚阴,化湿利尿,是常用治法之一。

【案17】

蓝男。面部足背有浮肿状,主因在二便皆少。予茵陈五苓散、附子大黄汤。

绵茵陈12克,赤猪苓各9克,生苍术9克,川桂枝3克(后下),泽泻9克,炮附子6克,熟锦纹9克,葫芦瓢24克。

按 用茵陈五苓散化湿利水，附子大黄汤温下通便。盖二便通畅，湿邪随之而出，则面足浮肿自可消退。

【案18】

曹男。少腹胀大如箕，两腿亦浮肿。既然小溲点滴而下，其病总是在肾脏，不易治。

葫芦瓢30克，冬葵子9克，生米仁30克，泽泻12克，炒车前18克，猪苓9克，两头尖15克。

另：将军干1对，研分2次吞服。

按 腹大坚满，两腿浮肿，小溲点滴难下，为湿热互结，水浊停聚，乃鼓胀之实证。方中重用苡仁、葫芦瓢等益脾利水。两头尖（即牡鼠粪），叶天士曾用以治疗淋浊，有化瘀利水之功。所谓病在肾不易治，实是经验之谈。此用利尿剂，亦急则治标之意。

【案19】

周幼。其肿起于疮疡之后，尿少。俗谓"湿毒关进"，不尽谬也。

苦参片3克，茅根1扎，豨莶草6克，生米仁15克，泽泻9克，白鲜皮6克，白薇6克，绿豆衣6克，生甘草6克，三妙丸6克。

【案20】

吴幼。其肿先见于面部，今两足、腹部亦肿，小便短赤，颇疑肾脏炎；高热如烙，不可忽视。

桑白皮12克，细生地12克，大腹皮9克，白薇12克，冬瓜子皮各9克，带皮苓12克，泽泻9克，葫芦瓢24克，地骨皮15克。

按 急性肾炎大都属阳水范畴。周案由皮肤感染引起，用利水清热而兼解毒；吴案全身浮肿，尿短赤，兼见高热，以清热凉血、利尿立方。

【案21】

方幼。一身悉肿，时轻时剧，剧则小溲短少、腹胀，此方侧重利水。

赤猪苓各9克，冬葵子6克，车前子15克，槟榔6克，杜赤豆24克，泽泻9克，粉萆薢9克，牛膝9克，黑丑6克，葫芦瓢30克。

二诊 一药而面肿大退，小溲混，口臭，此皆肾脏排泄功能障碍，与浮肿之当用温药者有别。

黄柏4.5克，泽泻9克，石韦9克，白丑6克，知母9克，冬葵子12克，赤猪苓各9克，车前子12克。

按 《丹溪心法·水肿》云："遍身肿，烦渴，小便赤涩，大便秘，此属阳水……若遍身肿，不烦渴，小便少，不涩赤，此属阴水。"

本例患者一身悉肿而伴口臭、小便混浊短少等症，其为阳水无疑。阳水属热、属实，用药宜寒凉渗泄，故案中指出："与浮肿之当用温药者有别。"

以药测证，此例之肿，乃因湿热蕴结下焦，肾与膀胱失其开阖、气化之职，以致水液潴留，泛溢肌肤所致。观先生用药，取苦寒以清热，淡以渗湿，参以通利之品，确属简洁可法。

【案22】

陆女。因皮肤病而出现浮肿，肾脏已受影响可知。近来舌上破碎少苔，身热起伏，脉细数，当予清热育阴之属。

小生地12克，嫩白薇9克，金银花12克，桑白皮9克，粉萆薢9克，泽泻9克，冬瓜皮12克，怀牛膝9克，绿豆衣9克，白茅根1扎。

按 方中育阴用生地，清热用白薇，解毒用银花、绿豆，余为大队利尿药。从药测证，病以浮肿为主。

【案23】

朱男。用仲景之蒲灰散兼汤剂，其肿大退。自觉气上冲咽喉则咳，乃肾虚水寒上逆也。

炮附块6克，杭白芍9克，白术9克，淡姜皮2.4克，带皮苓15克，泽泻9克，防风9克，桂枝3克，葫芦瓢15克

按 蒲灰散由蒲灰(蒲草即今用制蒲包者)、滑石二味组成，为利尿、清热治标之剂。今用之其肿大退，而觉气上冲咽喉作咳，为肾虚水寒上逆，用真武汤加味以治其本。

失眠

【案1】

梁男。夜难成寐，多梦，心悸，古人以为肝虚，以肝藏魂故也。凡补肝之药，大多有强壮神经之功能。

明天麻9克，杭白芍9克，料豆衣12克，大熟地12克，当归身9克，炙远志5克，炒枣仁9克，抱茯神9克，潼沙苑9克，柏子仁9克，黑芝麻12克

二诊 寐为之酣，悸为之减，但多梦则如故。

大熟地18克，当归身9克，杭白芍9克，山萸肉9克，五味子5克，菟丝子9克，炙远志5克，抱茯神9克，潼沙苑9克，夜交藤12克，左牡蛎30克。

另：首乌延寿丹90克。分10日服完。

按 肝血虚一方面可导致心失供养，另一方面，又可使肝阳偏亢，上扰心神，而为心悸、失眠、多梦等症。初诊用地、芍、归、沙苑、芝麻养肝阴，补肝血；天麻平肝镇静；枣仁、柏子仁、茯神、远志养心宁神。古人有"乙癸同源，肝肾同治"之说，故二诊在上方基础上加补肾药，加强强壮调整作用，以巩固疗效。

【案2】

姚男。头昏，夜难安寐，口干唇碎，服西药七八月无效。每夜必饮水数次，否则口干不可名状，影响睡眠。察其舌色淡白无华，按其脉沉细无力，不能以为热证而投凉。

附块6克，生白术12克，熟地30克，五味子5克，党参12克，怀牛膝12克，麦冬12克。

二诊 很有效，口干没有从前严重，夜寐也较安。原方去牛膝，加当归、枣仁。

按 本案失眠而兼口干、唇碎、每晚渴饮，似为热证，但据脉象、舌色，非实火而为虚火，即肾水亏不能上济于心，心火内炽。方用熟地、牛膝补肾阴，麦冬、五味养心阴，参、术益脾气，主用大辛大热之附子引火归源，与熟地合为温益肾阳之剂。

【案3】

谢男。胃不和则卧不安，多见于思虑过度而胃肠功能衰弱者。《内经》半夏秫米汤非安眠之方，健胃整肠，自然遂之入梦。

法半夏 9 克,北秫米 15 克,山萸肉 6 克,炒枣仁 9 克,云苓神各 12 克,怀山药 9 克,白芍 9 克,夜交藤 12 克,柏子仁 12 克,太子参 9 克。

按 此用半夏秫米汤和胃化痰,兼用养心神、补肝阴之品。

【案 4】

周女。病失眠已久,最近时时作哕,苔白腻满布。因其以往迭用滋阴安神剂无效,《内经》有云"胃不和则卧不安",当先从治胃入手。

炮附块 9 克,大川芎 9 克,姜半夏 24 克,北秫米 12 克,香甘松 9 克,炙甘草 3 克,肉桂末 1.8 克(分 3 次吞)。

注:服此方 2 剂,即得安寐。

按 "胃不和则卧不安",为胃有宿食,或变生痰浊、痰热,影响心神所致。此病人苔白腻,作哕,为脾阳虚不能运化水湿,生痰壅遏于胃,以致胃不和。方用桂、附温阳,阳气充足则湿可化;姜夏、秫米、甘松和胃除痰,胃和则心神安。川芎一味,王好古谓其能"搜肝气,补肝血,润肝燥,补风虚"。现代药理研究证实,该品能抑制自发活动,还能延长戊巴比妥钠的睡眠时间,有良好的安眠作用。辨证准确,施方中肯,疗效自然得心应手。

【案 5】

周男。苦失眠,头晕时痛,梦多。此方乃中医之镇静剂,神经衰弱之失眠宜之。

附块 5 克,天麻 9 克,川芎 3 克,五味子 9 克,当归 9 克,延胡索 9 克,枣仁 9 克,珍珠母 12 克。

按 方用宁心安神之品,加熄风、镇静、镇痛药。其中川芎兼补肝血,治血虚头痛;延胡镇痛,且具良好的催眠安定作用。

先生曾指出:"根据实践经验,有些失眠患者,单纯用养阴、安神、镇静药效果不佳时,适当地加入桂、附一类兴奋药,每可奏效。"这个经验可供今后进一步验证。

【案 6】

雷女。夜晚难以入睡,服安眠药亦无济于事;偶尔入睡,则乱梦纷纭;因而白昼疲惫不堪,每晚饭后则其精神特别兴奋。此属虚火。

川连 3 克,黄芩 6 克,生白芍 18 克,阿胶 30 克(分冲),枣仁 18 克,茯神 18 克,鸡子黄 2 枚(分冲)。

二诊 连服 5 剂,失眠情况已有显著改善,晚上精神不如前之兴奋;头胀,有时昏沉。

枣仁 30 克,川芎 9 克,知母 12 克,茯神 18 克,远志 9 克,清炙草 3 克。

另:归脾丸 120 克,每睡前服 9 克。

按 证属阴虚火旺,治以黄连阿胶汤滋阴降火,佐以养心安神。药证相合,收效甚捷。二诊用酸枣仁汤,清肝宁心,安神镇静;更以归脾汤两补心脾,扶助根本。

【案 7】

吴女。产后思虑劳烦,脑力受其打击者良巨,以致辗转难以入眠。

酸枣仁 9 克,知母 9 克,煅牡蛎 30 克(打),北秫米 9 克,粉甘草 2.4 克,大川芎 5 克,抱木神 9 克,仙鹤草 15 克,怀山药 9 克,川雅连 0.6 克,上安桂 0.6 克(研吞)。

按 酸枣仁汤适用于肝郁日久化火,上扰心神之失眠。此案起于产后思虑劳烦,故甚为惬当。黄连、肉桂同用,名交泰丸:黄连清心火,肉桂温肾阳,引火归源。

【案8】

冯男。失眠已历1个月,平素胃肠不健。

酸枣仁12克,川芎6克,知母9克,柏子仁12克,当归9克,抱茯神12克,夜交藤9克,煅牡蛎24克(先煎),炮附子2.4克,炙甘草3克。

按 方用酸枣仁汤宁心除烦以治失眠。用少量附子振奋中阳,以健胃肠。

虚　劳

【案1】

方男。自患伤寒重病后,时心动悸,短气难以平卧,舌红,脉细数。曾经西医透视诊为心脏扩大。

高丽参15克,熟地30克,山萸肉15克,上安桂3克,蛤蚧尾1对,白术15克,五味子6克,仙鹤草30克,煅牡蛎30克,大寸冬15克,杭白芍15克。共研细末,炼蜜为丸梧子大,早晚各服9克。

按 重病之后,一方面气血受损,血不营心,以致心悸怔忡;一方面肾阴亏耗,以致虚火上炎而舌红,脉细数;肾不纳气而短气难以平卧。人参、蛤蚧同用名参蛤散,对于肾不纳气之气喘有显著疗效;配合地、萸、牡、味等大滋肾阴,摄纳肾气;参、麦、味三药为生脉散,可以益心营,补气阴,稍用肉桂以引火归源,并可温中使诸药滋而不腻。

【案2】

金男。以失音为主症,其来也渐,午后发热,咽干舌红,脉细数。大有损症之嫌,与寻常因感冒所致者大不相同。

京玄参12克,麦冬9克,炙鳖甲18克,青蒿9克,阿胶珠15克,地骨皮12克,桑白皮9克,干地黄15克,猪肤1方(去毛、肉,煮汤代水)。

按 午后发热是阴虚火旺;咽干舌红乃津亏无以上承。如此则其失音之为损症甚明。方用生地、元参、麦冬、阿胶、猪肤增液润燥;肺为娇脏,最畏火灼,故再以鳖甲、桑皮、地骨皮泻火清肺。

【案3】

狄女。头昏,心动悸,食少,夜难酣寐,其虚也益甚,治在心脾。

生黄芪6克,潞党参9克,生白术9克,白归身9克,抱茯神12克,炒枣仁9克,远志肉6克,龙眼肉9克,广木香2.4克,炙甘草2.4克。

按 此案系心血不足。归脾汤既可补血安神,又可益脾气而资化源,为心脾同病调治之良方。

【案4】

黄男。头眩由来已久,目光少神。此肝肾不足之象。

杭白芍9克,潼沙苑9克,甘杞子9克,料豆衣12克,山萸肉9克,炒枣仁9克,冬青子9克,桑椹子12克,黑芝麻9克。

二诊 药后头眩不再作,目视模糊。肾寄窍于目,明目药其实皆柔润之补肾药。

干地黄18克,潼沙苑9克,菟丝饼9克,杭白芍9克,甘杞子9克,五味子4.5克,冬青子

9克，冬桑叶4.5克，青葙子9克，黑大豆18克，黑芝麻9克。

按 肝虽开窍于目，而肾藏精，五脏六腑之精气皆上注于目，故谓“肾寄窍于目”。此病人头眩，目光少神，视物模糊，为肝肾精气不足之征，故用药侧重柔润肝肾之阴。

【案5】

韩男。精神不振，工作不能支持，夜寐多梦，经常便秘；行动时偶然两足抽搐，有欲跌之意；与人谈话时，偶有一二分钟语无伦次；写文章时忽然思路中断，但笔不肯休，不自主继续书写，故一文之中，如出两手。其病在肝肾不足。

生黄芪12克，枸杞子9克，党参6克，潼沙苑9克，当归9克，白芍9克，米仁18克，河车大造丸9克(分2次吞)。

二诊 每日有大便，但不畅，食欲亦不振。

当归9克，白芍9克，制首乌18克，火麻仁9克，枣仁9克，柏子仁12克，木瓜9克，嫩桑枝12克。

另：二冬膏、桑椹膏、黄芪膏各18克，混合，早晚各服1食匙，开水冲服。

按 脑为髓海，肾藏精、生髓而通于脑，肾不足则髓海亦不足；肝藏血、主筋，肝血虚则筋失荣养。所以此证出现的短暂意识障碍和两足抽搐等，责之于肝肾不足，治疗从补益肝肾入手。

【案6】

孙女。面色萎黄，爪甲淡白，此气虚血不足，连夜发热，予补中益气汤加味。

党参9克，黄芪15克，白术9克，全当归9克，柴胡4.5克，升麻3克，陈皮3克，粉甘草3克，春砂仁2.4克(后下)，带叶佩兰9克，肉桂末1克(分3次吞)。

二诊 投补中益气，身热退。气虚，一时难复。苔腻，口淡。此方催进食欲。

佩兰梗9克，春砂仁2.4克(后下)，薤白头6克，宣木瓜9克，生鸡金9克，佛手片4.5克，陈皮4.5克，炒麦芽9克，六神曲9克，山楂肉12克。

三诊 大便不约，急则自遗，脾阳虚也。予附子理中。

制附块4.5克，土炒党参9克，炒白术9克，炮姜炭4.5克，清炙草3克，北细辛2.4克，五味4.5克，炙紫菀9克，炙远志4.5克。

四诊 便溏自遗者已能约，咳剧，痰黏腻不爽。

白苏子12克，旋覆花9克(包)，炙紫菀9克，陈皮4.5克，北细辛2.4克，五味子4.5克，炙款冬9克，白果10枚(去壳)，炙远志4.5克，杭白芍9克，清炙甘草3克。

按 此为劳倦发热，东垣《内外伤辨惑论》言之甚详。用补中益气甘温除热，药症相符，一服而效。三诊大便不约，为脾阳虚，附子理中正为合拍。脾阳虚则运化失职，液聚为痰，而为咳嗽。四诊则急则治标，用消痰降气之品。善后可用香砂六君之类。

【案7】

戴男。头昏目糊，经常失眠，易举阳；常梦遗，短则1天1次，长则三四月1次；舌红，脉弦细。作阴虚论治。

冬青子18克，潼蒺藜18克，旱莲草12克，料豆衣18克，五味子4.5克，秫米12克，炒枣仁12克。另：大补阴丸45克，每次6克，早夜各服1次。

二诊 自诉药后症状减轻十之七八，劳动后有发热感，疲惫无力，遗泄又见，多行则气喘。当兼补气阴。

潞党参 9 克,寸冬 12 克,五味子 4.5 克,料豆衣 18 克,枣仁 18 克,甘草 3 克,大补阴丸 24 克。

三诊 睡眠尚可,唯梦多,举阳症状减半,遗泄约 20 天 1 次,近日稍活动则有热上升。

生熟地各 15 克,石斛 9 克,菟丝子 12 克,金樱子 18 克,覆盆子 12 克,麦冬 9 克。

按 阴亏火旺导致失眠、遗精;经常遗精则阴精愈伤,而虚火愈炽。立方用丹溪大补阴丸(生地、知、柏、龟板、猪脊髓),二至丸滋阴降火;沙苑、五味收敛肾气;枣仁、秫米安神宁心。二诊见劳动后发热,为气阴两虚,阴不敛阳,增用生脉散以补气阴。三诊滋润肝肾,兼用收敛以涩精。

【案 8】

陈女。感冒之脉多浮紧,今虽数而细软:细是物质之缺乏,软是功能之减退。阴分、血分物质也;气分,精神功能也。此种体质用药太轻,反不能奏效。轻可去实,不可一例而论也。

川桂枝 2.4 克(后下),刺蒺藜 9 克,防风 6 克,醋柴胡 4.5 克,秦艽 9 克,粉甘草 2.4 克,川芎 3.6 克,香白芷 6 克,神曲 9 克,佩兰梗 6 克,苏子 9 克(包)。

二诊 古人所谓虚热,臆测之或是副交感神经抑制,而交感神经兴奋。盖虚热其热多不甚高,而时有寒意,而两脉细数也。虚热用补药,即使抑制者复其常态而已。

绿升麻 2.4 克,当归 9 克,黄芪 9 克,柴胡 4.5 克,生白术 9 克,川桂枝 3 克(后下),党参 9 克,陈皮 6 克,炙甘草 3 克,云苓 12 克,生姜 3 片。

按 先生对虚热的病机作了中西医学理论的疏证与沟通。这种虚热,相似于功能性低热,长期不愈,常用甘温除热或养阴清热法。本案即取补中益气汤出入,以甘温除热。

【案 9】

某男。舌光红,古人以为阴伤。阴之涵义,指人身一切物质而言,养阴药即补充其物质。复入温药者,兴奋肠胃之功能也。

熟地 18 克,旱莲草 12 克,白芍 9 克,女贞子 9 克,制首乌 15 克,炒扁豆衣 9 克,炮姜炭 3 克,淮牛膝 12 克,益智仁 9 克,肉豆蔻 9 克,炙甘草 3 克。

【案 10】

李男。其主症面色不华而黄,蹬下则头为之晕,舌、脉皆不足。

熟地 15 克,山药 12 克,云苓 9 克,山萸肉 9 克,苡仁 12 克,料豆衣 12 克,潼沙苑 9 克,桑麻丸 9 克(包),旱莲草 9 克。

【案 11】

程男。微似寒热,多作于黄昏时,自汗、盗汗而冷。阳不外卫,阴不内守。

炮附块 9 克,山萸肉 9 克,淮牛膝 9 克,杭白芍 9 克,潞党参 9 克,熟地黄 24 克,五味子 4.5 克,龙眼肉 9 克。

【案 12】

徐男。病后,舌光红少苔,温度偏低。此阴阳并虚之疾,久延便是虚劳。

当归 9 克,白芍 6 克,附块 9 克,山药 12 克,升麻 4.5 克,党参 9 克,萸肉 9 克,云苓 9 克,陈皮 6 克,熟地 12 克。

【案13】

马女。下肢皮肤有麻木感，此神经失其营养，而脉沉弱，体虚已久。

附子9克，金毛脊9克，秦艽6克，杜仲9克，杜赤豆12克，当归9克，黑大豆12克，桑寄生12克，萸肉9克。

【案14】

陈女。午后先寒后热，既热，必待天明乃罢，此内伤之热也，故其脉细而数。脉象与热型，皆为病原物之刺激，强壮剂意在使病原物自动灭亡。

当归9克，脱力草15克，秦艽9克，黑大豆12克，升麻3克，醋炒柴胡4.5克，白芍9克，炙鳖甲24克，生姜3片，大枣7枚，炙甘草3克。

按 脱力草，即仙鹤草。

【案15】

叶女。严重贫血，古人有补血先补气之法。

党参12克，杞子12克，云苓12克，熟地15克，黄芪18克，白术9克，当归15克，红枣7枚。

【案16】

李男。舌前光红而滑，且颤动不已。清代医家有气阴两伤之说。阴指营养而言，气指细胞之活力而言。

鲜生地18克，冬青子9克，北沙参9克，淮牛膝9克，白薇9克，麦门冬9克，杭白芍9克，玉竹9克，桑白皮12克，粉甘草4.5克。

【案17】

胡男。掌心热，古人属之五心烦热之一，多见于神经之衰弱者、肺结核患者。今脉搏增加，往日曾经咯血，损之端倪也。营养、休息十分重要。

生熟地各15克，潼沙苑9克，十大功劳12克，冬青子9克，玄武板9克，淮牛膝9克，左牡蛎30克(先煎)，旱莲草12克。

【案18】

李男。面色爪甲皆现高度贫血，无怪其热缠绵3个月之久。

黄芪9克，枸杞子9克，杭白芍6克，仙鹤草12克，当归9克，淮山药9克，黑豆衣12克，粉甘草3克，生姜3片，大枣7枚。

【案19】

刘男。热起于日晡时者，原因大别有三：①时病阳明症，实证也；②贫血，古人所谓阴虚之热；③假使未热而先有寒意，此潮热之初步。今两颧不时发赤，两脉细数，损症也。

淮山药9克，银柴胡6克，嫩白薇9克，全当归9克(去油)，剪芡实9克，黑大豆12克，秦艽9克，白芍6克，抱木神12克，香谷芽9克，仙半夏12克，北秫米12克(包)。

【案20】

陶女。舌中剥而扩大，此营养缺乏之象，古人称为阴虚。大便难，液少也。

制首乌9克，枸杞子9克，肥知母9克，料豆衣12克，杭白芍9克，麦冬9克，干地黄12

克,潼沙苑9克,桑椹子12克,麦芽9克。

【案21】

王男。无热,脉不数,而自觉胸中灼热,舌少苔而质红。此阴分不足之象。

鲜生地12克,料豆衣12克,肥知母9克,冬青子9克,潼沙苑9克,天花粉9克,杭白芍9克,冬瓜子12克,绿豆衣12克,白茅根1扎。

另:景岳左归饮、首乌延寿丹各9克,吞服。

【案22】

陈女。舌中光剥,阴伤也。二便皆难,职斯之故。

桑椹子12克,枣仁9克,山萸肉9克,杭芍9克,油当归6克,黑芝麻12克,干地黄12克,天麻3克,料豆衣12克,潼白蒺藜各9克,二至丸12克。

【案23】

周女。经已净,头眩,胸中烦热,大便难。凡此皆阴虚火旺之象。

鲜生地18克,冬青子9克,料豆衣12克,知母9克,旱莲草9克,麦冬9克,玉竹9克,牛膝9克,粉甘草2.4克。

【案24】

潘男。形瘦,体弱可知;入寐惊惕不宁,背脊作酸。此二者皆是营养缺乏,其中尤以维生素A与钙为最甚。

全当归9克,枸杞子9克,杜仲9克,酸枣仁9克,金毛脊9克,鹿角霜12克,夜交藤12克,龙眼肉9克。

另:多服猪脊髓、猪肝。

【案25】

翁男。仲景以男子脉大为劳,纯由经验而来。能知脉大为虚,已属不易。《金匮》治男子虚劳,多用薯蓣丸。此丸内有大豆黄卷,与现代之治疗若合符节。今宗其旨。

淮山药9克,大豆卷18克,淮牛膝12克,潞党参9克,生黄芪9克,山萸肉9克,当归9克,黑大豆12克,杞子9克,生米仁24克,生白术9克,云苓12克。

【案26】

陆男。两颊散布红蓝成片,时轻时剧,剧则面部烘热,顷见舌前剥,常衄血。古人称为阴不足,而湿火上冲。

小生地12克,旱莲草9克,小蓟12克,冬青子9克,粉丹皮9克,忍冬藤9克,豨莶草9克,蒲公英9克,淮牛膝9克,绵茵陈9克。

【案27】

邵男。正当壮年,而恶寒特甚,虽拥絮亦不觉暖。此当补命门真火。

炮附块9克,萸肉9克,巴戟9克,补骨脂9克,鹿角霜9克,当归9克,肉豆蔻4.5克,生姜2片,大枣7枚,炙甘草4.5克。

按 真火不足,不能温煦,故恶寒特甚;此等患者,必须峻补命火,徒固表阳不能为功。得效后,可用右归丸合血肉有情之品调理。

【案 28】

欧阳女。平时体力衰弱，近来下午发头痛，腰脊酸痛，午夜则涔涔自汗，寐不安宁，多梦魇。诊其脉浮而无力，苔白而润。予桂枝加龙骨牡蛎汤。

川桂枝 4.5 克，杭白芍 9 克，清炙草 4.5 克，青龙齿 9 克，煅牡蛎 24 克，朱茯神 9 克，炙远志 4.5 克，柏子仁 9 克，炒枣仁 15 克，珍珠母 15 克(打光煎)。

按 桂枝汤于外感可“解表和营卫”，于内伤“可化气调阴阳”。此人平素体弱，发热、自汗，为营卫不调；夜寐多梦，为心神不安。故用桂枝加龙骨牡蛎汤，加宁心安神之药。

【案 29】

朱男。初婚早泄，阳痿之端倪已露。

黄狗肾 10 条(炙)，紫河车 1 具(焙)，绵黄芪 120 克，甘枸杞 60 克，菟丝饼 60 克，仙灵脾 60 克，炙茧壳 30 只，甜苁蓉 60 克，炙远志 30 克，金樱子 60 克。共研细末，蜜丸如梧子大，每饭后服 6 克。远房帏。

按 《内经》说：“肾者主蛰，封藏之本，精之处也。”遗精之证，除责之于肾外，且与心肝脾有关。此证既非君相之火扰动精室，更非湿热内郁，乃系禀赋不足，下元亏虚，肾失封藏而精关不固。故以紫河车、黄狗肾之血肉有情之品，峻补先天；苁蓉、淫羊藿、菟丝、枸杞填补精血，以顾其本；合金樱、茧壳温涩精关，以节其流；更以黄芪益气，远志宁心。凡此等证，精神起居，俱当严格要求，远房事尤属重要，药饵犹在其次。

【案 30】

丁男。性神经与脑神经俱高度衰弱，经常遗泄，腰痛足软，十指麻木，行动则欲跌仆。

金樱子 30 克，龙骨 30 克，金毛脊 60 克，杜仲 60 克，煅牡蛎 30 克，罂粟壳 60 克，黄狗肾 10 条(焙)。共研末，加猪脊髓 10 条，和蜜为丸，如梧子大，早晚各服 6 克。

按 腰为肾之府，经常遗泄，肾虚则腰痛，十指麻木，行动欲仆，为精血不足，体质虚弱。治以温肾固摄涩精，使肾得封藏，则病可向愈。

【案 31】

王男。小溲频如故，今则夜泄频仍，皆肾气不能收摄之象。

菟丝子 9 克，覆盆子 12 克，枸杞子 4.5 克，车前子 9 克，五味子 4.5 克，芡实 15 克，金樱子 12 克，天竺子 9 克，胡桃肉 12 克，龙骨 6 克。另三才封髓丹 90 克，每服 9 克，日早晚各 1 次。

按 此例尿频日久，进而夜泄频仍，肾与膀胱相表里，膀胱之所以失约，责之肾气之收摄无权。病久正虚，难于速效，所以汤丸并进，缓以图功。立方以补肾培本与固摄缩尿并重。五子衍宗丸与水陆二仙丹，均有补肾固涩之功，惟前者长于补，后者优于涩，二者并用，取长补短，相得益彰。三才封髓丹滋肾坚阴。胡桃肉补元摄下，《本草纲目》取其单味，温酒送服，专治尿频。龙骨重镇而善收涩，《别录》称其“缩小便……安五脏”，天竺子酸甘性平，《本草纲目拾遗》谓“益气力，固精”。全方汇滋、敛、清、补诸法于一体，方意平稳堪法。

【案 32】

魏男。6 年前曾罹湿温重病，偃卧床第达 6 个月。愈后患遗精，每隔一二日即有之。现在四肢无力，腰膝酸软，健忘，少判断力，夜间常作恶梦。

枸杞子 9 克,怀牛膝 9 克,山萸肉 9 克,川断肉 9 克,大熟地 12 克,金毛脊 9 克,酸枣仁 12 克,怀山药 9 克,抱茯神 12 克,潼沙苑 12 克。

二诊 服药 4 剂,腿膝酸软已除,5 日来无遗精现象,夜梦亦减少。自汗,微恶寒,加玉屏风散。

生黄芪 3 克,全当归 12 克,蜜炙防风 6 克,冬术 9 克,金毛脊 9 克,川续断 9 克,厚杜仲 9 克,枸杞子 9 克,山萸肉 9 克。

按 久病之后,腰酸、多梦、遗精,皆为虚象。方用熟地、山药、萸肉、枸杞子、沙苑滋益肝肾;川断、狗脊、牛膝补肾强腰;枣仁、茯神安神宁心。二诊于补肾之中加玉屏风散,益气固表,以治自汗、微恶寒之证。

【案 33】

许男。滑泄 1 周,此或者睡眠仰卧,或者体力正感衰惫时。予八子丸意。

枸杞子 9 克,车前子 12 克,菟丝子 9 克,覆盆子 9 克,五味子 15 克,金樱子 9 克,冬青子 9 克,沙苑子 9 克,巨胜子 12 克。

按 本方平补肝肾,兼收敛涩精;用车前子利湿热、泻相火,合为损有余、补不足之意。巨胜子即黑芝麻。

【案 34】

何男。夜间乱说梦话,白昼精神疲乏,腰脊酸痛,阳痿,尿多,最近连续梦遗。

金毛脊 12 克,川断肉 9 克,甘杞子 9 克,五味子 6 克,潼沙苑 9 克,补骨脂 9 克,金樱子 9 克,酸枣仁 9 克,菟丝子 9 克,牛膝 9 克,龟鹿二仙胶 15 克(烊冲)。

二诊 夜寐遗精,服药后有好转;最近因工作忙,又遗 3 次;腿软乏力,甚至行走难支,手冷如冰,没精打采。温肾药不可少。

炙紫河车 2 具,黄狗肾 6 条,金樱子 30 克,菟丝子 30 克,锁阳 30 克,韭菜子 30 克,覆盆子 30 克,甘枸杞 30 克,蚕茧 30 只,补骨脂 30 克,仙茅 15 克,巴戟肉 60 克,仙灵脾 60 克,炙花蜘蛛 30 只,淮山药 30 克。共研细末,每服 3 克,1 日 3 次。

按 初诊重在补肾气以摄精。龟鹿二仙胶用鹿角温肾壮督,龟板滋阴补任,更有人参、枸杞,合为阴中补阳的良方。张景岳所谓"善补阳者,当于阴中求之",殆即指此类治法而言。二诊则峻补命门真阳,紫河车、狗肾,乃血肉有情之品,善能补益精血;花蜘蛛温肾助火,尤擅强阳起痿。现在花蜘蛛紧缺,可以蜈蚣 30 克代之。此方对于肾阳虚惫所致的阳痿,具有相当的效果。

【案 35】

某男。膏方之制,不见仲景、思邈之书,即金元四家亦未尝有焉,溯其所自,实始于明代注重血肉有情之物,为虚羸不足者辟一新途径。今考《韩氏医通》,实为用膏方治虚劳之嚆矢者,然亦因病施药,毫不驳杂。降及近代膏方,遂为富有者之"安慰品",寒热温凉,龙潜动植,聚于一方,只求昂贵,中病与否不计也。本医室力矫此弊,辨证用药,不求药味之多,而取精用宏,更参以远西之荷尔蒙、维生素等学说,组织本方。世有知音,相视而笑。(1940 年冬)

按 处方未录。先生此案专论膏方,对解放前部分医者滥用膏方,用药庞杂、昂贵,以取媚病家,提出了批评。而先生开列膏方,则辨证用药,从实效出发。这充分体现了他的革新求实精神以及不附和顺俗的高尚品德。

淋 浊

【案1】

王男。小便频数刺痛，有脓汁，外有热象，乃湿热之熏蒸。

银花30克，白薇12克，马鞭草、凤尾草各18克，萹蓄12克，冬葵子12克，黄柏6克，萆薢12克，熟大黄9克。

二诊 脓汁变为血液，痛不可耐。

猪苓9克，赤苓12克，泽泻9克，小生地15克，飞滑石15克，萹蓄24克，萆薢12克，生草梢4.5克，小蓟18克，瞿麦18克，黄柏9克，琥珀屑3克(分2次吞)。

按 此尿频刺痛，有脓汁，显为湿热蕴结下焦之淋证。初诊重用银花等清热解毒，利尿通淋。尤妙在大黄一味，能推动瘀热下行，炒熟则行中有收；据现代药理研究证实，此药对金黄色葡萄球菌等有较强的抑制作用。

二诊脓汁得去，转见血尿，疼痛剧烈，为湿热伤及血络，故复加凉血散瘀之生地、小蓟、琥珀等。经验证明：琥珀对急性泌尿系感染引起的尿痛、血尿，确属有效。

【案2】

陈女。以六味地黄丸加味，小便反见减少。小溲既有脓血，如不排出，则其热不能退，尿量亦无从增加。

生侧柏15克，小蓟9克，蒲公英9克，银花9克，白薇9克，荜澄茄9克，知母12克，车前子30克(包)，黄柏6克，生苡仁30克。

二诊 得效。上方加牛膝9克，丹皮9克。

按 既有脓血，便有湿热；湿热不去，则必留而为患。六味地黄丸虽有“三补三泻”之称，毕竟以补为主，用之嫌早，故处方以大剂清热凉血利尿，给湿热之邪以出路。

【案3】

赵男。小溲刺痛，次数亦频。凡慢性淋浊，多不发热；今有表证，殆为慢性肾盂炎而急性发作者。

薄荷6克，菊花9克，佩兰梗9克，忍冬藤12克，柴胡6克，冬桑叶9克，粉萆薢9克，泽泻9克，车前子9克(包)。

按 前人曾有“淋家不可发汗”之诫。盖淋病日久，阴血多不足，误用辛温则阴血愈伤。今淋病而兼表证，药选轻宣渗利之品，便无伤阴耗血之弊。

【案4】

夏男。此下焦湿热，其热弛张起伏，小溲如浊涕，兼有红色，但不痛，舌红，脉细数。处方以猪苓汤为骨干。

陈阿胶24克(烊冲)，猪苓9克，赤茯苓9克，泽泻9克，飞滑石12克，马鞭草9克，瞿麦穗9克，冬青子9克，旱莲草9克，杭白芍12克，生侧柏叶30克。

二诊 药后小溲之红白黏液，始则增多，继则减少，起伏之热亦不若往日之剧。再拟清利湿热之剂，亦尿道消毒之意。

柴胡9克，生侧柏叶30克，苦参片6克，黄柏4.5克，生苍术9克，淮牛膝12克，白芍9

克,紫花地丁12克,马鞭草15克,凤尾草15克,荜澄茄9克,生甘草3克。

按 此案身热起伏,小便如浊涕,兼有红色,舌红,脉细数,为肾阴虚而膀胱积热,尿道不痛,则当为浊证。

《金匮》说:"脉浮发热,渴欲饮水,小便不利者,猪苓汤主之。"此方实为滋阴利水之良方。今以其为骨干,复入二至、白芍,以助阿胶育阴止血;用瞿麦、马鞭草助苓、泽、滑石以利尿清热,进一步增强了其作用。二诊红白黏液始则多,继而少,为病去之征,仍着眼于清利湿热者,因为有红白黏液,余邪未净,而宜通不宜涩。荜澄茄为尿道防腐药。

【案5】

刘男。尿短,尿道刺痛,膀胱炎也,中医称作"淋"。

生地18克,甘草梢3克,木通9克,竹叶20片,萹蓄9克,川黄柏6克,瞿麦9克,萆薢15克。

按 湿热蕴结膀胱,故小便淋痛。方用导赤散养阴泄热利尿;黄柏、萆薢泻下焦湿热;萹蓄、瞿麦通淋止痛。

【案6】

庄女。其症状可划分三大类:①小溲频数,溺时疼痛;②头眩,心动悸,夜间少寐;③两腿皮下紫瘢成片。②与③,纯属体虚气血不足。此方以治其淋痛为主。

阿胶9克,干地黄15克,赤猪苓各9克,琥珀2.4克(分2次吞),飞滑石12克,冬葵子12克,泽泻9克,二至丸12克(包)。

按 尿频、溺痛为淋;头眩、心悸、少寐为阴血不足;紫瘢为脾不统血。淋属湿热为患,欲滋其阴,则碍湿热;欲事通利,则阴血更伤。乃选仲景猪苓汤,一以育阴,一以清利,两不相妨;加地黄、二至丸以养阴血;琥珀、冬葵子以利尿行瘀,除尿道之痛。琥珀且有镇静安神作用。

【案7】

唐女。以往有子宫附属器炎症疾患,愈后未久,以疲劳少腹痛又作,尤以溲时尿道刺痛为苦,大便难,五日不更衣。此泌尿系感染。

粉萆薢9克,大小蓟各9克,荜澄茄9克,萹蓄草9克,凤尾草9克,香白芷9克,炙乳没各3克,小茴香6克,杭白芍6克,桃仁泥12克,玄明粉18克(分2次冲),通天梗4.5克,滋肾通关丸12克(分2次吞)。

二诊 凡小溲先痛后溲者,炎症在尿道口;溲与痛俱作者在尿道;其痛在溲毕者,其炎症在上端或膀胱。假使肾盂肾炎急性发作者多伴见腰痛,且有起伏热。病者所患是也。

嫩白薇12克,桑白皮9克,生山栀12克,柴胡梢6克,青蒿子9克,松子仁18克,杭白芍9克,石韦9克,银花12克,紫花地丁9克,黄柏9克,生侧柏叶30克(煎汤代水)。

按 此病人先是尿痛,继而高热、腰痛,盖为逆行尿路感染,导致急性肾盂肾炎。治以清热、利尿,分利下焦湿热为主;因有大便难,故辅以润肠通便之品。通天梗即荸荠苗,有利湿利尿作用。

【案8】

陈男。因外伤而尿道发炎,小溲刺痛;炎症皆有分泌物,故有黏液;炎症皆有起伏热,故有表证,如太阳病。

生麻黄3克，光杏仁9克，茯苓9克，桂枝2.4克(后下)，猪苓9克，泽泻12克，阿胶珠9克，粉甘草4.5克，飞滑石9克(分3次吞)。

按 分而观之，麻黄汤治起伏热，猪苓汤治尿路感染。合而观之，麻、桂均有利尿作用。可见先生选药择方，精细入微。

其 他

【案1】

陆男。昨日起咳嗽复作，臭痰较多，恶心，神疲乏力，肩背酸痛，饮食、睡眠尚正常。此为肺痈，西医诊为放线菌化脓症。

黄芪24克，石斛12克，银花18克，粉甘草9克，百部9克，黄芩9克，白及粉15克(分3次吞)。

另：琼玉膏12克，二冬膏12克和匀，每服半匙，日3次。

二诊 药后咳嗽稀减，臭痰隔日即消失。今日清晨又有少量痰，自喉至胃部觉隐痛，尤以咳呛时加重，神疲乏力，胸背疼痛依然。

生芪24克，银花18克，鱼腥草18克(后下)，玉竹15克，生甘草9，生米仁30克，白及粉4.5克(分3次吞)。

另：二冬膏120克，琼玉膏120克，甜葶苈24克，研末和入调匀。每服半匙，日3次。

三诊 臭痰已大减，服药时稍恶心。

生芪24克，鱼腥草15克(后下)，雅连3克，甘草6克，党参9克，紫地丁9克，白及粉4.5克(分3次吞)。

另：橄榄膏120克，琼玉膏120克，二冬膏10克，甜葶苈36克，象贝母36克，均研末和膏中，每服半匙，日3次。

按 肺痈一症，以胸痛、咯吐脓臭痰或脓血为特征。其机制为外邪袭入，肺生痰热，热与血凝，为痈酿脓。肺放线菌病是一种肺部霉菌病，亦可引起多发性小脓肿，临床征象与肺脓肿、空洞型肺结核、肺癌等伴有组织坏死者相似。在成痈期以活血排脓、清热解毒为治疗原则。此案因病程较长，脓未去而气阴已伤，故重用黄芪、甘草、石斛、玉竹、二冬膏、琼玉膏，以养气阴；银花、鱼腥草、紫地丁、苡仁、葶苈子、象贝母以清热、解毒、祛痰。白及一味，能补肺止血，据文献记载："疮疡未溃者服之可清热消肿，已溃者服之可收口生肌。"加用金荞麦30克，清肺涤痰，促进脓疡愈合，奏效更佳。

【案2】

康幼。其痰如脓状而臭，迄今半载有余。假使肺部化脓，决不能延长如此之久，其病多在支气管。

苦桔梗15克，甜葶苈15克，浙贝母6克，冬瓜子15克，杭白芍15克，生米仁30克，海蛤壳24克，粉甘草15克。

按 支气管扩张症，可长期咳嗽，咯脓样痰；如并发感染，则痰有臭味。这在中医学亦列入肺痈范围。此病人正气未虚，治以排脓为首要措施。桔梗含有皂素，善祛痰排脓；葶苈、浙贝、米仁、冬瓜子、海蛤壳均为有效的祛痰、散结药。

【案3】

何男。病之经过凡五阅月,初起饮食作噎,最近匝月饮食有所阻隔,有时呕吐,但有时则通行无阻。暂作食道痉挛治之。

全当归、香甘松、陈广皮、沉香曲、香橼皮、旋覆花(包)、姜半夏、杭白芍、台乌药、香谷芽各9克。

二诊 往日中午不能进食,药后中午能进糜粥。

全当归15克,大贝母15克,旋覆花9克(包),杭白芍15克,香甘松3克,香谷芽12克。

按 食道痉挛应与食道癌相鉴别。本案作食道痉挛治疗,药取降逆(半夏、旋覆花)、理气(甘松、陈皮、沉香曲、香橼、台乌)及归、芍和营缓痉。服后即收小效,说明不是食道器质性病变。

【案4】

梁幼。经攻积消食药后,便之黏液者,转为泄泻,但按其盲肠部位,仍剧痛,身热如烙。

金银花15克,败酱草12克,马齿苋15克,飞滑石12克,五灵脂9克,黄柏炭9克,焦楂肉9克,小蓟12克,京赤芍12克。

三诊 药后热退,腹痛大减,但大便仍溏,中有黏液。

银花炭9克,白槿花12克,滑石12克,晚蚕沙(包)9克,焦山楂12克,马齿苋、青皮各9克,焦谷麦芽各9克。

按 此案初诊病案散失,但既用攻积消食药,其人以腹痛(尤以盲肠部位)求诊可知。二诊方用银花、败酱草、黄柏、马齿苋、小蓟清热解毒;灵脂、山楂、赤芍、滑石行瘀消滞,而获热退,腹痛大减。三诊因大便溏,含黏液,续用清热、理气行滞之品以清余邪。

【案5】

左男。以左膺作痛为主症,自诉曾有宿伤。

全当归9克,延胡索9克,旋覆花9克(包),川羌活4.5克,炙乳没各3克,五灵脂9克,娑罗子9克,六轴子1.5克。

按 本案因宿伤而致左膺作痛,故以活血、通络为治。

【案6】

孙女。连日夜间发热,每热必发风疹,痒不可耐。凡风疹发于稚孩,多属胃肠病,以往曾7日一更衣。此其候也。

海南片12克,桃仁9克,草决明12克,蒲公英18克,当归12克,丹皮9克,赤芍9克,茅根30克。

按 此为风疹,用当归、蒲公英、桃仁、丹皮、赤芍、茅根清热凉血;槟榔、草决明清肠通便。曾见一便秘患者,身发痒疹,大便得通,其痒疹亦渐次而愈。可知风疹多属胃肠病之说,不是没有临床根据的。

【案7】

柴男。面垢,苔腻,目充血,右肋骨弓下及心窝部疼痛,按之亦然,病历旬余,二便皆少,不通便利溲,则热与呕皆不能止。

春柴胡9克,黑山栀9克,绵茵陈15克,淡黄芩9克,生锦纹6克,郁李仁12克,玄明粉

15 克(冲),赤苓9克,制半夏9克。

二诊 得大便,自觉爽适不少,肝脏部分触之亦不如昨日之痛。

绵茵陈12克,梗通草6克,嫩白薇12克,玄明粉9克,车前子12克(包),郁李仁9克,冬瓜子9克,生苡仁12克。

按 本例虽未明确诊断,然当时先生认为是急性胆囊炎,方用大柴胡汤加减。二诊病情好转,则改予利二便清湿热。至三诊时,仅觉神疲,乃予异功散调理善后。

【案8】

潘男。此古人所称之疝气痛,牵及睾丸故也。致此之由,仍在痢后。古人以痢后健脾。健脾者,恢复肠之蠕动能力,使痉挛者恢复弛缓;而有气体蓄积者,则排泄之。

炮附块4.5克,补骨脂9克,制香附9克,杭白芍12克,鸡内金12克,全当归12克,生白术9克,晚蚕沙15克(包),炮姜炭6克,粉甘草6克。

二诊 其便已能自行通畅,而腹之癥块牵引睾丸掣痛者如故;自觉两睾皆痛而坠,则不同于偏疝。仍守和营行气,健脾升提之法。

全当归12克,绿升麻4.5克,小茴香9克,淡吴萸2.5克,橘核皮各6克,潞党参9克,台乌药9克,荔枝核12克,焦白术9克,川楝子9克,延胡索9克。

按 张子和有"诸疝皆归肝经"之说,因为按照经络学说,肝经络于阴器,上行少腹,所以阴寒内甚,致腹痛牵及睾丸,便责之于肝经为病。本案为寒疝,初诊用附子、炮姜、蚕沙、补骨脂温经燥湿散寒;香附辛香理气;归、芍和营止痛。得之痢后,则脾失健运可知,故复用白术、鸡内金以健脾。二诊其痛如故,考虑到久病气虚下陷,肝失疏泄,乃以参、术、升、柴以补气升陷;木香、吴萸、荔橘核等以疏肝理气止痛,是虚实兼顾之法。先生所谓:"健脾者,恢复肠之蠕动能力,使痉挛者恢复弛缓,而有气体蓄积者,则排泄之",殆即指健脾、理气、缓痛之治。

【案9】

徐男。俗所谓偏坠者,其病有发作性,肠端弛缓不收之故也。其轻者茴香橘核丸、补中益气丸皆能上升;其重者不用刀圭,便有危殆。重症多见老年人气血衰者。此症女子亦有之。不细加考察,便致误事。

生黄芪12克,升麻4.5克,苎麻根12克,脱力草15克,全当归9克,十大功劳叶9克,炙乳没各3克,乌药9克,粉甘草4.5克。

按 脱力草即仙鹤草。江浙民间常用之治脱力劳伤,言其有补益气血之功。此案用之,即取其意。

【案10】

赵男。古人之所谓疝,一是肠脱;二是睾丸炎。今右胯青筋隆起,肠脱也。内服药无非恢复局部肌肉之紧张力,但其效甚缓。

生黄芪6克,春柴胡2.2克,川楝子9克,升麻2.2克,小青皮6克,台乌药6克,全当归6克,荔枝核12克,炙乳没各2.5克,粉甘草2.5克。

另:炙地鳖虫3克,蝎尾1.5克,共研末,分4次吞。

按 疝之为病,多由感寒、劳力致之,故予益气升清、散寒理气之方;然积久瘀阻,故用地鳖虫、蝎尾攻瘀镇痛。先生指出,对疝之治疗,"内服药……其效甚缓","其重者不用刀圭,便有危殆”,实为经验所得之谈。

【案 11】

朱男。两手指尖麻,面色不华,此属于营养方面事。左睾丸往日曾有性病。

全当归 9 克,黑大豆 12 克,粉萆薢 9 克,粉丹皮 9 克,五加皮 9 克,秦艽 9 克,豨莶草 15 克,杜赤豆 30 克。

二诊 据其往日之经过,颇类麻风。仲景诊王仲宣四十当眉落,亦是斯症。厥后唐初四杰之卢照邻,因此症而终生不治。故诊治之宜早!今予下方:

苍耳子 90 克,大枫子 60 克,蜈蚣连头足 5 条,全蝎 6 克,雄黄 15 克,绿豆衣 150 克,蕲蛇 4 条,海藻 90 克,昆布 90 克。共为细末,如梧子大,每次 20 粒。

按 先生对麻风病之早期尝用此方。

【案 12】

徐女。千金温脾饮之适应证有三:营养不良,脉沉细,一也;病后之便秘多日,二也;目的临时通便 2 次者,三也。

炮附子 90 克,潞党参 9 克,熟锦纹 9 克,生锦纹剉末 3 克,干姜 4.5 克,粉甘草 3 克,柏子仁 12 克,山楂肉 18 克。

【案 13】

陈女。骤然耳聋,有属于实证者。不更衣 5 日,苔垢腻,尖红,予大柴胡汤下之。

春柴胡 6 克,白芍 9 克,生枳实 9 克,黄芩 4.5 克,姜半夏 9 克,生锦纹 2.5 克(研末冲),玄明粉 12 克(冲),草决明 12 克,粉甘草 4.5 克,生姜 2 片,大枣 5 枚。

二、妇科(7个门类)

月经不调

【案1】

朱女。室女之停经:①由于内分泌障碍;②营养不如所需;③神经系之变化。而第三者为最普遍,《内经》所谓“二阳之病”。

当归12克,云苓9克,白术15克,薄荷6克(后下),白芍9克,柴胡9克,生姜2片,甘草3克,大黄䗪虫丸12克(分2次吞服)。

二诊 室女停经,萎黄病、子宫结核、内分泌障碍病,皆可从望、切两诊得之;惟神经系之变化,则少迹象可寻。

生白术9克,黄芪9克,茯神9克,酸枣仁9克,广木香2.4克,潞党参9克,当归9克,远志3克,龙眼肉9克,粉甘草3克,生姜2片,大枣4枚。

按 《内经》有“二阳之病发心脾”之说。“二阳”系指阳明(胃、肠)。意即精神抑郁,气机不舒等心脾之病,可以引起胃肠消化不良,在妇女可致月经不调。处方予逍遥散疏肝健脾、调经;大黄䗪虫丸祛瘀生新,以通经闭。二诊用归脾汤益心脾,充气血,乃取体健而月经自行之意。

【案2】

吴女。经过期不潮,辄有胃症状,如消化不良,吞酸甚。今拟散剂调治。

苍术12克,陈皮6克,杭白芍9克,厚朴3克,当归12克,柴胡9克,云茯苓18克,薄荷6克,生白术15克,粉甘草3克,大黄䗪虫丸18克。共研细末,饭后吞服4.5克。

【案3】

陈女。室女停经,多能引起胃障碍,古人用平胃散通经,即是此理。

春柴胡6克,陈皮6克,官桂皮6克,制香附9克,小青皮6克,生艾叶4.5克,淡吴萸4.5克,薤白头9克,小茴香6克,台乌药6克。

另:平胃丸60克,分10次吞服。

按 阳明为多气多血之经。月经过期不潮,则胃气壅遏,此胃证候之由来。吴案为月经过期不潮,陈案为室女停经,两方中均有平胃散,其着眼点即在此。

【案4】

方女。脉有弦意,此种脉主拂逆恚怒。经行后期,将行乳房作胀,少腹尤甚,今经将行。

醋炒柴胡4.5克,杭白芍9克,丹皮9克,薄荷4.5克,全当归9克,生白术9克,赤苓9克,延胡9克,泽兰叶9克,生姜2片。

二诊 经已见,所苦如故,必待经净而后已。

当归9克,延胡9克,小茴香9克,旋覆花9克(包),川芎6克,泽兰叶9克,炒丹皮9克,粉甘草3克。

三诊 凡经行乳房作胀者,此与经之多少无绝对关系;其少腹之胀,如经量增多则稍舒,药后其量仍少。

全当归9克,泽兰叶9克,卷柏9克,土牛膝12克,大川芎6克,粉丹皮15克,苏木6克,桃仁泥12克,香附9克。

按 脉弦,经将行乳房作胀,为肝气郁结之征;气结则经行不畅,此少腹胀之由来。用逍遥散出入化裁,疏肝解郁调经,为常用有效之法。三诊因经量少,少腹胀,乃改用活血祛瘀通经之剂。

【案5】

李女。经闭一年有半,形质不消瘦而丰腴,当攻之。

全当归12克,泽兰叶12克,益母草12克,生茜草12克,蓬莪术9克,土牛膝12克,京三棱9克,两头尖12克(包),海南片9克,黑丑9克,大黄䗪虫丸12克(分2次吞)。

二诊 经闭既无虚劳嫌疑,前方重其制。

全当归15克,土牛膝12克,大川芎9克,丹皮12克,蓬莪术12克,制黑丑9克,王不留行9克,紫丹参12克,抵当丸9克。

按 经闭一证,大别之,有属虚、属实之不同;论治则有或补、或攻之异。此患者经闭而形质丰腴,当用活血通经药通其闭止,殆无疑义。抵当丸由水蛭、虻虫、桃仁、大黄组成。水蛭、虻虫为攻逐瘀血的峻药,桃仁长于破血行瘀,大黄能导瘀下行。该方本为治伤寒有热,内有蓄血之证,先生借用治血瘀经闭。

【案6】

郑女。经后期2日而来,将行,少腹沉坠,且隐隐作痛,既行,坠与痛皆消失,而小溲频。夫经与溲在生理并无绝对关系,今如此,亦虚故也。

党参9克,绿升麻3克,杜仲9克,五味子4.5克,白芍6克,补骨脂9克,旋覆花9克(包),罂粟壳9克,乌药6克,甘草3克。

按 小溲频数,一般说来,有属中虚不足者,有属肾虚者。经将行,小腹沉坠,既行,小溲频,均为虚象。案药以补气升提、益肾固摄为主。

【案7】

马女。经将行,口腔破碎,易忿怒,此肝阴不足,而肝阳有余。

生熟地各12克,冬青子9克,怀牛膝6克,柏子仁12克,麦冬6克,旱莲草9克,金石斛9克,制首乌12克,牡蛎30克(先煎),桑麻丸12克(包)。

按 肝体不足,则肝用有余。案中用牡蛎潜阳,桑麻丸凉肝润燥,余为大队养肝剂,以益肝体。此属肝之虚证,不宜用折肝、泻肝等法。

【案8】

赵女。经后期,将行先下白物,既行其色淡,平居洒洒然有寒意。古人之概念,为虚寒之象。

肉豆蔻9克,炮附片6克,炮姜炭4.5克,白芍9克,补骨脂9克,北细辛3克,川桂枝4.5克,黄芪9克,青防风9克,炙甘草3克。

二诊 药后凛寒大定。平素经多后期,每月递减。距离经期不远,以此方催其早行。

全当归9克，山萸肉9克，北细辛3克，制香附9克，丹皮9克，大川芎6克，补骨脂9克，官桂皮4.5克，炮姜炭3克，两头尖9克(包)。

按 此案所列诸见症，责之肾阳不足。经后期而色淡，乃肾阳虚影响冲任通盛之故；将行先下白物，乃肾阳虚导致带脉失固，湿浊下流之故。因此温补肾阳为立方之主要着眼点。一诊因平居洒洒然有寒意，故方中有芪、桂、姜、附、芍、草以益气温经和营。二诊因距离经期不远，故方中有归、芎、香附、丹皮、两头尖等通经药。

【案9】

松女。往日行经量少，今更甚，且淡，无所苦。不可攻，其人形瘦故也。

全当归12克，熟地12克，怀牛膝9克，阿胶12克，炒丹皮9克，淡吴萸4.5克，麦芽9克，山萸肉9克。

按 行经量少、色淡，且无所若，均为血虚之象。不可因量少而攻之，攻之则诛伐无过，徒伤正气。

【案10】

杨女。曾经大崩，表示血液凝固力减退；崩止，月经愆期。此番停止2个月，最近3日来，有少量之淋沥，少腹沉坠。催经药不宜用，当强壮剂恢复卵巢功能。

熟地黄15克，破故纸9克，白归身9克，枸杞子9克，山萸肉9克，巴戟天9克，生艾叶4.5克，金毛脊9克，炮姜炭4.5克，杜仲9克，震灵丹6克(分3次吞服)。

按 经行不畅，可用通经药；有大崩病史，则催经药不宜用。方药重在调补冲任，恢复卵巢功能，以使经之当行者自行。

【案11】

丁女。经过期旬日，不见腰酸腹胀，即无攻之证候。登高则呼吸为之不平匀，而心动悸，脉虽不细，但甚数。凡此皆一派虚象。

全当归12克，潞党参9克，白术9克，云苓9克，阿胶珠15克，熟地黄18克，白芍6克，炙甘草3克，川芎6克，杞子9克。

二诊 经已见，腹痛则其色淡，腹不痛则色正常，而其腹胀殊甚。

全当归9克，制香附9克，青皮9克，破故纸9克，大川芎6克，吴萸4.5克，延胡9克，肉豆蔻9克，炮姜炭4.5克。

按 初诊见一派虚象，治用八珍汤加味。二诊腹痛、腹胀殊甚，为寒郁气滞之征，故寓理气于温补之中。

【案12】

刘女。连续3次流产。此番经停四旬余，带下频，孕之与否，不能肯定。但头目晕眩，不能支持，四肢麻，胸次窒闷不得息。经西医诊断为心脏病。以其脉之表现，确实不误。心脏病者，如怀孕，确有危险。

当归9克，制香附9克，怀牛膝12克，紫丹参9克，粉甘草4.5克，川芎9克，吴茱萸4.5克，赤白芍各9克，杜红花6克。

二诊 四药而经见，但头目为之眩晕。心脏患者，原忌猛攻；不攻之，又难达通经之目的。

当归9克，淮牛膝15克，萸肉9克，肉桂0.9克，制首乌12克，党参12克，杜仲9克，泽兰9克,桃仁15克,杜红花9克,炙甘草3克。

三诊 经虽见,其色为桃红而质黏,但淋沥不得充分排泄。以其两脉之不鼓指,虽见腹胀,仍忌猛攻。

当归15克,黑丑6克,山萸肉9克,熟地15克,炮附块6克,炙甘草4.5克,香附9克,三棱9克,巴戟9克,川芎9克,炮姜炭4.5克。

按 本系体弱,又患心脏病,月经闭止,不攻则经不行,攻之虚损正气,是谓两难。一诊予活血通经方,服后经行不畅;二诊在益气养血药中,加桃、红、泽兰以通瘀行经;三诊在补益强壮剂中辅以黑丑、三棱以消瘀活血。均为攻补兼施之计。

【案13】

王女。平素经先期,掌心热,阴虚肝热不能藏血也。

地黄12克,牛膝9克,山药9克,萸肉9克,阿胶9克,丹皮9克,泽泻9克,赤苓9克,车前子12克,炒续断9克,女贞子12克,旱莲草15克。

【案14】

董女。经行先期而少腹胀,色淡如赤豆水,手足不温。先期属血热之说不可泥。

淡吴萸4.5克,山萸肉9克,阿胶珠15克,菟丝子9克,巴戟9克,制香附9克,补骨脂9克,艾叶9克,台乌药9克,清炙草3克。

【案15】

沈女。经先期,如在旬日左右,是病态;仅二三日,无碍也。8年来,梦熊无征。其主因正在后:面色萎黄,一也;经将行,先腰酸腹痛,二也;带下频频,则头眩目暗,三也。今经将行。

全当归9克,破故纸9克,熟地黄18克,肉豆蔻9克,肉桂末1.2克(分吞),淡吴萸4.5克,大川芎6克,厚杜仲9克,丹皮4.5克,炮姜炭3克。

按 梦熊无征,即未能怀孕之意。从案中所列三条主因,可知为精血不足,冲任虚寒所致。值此月经将行之际,先予温宫调经之方以调之,冲任既调,则孕育有望。

【案16】

王女。经先期而量多,一来复,仍色鲜不净,面容与脉皆不足。古人有肝脾不能藏统之说。

当归6克,阿胶珠12克,潞党参9克,五味子4.5克,川芎6克,熟地12克,炮姜炭3克,川断肉9克,桑寄生12克,茯神12克,震灵丹6克(分2次吞)。

按 肝主藏血,脾主统血。肝脾失统摄之职,致月经量多。其治疗不宜用凉血之品,只宜用益气养血、补益肝脾之方以温摄之。

【案17】

杨女。距离上次经行仅有半月,少腹痛,侧卧则痛更甚,脉有数意。数者,表示某处有炎症。

樗皮12克,黄柏9克,生茜草9克,侧柏叶9克,苦参片6克,象贝母9克,云茯苓9克,琥珀3克(研冲)。

按 先生常说:“经来脉数,多属炎症之象。”

【案18】

朱女。经先期，淋沥半月，其量多，其色或鲜或紫。此症起于产后，已历数年。腹不痛而腰脊酸，加凝固血液与收缩子宫之属。

益母草12克，生茜草9克，仙鹤草12克，熟地15克，大川芎6克，杜红花4.5克，苎麻根12克，桑寄生12克。

另：乌贼骨18克（研末，分3次吞）。

按 用茜草、仙鹤草、熟地、苎麻根、乌贼骨以增加血液之凝固；益母草、川芎、红花以收缩子宫，可起到压迫止血的作用；桑寄生补益肝肾而治腰酸。因无腹痛之症，无需用较多的祛瘀药。

【案19】

葛女。今经先期半月，既行，必半月始净。如此者半年有余。其量少。其色或鲜或淡。

乌贼骨15克（研吞），牛角鰓炭12克（包），阿胶珠12克，菟丝饼12克，苎麻根12克，桑寄生12克，熟地12克，旱莲草12克。

另：人参胎产金丹4粒（分2次服）。

二诊 两药后，而淋沥止。带下频，仍是宿疾。

干地黄15克，杭白芍6克，山萸肉9克，淮山药12克，桑椹子12克，菟丝子9克，金樱子12克，冬青子9克。

【案20】

唐女。上月经行因郁怒而阻，回下黄水数日。此番经逾旬日而行，将行少腹酸胀，腰酸如折；始则淋漓，继则大血块色黑，腰酸所苦如故。原来经之生理虽在卵巢，亦受神经系之支配。古人调经多用疏肝，即此理也。

醋炒柴胡6克，小茴香6克，香甘松6克，大川芎6克，延胡9克，旋覆花9克（包），川楝子9克，失笑散12克（包），香橼皮6克，炒丹皮9克，肉桂末1.8克（分3次吞），半硫丸6克（分2次吞）。

二诊 经已净，少腹左侧作痛，其脐下按之痛更甚，此输卵管炎之象。带下多而黏。

生侧柏叶30克（煎汤代水），白芍9克，生麻黄3克，樗皮9克，白薇9克，羌活4.5克，杏仁泥12克，延胡索9克，失笑散12克（包），粉甘草3克。

按 此案一诊，因气郁不舒，致宿瘀内阻，经行不畅，故先从理气调经着手。二诊因带下多而黏，少腹及脐下作痛，辨其为输卵管炎。故用清下焦湿热之品以消炎；用麻黄、羌活者非为解表，乃取其温经镇痛之用。

【案21】

叶女。感冒经事适来，经量少者不忌辛温，多者必忌。

川桂枝3克（后下），川芎4.5克，刺蒺藜9克，前柴胡4.5克（各），白芷6克，酒淋黑大豆12克，荆芥4.5克，晚蚕沙9克（包），生艾叶4.5克，白芥子6克，粉甘草2.4克。

按 血得温则行。经期服用辛温之属能使经量增多。此患者感冒经事适来。使用辛温剂者，殆因经量少而不为所忌。

【案22】

某女。经淋沥，当攻、当止之鉴别：①当考其经过中量之多寡；②腰酸腹痛之有无；③经之颜色如何。

益母草12克,泽兰9克,延胡9克,苏木6克,蒲黄9克(包),桃仁12克,五灵脂9克(包),生艾叶6克。

按 此案列举治疗经淋沥之三个鉴别要点,示人注意审证用药。一般说来,经淋沥量涩少,腰酸、腹痛,经色紫黑,为有瘀之象,可攻;经淋沥量多,无腰酸、腹痛,经色鲜红,为无瘀之象,当止。然病情千变万化,不可固执一端,倘虚实互见,又当取通涩并用之法。

【案23】

钱女。季春流产后,血大下如崩,曾经晕厥,虽未濒于危殆,以此血液亏耗,难以恢复。夏天经曾一见,迄于今兹。征以面容之惨淡,心之动悸,攻是无益。

全当归9克,阿胶珠15克,枸杞子9克,潞党参12克,山萸肉9克,熟地黄18克,旱莲草9克,抱木神12克,谷麦芽各9克。

另:两仪膏24克,每服1匙,日2次,开水冲服。

按 大崩致虚,经不行,源于血之枯,故用补益气血之剂治之,而气血充沛则经自行。

【案24】

姚女。一月经三见,小腹胀,胀甚量益多;据其色脉,胶艾汤不相当。

炒丹皮9克,生地12克,小蓟15克,旱莲草15克,生茜草9克,地榆炭9克,冬青子9克,炒银花12克,藕节炭(4只),黑荆芥6克,川黄柏3克,夏枯草9克。

二诊 服药后,经色仍鲜,腹胀,量多亦如故,今易其法。

阿胶珠12克,益母草9克,小蓟12克,瞿麦9克,生蒲黄9克,生艾叶6克,生茜草9克,干地黄12克,黑荆芥6克。

按 初诊因月经色鲜,先生用凉血止血法。二诊不见效果,乃改用胶艾汤加减以温经祛瘀止血。迨至三诊,月经果净,少腹作胀也消失,终以四物汤加减善后。由此可知,临床用药,贵在随症应变。

【案25】

戴女。5年前,因经停3个月,用攻剂,大下如冲;冲止,体弱而行经量少,色黑,将行腹隐痛。今行经第5日,以温经汤调之。

当归9克,杭白芍6克,肉桂末1.5克(分吞),丹皮6克,吴茱萸4.5克,阿胶珠12克,炮姜炭4.5克,潞党参9克,川芎4.5克,姜半夏6克,炒麦冬6克,清炙草3克。

按 行经量少色黑,为内有瘀阻之象,当祛瘀;将行腹隐痛,为冲任虚寒之象,当散寒;曾经大下如冲而致体弱,当补气血。温经汤温经散寒、养血祛瘀,正为合拍。此方为温经汤全方,而以肉桂易桂枝,以炮姜易生姜,意欲增强温经、散寒、镇痛作用。

【案26】

曾女。经行,量少,腹胀,兼泛清水,温之。

淡吴萸4.5克,乌药6克,官桂皮9克,炮姜炭4.5克,生艾叶6克,荜茇9克,姜半夏6克,旋覆花12克(包)。

按 泛吐清水,中寒之象;腹胀,乃气寒凝聚所致。散其寒则清水可止,理其气则腹胀可消。气顺寒散,经行自多。此案调经不用血药,而寻其致病之源。

【案27】

宋女。28日而经见，此不能以先期目之；量少色淡，则是病态。其人形瘦，亦无腰酸、腹胀，此虚象也，不能以卵巢失职，下部充血论。古人于斯，多用温剂，虽与内分泌无关，但可以唤起体力，振奋功能。

淡吴萸4.5克，上官桂1.5克(研吞)，党参9克，补骨脂9克，熟地15克，全当归9克，阿胶珠15克，粉丹皮9克，炮姜4.5克，炙甘草3克。

按 患者去年曾经血崩，今量少色淡，故先生投以温补之剂。

【案28】

孙女。以古人之概念，经之色黑而有块者，以为下焦虚寒，多用温药。此类药，刺激卵巢功能一也；流畅血液循环，二也；强壮体力，尚其余事。

淡吴萸6克，炮姜炭4.5克，仙灵脾9克，炒丹皮12克，生艾叶4.5克，肉桂末1.5克，破故纸9克，大川芎6克，党参9克，当归9克，制香附9克，炙甘草3克，来复丹6克(分2次吞)。

按 经之色黑为下焦虚寒，治用温运之剂，补其阳气之虚，理其寒凝之滞。然亦有经之色黑属热者，尤当参合脉证，细加分辨。

来复丹出自《局方》，由硫黄、硝石、玄精石、五灵脂、青陈皮等组成，能温肾下气，化痰、血、食积之滞，为治伏暑泄泻之要药。此处先生借用为温散下焦虚寒，治寒凝之瘀滞。

【案29】

王女。属于内分泌患者之经后期，植物性药，本无大效。仲景多用动物、虫类。

熟地黄18克，杭白芍9克，醋炒柴胡9克，泽兰9克，全当归12克，大川芎6克，川桂枝4.5克，粉丹皮9克。

另立丸方于下：

地鳖虫15克(连头足翅)，藏红花6克，晚蚕沙12克，虻虫9克(连头足翅)，两头尖15克，当归30克，五灵脂15克，炙鳖甲24克，鸡血藤24克。共研细末，蜜泛为丸，如桐子大，每服20粒，日2次。

按 月经后期有虚有实，虚者当补，实者当通。此案用虫类药为主，化瘀通经。汤药以四物养血，柴胡调畅气机，桂枝、泽兰、丹皮和营祛瘀，合为养血调经方。丸方以地鳖虫、虻虫为主，配合红花、蚕沙、两头尖、五灵脂、鳖甲消瘀散结，当归、鸡血藤养血。寓消瘀于养血之中。制为蜜丸，缓图功效。

【案30】

周女。往日经过期不至，恒见崩中。今腹胀而腰酸，攻之不可；调整卵巢功能，斯可矣。

全当归9克，补骨脂9克，炮姜炭3克，官桂皮4.5克，大川芎6克，巴戟天9克，淡吴萸4.5克，升麻4.5克，清炙草4.5克，来复丹6克(分2次吞)。

二诊 强壮剂只能间接恢复卵巢功能，假使经之须通者，则其力缓。往日经后时，大崩，攻补兼施可矣。桃仁承气加参归法。

党参9克，川桂枝3克，生枳实9克，制川朴3克，全当归9克，桃仁泥12克，生川军6克。

按 月经过期不至，有腰酸、腹胀之症，本可攻之，因有崩漏宿疾，攻之恐有崩变，则攻法又不可。初诊以暖宫升陷、活血调经之方，服后经未行。二诊乃用攻补兼施之法，以参、归补气养血,桂枝、桃仁、生军活血消瘀通经,枳、朴疏理气机。

【案31】

贾女。经将行之一来复。即倦怠违和;既行,若断若续,色黑成块。此卵巢实质病。

荆芥穗6克,刺蒺藜9克,秦艽9克,蚕沙9克(包),料豆衣12克,官桂皮3克,大川芎4.5克,白归身9克,紫丹参6克,粉甘草3克。

按 经行若断若续,色黑成块,为寒客胞宫、血瘀于内所致。治用理气散寒、活血化瘀之剂以调之。

【案32】

黄女。病者所呈面容,经后期居多半。其经之将行,少腹痛。其痛处不类常人之痛经,自觉从少腹左侧有筋脉斜走入于少腹,隐隐作痛,数年来均如此。既然经色不正常,且经净后再行,赤白相间,少腹不痛而胀,此卵巢、子宫皆病者。少腹痛时,自觉冷感。

生侧柏叶15克,炒丹皮9克,苦参片6克,小茴香6克,杭白芍9克,川黄柏4.5克,苍术9克,荜茇9克,炮姜炭3克,肉桂1.5克(研末分吞),粉萆薢9克。

按 少腹属厥阴,就其疼痛之部位与情态,可测知为厥阴经脉寒凝所致,故方中用肉桂、炮姜、小茴香等散寒解凝、镇痛;经净后再行,赤白相间,为子宫发炎所致,故方中用侧柏叶、丹皮、黄柏、苦参等凉血消炎。盖不温不足以镇其痛,不寒不足以消其炎,方药所以寒温并举。

【案33】

胡女。经过期不至,少腹隐痛,得温罨则雷鸣,此寒与气相搏。

台乌药9克,制香附9克,海南片9克,川楝子6克,官桂皮6克,淡吴萸2.4克,半硫丸4.5克,五灵脂9克,薤白头9克,佛手片6克。

按 寒与气相搏,经凝涩不行,必以散寒行气,疏通结滞治之。香附、乌药并用,乃《韩氏医通》之青囊丸为主体。案中均选用辛苦芳香之属,以温通经脉,理气行滞,恰合病机。

【案34】

陆女。冲为血海,任主胞胎。经事久闭,冲任失职也。以汤剂调治之。

当归9克,金毛脊9克,大川芎6克,巴戟天9克,菟丝子9克,杜仲9克,淮牛膝12克,川续断9克,肉桂末3克(分2次吞),吴茱萸4.5克,炮姜炭3克,炙甘草4.5克。

按 此种闭经,属虚证,乃营血亏耗,冲任失职,化源不足所引起。前人有"八脉隶于肝肾"之说,故从益肝肾、调冲任入手。据本草记载,案中当归、狗脊、川芎、巴戟天、菟丝子、杜仲、牛膝、川断、肉桂、吴萸均能入奇经,有调补奇经作用。

【案35】

杨女。经愆期,甚则二三月一行。此番闭止,将及3个月;行而量少色淡,腰部酸楚特甚。此证法当温补。

当归9克,川芎4.5克,粉丹皮9克,吴萸2.4克,肉桂末1.2克(分2次冲入),紫丹参9克,山萸肉9克,金毛脊9克,胡芦巴6克,炙乳没各2.4克。

按 经行量少色淡,虚寒之象;腰部酸楚,肾虚之征。用药一取温补肝肾以治其源,一取养血调经以理其流。

【案 36】

王女。经恒 2 个月一行，有 3 个月一行者，且无所苦，头眩、目花而已。据其目光少神，可以测知内分泌之障碍。古人以肾开窍于目，亦有理由。

生熟地各 9 克，淮牛膝 9 克，潼蒺藜 9 克，女贞子 9 克，料豆衣 12 克，菟丝子 9 克，仙鹤草 12 克，苎麻根 12 克，桑麻丸 9 克（分 2 次吞）。

按 肝肾虚弱，营阴亏损，导致月经 2 个月或 3 个月一行，故用甘润之剂以滋补肝肾。

【案 37】

柴女。经停将及两月，色脉皆现虚象，曾经两足肿，其肿在停经以后。通经药不可孟浪，寓养血于健脾之中。

黄芪皮 9 克，潞党参 9 克，生白术 9 克，云苓 12 克，黑大豆 18 克，木瓜 9 克，杏仁泥 9 克，生熟苡仁各 12 克，杭芍 9 克，大枣 9 克，熟地黄 12 克（砂仁 2.4 克拌），连皮生姜 2.4 克。

按 虚人停经，宜补不宜攻。用参、芪、术补气健脾，以助生化；地、芍、枣养血和营，以调月经；余药渗湿利尿，以消足肿。熟地用砂仁拌，补中寓行，滋而不腻。

【案 38】

陈女。经居将及 50 日，少腹胀痛，洒然恶寒，予桂枝茯苓丸；苔白，食入则胀，复入平胃散。

川桂枝 4.5 克（后下），粉丹皮 9 克，赤芍 9 克，云苓 9 克，桃仁 9 克，生苍术 6 克，川朴 2.4 克（后下），陈皮 6 克，粉草 3 克。

二诊 药后腹胀差减，而胸胁攻筑作痛。古人有治血先治气之说。

制香附 9 克，苏梗 9 克，旋覆花 9 克（包），青皮 6 克，川楝子 9 克，香甘松 9 克，刺蒺藜 9 克，沉香曲 9 克，佛手 6 克，延胡索 9 克，娑罗子 9 克。

按 初诊用桂枝茯苓丸祛瘀散结，以治经居而少腹胀痛，洒然恶寒；用平胃散燥湿健脾宽中，以治湿困苔白，食入则胀。二诊按“治血先治气”之法，用大队疏利气机之品，以治气郁不舒引起的胸胁攻筑作痛。古有血随气行、气滞则血瘀之说，经病用气药，即取此理。

【案 39】

罗女。经事不以时下，多能影响胃障碍，今拟加味越鞠丸予之。

当归 9 克，川芎 5.4 克，苍术 9 克，制香附 9 克，神曲 12 克，黑山栀 9 克，陈皮 6 克，山楂 12 克，厚朴 2.1 克（后下），苏梗 6 克。

按 气血郁滞，月事不以时下，治必调气活血，解郁行滞，方用越鞠丸加味即是此意。所谓胃障碍，亦为气郁之征，气畅郁舒，则其障碍自除。

【案 40】

陈女。经后期已历多年，频年以体弱而更甚，既行腰酸特甚，腹亦胀，其量少，约 5 日而净。此卵巢实质病，可攻，但必复入营养药。

全当归 9 克，泽兰叶 9 克，熟地 18 克，粉丹皮 9 克，制香附 9 克，杜仲 9 克，菟丝子 9 克，淮牛膝 9 克，独活 6 克，桑寄生 12 克。

二诊 大致经先期量多；后期者量反少。上者卵巢黄体疾患，下者卵巢实质疾患。今少腹酸楚则经下少许，盖卵子无力分裂，催经药即使无力转为有力耳。

全当归12克,粉丹皮9克,紫丹参9克,淡吴萸4.5克,桃仁泥12克,泽兰叶9克,淮牛膝12克,延胡9克,大川芎6克,苏木4.5克,阿胶24克(烊冲),潞党参9克,炙甘草3克,红枣5枚。

按 经后期,腰酸楚,是体弱所致;经行量少,腹胀,为内有瘀阻。此系虚中夹实之证,徒补无益。一诊用归、地补血和营;杜仲、菟丝、独活、寄生强健腰膝;香附、牛膝、泽兰、丹皮理气行瘀。二诊用温经汤加减,参、草、枣、归、胶补虚,吴萸温经散寒,余药调经祛瘀。

【案41】

张女。主症在神经衰弱,易恚怒,多齿痛,皆其候也。虽最近数月,经后期旬日,其色淡而量少;比日正值经行,不但量少,其色且黑,少腹胀满不舒。此当攻补兼施之法。

当归9克,熟地15克,淮牛膝9克,泽兰叶9克,五灵脂12克,紫丹参9克,炒丹皮9克,卷柏9克,桃仁泥9克,制香附9克,炮姜炭3克,川芎4.5克。

按 因平素体虚,经后期色淡量少,故用归、地补血;因正值经行,量少色黑,故用灵脂、泽兰、桃仁、丹皮等攻瘀通经,因少腹胀满不舒,故用香附、川芎、炮姜理气散寒。

【案42】

翟女。经事凌乱,将行先淋沥旬日。

生阿胶12克(烊冲),生艾叶4.5克,菟丝子12克,熟地黄18克,牛角鰓9克,黑大豆18克,瞿麦9克,金樱子9克,潼沙苑9克。

二诊 下列之属,皆有间接恢复卵巢之作用。

山萸肉9克,杜仲9克,阿胶珠12克,枸杞子9克,金毛脊9克,熟地12克,菟丝饼9克,乌药9克,生艾叶4.5克,炮姜炭3克。

按 此经事凌乱,将行先淋沥旬日,为肝肾亏虚,累及冲任,故予益肝肾、调冲任之法。方中乌药,艾叶调气活血,乃取补中寓行之意。

【案43】

陈女。经闭1年有余,体质日见丰腴,此卵巢功能退化,日昨曾见少量。

全当归9克,土牛膝12克,川芎6克,卷柏9克,粉丹皮9克,制香附9克,泽兰9克,大黄䗪虫丸15克(分2次吞服)。

按 因经闭而致体质丰腴,有"血走脾经"之说,正值经来,惟其量少,用活血通经药增加其经量。

【案44】

王女。平素经多后期,但其量多,上月后期如故,而其量少。今又过期旬日以上,量较多而俄顷即止,自后头眩,饮食不消。考经不正常,恒能引起胃证候。

香附9克,苍术9克,薤白头12克,黑山栀9克,谷麦芽各9克,川芎6克,枳实9克,沉香曲9克,山楂肉15克

按 此用越鞠丸加枳实、薤白、谷麦芽、山楂肉等味,以舒气解郁健胃为主,是治疗经后头眩、饮食不消等胃证候的有效方剂。究其机制,一则胃健则经血有生化之源;二则气畅郁舒则月事自调。按先生经验,于此等症状,理气健胃即所以调经。

【案45】

朱女。每月经多后期,将行每觉倦怠食减,既行色紫量多,少腹痛。今经期已届而来就诊。

全当归9克,川芎6克,上肉桂末1.2克(分2次吞),制香附9克,淡吴萸2.4克,丹皮9克,丹参9克,山楂肉12克。

二诊 投温经汤加减,经水届期而至,色转鲜红,精神亦较前为佳,惟少腹痛依然阵作。予前法再进。

全当归9克,川芎9克,上肉桂1.2克(冲),郁金9克,制香附9克,白芍9克,山楂肉9克,丹皮9克,绿萼梅2.4克,艾叶9克。

【案46】

陈女。两脉沉细欲绝,舌红苔斑剥,形日以瘠。此种舌脉,主气血俱虚,宜其经不以时下,自汗出,诸症蜂起矣。

党参12克,生黄芪18克,全当归9克,白芍9克,生熟地各9克,麦冬9克,萸肉9克,枸杞9克,茯神9克,山药15克,清炙草4.5克,浮小麦15克,大枣10枚。

【案47】

季女。据其证候十之八九是小产;少腹右侧作痛,凡痛多是子宫黏膜有胎盘残余瘀着,当排而去之。

生蒲黄12克,粉丹皮9克,苏木9克,藏红花3克(另煎冲),五灵脂9克,赤芍9克,生茜草9克,制首乌9克,川芎6克,全当归9克,炙乳没各9克。

二诊 再予胶红饮加味以通之。

阿胶珠15克,藏红花3克,蒲黄(半生半炒)12克,小蓟12克,茜草9克,干地黄18克,当归6克,冬瓜仁30克,藕节12克。

按 妇科首重调经,其辨证主要根据期、量、色、质来判断寒、热、虚、实(气滞、血瘀)证。寒则温之,但温而毋燥;热者清之,但须防过寒留瘀;虚则补之,但有补气血、补肝肾(冲任)之别;瘀则消之,但不可过于峻猛,以防络伤出血过多。总之,要严格掌握辨证论治的原则,不可拘于一方一法。

倒 经

【案1】

谢女。经停4个月,代偿于口鼻而出。经来腹感胀痛,色、脉皆无虚象,可攻。

泽兰叶9克,蓬莪术9克,赤芍9克,川芎6克,王不留行9克,紫丹参9克,桃仁泥12克,当归9克,丹皮9克,粉甘草3克,大黄䗪虫丸12克(分2次吞)。

按 倒经病究其来由,乃系冲脉之气上扰,血随之逆行而致。治用攻下破血药,以降逆安冲,通其下行之路,引导月经循正道而出。

【案2】

张女。漏红,见鼻出血而量多,病者自以经停4个月为妊娠,故不以鼻衄为倒经。

生地榆9克,干地黄15克,仙鹤草9克,旱莲草9克,生侧柏叶12克,冬青子9克,栀子炭9克,干荷叶6克,白茅根1扎,蛤粉炒阿胶12克,石斛15克,黑木耳12克。

【案3】

何女。月经愆期10日,鼻出血,此为代偿性月经。患者少腹胀痛,是为瘀阻,可用催经剂。

丹皮9克,桃仁12克,当归9克,川芎6克,泽兰9克,茜草6克,苏木6克,生蒲黄6克,台乌6克。

按 倒经即现代医学之代偿性月经,可由阴虚血热引起,张案即为其例。何案为瘀阻,血不循常道而致衄,故不用养阴泄热法,而用行瘀通经,俾经行而衄止。

痛　　经

【案1】

宋女。麻黄之治痛经,以子宫痉挛为当,如炎症则无效。病者经后凝痛,在腹之右侧,按之亦痛。

生麻黄2.4克,旋覆花9克(包),六轴子1.5克,丹皮9克,制香附9克,粉甘草3克,延胡索9克,羌活6克,香甘松6克,桃仁泥15克。

按 经后凝痛,为寒凝不散之象,麻黄、羌活之属有温经散寒、解凝止痛作用,故可治之。

【案2】

吴女。经不以时下,有一月再见者,有四五十日一行者,但行必痛,其痛与经相终始。

全当归9克,粉丹皮9克,官桂皮6克,失笑散12克,大川芎6克,延胡索12克,小茴香4.5克,桃仁泥12克。

按 此方为王清任少腹逐瘀汤加减而成。王氏此方,为治疗妇女痛经之名方,且能调经种子。

【案3】

胡女。经净后之痛,多属实质上变化,如内膜炎、附件炎等。有炎症,多有热,当归芍药散。

当归9克,泽泻9克,生苍术9克,大川芎4.5克,炙乳没各4.5克,杭芍9克,柴胡6克,延胡索9克,粉甘草3克。

按 此案明确地提出痛经由于炎症所引起的特点,"有炎症,多有热",可谓一语而扼其要。当归芍药散治疗月经不调、经期腹痛,有养血、调经、缓痛的作用。参用柴胡以疏肝,元胡活血、理气,乳没散瘀止痛。

【案4】

陈女。经已行而少腹依然胀痛者,属诸瘀凝,故其色紫黑。凡瘀滞亦有虚实之分,虚者以温运为主,实者以攻瘀为主。今患者喜热按,两脉无力,当着重温运。

淡吴萸4.5克,姜半夏9克,白芍9克,党参9克,全当归9克,阿胶珠15克,川芎4.5克,丹皮9克,肉桂末2.4克(分3次吞),清炙草3克。

【案5】

郑女。经将行,腹必痛,痛甚剧,量多更痛。

炮附块4.5克,全当归9克,川断肉9克,全毛脊9克,菟丝子9克,生艾叶9克,延胡索9克,生麻黄4.5克,全蝎3克。共研细末,每服3克,日服3次。

【案6】

蔡女。正值经行,骤逢拂逆,从此经少而少腹胀痛。古人谓木不条达,正对此等证候而言。

全当归9克，白芍9克，丹参9克，柴胡9克，云苓12克，薄荷尖3克（后下），甘草2.1克，生姜3片。

另：五灵脂、香附、莪术、肉桂各6克，研末，每服1.5克。

【案7】

沈女。前人以经后腹痛拒按属诸瘀滞，行气攻瘀，无非使局部之瘀血得以通行。今经已净，因痛而再见淡红水。

丹皮炭9克，桃仁泥12克，藏红花2.4克，丹参9克，茜草9克，苏木6克，乳没各4.5克，延胡9克，炒条芩4.5克，失笑散12克（包）。

【案8】

杨女。经行时重受寒，少腹绞痛殊甚，按之硬，是内有所积，脉弦苔白。当温通之。

生麻黄3克，莪术9克，五灵脂9克，炮干姜3克，桃仁泥12克，台乌9克，延胡9克，小茴香3克，肉桂末1.8克（分2次吞）。

另：白芷、川草乌各6克，共研细末，葱汁、蜜糖调敷患者痛处。

【案9】

李女。经将行，腹先痛，经色紫黑，量少。

川芎、丹皮、延胡、丹参、艾叶、当归、香附、泽兰、失笑散（分2次吞）各9克，桃仁泥12克。

按 痛经一证，皆由气血运行不畅引起，而又以寒凝、气滞为多。案中有用温补的，盖为虚寒而投；有经行重受寒，而用温通的，是因为寒凝留瘀；有因瘀滞而用行血活血；有因肝气不舒而用疏肝解郁。以上6案，都是因症处方，随机应变。

崩 漏

【案1】

张女。经曾停止3个月有余，因登楼闪动而下血块，从此淋沥不净，4个月有余。

熟地12克，炒当归6克，阿胶珠12克，金毛脊9克，仙鹤草15克，苎麻根12克，藏红花6克，川断9克，震灵丹6克（分2次吞）。

二诊 漏红止，腰酸，上膈隐痛，入夜微有惊惕，皆贫血使然也。

熟地12克，川断9克，党参9克，枸杞9克，酸枣仁9克，黄芪皮12克，龙眼肉9克，菟丝子12克，仙鹤草15克。

按 此案经停3个月因虚，淋沥4个月亦因虚。一诊以熟地、阿胶补血，促进血液凝固；漏久必有瘀，故佐以红花、当归通利祛瘀；余为温肾固摄药，以收涩止漏。漏红止，腰酸乃肾虚之征；上膈隐痛，入夜惊惕，为心失血养、经脉空虚之故。二诊以补益气血药善后。

震灵丹为南岳魏夫人方，药用禹余粮、赤石脂、代赭石、紫石英各120克，制乳没、五灵脂各60克，朱砂30克，依法为丸。原来用治男子真元衰惫，五劳七伤，脐腹冷痛诸症。叶天士谓其“能止能行”，为“经带妙药”。先生认为此方有固涩凝血作用，对崩漏常喜用之。

【案2】

夏女。经淋沥，用血液凝固之药无效。再拟通涩并进之法。

益母草12克，川芎6克，藏红花6克，桃仁9克，乌贼骨18克（研细末分吞），瞿麦9克，罂粟壳12克,五味子4.5克,仙鹤草12克。

二诊 药后经淋沥已净,神疲色萎,气血不足,调补之可矣。

潞党参9克,全当归6克,熟地9克,陈阿胶9克,绵黄芪9克,仙鹤草12克,五味子3克,炙甘草4.5克。

按 古人有“暴崩宜补,久漏宜通”之说。通涩并进之法,是兼此两者而灵活运用的。临床实践证明,此法对经水淋沥不尽有疗效。

【案3】

陈女。去年流产后,腹部较平素胀大,且有沉坠感。近来经淋沥不净,当予收缩子宫之属。

益母草12克,制香附9克,五味子4克,川芎9克,山萸肉9克,瞿麦穗9克,生艾叶4.5克,苏木4.5克,台乌药9克,失笑散9克(分吞)。

【案4】

吴女。行经量多如冲,经历8日,量虽减少,但淋沥不易尽,腰痛如折,良以为苦。今拟收缩子宫与增加血液凝固合剂。

藏红花3克,瞿麦穗12克,杜仲9克,大川芎6克,益母草9克,川断肉9克,熟地18克,金樱子9克,生阿胶15克,藕节5只,震灵丹6克(分2次吞服)。

【案5】

张女。经曾停2个月。既至,淋沥不易净,迄今1个月有余,腹痛则其量更加。此证据其舌、脉,当用补涩;但痛,又当和瘀。二者并用可矣。

益母草9克,瞿麦穗9克,仙鹤草18克,大川芎6克,干地黄12克,生阿胶24克(烊冲),五味子3克,金樱子9克,陈棕炭30克(煎汤代水)。

按 以上3案中,均有益母草与瞿麦穗相伍。先生认为,此二药同用,功能去瘀生新、收缩子宫,所以对月经病多用之。

【案6】

周女。虽静卧,亦有少量之经淋沥。治此症之条件有五,而麻醉亦能止血,镇静其血管,使血行不致过速之意。

罂粟壳12克,诃子肉9克,五味子4.5克,阿胶24克,牛角鳃12克,熟地18克,苎麻根12克,炮附片6克,延胡索9克,香甘松9克。

二诊 进药3剂,经淋沥者,静卧则止,起行复见,量仍少。药见其效,仍守原意。

罂粟壳9克,五味子4.5克,阿胶18克,熟地18克,苎麻根9克,牛角鳃12克,炮附片6克,仙鹤草15克。

三诊 淋沥已净,稍感心悸、神疲,夜不安寐,予归脾丸以调之。

按 所谓“治此症之条件有五”,即补、温、凉、涩、祛瘀。这是先生治疗月经淋沥的常用方法,临床用之适当,很有效果。本案以补涩并用而收效。结合现代药理研究,罂粟壳等固涩药,具有麻醉、镇静作用。案中提出“麻醉亦能止血”,即指此而言。

【案7】

盛女。经净后,淋沥迄今20余日,腰为之酸,酸甚量亦频。古人于此,一用固涩法,一用祛瘀法,其揆一也。

益母草9克,藏红花6克,肉桂末1.5克(吞),炮姜炭4.5克,瞿麦穗12克,小蓟12克,大川芎6克,生艾叶4.5克,仙鹤草12克,桑椹子12克,震灵丹6克(分2次吞)。

二诊 生理之经行,与病理之出血连续不断,需加区别,顷经量多而褐者,知为经行;色鲜而淋沥者,为漏下。今经行之第2日。

熟地黄24克,阿胶珠18克,荆芥穗6克,川断9克,厚杜仲9克,瞿麦穗12克,桑寄生12克,小蓟9克,乌贼骨24克,十灰丸12克(分2次吞)。

按 本例患者,原系子宫出血,淋沥不净3周以上。先生初诊,作经漏论治,重用固涩祛瘀。迨复诊时,询得量多色褐,与平时月经无异,故有"今经行第二日"之说,而用药也随之作了更动。

【案8】

陆女。经淋沥10余日,其色鲜,此当收缩其子宫。

瞿麦9克,川芎6克,生茜草9克,益母草9克,苏木4.5克,炮姜炭4.5克,藏红花6克,生蒲黄6克,生艾叶6克。

【案9】

陈女。经淋沥1个月有余,以通涩并用之法。

生阿胶12克,熟地黄15克,瞿麦9克,仙鹤草15克,益母草9克,小蓟草9克,乌贼骨18克(研细末分吞),生茜草9克。

二诊 固摄中稍加通利最妙。

生阿胶12克,熟地黄15克,瞿麦9克,益母草9克,杜仲9克,川断9克,苏木6克,生茜草9克,乌贼骨15克(研细末分吞),陈棕炭12克(包)。

按 本病例二诊时,经之淋沥者几净,故先生有"最妙"二字的案语。

【案10】

石女。病较重之时症后,而经见淋沥不易净,为时已及两旬,腹部微痛,痛则下。此宜古人久漏当攻之法。

杜红花9克,桃仁泥12克,黑荆芥6克,瞿麦9克,大川芎4.5克,延胡索9克,益母草9克,生蒲黄9克(包),赤白芍各6克,来复丹6克(分吞)。

二诊 以通为止,经淋沥者量已少,亦不感腰酸、腹胀,此可固摄之。

绵杜仲12克,熟地黄15克,生黄芪9克,升麻4.5克,乌贼骨30克,金毛脊9克,阿胶珠18克,川断肉9克,核桃肉9克。

另:常服两仪膏。

按 初诊淋沥腹痛,为内有瘀血,非用攻法去瘀不可止。二诊诸症悉减,转用固摄为治。

【案11】

徐女。经淋沥50余日,精神食量称是,疲劳则量多,腹痛亦然。

益母草12克,大川芎6克,仙鹤草15克,藏红花6克,瞿麦穗12克,苎麻根12克。

二诊 药后经量反多,多后逐渐减少,此必然者。

熟地12克,阿胶12克,金毛脊9克,瞿麦12克,川断9克,苎麻根12克,仙鹤草30克,乌贼骨30克,月季花2.4克,震灵丹9克(分吞)。

按 患者药后漏止。三诊以八珍汤补益气血而善后。

【案12】

朱女。行经量多如冲,面色不华,头眩。即当固摄,先治其急。

大熟地15克,阿胶9克(烊冲),金毛脊9克,川断9克,瞿麦9克,苎麻根12克,仙鹤草15克,党参9克,黄芪9克,陈棕12克。

二诊 前方不能止,经之大下如冲,予加味胶红饮。生阿胶9克,藏红花6克,全当归9克,瞿麦9克,冬瓜子9克,仙鹤草15克,乌贼骨60克,威喜丸15克(包煎)。

三诊 经多如血冲,以胶红饮而暂止。

大熟地12克,金毛脊9克,川断9克,仙鹤草15克,乌贼骨30克,元武板15克,威喜丸15克(入煎)。

按 经量多如冲,用补气摄血之法,本为治疗常规,但未获效机,乃系内有瘀热,虚中挟实之故。转予胶红饮加味,应手而效。红花本为活血祛瘀药,这里和阿胶、乌贼骨并用,使残瘀尽祛,新血自守,有断下之功,得"通因通用"之妙。

【案13】

薛女。行经淋沥旬日,近来量多大下,因此每日清晨盗汗出,盖体力弱矣。虽腹中隐痛,不可作实证论。

熟地黄18克,仙鹤草15克,牛角鳃炭9克,瞿麦9克,厚杜仲9克,阿胶珠12克,罂粟壳9克,苎麻根12克,震灵丹6克(分2次吞)。

按 经行过多,以致盗汗,出现气血两虚之象,此时即使有瘀,亦只能予补气逐瘀之法,而不可一味通瘀。此证之腹痛,乃出血后,经脉空虚之痛,必是隐隐作痛,喜按喜温,用补血药填之,痛可自定。

【案14】

金女。经曾停止1个月。此番淋沥旬日,腰酸,量益多,虚证也。

熟地黄24克,厚杜仲9克,阿胶珠12克,桑寄生12克,仙鹤草12克,金毛脊9克,煅龙骨6克(研粉分4次吞),苎麻根9克,煅乌贼骨30克(先煎),川断肉9克。

按 经停因之虚,即经行淋沥旬日,量多,腰酸,亦因之虚。方中用熟地、阿胶补血止血;龙骨、乌贼骨涩以固脱;仙鹤草、苎麻根强壮止血;杜仲、寄生、狗脊、川断补益奇经而治腰酸。合为填补下元、收敛止血之剂。

【案15】

江女。经淋沥二旬有余,量少,时有时无。此因为体弱者半,因于不能静养者半。日来少腹钝痛,手不可近,痛剧则小溲亦疼,此兼有炎症之故。

杭白芍9克,瞿麦9克,粉丹皮9克,象贝母9克,白薇9克,桃仁泥9克,生茜草9克,延胡索9克,生侧柏叶12克,失笑散9克(包),甘草梢3克。

小溲痛加剧用:明琥珀末,象牙屑各3克,每次各服0.9克,共分3次空腹服。

按 经淋沥二旬,必虚;少腹钝痛,必有瘀阻。此种漏下,例不宜固摄,而应宗"久漏宜通"之说,以通为止。盖宿瘀不去,新血难守,瘀去则血自循经。方以凉血、祛瘀为主,即是此意。

【案16】

郭女。上月经凡三见,比日又值经行,量多如冲,腰酸如折。古人以经之生理属之冲、任，现代则属之内分泌、卵巢理论。虽今胜于古，治疗则虚、实、气、血四大提纲，亦自成条例。病者总是虚症，作气虚不能摄血论治。

生黄芪 6 克，杜仲 9 克，川断肉 9 克，潞党参 4.5 克，生艾叶 4.5 克，金樱子 12 克，升麻 2.4 克，苎麻根 18 克，震灵丹 6 克（分 2 次吞）。

【案 17】

陈女。据现代研究，经先期者反量多，多属于卵巢黄体之变化，治之以脏器疗法。今两脉细数，所谓阴虚火旺，血热妄行。

生熟地各 12 克，苎麻根 12 克，仙鹤草 18 克，女贞子 9 克，旱莲草 12 克，潼沙苑 9 克，杭白芍 9 克，黑山栀 9 克，黑大豆 24 克，柏子仁 12 克（打、包）。

按 此案月经先期而量多，从两脉细数，辨为阴虚火旺，迫血妄行。对这类患者，滋阴正所以降火，凉血正所以止血；而不宜应用补气固摄之品，与上案有别。

【案 18】

邓女。经净后又来，小溲频数，表示局部有炎症；炎症不除，其红不止。

苦参片 6 克，鲜生地 15 克，苎麻根 12 克，黄柏 2.4 克，仙鹤草 15 克，冬青子 9 克，萹蓄 9 克，小蓟 6 克，生山栀 12 克，甘草梢 4.5 克，生侧柏叶 30 克（煎汤代水）。

按 小溲频数，有因肾虚，有因湿热。此案从药测证，可知为湿热蕴于下焦，即所谓“局部有炎症”。其经净后又来，原因亦在此。治病必求其本，凉血、清利湿热，方为本病治法之要。先生所说“炎证不除，其红不止”，殆即指出。倘见血治血，妄用止血收涩，为舍本求标，决非所宜。

【案 19】

狄女。面容与舌皆呈严重贫血，此番行经量大如冲，以致发生急性脑贫血而厥。

炮附片 6 克，苎麻根 12 克，潞党参 9 克，熟地 18 克，生黄芪 9 克，生艾叶 6 克，仙鹤草 18 克，炮姜炭 3 克，肉桂末 1.2 克（分 2 次吞），生阿胶 24 克（烊冲）。

按 大量血崩，失血过多，以致发生急性脑贫血而濒于休克（厥），治宜救急为首要。参、附回阳救逆，临床证明具有抗休克的作用，立为主药。芪、地、阿胶、姜炭、仙鹤草等药，功能补血固摄止血，均为控制出血而设。全方标本兼顾，为血崩临近虚脱的常用之法。若气虚过甚，应用人参，且加大附子用量，方显扶危救脱之功。

【案 20】

顾女。大崩以后，一身淡黄如蜡，贫血也。心动悸，两足浮肿，心脏亦弱。今拟大剂温补，且须常服。

炮附片 4.5 克，潞党参 9 克，杜仲 9 克，熟地 15 克，砂仁 3 克（拌），生黄芪 9 克，生冬术 9 克，云苓 12 克，炮姜炭 2.4 克，葫芦瓢 18 克，牛膝 9 克，肉桂末 1.2 克（分 2 次冲入），炙甘草 3 克。

按 一身淡黄如蜡，为急性贫血之征；心悸两足浮肿，系心力不足之象。究其原由，皆因大崩失血过多。古有“血脱气亦脱”之说。此等贫血实为气血两虚，非大剂温补不足为功。方以参、芪、附、桂、术益气温阳强心，取“阳生阴长”之意；用大量熟地补血生新，使阳气有所依附。二者均为治本之图。葫芦瓢等药功能利水治肿，是为治标而设。

【案21】

周女。经淋沥20余日,色紫。当以通为止。掌心热,虚也。

藏红花3克(另煎冲),川芎6克,瞿麦9克,苏木4.5克,冬青子9克,仙鹤草6克,干地黄18克,旱莲草9克,炙玄武板18克,牛角鰓12克,黑大豆30克(煎汤代水)。

按 此案一方面经淋沥色紫,为内有瘀阻;另一方面病历廿余日,体质已虚。症属虚中夹实,不宜一味通瘀。方用红花、川芎、苏木以通为止;地黄、龟板、冬青子、旱莲草、黑大豆养血滋阴;牛角鰓含有蛋白胶质,功能止血。合为通涩并用之剂。

【案22】

朱女。花甲以外之人,天癸已绝,月内漏红者再,腰酸,少腹沉坠。此病理性出血,更恐子宫实质病变生瘤、生癌。此方增加血液凝固,预防大冲。

生熟地各15克,墨旱莲12克,乌贼骨30克(煅先煎),冬青子12克,杜仲9克,生阿胶24克(烊化,分2次冲),川续断9克,黑大豆30克(煎汤代水),震灵丹9克(分3次吞)。

按 老年妇女经断后漏红,甚至带下恶臭,必须作妇科检查以确定是否有子宫肌瘤或癌症,这在临床切不可疏忽大意。

【案23】

姚女。经淋沥3周之久,曾三度量多如冲,其色鲜红。此为子宫出血,非一般月经可比。

阿胶30克(烊冲),干地黄18克,小蓟炭12克,山萸肉9克,炒黑蒲黄12克,牛角鰓炭9克,仙鹤草12克,川断9克,金毛脊9克,陈棕炭9克,苎麻根12克。

二诊 崩漏之量较前大减,而总不能根除,脉不整调,其人平素有心悸之疾,是血少使然。

阿胶24克(烊冲),熟地24克,杜仲9克,金毛脊9克,桑寄生9克,炒黑蒲黄9克,山萸肉9克,五味子4.5克,金樱子9克,震灵丹9克(分2次吞)。

【案24】

李女。正常月经是生理性出血,崩漏是病理性出血。病者面色㿠白,爪甲无华,舌淡脉细,古籍以为脾不统血,当气血两补。

黄芪18克,党参9克,熟地18克,旱莲草9克,升麻3克,炮附块9克,炮姜炭2.4克,杜仲9克,牛角鰓炭9克,煅乌贼骨24克,苎麻根24克,阿胶30克(烊冲),仙鹤草15克。

【案25】

吴女。暴崩当止,久漏当通。经行淋沥,匝月不净,少腹既见胀满,究以通之为宜。所谓通药,实际上皆子宫收缩剂。

生蒲黄12克,小蓟12克,苏木6克,当归9克,炙乳没各6克,藏红花3克,川芎4.5克,炮姜3克,肉桂末1.5克,震灵丹9克(分2次吞)。

二诊 通涩并用,胶红饮其选也。

阿胶24克(烊分3次冲),全当归12克,熟地15克,小蓟炭9克,仙鹤草15克,炒蒲黄9克,杜红花3克,冬瓜子15克,震灵丹9克(分2次吞)。

【案26】

王女。年近六旬,动则头眩,肝虚也。经绝已久,忽漏红,色鲜,五心烦热,前曾白带淋漓。不仅是病理性出血,子宫生瘤亦属可能。

熟地30克,阿胶24克(烊冲),龟板24克(先煎),旱莲草12克,生地榆9克,牛角鰓炭12克,乌贼骨30克(煅先煎),黑大豆30克,震灵丹12克(2次吞)。

按 以上四案均为崩漏。姚案为阴虚血热妄行,首用养阴、凉血止血,继则养肝肾、调冲任;李案为脾虚不能统血,用归脾汤意,两补气血,所谓温经止血;吴案久漏,内有瘀血留着,用以通为止之法;王案高年经绝月久,又见漏红,且白带淋漓,有子宫瘤之嫌,用药旨在调补冲任、养阴止血。并嘱去医院进一步检查,以排除恶变。

带 下

【案1】

徐女。据其面色,可用补剂去其带。

绵杜仲9克,玉蜀黍须15克,杭白芍9克,云茯苓9克,淮山药9克,山萸肉9克,金樱子9克,芡实9克,金毛脊9克。

二诊 用补药除带,天然恢复体力之衰弱,间接使其带减少而已。

熟地黄18克,杜仲9克,云茯苓9克,冬青子9克,山药9克,金毛脊9克,金樱子9克,龙眼肉9克。

按 体虚之人,面色少华,故用补虚束带的方法。先生认为这种方法只能间接使其带减少,可见治带应以清利湿热、消除炎症为主要措施。

【案2】

吴女。其主要证候,可划分两部分:①子宫内膜炎症引起经之先期与带有腥味;②四肢麻,腱反射降低。上者古人属于湿热下注,下者属于血虚。

苦参片9克,香白芷9克,象贝母9克,淮牛膝12克,宣木瓜9克,北细辛2.4克,豨莶草9克,杜赤豆30克。

按 经之先期与带有腥味,先生径责之为子宫内膜炎症,治用苦参、白芷、象贝、赤豆,以清热、利湿、消炎。其余四味均为肢麻而设。

【案3】

孙女。经将行之旬日,下赤白带,质黏而腥,腰酸而腹胀痛,其痛偏向少腹之左方。其为炎症无疑也。

马鞭草12克,旱莲草12克,生侧柏叶24克,荜澄茄9克,桑白皮12克,川黄柏9克,小茴香4.5克,小蓟12克,瞿麦穗12克,甘草梢4克。

另:刘氏猪肚丸240克,日2服,每服4.5克

按 此案药分三路:一以黄柏、瞿麦、桑皮、甘草梢等味,清利湿热消炎,治带下黏而腥;一用旱莲、侧柏、小蓟滋阴凉血,以止赤带;并佐用小茴香理气行滞,以治其少腹胀痛。

【案4】

张女。经后4个月,腹痛而有热,洒淅恶寒,其痛得按更甚,带下频。寒热之来源,痛使然也。

桑白皮12克,生侧柏叶30克,台乌药6克,杭白芍9克,象贝母9克,苦参片9克,飞滑

石 12 克(包),粉萆薢 9 克,炙乳没各 4.5 克,桃仁泥 9 克。

二诊 药后,带下减而腹痛之势杀,可见带下与痛有联系。生苍术 9 克,川黄柏 9 克,马鞭草 9 克,苦参片 9 克,生侧柏叶 30 克(煎汤带水),荜澄茄 9 克,炙乳没各 4.5 克,小茴香 4.5 克。

按 该病人初诊时,体温 38.6℃,脉搏 105 次/分。复诊时,体温降至 37.2℃,脉搏 84 次/分。

【案5】

沈女。主症在腹痛,因痛而带下频,手不可近,自觉有寒热。

小茴香 6 克,延胡索 9 克,白芍 12 克,苦参片 9 克,当归 9 克,象贝母 12 克,柴胡 9 克,桃仁 15 克,白薇 9 克。

按 此案主症在腹痛。带下频、寒热均为腹痛所引起。腹痛手不可触,为内有瘀阻。方中用苦参、象贝、桃仁消炎、祛瘀;小茴、玄胡、归、芍活血、镇痛;柴胡、白薇解郁、清热。全方以清热、解除腹痛为目标。

【案6】

邵女。据其所述之情态,腹痛之原因仍是在带下,中脘之痛乃放散性。

杭白芍 12 克,樗白皮 9 克,萆薢 9 克,生侧柏叶 18 克,泽泻 9 克,瞿麦 9 克,象贝母 9 克,云苓 18 克,甘草梢 4.5 克。

按 带下导致腹痛,其痛必在少腹。从药测症,病由湿热蕴结下焦。症情颇似盆腔炎之类。方中大队清利湿热之品,均有消炎作用。白芍和营缓痛,贝母"功专散结除热",可治一切痈疡肿毒;二药相伍,对炎症性腹痛有较好的效果。

【案7】

邓女。黄带多属湿热下注,其质虽黏,却无腥臭。

粉萆薢 9 克,泽泻 9 克,云苓 12 克,冬葵子 9 克,瞿麦 9 克,白薇 9 克,三妙丸 12 克,小生地 12 克,剪芡实 9 克,萹蓄草 9 克。

另:海金沙 9 克,飞滑石 12 克,二味同泡代茶。

按 古人论带下,以色黄腥臭属湿热,以色淡清稀为体虚。本案黄带无腥臭,系湿热下注,损伤阴液,故治以清利下焦湿热为主,辅以生地、芡实养阴固带。

【案8】

王女。经先期始则量多如冲,继则淋沥不绝,淡红中夹有白带,自觉有腥臭。既是腥臭,则非生理之出血;既有寒热,便有炎症。小溲频而短,炎症在泌尿系。

樗皮 61 克,瞿麦 9 克,杭芍 9 克,生侧柏叶 18 克,旱莲草 12 克,白薇 9 克,苦参 4.5 克,象贝母 9 克,猪苓 9 克,飞滑石 12 克,白茅根 1 扎

二诊 凡子宫附属器炎症,内服剂本难发生直接作用。药后带与腥臭皆差减,吾人当据事实而确定药理。

樗皮 12 克,黄柏 3 克,白薇 9 克,苦参片 4.5 克,白芍 12 克,柏子仁 9 克(打),炙乳没各 2.4 克,荜澄茄 9 克,制香附 9 克,老苏梗 6 克,生侧柏叶 30 克(煎汤代水)。

三诊 带下腥臭者固涩法虽能暂止,但非根治,故古人以清化湿热为主。

生地榆 9 克,粉萆薢 9 克,生苍术 6 克,瞿麦 9 克,萹蓄草 9 克,黄柏 2.4 克,香白芷 6 克,

赤苓9克，荜澄茄9克，樗皮12克，生侧柏叶30克(煎汤代水)。

按 月经先期，先量多如冲，后淋沥不绝，继则淡红中夹有腥臭的白带。是为胞宫郁热，湿浊内阻，亦即盆腔炎症之类。方中苦寒坚阴，清热化浊之品，如苦参、象贝、黄柏、地榆等，均有良好的消炎作用。

【案9】

许女。带下如浊涕，微感腰部作胀，此不能纯用固涩。

白芍9克，生侧柏叶15克，女贞子9克，怀牛膝9克，飞滑石12克(研包)，象贝母9克，泽泻9克，芡实9克，干地黄12克，怀山药9克。

按 带下，总由带脉失于约束而为病，其病因有脾虚、湿热、肝郁、肾亏之异。其精微下泄者为虚，痰湿下注者多实。本案所病带下，状若浊涕，当是黄白相杂而质地稠黏，系痰湿下注而致；其腰部微胀，乃邪结任带，导致肾虚之征。调补三阴，固涩任带，固属治本之图，但虚处恋邪，亦当兼顾。先生以地黄、白芍、女贞、山药、芡实，补肾、养肝、实脾，益三阴以束任带；侧柏、象贝、泽泻、滑石、牛膝，清任、渗湿、化痰，驱邪浊以达下。十味之中，半事补涩，半用疏化，崇本廓邪，各擅其长，周匝允当，具见功力。

【案10】

邵女。以带下为主症，少腹痛，痛在两侧，此卵巢部分，大致是子宫附属器发生炎症。

生侧柏叶12克，象贝母12克，杭白芍9克，樗白皮9克，苦参片6克，泽泻9克，生山栀9克，黄柏3克，小蓟12克，粉草4.5克，马鞭草9克，凤尾草9克。

按 凤尾草有清热利湿、凉血消炎之功，为民间治带下的有效单方。

【案11】

李女。下赤白带，总是炎症。日来其量加多。改予古人清化湿热之法。

黄柏9克，苦参6克，萆薢9克，白芍9克，泽泻9克，瞿麦9克，象贝9克，旱莲草9克，滑石12克，干地黄12克。

【案12】

薛女。9年来，经虽以时下，而时有淋沥；其色或淡或紫，与带下混合，少腹痛。凡痛与带下总是炎症。

樗皮9克，侧柏叶9克，象贝9克，苦参片9克，杭白芍9克，瞿麦9克，象牙屑4.5克(分3次吞)，威喜丸9克(分吞)。

按 李、薛二案均为炎症，带下的特点是赤白相混，治疗亦均以清化湿热，即消炎为主。

【案13】

杨女。半月以来，白带与经相间，连续不断；最近数日，驯至经带不分，有腥味，腰为之酸楚。

生侧柏叶15克，樗根白皮12克，怀牛膝9克，泽泻9克，川黄柏9克，生苍术9克，小茴香2.4克，荜澄茄9克。

二诊 宗樗皮侧柏叶汤加减，二服后带下腥臭霍然若失。

小蓟12克，川黄柏6克，杭白芍9克，粉萆薢9克，生苡仁15克，紫花地丁9克，苦参片9克，制香附9克，小茴香2.4克，象贝母9克。

【案14】

陈女。现在之虚弱，基于往日之积劳；产后2个月，带下赤白，腰痛如折。

杜仲9克,怀山药9克,小蓟炭12克,扁豆衣9克,续断9克,芡实9克,仙鹤草15克,怀牛膝9克,白芍12克,五味子4.5克。

二诊 头晕眩,带下如注。

生芪9克,怀山药15克,甘杞子9克,杜仲9克,煅牡蛎30克,党参9克,升麻4.5克,白芍9克,云苓9克。

【案15】

徐女。带下色淡如水,且无臭气,其脉弱,补之可愈。

杜仲9克,金毛脊9克,山药9克,怀牛膝9克,金樱子9克,五味子4.5克,芡实9克,鹿角霜15克,震灵丹9克(分3次吞)。

【案16】

王女。带下频仍,少腹两侧痛,按之痛益甚,放散于两腿。多属子宫附件有炎症,古人则属诸湿热下注。

川黄柏4.5克,苦参片9克,白芍9克,樗白皮9克,生侧柏叶9克,小茴香2.4克(后下),炙乳没各9克,马鞭草9克,凤尾草9克(2剂)。

二诊 药后腹痛大定,带下频仍,黏而腥。

原方加丹皮9克,小蓟12克,大贝母9克,甘草梢4.5克。

按 以上四案均是带下,但病因各有不同。杨案由湿热所致,其特点是带下色黄,或赤白相兼,黏稠臭秽,故用樗皮侧柏叶汤二服即效。王案与杨案有相似之处,即皆有湿热见证,而王案少腹两侧痛,拒按,为瘀滞,故复用行瘀止痛之药。陈、徐二案,为脾肾之虚,特点是带下无臭气,色淡而稀。陈案肾虚而脾亦虚,用药则补益脾肾,升陷固摄;徐案则专在温补收涩,调理奇经,是同中之异。

胎　前

【案1】

王女。呕吐,水谷均不得下,迄今10余日。经停将及2个月,无子宫病证候。其脉平,则此种呕吐,未必是病象。

杏仁泥24克,姜半夏9克,陈皮6克,白茯苓9克,省头草9克,旋覆花9克(包),春砂壳4.5克,佛手6克,沉香曲9克,伏龙肝30克(煎汤代水)。

按 此为妊娠反应。古称恶阻,方药主要在于疏气、降逆、镇吐。先生认为杏仁泥、伏龙肝二药,对妊娠呕吐有一定的疗效,所以杏仁用量特大,且居于诸药之首。

【案2】

吴女。停经将及4个月,面容无病,食后作呕,恶阻也。

公丁香6克,姜半夏9克,佩兰梗9克,旋覆花9克(包),苏子9克,陈皮6克,云苓9克。

【案3】

王女。安胎。

熟地12克,金毛脊9克,潞党参9克,杜仲9克,川断肉9克,桑寄生9克,苎麻根18克,生阿胶9克,黄芪9克,陈棕炭6克,料豆衣9克。

【案4】

吕女。形瘦，两脉大而鼓指。此种人如见气逆，表示循环障碍；两足浮肿，此其的症。循环障碍之来源，体弱加以怀孕九月之压迫，心脏负担太重。

生黄芪9克，熟地15克，山萸肉90克，五味子4.5克，巴戟天9克，潞党参9克，杭白芍9克，炙甘草3克，旋覆花9克（包），煅牡蛎30克（先煎）。

二诊 远西脉数者之心弱用毛地黄，脉迟者之心弱用樟脑。国药毛地黄与附相等，樟脑则与参相似。参附并用，取其镇静，又取其兴奋故也。

炮附块19克，全当归9克，五味子4.5克，潞党参15克，生黄芪9克，山萸肉9克，汉防己12克，生苍术9克，延胡索9克，升麻4.5克，云苓12克，炙甘草4.5克。

按 妊娠足肿，古称子肿，多从脾虚立论。先生融会新知，认为此肿是心脏负担太重，影响循环所致。方用参、附之类增强心力，颇有实际效果。

【案5】

胡女。经停2个月，倦怠不堪，色脉皆无病态，时作呕恶，勿药有喜。

乌梅肉6克，伏龙肝30克（包）煎汤代茶。

【案6】

张女。经停60日，加以长途劳顿，水土不服，遂默默不欲饮食，时欲呕，健胃剂取其不妨碍妊娠者。

党参9克，姜川连1.2克，沉香屑2.4克（后下），旋覆花6克（包），砂仁2.4克，佩兰梗3克，茯苓9克，伏龙肝30克（煎汤代水）。

【案7】

张女。经两月不行。孕象。唾白沫清水，胸中闷窒，胃寒也。

姜半夏9克，炮姜炭3克，荜茇6克，薤白9克，砂仁3克（后下），陈皮6克，沉香曲9克，白蔻仁3克（研分3次吞），佛手片6克。

按 以上三案均为恶阻，治以降气、健胃为主。胡案用乌梅，古称酸以敛肝，实有健胃之功。

【案8】

谢女。经居3个月，其脉滑。脉滑者，孕象也。所虑不在恶阻，而在腰酸、带下，此为重身者所不应有，有之则须防其流产。

春砂仁2.4克（后下），沉香曲9克，云茯苓9克，陈皮4.5克，乌梅肉7.5克，伏龙肝24克（煎汤代水），五味子4.5克，金毛脊9克，杜仲9克，桑寄生12克。

【案9】

姜女。妊娠而见腹痛，已属可虑，腰脊酸楚，小溲短少，尤为可虑。急当静卧，助以药力，或可弥患于无形。

杜仲9克，桑寄生12克，熟地18克，金毛脊9克，川断9克，绿升麻2.4克，仙鹤草15克。

【案10】

朱女。经停3个多月，数日来带下较多，继以漏红，少腹及腰沉坠。急起直追，犹恐不及。

熟地24克,黄芪12克,续断9克,杜仲9克,阿胶24克(烊冲),陈棕炭12克,苎麻根15克,金毛脊12克,仙鹤草15克,升麻3克,牛角鳃炭9克。

按 此三案为妊娠期腰酸、腹痛,有流产之虑,故用补肝肾之品以保胎。朱案已见漏红,又加用止血药。

【案11】

王女。经停3个多月,腰酸而小便频,妊娠体弱者多有之。

黄芪9克,党参9克,白术9克,当归4.5克,升麻3克,柴胡2.4克,杜仲9克,桑寄生9克,清炙草4.5克。

按 此孕期尿频,属体虚,方用补中益气汤,加杜仲、桑寄生调补冲任。

【案12】

赵女。结婚4年,未曾生育,今经停2个月,少腹剧痛拒按。曾在某医院诊断谓宫外孕。

当归18克,延胡索9克,两头尖9克,白芍15克,小茴香2.4克,炙乳香9克,炙没药9克,炮附块6克,丹参15克。

按 宫外孕用行血逐瘀,佐以温通,法颇可取。

产　　后

【案1】

何女。产后1周后即有寒热,多作于午后,寒少热多,下白物如浊涕,此炎症之象。

春柴胡6克,酒黄芩6克,酒淋黑大豆18克,杭白芍12克,黑荆芥6克,荜澄茄9克,甘草梢4.5克,白薇9克,生侧柏叶30克(煎汤代水),粉萆薢9克,象贝母9克,肉桂末1.8克(分2次吞)。

按 产后1周,恶寒发热,下白物如浊涕,为感染之象。方以化浊消炎、祛瘀散结为主,并用柴、荆等清热解毒以治寒热之标。

【案2】

张女。因滞下而早产(不足9个月),产后滞下如故。腹中痛,其痛一因恶露未尽;二则肠黏膜刮剥而下。暮甚于昼,大致是虫痢。恶露不尽,则因子宫尚未收缩,此症主要有三点:①恶露;②滞下;③热与咳。用药必须扼守产后忌寒之说,不能因痢下而用白头翁汤。

醋炒柴胡6克,薤白头9克,桃仁12克,杭白芍12克,生枳实9克,炮姜炭3克,大川芎5.4克,油当归9克,生艾叶4.5克,失笑散12克,炙紫菀9克,肉桂末0.9克(分2次吞)。

另:山楂末60克,用赤砂糖调吞,3日服完。

按 因恶露不尽,瘀血内阻,而用生化汤、失笑散;因下痢腹痛,而用四逆散加薤白;因咳嗽,而加紫菀;因产后宜温,而用艾、桂。山楂既能化滞清肠,长于治滞下,又能破血散瘀,善治瘀阻腹痛。赤砂糖温中而兼逐恶血,与山楂并用,破血散瘀之功更著。

【案3】

苏女。产后手足麻,神经失其营养,古人之概念为血不足。

当归9克,熟地黄12克,枸杞子9克,山萸肉9克,杜仲9克,金毛脊9克,黑大豆24克,酒洗嫩桑枝15克。

【案4】

王女。产后心悸，引起一身悉肿。此不易速效，当缓图之。

炮附块4.5克，益智仁9克，生苍术6克，肉桂3克，干蟾皮4.5克，巴戟天9克，五味子3克，北细辛1.5克，车前子9克。

按 产后多虚，苏女产后血虚手足麻，治用养血强筋骨；王女产后心气虚而心悸，一身悉肿，以附、桂、蟾皮等温阳强心，并用苍术、车前子等健脾利湿。

【案5】

朱女。流产10余日，经即见，故1个月中曾数下，其色紫，无论其下与否，少腹皆痛，其痛游走无定。

延胡索9克，桃仁9克，益母草15克，瞿麦9克，荆芥穗4.5克，炒丹皮9克，全当归9克，官桂皮2.4克，炮姜炭2.4克，来复丹6克（吞）。

【案6】

何女。流产后，体力迄今未复，稍疲劳，则有热。予补中益气，呕加健胃剂。

黄芪9克，潞党参9克，云苓9克，陈皮6克，白术9克，升麻3克，当归9克，柴胡3克，姜半夏6克，旋覆花12克（包），省头草6克，炙甘草4.5克，生姜2片，大枣5枚。

按 上二案均为流产之后，一为气血阻滞，经事1个月数下，色紫，腹痛；一为体虚劳倦身热。所以前者治以通瘀止痛，后者用补中益气健脾之法。

【案7】

汤女。产后恶露淋漓，迄今两月未净。其色鲜红，当是子宫出血，腹不胀痛，只宜温摄，不宜去瘀。

生熟地各12克，萸肉9克，乌贼骨150克（煅），阿胶24克（烊冲），牛角鳃炭9克，五味子4.5克，炮姜炭2.4克，生艾叶4.5克，诃子肉9克，震灵丹9克（分2次吞）。

【案8】

陈女。7个月早产后，迄今四旬，恶露未净，时下白带而腥臭，可知生殖器官有慢性炎症，带下频则腹痛更急。

白芍12克，当归9克，荜澄茄9克，生侧柏叶15克，干地黄12克，象贝母9克，苦参片6克，黄柏6克，小茴香2.4克（后下），台乌9克。

按 此二案均为恶露不净，前案腹不胀痛，血色鲜红，说明瘀血已去，故以养肝肾之阴而止血；后者同时兼见带下，腹痛，为湿热瘀滞，则不可止涩，而以养血、清热、燥湿为治。

【案9】

施女。少腹右侧硬而痛，其痛时轻时剧，痛则洒然恶寒。此证见于产后，当用通瘀散寒之属。

五灵脂9克，生蒲黄4.5克（包），桃仁12克，苏木4.5克，延胡索9克，丹皮9克，艾草4.5克，吴萸3克，炮姜3克，肉桂末1.2克（2次吞服）。

【案10】

朱女。多产体力消耗，卫气不能卫外为固，故恶寒甚而自汗，便溏，舌淡，脉弱，温补之。

生黄芪9克，川桂枝4.5克（后下），白芍9克，党参9克，山萸肉9克，升麻2.4克，补骨脂9克，煨益智9克，白术9克，红枣7枚，炙甘草3克，生姜2片。

【案11】

吴女。产后大便难,口唇燥裂,舌红,当育阴润肠。

玄参9克,生地15克,麦冬9克,首乌12克,冬青子9克,桑椹子12克,知母9克,绿豆衣9克。

【案12】

方女。产后百节空虚,风寒湿三气乘虚而入,遍体疼痛,肢端麻木。寓祛风于养血之中。

当归9克,白芍9克,防己12克,羌独活各4.5克,秦艽9克,细辛3克,金毛脊9克,桑寄生9克,苍术6克,晚蚕沙12克(包),豨莶草9克。

按 上四案均为产后病。施案产后少腹右侧硬而痛,为寒瘀内阻,治用通瘀散寒而止腹痛。朱案产后自汗、便溏,为阳气虚不能卫外,治用桂枝汤加参、芪等味,益气固表。吴案大便难,为失血阴伤,津血不能润肠,所以选用首乌、桑椹子、生地、玄参、知母等甘寒濡润之品。方案为产后体虚,而感受风寒湿气,以致遍体疼痛,故用药寓祛风于养血之中。

三、儿科(12个门类)

温　　病

【案1】

丁弟。热病延长二候以外，而神志迷蒙者，其病灶多半在肠。仲景则以为白虎证、承气证。清代则以为伏气温病，有湿重、温重之分。苔腻者湿重。病者其苔并不垢腻，而神志时明时昧，温重也。凡时症后期，凭脉而不凭舌，今两脉细数，阳症而见阴脉，危候也。

连翘12克，天竺黄2.4克，黄芩9克，蚤休6克，石菖蒲12克，带心川贝6克，青蒿9克，大地龙9克，陈胆星5克。

另：紫雪丹1.2克，葡萄酒送服。

二诊　仍予前方加减。

石菖蒲12克，黄芩9克，干地黄15克，天花粉12克，连翘12克，陈胆星6克，升麻5克，肥知母12克，紫雪丹0.9克(吞)。

三诊　紫雪丹原出《本事方》，尝用而大行于世者为叶天士，此可补仲景强心方法之不足。病者服之，谵语神蒙立止。此药兼有解毒、镇静能力。如是重症，非大量不能见效。今是轻者耳！

青蒿9克，白薇9克，银花9克，连翘12克，石菖蒲9克，带心川贝6克，天花粉15克，料豆衣12克，白茅根1扎。

四诊　两脉沉细不鼓指。壮年人见此脉，便难挽救；未冠者之心脏浑璞，侵害易衰弱，亦易恢复，故见此脉，未必定是绝症。病历18日，清凉苦寒，自难再进。

当归9克，附子6克，潞党参9克，仙鹤草15克，大枣4枚，煨草果5克，云苓9克，白芍9克，炙甘草3克，谷麦芽各9克，酒淋黑大豆12克。

按　患者服上方两帖后，热退至常温，而趋痊愈。紫雪丹近代方书多谓出自《局方》，其实本方原名紫雪，出于《千金翼方》，方中药味与《局方》的相同，只是少滑石一味而已。原注本方可治“曾服金石、火药，毒发猛热”等证，宋以后始逐渐应用于热病神昏、小儿惊痫。《阎氏小儿方论》中的紫雪丹，药味与《局方》相同，而剂量仅用十分之一，主治小儿惊厥，烦热涎厥，伤寒发斑，一切热毒，喉痹肿痛及疮疹毒气上攻咽喉，水浆不止等证。而《本事方》所载紫雪丹较《局方》少黄金、犀角、沉香三味。吴鞠通《温病条辨》所载紫雪丹，与局方之方相比，仅少黄金一味，主治相同，并说来自《本事方》，先生在案语中说紫雪丹出自《本事方》，即是本吴氏之说。

【案2】

姚幼。壮热，其热灼手，因此神识模糊，因热之损耗而小便短，症势已濒危境。

鲜生地60克(打汁)，川黄连2.4克，银花12克，生石膏18克(先煎)，川贝母5克，连翘

9克，黄芩9克，碧玉散12克(包)。

另：犀牛黄0.3克，天竺黄0.9克，研细末，分5次吞。

按 温病壮热神糊，为邪入心营之候，故用清营汤化裁。牛黄与天竺黄并用，有清心开窍，清热解毒，豁痰定惊之功。

【案3】

陆幼。高热4日，入夜为甚，则气喘而神蒙，因其排便不爽，予凉膈散加广郁金、牛黄抱龙丸。

二诊 其热弛张起伏，有时神迷谵语，其腹按之膨满。此阳明证，清之、下之。

寒水石12克，黄芩6克，连翘9克，肥知母5克，青蒿6克，瓜蒌9克，枳实5克，郁金5克，酒洗地龙9克，晚蚕沙9克(包)，皂荚子3克，神犀丹1粒(化服)，槟榔6克。

三诊 高热40℃见退，右鼻腔有热疮，呼吸尚有紧张状，所幸时作咳，温邪有外泄之路。

北沙参9克，嫩射干5克，净连翘9克，肥知母5克，玉桔梗3克，远志3克，石菖蒲9克，麦冬6克，陈胆星2.4克，粉甘草3克，神犀丹1粒(化服)。

按 此案一诊用凉膈散泻火通便；因有神蒙见证，防其进一步神昏，故用广郁金、牛黄抱龙丸开窍、清热、宁神。二诊一面用寒水石、知母等清阳明在经之热；一面用枳实、瓜蒌、蚕沙、皂荚子、槟榔降气导浊，下其在腑之结滞；再辅以神犀丹清热开窍、凉血解毒，方药甚有力量。药后高热见退，转方用北沙参、知母、麦冬养阴清热；因有咳嗽见证，故用桔梗、远志、胆星宣肺化痰，因势利导，促进痰涎之排出。

惊 厥

【案1】

陈幼。头向后倾，右腿屈伸不利，两手时时抽搐，瞳孔反应消失。西医诊为结核性脑膜炎，注射链霉素50瓶无效。预后堪虑。

炮附块3克，党参9克，生白术9克，云苓12克，炙僵蚕9克，蝎尾1.5克，明天麻2.4克，远志3克，清炙草2.4克。

【案2】

顾幼。病甫3日，壮热口噤，角弓反张，舌尖红绛；无论触动转侧，皆能引起痉之发作；睡梦中时时叫唤；直其两腿有抵抗感。其病灶在脑，勉拟下方，聊尽人谋。

乌犀尖1.5克(磨冲)，鲜生地32克，粉丹皮9克，赤芍9克，地龙9克，蚤休5克，钩藤钩9克，明天麻5克，蝎尾0.9克(研冲)，当归芦荟丸5克(包)。

按 惊厥是儿科临床常见症状，中医称为惊风，有急惊、慢惊之别，顾案高热、神昏、舌绛，为温邪入于营血，药以犀角地黄汤凉血清营为主，佐以天麻、蝎尾、钩藤等平肝熄风。陈案病程较长，抽搐不止，则取附子理中汤加蝎尾等味。同为惊厥而有寒热虚实之异。

【案3】

唐幼。受惊，入寐惊惕，因汗多而小溲少，手足不温，予温潜法。此徐小圃先生法也。

淡附片5克，杭白芍9克(炒)，云苓9克，煅牡蛎18克(先煎)，灵磁石12克(先煎)，生白术9克，山萸肉6克，浮小麦9克，细辛1.8克，淡干姜2.4克，炙甘草3克，肉豆蔻5克。

按 温潜法为上海儿科名中医徐小圃先生所创用。他从大量的实践中认识到在儿科领域中，不少患儿由于禀赋不足或久病伤正，以致既具真阴不足之象，又有亡阳虚惫之证，出现脉软、肢冷、溺长或便溏，烦躁不宁，甚至彻夜不寐等现象。他认为温潜法可使水火阴阳复其常态，因此广泛应用于小儿内伤、温热及夏季热等病。此案因受惊后入夜惊惕，又出现手足不温等阳虚症状，故正合温潜之法。全方以附子温阳，磁石、牡蛎潜镇为主，因之得名。

【案4】

吴幼。骤然而厥者，非虫厥即食厥。此当考其既往症及得病之由；病者是食厥，大便溏不爽，其证也。

柴胡5克，枳实9克，黄连0.9克，白芍9克，葛根9克，黄芩3克，粉甘草2.4克，蚤休3克，大地龙9克，钩藤9克(后下)。

按 食厥为进不洁之食，滞于中脘，化热上壅，以致蒙蔽清窍而引起的一种昏厥。它与虫厥之腹部绞痛，时作时止，痛甚则汗出，或吐涎沫，或吐蛔虫等症状显然有别。本案为食厥，以葛根芩连汤清肠化滞，四逆散敛阴泄热治厥，且辅以蚤休、地龙、钩藤镇静止厥。

【案5】

孟幼。浴后，旋有热，因热之高，而合目有惊惕状，退热利尿不容缓。

淡黄芩6克，杭菊花6克，七叶一枝花6克，净连翘9克，嫩白薇9克，地枯萝9克，双钩5克(后下)，大地龙9克。

肺 炎

【案1】

柯幼。麻疹后1周，气逆鼻煽，肌热不退，啼哭不能出声，肺气有壅闭之虑。(麻疹后肺炎)

生麻黄2.4克，玉桔梗3克，带心川贝6克，淡黄芩5克，杏仁6克，嫩射干5克，净连翘9克，石菖蒲6克，远志肉3克，粉甘草3克。

另：苏合香丸1粒，研末，分4次调服，每3小时1次。

二诊 药后气逆大定，热挫。假使其热夜间不再上升，有出险之望。

生麻黄2.4克，净连翘9克，淡黄芩5克，远志3克，石菖蒲5克，川贝6克，射干5克，紫菀6克，苏子6克(包)，粉甘草3克。

按 小儿肺炎，气逆鼻煽乃其特征。方中用麻、杏、桔梗开肺；黄芩、连翘泄热解毒；射干、川贝泄肺化痰；菖蒲、远志、苏合香丸开窍醒神。此证肺气有壅闭之虑，病邪有内陷之势。先生掌握病机，在清肺消炎药中加入苏合香丸之温开，以泄热、开闭并用，终使病情转危为安。

【案2】

邢孩。先是寒热、咳呛，据述以受惊而来，但受惊仅是诱因，感冒外邪是主因也。顷诊肌热不甚壮，而咳呛频仍，入夜气急胸高，白昼气急虽稍减，而两鼻煽动，吃紧处尤在脉之细数而软弱。此俗所称之肺风痰喘，远西则属之肺炎。治疗以宣肺强心为主。夫脉为血府，脉软弱，心力衰，血之运行不畅故也。

生麻黄2.4克，杏仁泥10.5克，川桂枝3克(后下)，生石膏18克，炙紫菀9克，射干5克，白苏子9克，苦桔梗5克，粉前胡5克，粉甘草3克，红枣5枚，浓煎频服。

按 病属肺炎,是风温闭肺之候,所以选用麻杏石甘汤以发散风热、清肺平喘;因为脉软弱,故加桂枝以通脉强心;余为宣肺止咳之品。如药后仍然高热、气急鼻煽者,先生往往于上方中加鱼腥草、蒲公英各18克,以清热解毒。

【案3】

王孩。壮热(39.5℃),两颧发赤;两颧属肺,肺热可知。呼吸微急,进一步便是气急鼻煽。

薄荷5克(后下),连翘9克,黄芩9克,浮萍3克,苏子9克(研炒),桑白皮9克,射干2.4克,地龙9克,冬瓜子9克,茅根1扎,粉甘草2.4克。

二诊 检温38.6℃,热虽稍轻,胸中烦热殊甚,咳引右胁下痛,舌前半抽剥,后半垢腻。胁肋为肺之分野,热伏于肺,以辛散之,以苦泄之。

薄荷5克(后下),连翘9克,黄芩9克,前胡6克,杏仁泥15克,桔梗2.4克,桑白皮9克,知母9克,大力子9克,全瓜蒌12克,活芦根30厘米。

三诊 体温39.2℃,前方不能挫其热势,入夜两颧烘热,今以白虎汤为骨干,舌红加地黄,便秘加芒硝。

生石膏24克,知母9克,鲜生地24克,桑白皮9克,苏子12克(研),玄明粉9克(冲),全瓜蒌12克,活芦根30厘米,生甘草5克,粳米1撮。

四诊 测温39.5℃,热稽留不退,痰中带有淡红色血液,肺热之鸱张可知。肺与大肠为表里,若不通大便,热不得下泄。

石膏30克,知母15克,黄芩9克,桑白皮9克,麦冬9克,玄参12克,地龙12克,鲜芦根30厘米,瓜蒌仁18克,玄明粉9克,白萝卜汁30克(冲)。

五诊 咳喘颧红,高热不退,痰中带血,其为肺热叶举,殆无疑义。昨起时有寒意,汗亦不多;肺主皮毛,皮毛不得疏泄,则肺气失宣。

鲜芦根30厘米,生麻黄3克,生石膏32克(打),知母15克,光杏仁15克,桔梗5克,黄芩9克,连翘12克,甜葶苈9克,地龙15克,石菖蒲9克,生甘草3克。

六诊 颧红面积已缩小,肺热亦渐次减轻;咳虽增剧,肺热有外泄之路,不足虑也。

鲜芦根30厘米,生麻黄3克,生石膏32克,桑白皮9克,光杏仁12克,桔梗5克,黄芩9克,连翘12克,地龙15克,甜葶苈9克,生甘草6克。

七诊 病历第八日,其热已成尾声。清肃肺气,以善其后。

知母6克,麦冬9克,连翘9克,苏子12克(研),炙紫菀9克,象贝母9克,光杏仁15克,桑白皮9克,生甘草5克,清炙枇杷叶9克。

按 本案初诊因壮热、颧赤,呼吸迫促,故用栀、芩、茅根、生甘草以清热泻火;佐以桑皮、射干、地龙、苏子、冬瓜仁以泄肺气之壅;病既在表,自当从表而解,乃有取于薄荷、浮萍之透达。二诊清热降痰而热势炎炎。三、四诊清下并用,高热仍不退,咳喘颧红如故,且痰中带血,此肺炎重症,故缠绵难解。后详析病机,根据“昨起时有寒意”,“汗亦不多”,断为“皮毛不得疏泄,则肺气失宣”,而改进麻杏石甘为主宣通肺闭,清热化痰,果获效机。最后以清肃肺气善后。

【案4】

赵幼。热5日,入夜神志有昏迷状,要点在咳呛频而痰不爽,风袭于肺,清肃失司,进一步肺将炎矣。

水炙麻黄3克,桑白皮9克,桔梗3克,射干3克,白苏子9克(包),马兜铃5克,冬瓜子9克,瓜蒌皮6克,黄芩6克,连翘9克,白茅根15克。

另:琥珀抱龙丸1粒,化服。

【案5】

陈女。远西治肺炎注重强心、退热、祛痰;中医亦不外此原理,但所应用之术语不同而已。

生麻黄3克,杏仁15克,黄芩9克,苏子9克(包),石膏30克,川贝6克,连翘9克,石菖蒲9克,远志9克,杭白芍12克,粉甘草3克。

【案6】

王妹。因热而唇边生疮,以肺炎与疟多见之。咳声不扬,曾经气逆,故重要不在腹胀下蛔。

蜜炙麻黄3克,葶苈子9克,射干5克,杏仁泥6克,皂角子5克,远志3克,炙紫菀6克,杭白芍9克,橘红5克,粉甘草5克。

【案7】

杨幼。骤然惊厥,当由高热而来。咳呛半月之久,今气急鼻煽,喉中痰声漉漉。温邪犯肺,肺热叶举,失其肃降之常,急以麻杏石甘汤以开其闭。

活芦根30克,麻黄1.8克,生石膏18克,杏仁泥12克,苏子9克,炙紫菀6克,射干2.4克,连翘9克,桔梗5克,甘草1.5克。

二诊 越宿热退神清,以此方清肃肺气。

桑叶皮各5克,苏子9克,杏仁泥12克,象贝6克,玄参9克,知母6克,麦冬6克,冬瓜子9克,甘草2.4克。

【案8】

邢幼。寒热无汗,咳呛气急,鼻翼煽动,脉弦紧,此俗呼为肺风痰喘。

大青龙汤加葶苈子、桑皮。

【案9】

夏幼。壮热3日,鼻煽,啼哭无泪,痰声漉漉,此肺闭也。

竹沥半夏9克,胆星5克,生白附子5克,白芥子5克,远志5克,石菖蒲5克,蚤休6克,地龙9克,玉雪救苦丹1粒(化服)。

另:麻黄9克,白芷12克,苏子15克,橘皮、佩兰各9克,煎汤,令吸其蒸汽,勿入口。

按 现代医学所称之肺炎,中医认为,其主要病机为肺闭。杨案为风温闭肺,故用麻杏石甘汤,辛凉宣肺而效。夏案系痰闭,则用涤痰开闭为主,以麻黄、白芷等煎汤令吸气,对于许多重危肺炎确有改善症状的作用。邢案外闭风寒,内蕴痰热,故有取于大青龙汤加泻肺之品。此三案均为肺闭,而病情不同,故施治各异。

麻 疹

【案1】

孙幼。口颊黏膜散布细小之白点,此点见于发热数日以后,终是麻疹现象。未曾透布,先发惊厥而喉有痰声,预后不能必其安全,是在看护得宜,方法另具别纸。

粉葛根 9 克,桔梗 3 克,炙苏子 9 克(包),粉前胡 3 克,牛蒡子 6 克,芫荽子 6 克,无价散 0.9 克(分 2 次调入),粉甘草 2.4 克,扁豆衣 9 克,干荷叶 1 角。

二诊 麻疹稀朗隐约,关乎体质之薄弱,予补中益气汤,痉厥加地龙、龙齿。

生黄芪 5 克,党参 6 克,橘皮 6 克,当归 6 克,生白术 9 克,升麻 2.4 克,春柴胡 2.4 克,粉草 3 克,青龙齿 6 克(煅研末冲),大地龙 9 克。

按 发热数日,口颊黏膜散布细小白点,称作"麻疹斑",是麻疹早期的特有体征。在麻疹未曾透布之先,即惊厥而咳有痰声,为肺气壅闭之象,有内陷之虞,故有取于宣肺透达之剂。由于患儿体质虚弱,得宣透之药而麻疹仍不能透发。二诊乃改用补中益气汤,扶正透疹。地龙之用,除取其熄风定惊外,又以其能缓解支气管痉挛,对本症之痰壅肺闭有良好的治疗作用。龙齿安神镇潜,既能止痉,又有防升、柴升散太过。可见先生择方遣药,寓有深意。无价散出自《证治准绳》,原治痘毒伤胃黑陷,先生移治麻疹高热,痧毒内陷者,亦有著效。其方为腊月干燥人粪,烧灰为散,每服方寸匕,砂糖米汤调服,服后黑陷者即变红活。近人亦有用金汁代之者。

【案 2】

张幼。瘄历 6 日,依旧壮热,脉数,气粗鼻煽,肺气有壅闭之虑,火毒有燎原之势。

生麻黄 2.4 克,生石膏 24 克(先煎),玄参 9 克,连翘 9 克,北秦皮 6 克,银花炭 12 克,川贝母 5 克,苏子 9 克(包),碧玉散 12 克(包),杏仁泥 9 克,射干 3 克。

另用:干荷叶 1 角,绿豆衣 9 克,代茶。

二诊 险象大退,仍予开肺气,生津液,解痧毒,原法循序渐进。

生麻黄 2.4 克,麦冬 9 克,射干 3 克,肥知母 9 克,炙紫菀 9 克,玄参 9 克,天花粉 9 克,绿豆衣 9 克,金银花 12 克,粉甘草 5 克。

按 瘄为麻疹的俗称。麻疹 6 日,壮热、脉数、气粗鼻煽,为并发肺炎之征。故以解毒消炎为治,用麻黄、石膏、杏仁开肺泄热,玄参、黄芩、连翘清热解毒,射干、苏子、川贝以泄肺气之壅;所以应用银花炭、秦皮、碧玉散,殆为患者兼有肠炎之故。药后病势大挫,二诊乃去泻火清热之石膏、黄芩,增入麦冬、知母、花粉之甘寒养阴。

【案 3】

王幼。身热 2 日,有上呼吸道感染症状,面色潮红,眼泪汪汪,察其臼齿两旁黏膜有小白点。此为麻疹之先声,当透发。

荆芥穗 5 克,薄荷 3 克(后下),前胡 5 克,牛蒡子 6 克,桔梗 3 克,连翘 9 克,苏子 6 克,橘红 3 克,蝉退 3 克,通草 3 克。

【案 4】

宋幼。麻疹将回之际,看护失当,变症蜂起,今高热不退,气急鼻煽,而面色灰败。

生麻黄 2.4 克,生石膏 15 克,鲜生地 18 克,石菖蒲 6 克,炮附块 5 克,远志 5 克,炙紫菀 9 克,胆星 6 克,连翘 12 克,甘草 1.5 克,杏仁泥 15 克,牛黄抱龙丸 1 粒(化服)。

【案 5】

吴幼。麻疹高热,目前吃紧之处凡有两端:一为热势炎炎;二为口唇干燥,口腔糜烂出血。

粉葛根9克,连翘9克,紫草5克,小生地12克,粉丹皮9克,浙贝9克,梗通5克,生甘草2.4克,白茅根30克(打)。

二诊 古人谓痧毒上燔,以现代观点多是口腔细菌乘机猖獗。

川雅连1.2克,蒲公英9克,银花9克,黑山栀9克,紫花地丁9克,野菊花9克,绿豆衣9克,玄参9克,大青叶9克。

【案6】

周幼。麻疹密布如斑,喉痛,有猩红热之嫌,而无杨梅舌,宜凉血。

丹皮9克,小蓟9克,紫菀9克,牛蒡子9克,赤芍6克,射干3克,马兜铃9克,夏枯草9克,茅根1扎。

【案7】

张幼。凡麻疹成片成块者,古人称为痧夹斑,痧当透发,而斑则须清化。

薄荷3克,蝉衣3克,前胡3克,牛蒡子9克,小蓟9克,生山栀6克,紫草3克,丹皮6克,绿豆衣12克,竹叶30张。多吃水果及地栗汤。

【案8】

杨幼。遍身透布红点,其形状类正痧。所可疑者,在不发热,但正痧亦有不发热者,惟为数甚少。

升麻5克,葛根9克,白芍6克,通草3克,粉草2.4克,郁金2.4克,石菖蒲6克。

按 麻疹治法,初期宜透,中期宜清,末期宜养阴,兼以清解余毒。用温补者是为变法。宋案高热,气急鼻煽,而用附子,盖面色灰败,脱象已露,故在泄热、祛痰、开肺的同时,不得不考虑到温心阳以救逆。杨案麻疹无热,较为罕见,录之以供参考。

泄 痢

【案1】

黄幼。泄泻次数太繁,水分丧失,容易中毒昏沉,呕吐惊厥。

粉葛根9克,川黄连1克,白槿花6克,黄芩3克,杭白芍5克,樗白皮6克,扁豆衣9克,银花炭9克,百草霜12克(包),干荷叶1角。

二诊 水分缺乏太甚,小便滴沥,可虑之至,改予葛根黄芩黄连加芍汤合五苓散,此变法也。

粉葛根9克,黄连1.5克,桂枝2.4克(后下),黄芩5克,杭芍6克,生白术9克,泽泻9克,赤猪苓各9克,甘草2.4克,干荷叶1角。

按 此案殆为现代医学所称之中毒性消化不良。初诊用葛根、芩、连、白槿花清肠止泻,白芍、扁豆养阴和脾,银花炭、百草霜吸附肠内毒素,辅以荷叶升清。二诊小便滴沥,为泄泻失水太多,这在幼儿最为可虑,治疗应以补液固脱为首要。先生于此复杂病情,一方面用葛根芩连汤清肠止泻,并以葛根与芍药相伍生津,顾护阴液,一方面用五苓散通阳化气、渗利小便,可称两相兼顾之法。

【案2】

李幼。平素人工营养,消化最易障碍。今便溏日十数行,色绿质黏。色绿当予葛根芩连汤，质黏当与痛泻要方。

葛根9克，姜连1.2克，炒白芍12克，黄芩6克，陈皮6克，炒防风9克，焦白术12克，陈红茶6克。

按 便溏色绿为肠有热之象，质黏为消化不良挟有食滞，用葛根、芩、连清肠消炎，痛泻要方合陈红茶健脾消导。

【案3】

冯幼。便有溏液而努责，一昼夜数十行。即此已非稚孩所能胜任，何况再见高热。

马齿苋12克，白槿花12克，白归身9克，荠菜花9克，焦六曲9克，望江南9克，鲜菖蒲9克，黄柏炭5克，广郁金5克。

按 此为湿热泄泻，多发于夏秋，乃外感暑湿，内有积滞，致传化失常所致。方以清肠消滞并用。

【案4】

王幼。发热与泄泻，为稚孩常见之症。其特点在拥抱时反惊惕啼哭，颈项亦有强直感，深虑病邪传入神经系统。

①葛根9克，黄芩5克，姜川连1.2克，白芍药9克，炒枳实6克，干荷叶1角，银柴胡6克，川贝母5克，煅珍珠母24克，蝎尾1克(研末分2次冲服)，琥珀抱龙丸1粒(化服)。

②香白芷9克，升麻6克，干蟾皮9克，赤石脂30克。共研末，用葱汁调敷脐部。

按 小儿发热不退，神志异常，项强者应防惊风，故谓“深虑病邪传入神经系统”。其为热邪致泻，故用葛根芩连汤加枳实理气行滞，芍药缓急解痉，银柴胡、川贝清热化痰；复用琥珀抱龙丸、珍珠母、蝎尾清热镇痉熄风，防患于未然。此外更配合外治法治泻，可谓照顾周到。

【案5】

王幼。泄泻次数虽不多，但经过1星期之久，四肢厥冷，已属严重，何况又见高热，而脉沉细。心力大衰，非温药不能拨乱反正。

潞党参12克，生白术9克，炮姜炭3克，炮附块9克，炙甘草3克，扁豆衣9克，绿升麻3克，陈红茶6克，焦六曲9克，川连1.8克。

按 洞泄寒中，理中汤本为恰当之方。两脉沉细，肢厥，说明不仅脾阳虚，而且心阳、肾阳亦衰，故加附子之温振阳气。虽见高热，不以清热为法，盖阳虚乃其本质。此等症若误用大剂苦寒，可导致亡阳之危。

【案6】

蒋幼。便溏3日，面黄而瘦，无表证，脾虚也。脾虚不能运化水谷，而消化为之不良。

黑防风5克，生白术9克，扁豆衣5克，焦六曲9克，鸡内金9克，陈皮5克，焦谷芽9克，薤白头5克，陈红茶5克。

按 脾主运化，故泄泻多责诸脾；面黄肌瘦，说明脾病已久。方用白术、扁豆健脾；建曲、谷芽、鸡内金消导；陈皮、薤白理气；防风升清，叶天士每喜用之以代柴胡。据其用药，此必脾虚而挟食滞者，善后可用异功散、参苓白术散之类。

【案7】

沈幼。腹部触痛，便多白沫，此肠炎也。

白头翁9克，北秦皮6克，白槿花9克，银花炭6克，枳实炭6克，山楂炭9克，神曲6克，荷叶1角，百草霜6克，红茶6克。

按 痢疾病人便中必有黏液脓血，且里急后重明显；今腹部触痛，表示肠的某一部分有炎症，便多白沫亦是结肠炎的特征。此病系湿热泄泻，故用苦寒清肠，佐以导滞。先生治泄痢喜用红茶为引。此物上清头目，下利湿热，且具收敛作用，确系妙品。白槿花为治痢单方，先生亦喜用之。

【案8】

仇幼。稚孩消化不良，则小溲如米泔汁状，今上吐下泄是其候也。

炮附片3克，姜半夏6克，海南片5克，吴萸2.4克，陈皮5克，青皮6克，地枯萝9克，山楂肉9克。

按 用附子温阳，半、萸降逆，余药理气消积，合为安中、止吐泻之剂。

【案9】

钱弟。大便溏而色绿，古人以溏为脾虚，绿为肝热。所谓虚，所谓热，皆是用药之假定指标。(其人腰部胀而硬)

生白术9克，制香附9克，香白芷6克，川雅连0.6克，北秦皮9克，生地榆9克，云苓9克，晚蚕沙9克(包)，白槿花9克，干荷叶1角。

【案10】

沈幼。热一来复，作弛张型，腹中雷鸣时作，此为肠不吸收使然也。不吸收之先声，如消化不良，故须节食。

荆芥穗5克，山楂肉9克，黄芩2.4克，炒防风5克，地枯萝9克，杭白芍9克，净蝉衣3克，枳实炭3克，广郁金3克，谷麦芽各9克，晚蚕沙9克(包)。

【案11】

陈幼。排便有白黏液，日四五行，历60日不稍减。

炮附块3克，焦白术9克，肉豆蔻2.4克，淮山药9克，吴茱萸1.8克，潞党参9克，木香槟榔丸5克(包)，破故纸6克，粉甘草3克。

二诊 其主症在腹之膨胀，其便有黏液，将毕，兼有赤冻。古人多因症施治，肠炎或阿米巴痢，而其方皆能适应。

海南片6克，石榴皮6克，五谷虫6克，川楝子5克，苦参片2.4克，山楂肉9克，杭白芍6克，莱菔子5克，生鸡金5克，神曲9克。

【案12】

庞幼。主症热而泄泻，其泄是水，苦以坚之。

粉葛根12克，川连1.5克，赤苓9克，银花炭12克，淡黄芩6克，飞滑石12克，嫩白薇9克，荷叶1角。

二诊 药后，便反秘，腹隐痛。

海南片6克，郁李仁3克，杭白芍6克，生枳实5克，糖炒山楂9克，熟锦纹3克，皂角子3克，晚蚕沙5克(包)，玉桔梗2.4克，香连丸2.4克(吞服)。

三诊 下五六行，无赤黏液，亦不后重。下之，前后腹皆隐痛。

小茴香5克，生艾叶6克，熟锦纹5克，杭白芍12克，六曲9克，枳实炭6克，晚蚕沙9克(包)，香连丸5克(分2次吞)。

四诊 下三四行，下则肛为之脱，赤白黏液尚未尽除，此可通涩并进。

锦纹5克，白芍12克，五味子3克，白槿花12克，生艾叶6克，乌梅9克，诃子肉9克，海南片6克，炒防风6克，炒枯赤砂糖12克。

另：罂粟壳12克、五倍子15克、石榴皮15克、陈红茶，煎汤熏洗肛门。

五诊 大便次数减少，日一二行；下则肛脱如故，带白色黏液，再守原意，佐以益气。

白芍12克，乌梅9克，五味子3克，补骨脂9克，诃子肉9克，海南片6克，炒谷芽12克，炒枯赤砂糖12克，炒苡仁12克，黄芪12克，甘草5克。

六诊 便泄日仍一二行，带有黏液少许，病情已尾声，予丸剂、参苓白术散、乌梅丸交替服。

【案13】

黄弟。凡一切痢疾皆无呕吐，呕吐是中毒反射作用，古人有噤口之说。下之开始，迄于今兹，纯系白冻，颇类西籍所说之赤痢。因其有精神症状(其来也骤)，以下方治之。

全当归12克，苦参片6克，石菖蒲9克，荠菜花12克，粉甘草3克，杭白芍9克，马齿苋12克，远志肉5克，杏仁泥12克。

二诊 察其便之情态，尚难定其真性赤痢。其所以神态迷蒙，目上视，手痉，饮食中毒也。

黑丑3克，马齿苋9克，苦参片6克，山楂炭9克，锦纹6克，黄柏6克，荠菜花炭9克，银花炭6克，六神曲9克，地枯萝9克。

【案14】

马幼。多食则多泄，其排泄物依旧是红白冻，此非痢。

炮附片9克，土炒党参9克，粉甘草3克，炒防风9克，炮姜炭3克，生白术9克，川雅连1克。

【案15】

陈幼。大便溏而腹痛，感寒兼伤食积。

五谷虫6克，制黑丑2克，杭白芍5克，小青皮5克，百草霜9克(包)，炒防风5克，焦白术9克。

按 外感风寒，内伤食积，为痛泻之由来。方用痛泻要方、苏梗散风寒，和胃整肠，更用黑丑通下，推荡积滞。

【案16】

韩幼。稚孩久泄，两目必盲，盖营养缺乏故也。今左目起星，右目亦不能睁，而其泻如故。

生苍术30克，绵黄芪24克，潞党参18克，青葙子15克，绿升麻9克，当归15克，枸杞子15克，牡蛎30克，谷精草12克，桑叶9克。共研细末，每次3克，每日3次，开水吞服。

按 《内经》有"五脏六腑之精气，皆上注于目"之说。而脾胃为后天之本、生化之源，久病泄泻，脾失健运，则精气不能上注于目。治用参、芪健脾益气；升麻升提清阳；苍术燥脾止泄。肝开窍于目，目病多责诸肝，故用枸杞、当归养肝阴；谷精草、青葙子、桑叶凉肝明目；牡蛎既可收敛止泻，又能固涩精气。其中苍术一味，现代药理实验证实其含丰富的维生素A。此案左目起星，右目不能睁，殆为维生素A缺乏引起的角膜软化症，用之颇为对症。

【案17】

冯幼。稚孩吮乳期病痢者极少，其所以便溏而后重者，炎症波及直肠故也。

枳实6克，香连丸1.5克，陈红茶2.4克，白槿花6克，荠菜花炭6克，焦六曲6克，杭白芍6克，苦桔梗3克。

二诊 据述临圊依然后重，后重总是直肠炎症未消。古人于此症无热者，多用归芍以和之。

全当归6克，生白芍6克，苦桔梗6克，苦杏仁12克，荠菜花炭6克，白槿花6克，焦六曲6克，薤白头12克，粉甘草2.4克，炒枯赤砂糖9克。

又：陈红茶、地榆各20克，煎汤熏洗肛门。

【案18】

虞幼。大便溏如水，有属炎症者，有属肠失吸收者。惟炎症当见腹痛，而便有黏液或白沫，今非是。

升麻2.4克，神曲6克，赤石脂6克，百草霜6克，苍术6克，山楂炭9克，禹余粮6克，荷叶1角。

【案19】

徐幼。肠炎多能引起高热，四逆散、芩连汤是标本并治之法。另用炭类，制止发酵，吸收水分。咳加苏子、橘红。

柴胡2.4克，枳实3克，黄芩5克，焦楂炭6克，白芍6克，甘草1.5克，香连丸3克，百草霜5克，苏子5克，橘红2.4克。

【案20】

沈幼。便多白沫，为肠炎之的证。假使肠热病，其便当如浆汁而稀，按其腹痛，更为肠炎之表现。

白头翁6克，白槿花6克，枳实炭3克，神曲6克，百草霜3克，北秦皮6克，银花炭6克，山楂炭6克，荷叶1角，红茶3克。

【案21】

叶幼。肠炎之热，多起伏无定，然则仲景之小柴胡汤，其适应证亦在消化系。

柴胡3克，黄芩6克，神曲6克，百草霜5克，甘草1.5克，半夏3克，党参、苦参各6克，红茶3克，生姜1片。

【案22】

叶幼。肠炎与痢，从形态上可以鉴别；腹痛为二者所共有。今便溏有泡沫，肠炎也。

熟军3克，苏梗5克，神曲6克，香连丸3克，红茶5克，杭芍6克，青皮3克，艾叶3克，百草霜5克。

【案23】

冯幼。热3日，暮重于昼，大便骛溏，完谷不化，腹痛而胀，此肠病也；流清涕，则为外邪所乘。

防风3克,陈皮2.4克,柴胡3克,麦芽9克,白术5克,白芍5克,枳实2.4克,天浆壳3克。

【案24】

徐幼。大便清稀,日十余行,精神疲乏异常,终日迷迷然嗜睡,面白肢冷。

炮附子5克,白术6克,党参6克,炮姜炭2.4克,清炙草3克,扁豆衣6克。

按 张景岳说:"泄泻之本,莫不由于脾胃。"然临床有寒、热、虚、实之异,治各不同。泄泻病案中,有属于脾胃虚寒,用附子理中汤的;有脾虚而挟食滞,复为风邪所乘,用四逆散合痛泻要方的;有湿热滞于胃肠,用香连丸的。皆为常法。亦有虚实兼见而融温阳、健脾、消导于一炉的;也有涩肠药与消导药、升清药同用的。对于这些病例,先生打破常规,往往补泻寒热同用,值得我们很好地体会。

【案25】

周幼。西医诊为细菌性痢疾,服药未效,今高热不退,非白头翁汤不能。

白头翁9克,川黄柏5克,川雅连1.5克,北秦皮9克,苦桔梗6克,杭白芍9克,枳实炭9克,马齿苋9克,苦参片6克,白槿花12克,荠菜花9克。

按 痢疾见高热,多为里热炽盛,邪毒肆扰。白头翁汤直清里热;苦参、马齿苋、白槿花都有解毒清热作用;白芍、枳实同用大能止痛;荠菜花用以凉血。

【案26】

王幼。测体温39.3℃,先泻黏液而赤,泻时攒眉苦目,可见其腹痛而努责。凡稚孩病痢,最能使正气衰沉。今见高热,而泪之缺少,脉之沉细,四肢之清冷,干呕,独头动摇,败象迭见,例属难瘥。

全当归9克,杭白芍9克,陈阿胶18克,肉豆蔻5克,罂粟壳9克,川连2.4克,炮附块9克,潞党参9克,煅牡蛎30克(先煎)。

按 病痢高热,一般均当凉血解毒。今脉沉细,肢冷,干呕,独头动摇,都为正气不支而出现的败象;此热正为一线孤阳,预示"阴阳离决"之危,清凉之品决非所宜。故急用参、附以回阳救脱;牡蛎、白芍、阿胶以敛阴;肉蔻、粟壳以收涩。正气得复,再思去邪,尚未为晚。况在温中少用黄连之苦寒,涩中采用当归之滑利,不徒为目下之痢疾腹痛投,亦为下一步去邪之计。

【案27】

夏小。热与泻将及两月,腹部既不胀硬,则鉴别诊断在肺病与肠炎,病者虽咳,其外观不类结核,作肠炎论治。

葛根9克,川连1.2克,干荷叶1角,白槿花9克(包),黄芩6克,升麻3克,生地榆9克,北秦皮9克。

【案28】

马弟。痧后半月,不慎饮食,滞下,里急后重,一昼夜数十行,有表证。

炒荆芥5克,薤白头9克,熟锦纹3克,江枳实9克,海南片6克,制黑丑5克,红茶6克,神曲9克,炒防风6克,谷麦芽各9克,杏仁泥12克,香连丸2.4克(分2次吞)。

【案29】

陈幼。始下赤白痢,将及两旬,继则溏薄中夹有黏液。因营养缺乏太甚,目睆无所见,两足亦有浮肿状。此脾阳大虚之候。

炮附片9克,潞党参9克,赤石脂12克,肉豆蔻9克,生艾叶5克,乌梅丸9克,炮姜炭3克,淮山药9克,云苓12克。共研细末,每取5克,稍加白糖,和入饮食中。

按 赤白痢急性期多系湿热为患,但延久则脾阳受伤,不宜投苦寒清肠之品再伤其阳。方以附子理中(去甘草)加味。峻补脾阳、收涩止泄为主;乌梅丸能调肠中寒热,善治久痢,因以佐之。

【案30】

李大弟。病泻数月之久,始则作白黏液,赤者则为近半月事。仲景乌梅丸能治久痢。

乌梅丸15克,生艾叶5克,海南片6克,炮附块5克,石榴皮9克,陈红茶6克,炒枯赤砂糖9克。

按 乌梅丸寒温并用,故对寒热夹杂之久痢,最为合适。

【案31】

徐幼。慢性痢日久,大便溏而频。此方温脾兼有杀虫之意。

炮附块3克,炮姜炭2.4克,罂粟壳2.4克,益智仁6克,肉豆蔻5克,生艾叶3克,五味子2.4克,诃子肉3克,海南片6克,苦参片5克,川楝子3克。

按 此为慢性痢疾,从药测证,必为脾肾阳虚之候;加用苦参、川楝子等杀虫药,殆为阿米巴痢。

【案32】

王幼。形瘦腹膨已久,验便有阿米巴原虫,数日来排便如浊涕,具有努责之意。

炮附子5克,海南片6克,杭白芍9克,干蟾皮2.4克,陈红茶5克,石榴皮6克,炙乌梅5克,川楝子9克,炮姜炭3克,炒枯赤砂糖9克。

按 形瘦腹膨已久,则疳积早已存在,故用蟾皮治疳消积;检便既见阿米巴原虫,则属冷痢无疑,温中酸敛,全面稳当。

咳 嗽

【案1】

莫幼。凡稚孩平卧则咳剧者,总是痰之作祟。夫痰多而见高热,则痰热交作,肺失清肃,咳、喘、惊乃意中事也。

淡子芩9克,炙紫菀9克,连翘12克,白前6克,桔梗5克,地龙9克,蚤休3克,苏子15克(包)。

按 痰壅易于内闭致喘,热盛易于风动致惊。方用白前、桔梗、紫菀、苏子以宣肺化痰平喘;连翘、黄芩、地龙、蚤休以清热熄风定惊。

【案2】

金幼。热而咳,其热有升降起伏,其咳并不连绵剧烈,作感冒论治。

北柴胡2.4克,前胡6克,连翘9克,僵蚕4.5克,黄芩5克,桔梗3克,苏子9克(包),黑大豆9克,绿豆衣9克。

【案3】

马幼。咳声尚未畅,但因痰而呼吸紧张,此症不能镇咳。

苦葶苈子3克,射干5克,桔梗5克,山慈菇2.4克,远志3克,橘红3克,苏子9克(包),莱菔子9克,牛蒡子9克(炙),紫菀9克。

按 咳声不畅,肺气不宣之故;痰多壅塞气道,升降阻碍故呼吸紧张。予泄肺排痰之剂,痰去则呼吸自能复其常态。镇咳剂有抑制痰涎排出之弊,所以不相宜。

【案4】

薛幼。咳呛有表证而日久者。三拗合止嗽散最为的当。

生麻黄2.4克,杏仁9克,甘草3克,炙紫菀9克,百部6克,白前6克,桔梗5克,橘皮6克,荆芥5.4克。

按 久咳当镇咳,兼表证宜发散。方中用麻、荆散其表寒;杏仁、桔梗开肺止咳;橘皮、甘草化痰缓急;紫菀、百部、白前温润下气。全方以三拗汤和止嗽散复合,为散邪、止嗽剂。

【案5】

郭弟。咳声如在瓮中发,惟气管痉挛者有之,故有痰而不易咯唾。以古人经验,当重用开肺。开肺祛痰一也;弛缓痉挛二也。

生麻黄2.4克,炙紫菀9克,白前6克,白芍9克,射干5克,干蟾皮6克,葶苈子9克,桑白皮9克,粉甘草3克。

二诊 咳顿挫,再事原方出入。

生麻黄2.4克,白前6克,射干5克,桔梗2.4克,桑白皮9克,炙紫菀9克,葶苈子9克,粉甘草3克。

按 咳声不扬,肺气不宣之征。案中用麻黄、紫菀以开肺;葶苈、白前、射干降逆涤痰。麻黄与桑皮并用,乃华盖散之配伍方法。用白芍者,发中寓收之意。

【案6】

陈幼。稚孩之失音,属于阴虚者甚少,大多属于炎症也。大便溏,色绿而黏。古人以色绿当清肝热者,实因芩连能止泻也,不必拘。

生麻黄1克,升麻2.4克,炒防风5克,六神曲9克,射干3克,蝉衣2.4克,干荷叶1角,山楂炭9克,地枯萝9克

按 稚孩失音,多系上感炎症。案中麻黄、蝉衣、防风用量均轻,其中麻黄仅用1克,盖取其轻清上浮之意。大凡治疗外感失音,风药无需重剂。证之临床,确实如此。

【案7】

朱弟。咳嗽兼见咽痛,咽头充血故也。无须消炎,疏散亦是消除郁血之一法。

冬桑叶9克,杭菊花9克,射干3克,浮萍2.4克,薄荷叶3克,大力子9克,杏仁泥9克,胖大海3只,桔梗5克,生甘草3克。

按 咳嗽兼见咽痛,为风热感冒的常见症。方用一派辛凉之品以疏散风热,既能治疗咳嗽,亦能治疗咽痛。因咽痛为兼见症,故疏散之即可;若咽部炎症较重,必须大剂清热解毒方能奏功。

【案8】

朱幼。宣肺多是祛痰剂,肃肺多是镇咳剂。

射干5克，紫菀6克，马兜铃5克，冬瓜子9克，桔梗3克，桑白皮9克，杏仁泥6克。

按 古人所称能宣肺的药物，大多具有祛痰的作用；所称能肃肺的药物，大多具有镇咳的作用。

【案9】

沈幼。稚孩作咳，首当注意神态与热型。肺炎与白喉，其热之高张与否，虽不一定，而神态多不安宁。病者气管炎也。

射干5克，苏子6克(包)，薄荷2.4克，桔梗2.4克，牛蒡子6克，桑白皮9克，杏仁泥5克，净连翘9克，粉甘草3克。

百 日 咳

【案1】

蔡幼。连声咳，咳则痰与涕由口鼻呛出，病甫旬日。下列之药或能效，不效，便缠绵时日。

生麻黄2.4克，嫩射干3克，杏仁泥5克，炙紫菀6克，干蟾皮5克，白前6克，远志肉3克，天竺子5克，粉甘草3克。

【案2】

程幼。咳五六日，身热甚壮，6个月稚孩，慎防肺闭。

生麻黄2.4克，黄芩5克，浙贝6克，大地龙9克，嫩射干5克，白前6克，连翘9克，苏子6克(包)，石菖蒲9克，粉甘草3克，牛黄抱龙丸1粒(化服)。

二诊 痰滑而不能自动咯唾，蓄积气道，故气为之急，鼻为之煽。

葶苈子9克，桔梗3克，连翘9克，黄芩6克，远志5克，苏子9克(包)，山慈菇片3克，太乙丹1粒。

三诊 闻其咳声，是顿咳之象。气逆，鼻煽，肌热，乃并发症之最严重者。

蜜炙麻黄2.4克，黄芩6克，苏子9克(包)，射干5克，浙贝母6克，紫菀6克，片姜黄5克，山慈菇片3克，天竺子6克，粉甘草5克。

【案3】

陈幼。据其病态，是百日咳。此症如见壮热，并发肺炎易如反掌。

生麻黄2克，杏仁泥9克，紫菀5克，冬花6克，白芍5克，百部6克，五味子2.4克，旋覆花9克(包)，黄芩5克，甘草1.5克，天竺子9克，六轴子0.3克，苏子12克(包)，车前子9克(包)。

另：①鹭鸶涎丸4粒，每服1粒，日服2次。②活麻雀1只，去毛及肠杂，煎汤饮。

【案4】

李幼。不咳则已，咳则连续发作，咳时面赤、呕吐，此百日咳。欲求镇咳，必先宣肺。

生麻黄2克，杏仁泥12克，白苏子9克，蒸百部9克，射干3克，石膏12克，紫菀6克，天竺子15克，浙贝母9克，白前5克，甘草2.4克。

【案5】

章幼。7个月稚孩，病百日咳，不可忽。

生麻黄2.4克，天竺子6克，车前子9克(包)，郁金2.4克，粉前胡6克，桔梗2.4克，陈胆星2.4克,鲜石菖蒲3克。

【案6】

高幼。不咳则已,咳则连续5分钟之久,弯腰撷肚,不堪其苦,百日咳也。此症以镇咳为主,祛痰为佐。

百部4.5克,冬花5克,杏仁6克,射干2.4克,天竺子5克,紫菀5克,旋覆花5克(包),贝母5克,罂粟壳5克,甘草3克。

按 百日咳是儿科常见的一种呼吸道传染病。早期不易与急性支气管炎等病相区别,至痉挛性咳嗽期间,其症状特点始为明显。其治法不外宣肺镇咳、和胃祛痰。天竺子、六轴子均为有效的镇咳药。六轴子有毒,用量不宜大。

鹭鸶涎丸有清热、化痰、止咳、平喘作用。先生每用以治疗百日咳,有成药出售。麻雀煎汤治百日咳,系民间验方,能解痉定咳,每日1只,可连续煨食5~7只。

丹 痧

【案1】

董幼。一日即退之风痧,现代有第四病之称。假使其病先起于眼角,则为第五病。

牛蒡9克,桔梗3克,象贝6克,枳壳5克,前胡9克,杏仁6克,苏子5克(包),地枯萝9克。

【案2】

舒弟。轻性之丹痧,故舌见杨梅状,而神志并不迷蒙过甚。治疗以解毒利溲为不二法门。

青蒿9克,大豆卷12克,净连翘9克,杏仁泥9克,白薇9克,金银花9克,黑山栀9克,黄芩5克,肥知母9克,肥玉竹9克,桔梗3.6克,茅芦根各30克。

二诊 丹痧已入恢复期,周身皮肤皆脱,其舌前光红起刺,解毒利溲最为重要。

金银花9克,白薇9克,赤苓12克,粉丹皮9克,连翘12克,冬葵子9克,白茅根1扎,绿豆衣12克,紫地丁12克,麦冬12克,京玄参12克。

【案3】

王小。面部透布红点,视疹为小,视痧而大,既有热为之前驱,亦是皮肤发疹病之一种。小溲短,最堪注意。

牛蒡子9克,浮萍草6克,白薇9克,银花9克,赤苓9克,通草3克,地龙9克,白茅根1扎,绿豆衣9克。

【案4】

王幼。丹痧发于遍身,骨节酸痛异常,喉痛,此喉痧重症。舌红起刺如杨梅,是其特征。

浮萍草5克,前胡5克,板蓝根9克,紫草2.4克,山栀皮9克,蒲公英9克,薄荷6克,大力子9克,射干2.4克,丹皮6克,连翘9克,六一散9克(包),白茅根30克(打)。

另:玄明粉30克,水冲多次漱口。

二诊 喉痧重症,表之后当清之。

小蓟9克,玄参9克,麦冬9克,连翘9克,升麻2.4克,板蓝根9克,知母9克,银花9克,生山栀9克,通草3克,鳖甲24克(先煎),藏青果5枚。

另:陈莱菔英120克,煎汤代茶。外吹锡类散。

三诊 再投养阴凉血之属。

鲜生地12克,小蓟9克,白薇9克,麦冬9克,夏枯草9克,梗通1.5克,玄参9克,浮萍草5克。

四诊 喉痧寻愈,一身关节疼痛,不利转侧。

浮萍草6克,西河柳9克,豨莶草9克,桃仁泥9克,丹皮9克,薄荷6克,白芍9克,汉防己12克,海桐皮6克,晚蚕沙9克(包)。

按 喉痧即现代医学所称之猩红热,临床以发热,咽喉炎和全身起细小密集的猩红色皮疹,以及杨梅舌为特征。治疗初起宜辛凉解表,解毒利咽;表解后宜清营、泄热、养阴。锡类散吹喉,能清热消肿。

乳　　蛾

【案1】

戎弟。乳蛾双发,微有白腐,其白腐松浮,与白喉可以鉴别。

山豆根5克,桔梗3克,菊花9克,大贝母9克,生草节3克,板蓝根6克,射干2.4克,前胡5克,炙僵蚕9克。

二诊 咽头白腐消失,乳蛾仍肿,尚有中度发热、便难,再予前法,兼通腑气。

板蓝根6克,射干3克,杭菊花6克,黄芩6克,紫花地丁9克,玄参9克,桔梗3克,玄明粉6克(分冲),生甘草3克。

【案2】

高幼。热两候,作起伏型,入暮有寒意,主因在喉蛾双发。

玄参9克,黄芩9克,大青叶6克,青蒿9克,山豆根5克,菊花9克,连翘9克,紫地丁12克,桑白皮9克,杜红花5克。

另:玄明粉18克,溶于温开水漱口。

按 此二案均为急性扁桃体炎。方药均从散风、解毒、清热、消肿入手。其中甘桔汤为治疗咽痛之效方;山豆根、板蓝根、射干、僵蚕等均为治疗咽痛的常用药。大凡此证一有便难见症,即需投硝、黄以泻火通便,顿挫其火炎之势。高案用玄明粉溶于温开水中漱口,取其局部消炎消肿作用。

【案3】

陈幼。其热起于昨夜,喉蛾双发,耳下腺亦发炎。风热上乘之候。

大贝9克,薄荷6克,射干6克,大力子9克,僵蚕9克,玄参9克,苏子6克,大青叶30克,板蓝根9克,白茅根30克(打)。

【案4】

王幼。乳蛾而大便难者,宜凉膈散。

【案5】

谢幼。喉头焮红上罩白腐,身热,此不可忽。

连翘9克,银花9克,山豆根6克,生地15克,薄荷6克,黄芩6克,射干3克,菊花6克,粉甘草3克。

二诊 喉头之白腐虽未去净，其热则降至常温，此非真性白喉。

连翘9克，银花9克，赤芍9克，山豆根6克，苦桔梗6克，浙贝6克，玄参6克，白茅根30克。

按 陈案初起，用大力子、薄荷、僵蚕辛以散风；大青叶、板蓝根、玄参、射干等清热解毒。王案里热炽盛，大便难，用凉膈散清热泻下；尝见此类患者，咽红肿痛，汤水难咽，下之则痛去大半，此为上病下取，釜底抽薪之法。谢案咽红，上罩白腐，当与白喉鉴别：白喉之伪膜不易拭去，易出血；乳蛾则易于拭去，且不易出血。初诊用清热解毒、凉血利咽，身热遂降，于此亦可断定并非真性白喉。

伤　　食

【案1】

成幼。热2日，脉滑数，苔垢腻，不更衣而腹痛。此外感兼肠胃病，当表里两解。

柴胡2.4克，枳壳9克，黄芩6克，槟榔9克，连翘9克，地枯萝9克，蚤休5克，生甘草1.5克。

二诊 热大退，大便亦通，腹仍痛，不欲食，以消导为主。白芍9克，小青皮9克，山楂炭9克，生枳实5克，大腹皮9克，地枯萝9克，生麦芽9克。

【案2】

王幼。有形之积，蕴酿成热，其热多作于日晡，溲赤，睡中龂齿，此非清之、下之不能速效。

枳实6克，连翘9克，望江南9克，草决明9克，胡黄连2.4克，槟榔9克，蚤休2.4克，黄芩6克，生大黄3克(后下)。

按 儿科最多表里同病。成案柴、枳同用，深得推陈致新之妙。柴胡并能通大便，是先生独到的经验。王案热起日晡，为食滞阳明，一般消导药不能见效，故以大黄、槟榔、蚤休、黄芩等清之下之。

【案3】

葛幼。其主要证候：青筋暴露一也；精神萎靡不振二也，便不整调，溲有米泔状三也；嗜食不为肌肉四也。此伤于食，脾不健，酿成疳积者是。

麸炒枳壳9克，莱菔子9克，蓬莪术5克，花槟榔9克，制黑丑6克，干蟾皮2.4克，焦山楂9克，焦六曲9克，皂角9克，(蚕砂12克同捣)。

按 小儿疳积，是指脾胃运化不良所引起的慢性营养障碍。案中所列四点，为疳积常见主症。其治疗常法，以攻坚化积，强脾助运在先，以补益扶正固本为善后。方中莪术行气活血，消胀化积；皂角不仅善于祛痰，且对肠内致病菌有抑制作用。二者同用，是治疳积的妙品。

【案4】

朱幼。急性胃炎，呕吐频繁，高热如蒸。

川雅连1.2克，枳实9克，天花粉15克，黄芩9克，全瓜蒌12克，肥知母12克，橘皮9克，竹茹5克。

二诊 急性胃炎，服上方而吐止；其热不退，炎症未消也。

青蒿9克，地骨皮9克，金银花12克，白薇9克，杏仁泥15克，黑山栀9克，淡竹茹6克，茅芦根各30克。

按 呕吐频繁，胃阴耗伤，故用花粉、知母之凉润以养胃阴；因高热如蒸，故用芩、连苦寒泄热；不降其逆，呕吐不能止，故用枳、蒌、橘皮、竹茹降逆和胃止呕。二诊时呕吐虽止，热未能退，故侧重清热消炎。其中茅、芦根二味，既能甘凉养胃，又擅清气分之热，为寻常易得之佳药。

虫 积

【案1】

徐幼。少腹硬而时痛，此虫积也。小便不爽利而频，亦因于此。

海南片9克，江枳实9克，石榴皮6克，赤苓9克，川楝子9克，杭白芍9克，乌梅5克，葫芦瓢12克，谷麦芽各9克。

【案2】

吴女。绕脐痛，迄今匝月，痛有轻重而无休止，痛则发厥，徒用镇痛剂无效，下之。

海南片9克，青皮6克，郁李仁12克，山楂肉9克，川楝子9克，生枳实6克，芦荟5克，黑丑6克，杭白芍9克，乌梅5克，石榴皮6克，陈红茶6克。

二诊 根据其痛之时日延长，又曾数次发厥，其痛上及胃脘，牵及腰背，在成人亦当疑及虫积。

海南片9克，制乌梅6克，小青皮6克，杏仁泥12克，制黑丑9克，石榴皮9克，川楝子9克，羌活6克，旋覆花9克(包)。

【案3】

某弟。满腹胀大，青筋暴露，形质日渐消瘦，无结核、肝硬化等病史，是虫积也。病者绍兴籍，恐是地方性之姜片虫病。

黑白丑各5克，槟榔9克，大戟5克，芫花6克，甘遂3克，鹤虱9克，芦荟3克，大枣12枚。

按 姜片虫病是布氏姜片虫寄生在人体小肠所致的一种肠寄生虫病，以慢性腹泻、消化功能紊乱、营养不良等为主要临床表现。感染以5~20岁儿童和青年为多，主要流行于浙江绍兴、萧山一带。患儿虽有腹膨、青筋暴露、消瘦等证象，但无结核、肝硬化等病史，同时，又是绍兴籍，则姜片虫病最为可疑，故径予大队杀虫攻逐之品。

痄 腮

【案1】

李幼。痄腮发热，又兼消化不良，腹胀便溏。

升麻5克，板蓝根9克，荆芥6克，僵蚕9克，浙贝9克，带皮槟榔6克，地枯萝9克，焦六曲9克，焦山楂9克。

【案2】

林幼。右腮肿胀，咀嚼作痛，时作寒热，大便难。此病最近有流行。

荆芥 6 克,板蓝根 6 克,夏枯草 9 克,僵蚕 9 克,银花 9 克,小蓟 9 克,蚤休 6 克,桃仁 12 克,半枝莲 15 克,生草节 3 克,防风通圣丸 12 克(分吞)。

【案 3】

陈幼。发热起于昨夜,喉蛾发作,耳下腺亦发炎,风热上乘之候。

大贝母 9 克,薄荷 6 克,射干 6 克,大力子 9 克,僵蚕 9 克,玄参 9 克,赤芍 9 克,大青叶 9 克,板蓝根 9 克,白茅根 30 克(打)。

【案 4】

赵女。痄腮双发,曾有表证;表证退,痄腮仍未消失,清之。

板蓝根 9 克,净连翘 9 克,紫丹参 9 克,大青叶 9 克,芦荟 2.4 克,忍冬藤 12 克,紫花地丁 12 克,炙僵蚕 9 克。

按 痄腮即流行性腮腺炎。祖国医学认为系由温毒外袭,壅阻于少阳经所致,治疗主以普济消毒饮。李案因食滞便溏而兼用消导;林案以病情较重,增加了清热解毒药,更用防风通圣丸发表、清热、泻下,使表里双解;陈案喉蛾与痄腮同时发病,故兼用玄参、射干等清咽喉药;赵案表解后痄腮未消,重用清热解毒之剂。是为同中之异。

四、外科(8个门类)

瘰　疬

【案1】

孙女。平素喉间多痰,左颈有小核,但不咳。最近3日痰多,夜间有倏忽无定之热。

大贝母9克,玉桔梗3克,冬桑叶9克,粉前胡9克,夏枯草9克,海藻9克,炙僵蚕9克,冬瓜子9克,甘草2.4克。

按　瘰疬一证,多以痰火论治。此案平素喉间有痰,近三日痰多,夜间有不定之热,为瘰疬兼有外感。方用桑叶、前胡、桔梗微宣其表;冬瓜子、大贝母消痰;夏枯草、海藻、僵蚕散结。海藻与甘草同用,取其相反相成,以攻凝结之坚痰。

【案2】

胡幼。患马刀挟瘿,历时已久,面色苍然,两颧发赤。调治失当,损怯之根萌也。

冬虫夏草30克,焙紫河车1具,炙鳖甲30克,水獭肝30克,淮山药30克,鹿衔草30克,京玄参30克,川贝母180克,煅牡蛎60克,淡海藻30克,淡昆布30克,夏枯草30克。共研末,和蜜为丸,如梧子大,每早晚服15粒,淡盐汤下。

按　马刀挟瘿之名,始见于《灵枢》,云"其痈坚而不溃者,为马刀挟瘿"。证属瘰疬之一种,实多为淋巴结结核之属。此病例面色苍白,两颧发赤,是阴虚火旺之象,殆为结核性消耗热。方用冬虫夏草、紫河车、水獭肝等补益强壮之品,大补精血;以消瘰丸合海藻、昆布、夏枯草化痰软坚散结;鳖甲、玄参滋阴降火。

【案3】

袁幼。瘰疬如串珠,药后已能稳定,不再滋长,便溏亦减。

左牡蛎15克,浙贝母15克,生黄芪15克,京玄参15克,昆布30克,上肉桂15克,海藻30克,小蓟15克,淮山药30克。为末,作丸如梧子大,早晚各服10粒。

二诊　瘰疬行将消退,便溏已止,深为可喜,仍当注意营养。

煅牡蛎15克,生黄芪9克,淮山药9克,夏枯草6克,昆布6克,海藻6克,炙鳖甲9克,京玄参9克,白术6克。

按　方以消瘰疬为主,因便溏是脾虚,《医学心悟》消瘰丸中的浙贝、玄参均对便溏不利,故用黄芪、山药益脾升清,复加少量安桂以温脾阳。二诊瘰疬行将消退,便溏亦止,则去桂,一面补脾益气,一面消瘰散结。

【案4】

方幼。服强壮剂,瘰疬十去七八,前方重其制,为丸常服。

京玄参60克,煅牡蛎90克,白归身60克,象贝母60克,炙鳖甲90克,淡茯苓30克,仙鹤草60克,淮牛膝60克,夏枯草60克,獭肝1具(焙)。共研细末,炼蜜为丸,如梧子大,每饭后各服6克。

按 苁蓉、淮牛膝功能填补肾精;獭肝古人用治肺痨,有补益强壮作用;当归活血;仙鹤草此处取其强壮作用;鳖甲养阴软坚;夏枯草清热散结,配合消瘰丸以除瘰疬。

【案5】

王男。半年前曾患马刀挟瘿,尚未消失,复又痰中带红。今伤风匝月不除,两脉细数,实有大患潜伏。病者以肩胛胸背痛为苦。有不少损症,初起即以此为前驱。

远志肉5克,杭白芍9克,秦艽5克,蒸百部9克,炙鳖甲24克,旋覆花9克(包),牡蛎24克,延胡索9克,芋艿丸9克(分2次吞)。

按 马力挟瘿历半年不愈,复又痰中带血,为结核征象无疑。按其脉细数,证属阴虚而兼见伤风。秦艽、鳖甲滋阴退热,为治劳症伤风的要药;白芍和营益阴,牡蛎咸寒润下,得鳖甲相伍,可治痰中带红;百部能抗菌,与远志同用,为有效的止咳祛痰剂;旋覆花、延胡索通络定痛。芋艿丸(即食用芋艿干去皮研粉,加适量姜汁泛丸而成)能消痰散结,为治疗瘰疬的简便方。

【案6】

张男。颈腋胯部皆生大小之核,推之可移,措置得当,亦能弭大患于无形。

生黄芪15克,杜仲9克,苁蓉9克,玄参12克,党参12克,甘杞子9克,全当归9克,煅牡蛎30克,淮山药15克,炙鳖甲24克,天麦冬各9克,五味子9克,淮牛膝9克,菟丝子9克,象贝母9克,大熟地24克,虎骨胶24克,阿胶30克。

按 此用强壮剂,为瘰疬治本之图。

【案7】

蔡幼。马刀挟瘿,起于痧后,损之前驱,潮热、盗汗,更能使病势进展。

全当归6克,地骨皮9克,仙鹤草9克,夏枯草6克,秦艽5克,醋炒柴胡2.4克,瘪桃干5克,昆布5克,海藻5克。

【案8】

沈弟。此方专为瘰疬而设,肛门作痒,多为蛲虫为患,当另治之。

全当归9克,黄芪9克,炙鳖甲15克,海藻12克,昆布12克,夏枯草9克,麦芽9克,芋艿丸9克。

另:芫花、甘遂各60克,煎汤洗肛门。

【案9】

钱男。排便有黏液,不重要;重要者,瘰疬不能收敛。

昆布90克,京玄参120克,夏枯草90克,海藻90克,贝母90克,冬虫夏草90克,獭肝1具,脱力草150克,功劳叶150克,左牡蛎120克。共研细末,水泛为丸,日服3次,每次3克。

【案10】

戴男。此种失音,属金破不鸣,何况再见鼻衄;颈间结核累累,非细故也。

北沙参6克,麦冬9克,五味子5克,阿胶珠9克,蜜炙兜铃9克,蜜炙牛蒡9克,肥玉竹9克,生侧柏叶30克,冬瓜子15克,白茅根1扎,仙鹤草12克。

按 失音为肺金受损,以致阴虚无津上承。鼻衄为阴虚火旺,迫血妄行。颈间结核累累，亦与上症相关。方用生脉散合补肺阿胶汤加味，补肺阴、止鼻衄，以顾整体。

流　　注

【案1】

宋童。此古籍所谓流注，殆为骨结核之类，重症也。

生麻黄2.4克，白芥子6克，肉桂末1.2克（分2次吞），熟地15克，鹿角霜12克，炮姜炭3克，淮牛膝9克，独活6克，桑寄生12克，当归9克，威灵仙9克，粉草3克，小金丹1粒（化服）。

二诊　古人所谓阴证者，皮色不变而痛在经络骨节间，与痛风终日不休者不同，阴证转动则痛，用药当大补气血。

全当归12克，熟地24克，巴戟天9克，炮附片6克，生黄芪9克，补骨脂9克，鹿角霜9克，羌独活各5克，桑寄生12克，潞党参9克，小金丹1粒（化服）。

按　此属阴证，治宜温补。初诊用阳和汤加味，温阳通络，定痛解凝。二诊重用大补阴阳气血之剂，辅以小金丹、羌独活散结定痛。此类证候多迁延日久，体虚不足抗病，非强壮补益，难以奏效。

【案2】

陈女。右膝膑肌肉隆起，按之痛，皮色不变，此证古人称为流注，骨结核之类也。面色憔悴，咳而咽痛，两脉细数，端倪露矣。

炙鳖甲24克（先煎），生熟地各12克，杜仲9克，左牡蛎30克（先煎），当归9克，淮牛膝9克，桑寄生12克，鹿角霜9克，小金丹1粒（化服），健步虎潜丸60克（分10次吞服）。

按　病入虚损之途，以培本为主。面色憔悴，咳而咽痛，两脉细数，为一派阴虚之象，故方中寓以育阴潜阳之意，且咸寒之鳖甲、牡蛎又有软坚散结之功。

【案3】

朱女。右臀从高处下坠，其骨脱臼，日久未能愈合，伤处作痛，不利于行。深虑骨骼腐蚀，转成骨痨。内服剂无非营养强壮之药。

全当归9克，杜仲9克，川续断9克，补骨脂9克，鹿角霜12克，落得打9克，炙乳没各3克，小金丹1粒（化服）。

另：龙骨18克、虎骨30克、乌贼骨18克，三味炙研细末，每次和入饮食中少许。或用：川草乌各12克、杜红花9克、毛姜12克，煎汤熏洗患处。

按　此伤久不愈，骨骼受损之症。案药以强健筋骨为主。龙骨、虎骨、乌贼骨并用，意在健骨护膜，促进伤口之愈合；川草乌、红花、毛姜并用，煎汤熏洗，有活血镇痛之效。

湿　　疹

【案1】

舒幼。湿疹一身皆是，痒不可耐，口糜。凡皮肤病，用药清其肠胃一也；局部保持清洁二也。

苦参3克，地肤子3.9克，苍术3克，黄柏3克，牛膝5克，苡仁18克，萆薢6克，冬瓜子皮各6克，银花6克，山栀皮9克。

按 先生认为,风疹、湿疹一类皮肤病,在稚子多因胃肠不洁引起。此案用四妙散加苦参、地肤子、银花、栀皮等清热利湿。

【案2】

蒋女。其寒热与右腕红起瘰成点状有关。每由细菌从淋巴窜入而导致。

紫草茸9克,净连翘12克,大青叶9克,紫地丁12克,荠菜花12克,西河柳9克,绿豆衣15克,忍冬藤12克,白茅根1扎。

另:外用海带包之。

【案3】

卢幼。皮肤有湿疹者,如有热而小溲短,慎防一身浮肿。

连翘9克,黄芩5克,荠菜花9克,嫩白薇5克,金银花9克,绿豆衣9克,苦参5克,冬葵子6克。

按 病理学告诉我们:凡化脓性皮肤病等由链球菌感染引起的疾患,多能产生变态反应,而发生急性肾小球肾炎。先生的提示,对临床医生有所助益。

阑尾炎、腹膜炎

【案1】

孙男。大黄牡丹皮汤,仲景本为肠痈而设。盖阑尾炎虽能通便,植物性下剂则不相宜,或者此方用于轻症。假使阑尾周围化脓溃穿,此方不可妄投,病者是轻症。

熟锦纹9克,冬瓜子15克,生苡仁24克,败酱草15克,粉丹皮12克,桃仁12克,白芍12克,生甘草6克,七厘散1.2克(分2次吞服)。

二诊 仲景治肠痈,用大黄牡丹皮汤治急性者,薏苡附子败酱散治慢性者。病者为慢性,复入当归赤小豆汤。

炮附子49克,败酱草24克,赤小豆30克,苡仁30克,全当归12克,杭白芍15克,粉甘草9克。

【案2】

葛幼。据其目前之证候,最危殆处有二:①多汗,脉伏,肢冷;②腹壁板硬而痛,手不可近。上者心脏衰弱,下者腹膜发炎,此二者危症也。

炮附片9克,杭白芍9克,青皮6克,全当归9克,潞党参9克,延胡索9克,五灵脂9克(洗),两头尖9克(洗),炮姜炭3克,炙乳没各3克,炙甘草5克,败酱草30克(煎汤代水)。

另:川乌12克、草乌12克、红花6克、毛姜9克、升麻2.4克、白芷9克,共研细末,葱汁、白蜜调敷腹部。

按 此证颇似急腹症所引起的中毒性休克,所谓腹膜炎、心衰正是此意。案中指明病情危殆,方用参、附回阳救逆,振奋心力;归、芍、青皮、延胡、炮姜、乳、没理气和营止痛;灵脂、两头尖、败酱草攻瘀导浊消炎。外敷剂取其消炎镇痛作用。

附睾炎

毛男。附睾丸炎由湿热所酿成。

黄柏5克，粉丹皮9克，冬葵子9克，土牛膝12克，泽泻9克，大小蓟各9克，桃仁泥9克，荔枝核12克，生侧柏叶30克（煎汤代水）。

另：金银花12克，生山栀9克，代茶。

二诊 睾丸炎除局部疗法外，清凉解毒，通利二便。

金银花12克，大小蓟各9克，丹皮9克，蚤休5克，土牛膝9克，桃仁12克，夏枯草9克，菊花9克，蒲公英9克，粉萆薢9克，车前子叶各9克，甘草梢5克，生熟锦纹各6克，玄明粉12克（分2次冲入）。

三诊 睾丸炎虽未消尽，但已不如前之焮红胀大。

土茯苓24克，凤尾草12克，生山栀9克，马鞭草12克，黄柏5克，银花15克，蒲公英9克，小蓟9克，蚤休5克，山慈菇3克（切片）。

四诊 治睾丸炎不外通利二便，消炎尚是次要。

郁李仁9克（打），小蓟12克，马鞭草9克，丹皮9克，冬葵子9克，桃仁泥12克，苦参片5克，黄柏3克，甘草3克。

按 此案系湿热壅遏所致，治以通利二便为主，辅以清热、解毒、散结之品。盖利小便使湿热有出路，通大便亦能促进毒素之排泄。然必有大便难之症，而后始可通之。

败 血 症

【案1】

殷女。凡外疡有脓者，如是起伏热，慎防细菌窜入血分，酿成败血症。

紫地丁12克，连翘12克，金银花15克，杭菊花9克，黑山栀9克，淡竹茹6克，炒枣仁9克，白茅根1扎。

【案2】

龚男。左牙龈浮肿、腐烂，波及颊部黏膜均肿，此虽轻症，处置不当，可以引起败血症。

板蓝根9克，川连2.4克，连翘12克，忍冬花12克，大青叶9克，桑叶9克，玄参9克，白茅根1扎。

另：六神丸，每次服10粒，日2次。

横 痃

【案1】

吴男。此第四性病，现代研究，知为独立疾患，其病原物与淋浊不同，古代称为横痃。

全当归9克，桃仁泥12克，金银花12克，蒲公英12克，京赤芍9克，淮牛膝9克，连翘12克，紫地丁12克，小金丹1粒。

【案2】

胡男。横痃如见热，便是酿脓之象。此方清与下并用，清者有杀菌解毒之意，而下则在通便排毒。

土牛膝15克，蒲公英12克，土茯苓30克，贯众9克，丹皮9克，甘草节5克，桃仁泥18克。

其　他

【案1】

何男。右颊皮肤焮红,但不如流火之光洁成片,颌下淋巴结亦肿胀。其治法亦可进普济消毒饮。

普济消毒饮内服。

外用:黄柏9克,象贝9克,马勃3克,大青叶9克,芙蓉叶15克,共研细末,蜜糖调敷。

【案2】

方弟。口角热疮,多见于冬令,燥故也。

霜桑叶9克,桑白皮9克,天花粉9克,干地黄15克,甘菊花9克,肥知母9克,玉竹9克,冬瓜子9克,白茅根1扎,粉甘草3克。

【案3】

丁幼。热旬日还不退,其特点为左鼠蹊部疼痛,下及腿足。

嫩白薇9克,京赤芍6克,败酱草9克,马齿苋9克,蒲公英9克,小蓟9克,泽泻6克,金银花12克,粉丹皮9克。

二诊　药后左耻骨之痛大定。药多祛瘀和营之属,或者其效在此。其腹膨大,旬日不更衣,下之。

海南片9克,黑白丑各5克,郁李仁12克,玄明粉9克(分冲),草决明9克,江枳实9克,芦荟2.4克,皂角子9克。

【案4】

马男。痔症下血,单宁类当复入缓下剂。

生地榆15克,川黄柏9克,北秦皮9克,乌梅6克,马齿苋30克,蒲公英15克,杭白芍9克,桑椹子12克,千金驻车丸15克。

【案5】

余男。3日来面部红肿而痛,本人以为痄腮,用靛青外敷,其肿更甚。其实是大头瘟,亦丹毒一类也。

银花9克,连翘9克,野菊花9克,丹皮9克,赤芍9克,小蓟12克,夏枯草9克,紫花地丁9克,蒲公英9克,茺蔚子9克。

按　大头瘟系感受时邪疫毒而致,以其头部红肿如斗,甚者咽痛、耳聋,故名。此证似属颜面丹毒,故谓"亦丹毒一类"。此病初起多从耳下开始,易与痄腮混淆,然继之则向面部、头额、颈项发展。且全身症状较痄腮严重。吴鞠通提出用普济消毒饮,先生立方偏重凉血解毒,以其面部红肿,为血分之热毒肆扰。

药物篇

说　明

先生对药物学作过深入研索，远见卓识，多发前人之未发，述群贤之未逮，将药物之潜在功用，奏效机理，剖析详尽，令人折服。20年代末编著《药物学》4卷，共辑药物87味，后续有增加，作为上海国医学院教材，曾内部刊印，流行不广，学者多方求索而不得。今得章师所著《药物学》6卷，谨选按语，以飨读者。

桂 枝

自有清中叶，苏派学说盛行以后，桂枝之价值，遂无人能解，病属外感，既不敢用之解肌；病属内伤，更不敢用之以补中，不免有弃材之叹。编者遇有麻黄汤证，惧病者疑麻黄之猛悍，辄以荆、防代麻黄，而以桂枝佐之，亦效。盖桂枝本质原无发汗之能力，以其辛香窜散，故可助发汗药之作汗，苏派医生，所以不敢用桂枝，其理由之可得而言者，不外“南方无真伤寒”，仲景之麻、桂，仅可施于北方人，非江南体质柔弱者所能胜。故若辈一遇热病，无论伤寒、温病，一例以大豆卷、连翘、桑、菊应付之，于此而欲中医之不式微，难言之矣。近世药工剖切桂枝，必先以水浸三五日，是桂枝芳香之性已受损失。苏派医生之较高明者，知桂枝治寒饮，然量仅二三分，宁不可笑。自后世有“血家不宜桂枝”之说，内伤病乃视桂枝如蛇蝎。其实桂枝辛温，能使血液流行亢进，不宜于血证之属实热者，固也。至若虚劳羸弱，法当宗《素问》“劳者温之”之义，则桂枝正不妨与地黄、黄芪同用。考之仲景之“桂枝龙骨牡蛎汤”、“小建中汤”、“黄芪建中汤”，《千金方》之“炙甘草汤”，其所治均属虚劳不足，亡血失精者，古人又何尝屏弃之而不用。“血家忌桂枝”，此非桂枝之不良，乃后人用桂枝不得其法之过也。日本东洞翁徵桂枝，谓仅能治咳逆上气，其次身体疼痛。余以为不足尽其所长，吾人对于桂枝之信仰，当以邹澍之说为准。近世于寒湿痛风证，每以桂枝为引经药，与桑枝同，其意盖取以枝入肢之意。

芍 药

自宋元而后，上工大师之论芍药，莫不以为酸寒收敛，非黄宫绣一人而然也。拙巢先生根据《本经》独以为苦平开泄殊有卓见，然吾人居今日论芍药之功效，实不能受臭味之支配，芍药之功用，以味酸而敛固非，以味苦而泄亦非是。至论桂枝汤中之芍药，乃桂枝之佐药，而非监视桂枝者，其言殆足信矣。清邹澍著《本经疏证》，已先拙巢先生言之：营阴结于内，卫阳不得入，则“啬啬恶寒，淅淅恶风，翕翕发热”；营与卫周旋不舍，则“鼻鸣干呕”，营与卫相持而终不相舍，则“汗出”矣，与桂枝汤。芍药、桂枝，一破阴，一通阳，且佐以生姜，解其周旋不舍之维，使以甘、枣，缓其相持之势，得微似有汗，诸证遂止。此实和营布阳之功，断断非酸收止汗之谓也（录自《本经疏证》卷七第十五页）。后世以仲景于伤寒下之后，脉促胸满，桂枝汤去芍药主之，为芍药酸寒收敛之铁证。愚以为此后人断章取义，不善读书之过。要知芍药之主治，在痛而不在满，脉促胸满，非芍药所主，故去之。设腹满时痛者，则芍药在所必用，如太阳病，医反下之，因尔腹满而时痛者，桂枝加芍药汤主之，是其证也（此节摘取邹澍之说）。仲景去芍药之方剂，又有伤寒下之后，微恶寒者，去芍药加附子汤主之（此节与脉促胸满原系一章）。据余云岫之研究，仲景于恶寒恶风所以用附子之故，乃是皮面血液不足，所以恶寒恶风，手足冷厥了，这也许是心力不足的缘故，也许是血管收缩的缘故，心力不足，就用第一个强心的作用来治他；血管收缩，可用麻酸药把那“血管运动神经”麻酸了，血管便放大起来，皮肤的血就多了，就温暖起来了（见余氏《医述》）。

用附子所以强心，所以使血管放大，从反面观之，可知皮肤血液不充分者，非芍药所宜，血管收缩者，非疏泄血分之芍药所能为力。或曰：芍药既非酸敛，则芍药之“泻肝”、“柔肝”、“泄肝”、“敛肝”，将全无根据，何以妇人肝病，用之多效。夫古籍之所谓肝病，大都类乎今日西医之所谓神经系疾患，妇人性多悒郁，神经受病，神经性疼痛必多，芍药能和缓止痛，故肝病用之多效。

自《和剂局方》有四物汤之制，近世遂视白芍药为妇人养血重品，于是仲景用芍药之精义，乃无人领会，吾尝谓宋元以来之医家，头脑均颟顸，若芍药真个补血，则考仲景设当行大黄芍药者宜减之一节，大黄与芍药相提并论，则仲景岂非不通之尤。故吾人欲知芍药之真确功效，宁暂屈宋元以后之上工大师为不通，为头脑颟顸。《司马相如列传》：芍药之和，此“和”字颇能尽芍药所长。东洞翁以芍药主结实拘挛，此亦和之效也。结实拘挛在宋元以后为肝急，芍药酸敛、平肝，故能治之。实则结实，拘挛是组织神经之紧张收缩，芍药能和之，当是具有和组织神经之作用。痢疾、赤痢，芍药有殊效，生理作用不可知，或亦定痛作用，不然，则疏泄脓液，与外科用芍药，同一原理。宁波郑松馆先生谓：近世药肆以芍药浸水中三五日，然后用之切片，天然性味，损失必多，故芍药必用至五六钱乃有效。按余与曹拙巢先生治张姓女孩，芍药必用至二两。《和汉药物学》引猪子博士说，芍药含多量之安息香酸或安息酸盐。按安息香酸有防腐兴奋祛痰之效，此恐不足尽芍药之功，虽化验所得，亦当阙疑。

甘草(缓和剂)

西医籍论甘草之功用，仅得五种，吾曹从仲景用甘草之方剂，剖析其药效，有与西说暗合者，述之如次。

(1) 调味药：谚云：“药里的甘草”，极言甘草能协和诸药，在仲景方，凡某药有特殊臭味，多用甘草以矫正之，如甘草恒与附子、生半夏同用，所以解其辛辣之味是也。

(2) 祛痰药：少阴病二三日咽痛者，可与甘草汤。不差者，与桔梗汤。又咳而胸满，振寒脉数，咽干不渴，时出浊唾腥臭，久久吐脓如米粥者，为肺痈，用甘桔汤。尝见民间治干咳不爽，用冰糖梨子蒸食，此即糖类有促进咽喉气管分泌之作用也。

(3) 缓和药：中医用甘草最大功用，即在缓和作用，芍药甘草汤治脚挛急，甘麦大枣汤治脏躁，此二者，所谓肝苦急，急食甘以缓之。他如烦渴、惊悸、厥逆诸般急迫紧张现象，甘草无不可缓和之。东洞翁曰：甘草治诸般急迫之毒也，得其旨矣。近世外科多用甘草，盖取解毒之意，实则本品为富黏滑性之物质，可以包摄创面，以缓和刺激疼痛而已。

(4) 缓下药：以甘草为缓下药，吾国无此记载，时贤高思潜谓调胃承气汤之甘草，非硝黄之监制药，正所以协助硝黄下利者。据《幼科金鉴》，初生便闭，以甘草、枳实为治。《纲目》引崔衍所传方，以炙甘草治赤白痢。《梅师方》以甘草一两，豆蔻七个，治白赤痢，或即取甘草之缓下欤。编者近治赤白痢，少腹绞痛，后重，以芍药甘草汤予之。芍药常两许，甘草可五六钱，亦取其缓下之用也。

甘草梢，近世多用作淋病药。

甘草节，疡科多用之。

人参(强壮剂)

人参之成分与效能,今得科学之实验,吾人始有明确之认识,是科学之补益国医学术,良非浅鲜。虽然,倘吾人不与科学接触,则人参之效能,吾人不将终于谬妄而不自觉耶,是又不然。张仲景之用参,亡血则用之,脉不出则用之,心下痞满则用之,何尝视人参有意想不到之效力耶。人参治顿虚,实为确论,类如产后虚脱,大汗亡阳,均非参不治。然则前人所谓补虚益气,多服生火,盖不外兴奋强心之功而已。以人参为补虚药,盖始于《本经》,《本经》于药效,虽为先民实验而得,然多杂服食家之言,非疾医之旧也,至今则变本加厉,富厚之家,偶撄疾患,非参不悦,医者亦以此迎合病家心理,沿成风尚,于是日为外人稗贩贵药而不自知,其为患又岂仅学术堕落而已。党参属豆科,人参属五加科,故效能不侔。

生姜、干姜

近世医林视生姜为无足轻重,仅于辛温解表方末,大书一二片,与葱头为伍,无复有用作一方之主药者。尝考仲景之用生姜,如生姜半夏汤,多及一斤(约今三两),如生姜泻心汤,亦至四两(约今一两弱),其增损之际。亦具规律,以较一二片之漫不经心者,诚不可同日语矣。又按时医虽薄生姜,而于干姜则畏之如虎,握管疏方,辄冠淡字,斯皆叶天士之流毒,而徐灵胎之所为长太息者也。又奄忽失血,色白脉芤,或过事寒凉,血溢不止,脉反紧疾者,则止血药中尤不可无干姜,以为济急之策,是非区区数分之漂淡干姜所能为力,而吾侪之当书绅者也。

大　黄

本品为攻下要药,所含之成分,药理之分析,吾人虽远不如西籍之精详,但根据积验方剂,疗治疾病,视西医未必有愧。譬如大黄因含有鞣酸收敛之故,故习惯性便秘虽连服有效,废药则病复作,有此流弊,则因西医好单独用之所致。国医用大黄通便,即至和平之脾约麻仁丸,亦用他药与之配合,故麻仁丸无流弊,国医治疗在方效,此等即足以表现一端。然国医用大黄之胜人处,则尤不止此,阳明病肠有燥屎,热度高张,粪毒由血液之吸收,上侵脑府,其人昏聩谵妄,此时宜大黄与枳实、厚朴同用,以去其燥屎。就中主药,大黄为植物性泻剂,佐药芒硝,为盐类性泻剂,但徒恃大黄,则肠管虽蠕动亢进,然缺乏水分之燥屎,因胶结而难畅下,必以芒硝之溶解液,使燥屎稀释,当芒硝稀释之际,适值大黄之鼓动,则燥屎自下,而诱发之诸种症状,亦一时除去矣。大黄与附子同用,是为温下法,其用甚多。尝见苦力者生冷油腻胶滞肠间,其人神疲面黄,脉迟苔垢,附子大黄汤为的对之方。《千金》温脾饮亦可应用。其有阴寒痼冷,凝阻下焦,成痞成痃,更非附子、大黄温通之不可。衰老者大便燥难,少腹作胀,其人脉细,手微厥冷,专任大黄之峻攻,恐非衰老者所能克胜,则亦以与附子同用为宜。用附子,所以振起周身机能之衰沉,且大黄伍附子,其攻下之力恒能倍增,则以附子能兴奋肠之机能,助大黄以排去积滞,故大黄附子同用,高年与阴证最为的当。

生地汁磨大黄内服,则治血分有热,口臭唇绽,或齿缝出血者,良法也。大黄可应用于吐血证，若病者吐血盈碗，潮涌而至，古人谓大黄苦寒折热，故用之也，持此说者，为明·李中梓。其辞曰：予于诸血证之始，率以大黄、桃仁、红花行血破瘀之剂，折其锐气，而后区别之，虽获中病，然犹不得其所以然也。后遇四明故人苏伊举，论诸家之术，伊举曰：吾乡有善医者，每治失血妄行，必先以快药下之。或间失血复下，虚何以当？则曰：血既妄行，迷失故道，若不去蓄利瘀，则以妄为常，曷以御之，且去者自去，生者自生，何虚之有。按大黄治吐血证，确所以奏效之理由，则因植物性下剂有诱导之作用故也，凡吐血盈碗，则上部必有炎症或充血等因，大黄亦可亢进肠之蠕动，使腹腔脏器充血，因此可以减少身体他部分因炎症或充血之血量，一转移间，吐血自止，故吐血服大黄有效也。吾师拙巢先生，好以大黄治脑膜炎，其理由以为西医之脑膜炎，即仲景阳明篇目中不了了，睛不和，急下之，宜大承气汤之证。余亦曾如先生之教，以大黄、黄连、黄芩、芒硝、地黄、龙胆治脑膜炎而效，后乃思及，亦诱导之效也。

大黄与白芍同用，治下利与痢均妙。盖大黄作用于肠，为刺激之蠕动，时有腹痛之弊，协白芍之和缓，则疼痛较少也。拙巢先生又好以大承气治中风不语，其标准为脉洪大而劲，此则与西医以下剂治脑出血，使下部充血，同一理由。目疾红赤，大便秘结，大黄亦有效，古以为苦寒折热者，亦诱导之效已。

大黄能引起下部充血，故配丹皮、赤芍、桃仁、红花，作通经之用。大黄内服，可治淋浊，民间有将军蛋方。其方以大黄末纳蛋中，蒸熟食之。熟大黄较生大黄，攻下之力相差甚远，但用于赤痢则甚相宜，老年便秘亦佳。

附曹拙巢先生治脑膜炎医案 国梁族侄孙，西医所称脑膜炎，主证有二：一为角弓反张，一为满头皆痛。自予论之，皆阳明悍热之气壅滞不行，随而上冲于脑也。所谓角弓反张者，即《金匮》痉篇卧不着席证，所谓满头痛者，乃阳明悍气入脑为之也。要知二者皆为大承气汤证，头痛而阙上为甚，阙上固阳明之经入络于脑之道路，大便二日不行，此即肠燥之征；口渴，此即胃热征，发热不恶寒，此即表无风寒之征；加以目中不了了，其为阳明三急下之第一证，更无可疑，下之即愈。生川军三钱后入，小枳实三钱，中川朴二钱，芒硝冲二钱。

麻 黄

近世畏麻黄不啻猛虎，而尤以上海为甚，问其理由，莫不以麻黄发汗之力太悍，不慎将汗出不止而死。此等谬说，吾不欲剪辟，姑引吉益东洞麻黄辨误以纠正之，其言曰：吾闻之，麻黄能发汗，多服之则洒洒汗出不止，是以不敢用焉，恶是何言也？譬怯者之于妖怪，足不尝踏其境，而言某地真出妖怪也，为则尝试麻黄之效，可用之证而用之，汗则出焉，虽当夏月，而无洒洒不止之患。仲景氏言服麻黄后覆取微似汗，宜哉，学者勿以耳食而饱矣。麻黄本身发汗之力，诚亦平常，如得佐药，而其功乃著。如恶寒、无汗、发热之证，恶寒多佐以桂枝，发热甚佐以葛根。又恶风寒关节痛颇甚，可以配附子，若与石膏同用，则灵妙更不可名状。近世医工一见表寒行将化热，喘渴并见，虽知必用麻黄解表，而顾忌其辛温，于是连翘、桑、菊、大豆卷、冬瓜子，摇笔即来，所谓辛凉清解，或凉解表邪者，轻者尚效，重者必传阳明无疑。吾以为若以麻黄、石膏并进，麻黄解其郁热，石膏平其烦渴，麻黄之辛温，得石膏之甘寒调剂之，更何不可用之有。东国喜多村曰："石膏与麻黄同用，则有走表驱热，以发郁阳之功。""以发郁阳"四字，盖深得仲景方义者。又麻黄与石膏同用，有时可作强心剂用之，盖钙能增加心脏之紧张力,麻黄能亢进血压之故也。麻黄除发汗外,定喘亦为主要功用,近世陈克恢博士,从麻黄中提出有效成分爱非特林(亦名麻黄素),主要功用亦为气管支(编者注:今作支气管)喘息之妙药。按气管支喘息之原因,虽有种种,然不论其原因如何,主证候总不外乎气管支之痉挛,爱非特林能使痉挛之气管支弛缓,气管支弛缓之后,则腔径开大,而气喘自平。吾友张伯瑜医师,述近日德意志医界,不特赏用麻黄之治气管支喘息,并有人能用华方者。其师某,当任职上海宝隆医院时,即有手订治疗气喘之华方,且将药品储诸西式药瓶,以备不时之用,就中麻黄,并知恪遵古法,先煎去沫,亦趣闻也。方如下:麻黄先煎去沫八分、白果三粒去壳打碎、炒苏子钱半、炙款冬钱半、姜夏钱半、杏仁钱半、制小朴一钱、炙紫菀钱半、甘草八分。准如上述,麻黄之定喘,其适应证为气管支喘息,所谓气管支喘息者,又可称为神经性喘息。盖气管支之血管及筋肉,皆受植物性神经之支配,交感神经与副交感神经,此二者互相拮抗,互相牵制,治生理学者,类能言之,交感神经副交感神经之分布于肺脏者,交感神经司弛缓气管支平滑肌之紧张,及制止黏液痰涎之分泌;副交感神经则反是,其作用则司促进气管支平滑肌之紧张,及增加黏液痰涎之分泌。气管支之所以痉挛,大多气管一受刺激,副交感神经乃因之兴奋,而痉挛乃起,同时气管支之筋肉,发生急性肿胀,此时若用麻醉药,如阿片之类,则气管支之筋肉,因麻醉之故,即麻痹,已痉挛之筋肉即弛缓,麻黄用于气管支喘息所以奏效之理,即因爱非特林用于气管支痉挛时,由交感神经末梢之刺激,血管得以收缩,而急性之黏膜肿胀得以减退,爱非特林有麻醉作用,更能麻痹气管筋肉,故已痉挛之气管支筋肉得以弛缓,于是气喘平。

小儿之顿咳,俗名虾蟆咳,即西籍所谓百日咳,始则黏膜发炎,终则入于痉挛期,有特异痉挛性咳嗽发作。古方治此病,亦有用麻黄者,如鸬鹚涎丸。古人谓本病因于风寒伏肺,麻黄能宣利肺气,故治之。实则麻黄之治此病,亦不外弛缓痉挛而已。或曰:麻黄之用在弛缓气管痉挛,谨闻命矣,小儿痧子后每见气急鼻扇,麻杏石甘汤是要方,则小儿痧子后气急鼻扇,亦属之气管痉挛乎?答曰:非是。小儿痧子后气急鼻扇,是卡答性肺炎现象,凡肺炎,以呼吸困难为特征,呼吸之所以困难,乃因肺循环每多郁血,因肺之呼吸面积为之缩小,故鼻乃从而扇动。西医恒用强心剂疗治,使肺循环郁血减退,则肺炎自能缓解,而呼吸困难亦能畅顺,麻黄有亢进血压之效,能祛除血行障碍,其作用与毛地黄阿特列那林同,故应用于肺炎,亦能消除肺郁血,减退肺之炎症,呼吸因之畅利,且因能亢进血压之故,肺炎时随发之心脏衰弱,亦得以恢复。《大论》汗出而喘,无大热者,可与麻黄杏仁甘草石膏汤。近贤恽铁樵氏《伤寒辑义》按,以为麻杏石甘总非有汗之病可服,本条经文,似当作无汗而喘,大热者,则无疑义矣。按恽氏此说可商,自汗出身无大热之喘息,吾人平日临证,不时遇之,审为肺循环郁血,或气管支喘息,总以麻黄为主药,而以他药副之,病无不愈。宗人太炎先生论肺炎之治,咳嗽发热,喘息不甚者,无汗宜小青龙加石膏汤,有汗宜麻杏石甘汤,何尝以有汗而禁绝麻黄不用,故凡以有汗、无汗定麻黄去取,殊不尽麻黄之用,其失盖与恽氏同矣。麻黄又可以应用于肺气肿,肺气肿者,非原发病,多由慢性气管支炎续发,咯出之痰为白沫,多气泡,呼吸困难,往往不能平卧,国医浑称为痰喘,或痰饮,或咳逆。麻黄有强心作用,故用之有效。周身浮肿所起之呼吸困难,国医名曰喘肿。盖浮肿时胸腔积有水分,压迫肺脏,致发生呼吸困难。此时用麻黄亦有效,因麻黄具有利尿作用,小溲通畅而浮肿减退,肺部无所压迫,则呼吸困难自除矣。例如受孕至末期,孕妇恒多呼吸困难症状,此亦因腹部膨胀,子宫腔上升,肺部受其上升之压迫,而发生呼吸困难,一俟分娩,呼吸即平,其理一致也。

大 枣

大枣与甘草，同为缓和药，凡缓和药多能缓解筋肉之结实拘挛，而由拘挛所起之疼痛，亦因缓解而消失。吉益氏以挛引强急，为大枣之主治，良非虚语。十枣汤之治悬饮、支饮，其用大枣之目的，为祛痰而设。盖非甘遂、芫花、大戟之监制药，正所以助甘遂、芫、戟之祛痰也。至葶苈大枣汤之用大枣，则与十枣汤同意。

葛 根

谓葛根为透发药，为升提药，就经验言之，痧疹之不能透布者，葛根能治之，暑湿泄泻，外见身热者，葛根能疗之。则透发升提两说，有时亦有意义可言，大抵透发升提，为古人从经验归纳，然后拟定之名词。根据仲景方，项背强者，均用葛根。《肘后方》背腰疼痛者，饮生葛根汁，其痛乃止。项背强与背腰疼痛，均为末梢神经疾患，葛根于此种疾病，以经验证之，可知其独擅胜场也。前人视葛根能升提清气，故治泄泻，实则葛根所以止泻，在其所含淀粉之作用，与升提无关。汤本求真论本品曰：本药含有多量淀粉，故有缓和包摄作用，于表则缓解筋骨挛急，于里则制肠之蠕动亢盛，及缓和包摄肠黏膜，故能发挥止泻作用。温病、伤寒之争，为清医一大公案，至今犹纷呶未已，实则果能知《内经》热病者皆伤寒之真义，则伤寒、温病之纠纷，当涣然冰释。夫温病与伤寒，其症象之异，在伤寒恶寒，温病不恶寒耳；治疗所异者，伤寒用药宜辛温，温病用药宜辛凉耳。仲景方剂，有麻、桂之辛温，治恶寒发热；即有葛根之辛凉，治不恶寒而身灼热。葛根除主治项背强急外，其作用为清热解肌，止渴除烦，用之治身发热，不恶寒，或自身微汗出而喘渴之症，无不效如桴鼓。今之俗医，以为伤寒、温病，截然两途，遇有葛根主治之症，偏以葛根性能升发，舍之不用，而用吴鞠通之银翘散、桑菊饮，病轻者辛能为力，重者必火势燎原而后已。故太阳表邪化热，将转阳明之时，其重要关键，即在葛根，尔时之葛根，诚有举足轻重之势，所以医工懂得葛根之效用，则温病迎刃而解，此可断言者也。

厚 朴

长井长义博士谓厚朴之成分，有类苍术。然就经验所得，则利水之力，术过于朴，除满开结之力，朴甚于术。又厚朴与白芍相比较，则白芍以除腹痛为主目的，而厚朴则以除胸腹满为主目的，而能去腹痛，则为其除满之间接作用而已。

杏 仁

近世苏医下乘，以杏仁、象贝，应付一切咳嗽症，无论其为寒痰宿饮，风寒，风燥，虚损肺病，无不用之。盖本草学之不讲也久矣。由杏仁而出之酸，有麻醉咳嗽中枢之作用，故《本经》谓其主咳逆上气。然则杏仁者，镇咳之药，而非一切咳嗽皆可用之药也，夫咳嗽何贵乎镇静？查咳嗽之作用，原为排除气道及肺胞内之异物（细菌及尘埃等）窜入，或有黏液脓汁之滞留，故咳嗽者，在生活上，有自疗自卫之意义也。然而咳嗽虽为自疗自卫之作用，但有时在某种咳嗽病理上，吾人不得不采用镇静一法。盖咳嗽之起因，可分为两大类，一为自动者，一为被动者。自动云者，则因气道自身之变化，例如气道之炎症、溃疡、出血等；其属于被动，则因气道内容之变化，例如分泌物异常等，气道被刺激，该刺激复传导于延髓中之咳嗽中枢，由反射作用，而诱起咳嗽作用。咳嗽之属于被动的，则不得不用药稀释其痰涎，或用药刺激气道，诱起咳嗽，使其痰易于咯出之药品。如咳嗽之属于自动的，即所谓气道自身之变化，所起之咳嗽。此等咳嗽，徒增患者之苦闷，且能消耗患者之体力。吾人倘遇此种咳嗽，必当设法减少咳嗽中枢之兴奋性，迅速制止其咳嗽，为必要条件。且病者咳嗽而见咯血时，因咳嗽运动，能妨碍血栓之生成，而使咳血加甚，此时吾人更应设法镇静其咳嗽。故杏仁者，乃自动咳嗽的对之药也。若被动之咳嗽，无取乎麻醉镇咳，则杏仁诚无应用之必要。近人视咳嗽频剧时，不问其自动或他动，均宜用止咳药，以减少病人之苦楚，但近人视杏仁为祛痰药，则失之远矣。杏仁之本身，绝无化痰之能力，如与化痰药同用，如远志、桔梗等，则杏仁所担任之工作，为减少剧烈咳嗽，而非祛痰。且祛痰剂兼用杏仁，亦必以祛痰为主，使杏仁不妨碍祛痰药效乃可。古籍有以杏仁为定喘药者，杏仁所以定喘，盖与镇咳同一理由，不外氢氰酸镇静呼吸中枢，使病者呼吸困难得以缓解而已。凡呼吸困难之来源，大别有二：①呼吸性困难；②血行性困难。凡疗治呼吸困难，务必除其原因，方为根治之法，如其病为血行性时，则不得不用对血行器有作用之药品，杏仁用于此等病，仅为副药。所以麻杏石甘汤，杏仁与麻黄同用，杏仁仅能镇静呼吸中枢，使病者减少苦闷，是为对证治疗。古人于喘促浮肿，有用杏仁者，此则因胸腔蓄水，压迫肺脏，于是呼吸困难，此等病用杏仁，亦是治标之法。然东洞先生，从《伤寒》、《金匮》考证药效，转谓杏仁主治胸间停水，此未免本末倒置之诮矣。故凡胸间停水，以致喘满者，当以治水为主，杏仁特为附庸耳。

附　子

曩年负笈中医专校，恒见孟河黄体仁先生于夏日以通脉四逆汤加吴萸、黄连，疗治吐泻交作，肢冷脉伏之霍乱，时机未失者，多具奇效，以是称黄师为黄一帖，以其能于死生顷刻之间，一药而愈也。后曹拙巢夫子应诊同仁辅元堂，予侍诊三月，见以整个四逆汤，治愈垂毙霍乱症可五六人，但药量视黄先生重且数倍。生附子常七八钱至两许，炮姜亦五六钱，炙草最轻为四钱，药店伙往往不敢配发，且称拙巢夫子为野郎中，然而南市居民，服野郎中之方而庆更生者，至今犹称道不止焉。丙寅夏，霍乱盛行，吾家太炎先生于报端发表霍乱治法，亦以四逆为主，且言生附子有强心作用，予昔日视四逆汤为霍乱杀菌剂者，今乃知其不然，从附子强心上，更悟及古人谓回阳之说，为恢复体温。盖体温之升降，与血液之流行，关系至密，服附子后心脏不致衰竭，血液循环得以如常，肢厥肤冷者，亦因之而除矣。当今之世，薛、叶学说盛行，胆小如鼠（自诩能得仲景遗意，于苏医曾加倍击之，某新中医家犹如此），用药又拘泥时令，于夏日炎蒸之际，几无人敢以生附子疗治霍乱，必待周身之水分排泄殆尽，然后求于西医之盐水针，且称西医之所长，即在救急，以文其过，仲景之学，日就凌替，可胜慨哉。真性霍乱之证象，厥为吐利交作，肢冷脉伏，目眶下陷，腹不痛，而尤以排泄浑如米泔者为铁证。至若胸闷腹痛，吐泻交作，则属夏日之一般疾患，远西所谓急性肠胃加答儿症，而时医所谓热霍乱之候，治疗之方，萸连解毒汤、藿香正气散、左金丸，甚则生姜泻心汤，时医以此等病芩、连可以治，遂从芩、连苦寒可清实热，推想此等病为热霍乱。据吾最近研究，黄芩之功用，以治人体局部充血为主，黄连据东人化验，其效用亦能治局部充血，故肠胃加答儿症用之有效。若真性霍乱，则非二药所能愈。总之治病以辨证为主，某病宜某方，某证宜某药，庶几有条理可言，若缠绕寒证热证，真是庸人自扰，此东洞先生所以令人拜服不止也。生附子固为真霍乱之圣药，苟不得炮姜，则其效不见，姜不但可以协助生附子之力，且可以杀生附子之毒，仲景之妙用，大都如此。昔张玉田讥评梦窗词，谓七宝楼台，眩人眼目，拆碎下来，不成片断。予尝以此语赞美仲景汤剂，按之实际，固至当也。年来服务红卍字会医院，就诊者亦有军队之士兵，除感冒及水泻等症外，大半周身麻痹与脚气，根据仲景用附子于历节疼痛，不可屈伸，或手足不仁之义，用桂枝附子汤、附子去桂加白术汤、乌头汤，多效。至于冲心之脚气，心窝苦闷，呕吐等恶象已见，亟投生附子以强其心，稍加逐湿下行之药，奏效者固非一二人。其脚气轻者，用附子合通行之鸡鸣散亦验，照吾用附子治脚气之经验，收效者多，失效者少。视西医治脚气无特效药，固不可相提并论矣。通脉四逆用附子一大枚，作二次服，盖亟欲强心，故药取悍速，本方加减法下，注明脉不出者加人参二两。用附子强心之后，何以脉仍不出？脉不出何以必加人参？从此研究，可见仲景方剂，博大精深，而中土强心急救方法，亦远迈西医。西医于已用强心剂后，脉搏依旧不起，恐再无善后办法。夫病而至于脉微肢冷，则心脏疲弱可想，强心剂仅能刺激心脏，使之徒然兴奋。譬如油灯将烬，转捩灯心，非不暂明也，然不转瞬而熄矣，唯添油于灯，而后转捩之，乃能久而不减。仲景以通脉四逆强心，犹之转捩灯心，药后脉仍不出，亟加人参，犹之注油于灯，即以生理学解释方义，亦无不合。盖病者服通脉四逆汤后，心脏即能恢复收缩及扩张之运动，然而病者血管中充实之血液，其量甚少，故脉仍不出。人参据日本富长寿成氏之报告，脉波微弱而易压迫者，用之血压增进，用脉波计，见脉波渐渐高起。又据古代相传，人参能大补真阴，所谓真阴，大概津液之谓，或即细胞原形质，准此以观，则仲景通脉四逆脉不出加人参之理，岂不显然可见。服大量生附子后，每有晕冒如醉之现象，此即瞑眩作用，不足虑，仲景亦曾诏人注意及此。桂枝附子去桂加术汤条曰：一服觉身痹，半日许再服，三服都尽，其人如冒状，勿怪。东人药物书籍论附子之功用，有多服诱起虚脱之说，此盖因袭远西人之说，间尝考之博医会《贺氏疗学》，制止血液循环药内乌头条，其所说与吾国古时传说之附子、乌头绝相反，然则吾国所产之附子、乌头，殆与远西不类，此说非个人之臆测，余君云岫亦既先我言之矣（详余氏“医述”）。《药徵》于附子主治，曰：逐水也，殊不足尽附子之长，逐水特附子功用之一耳，况逐水之效，正因具强心之功而来。盖心脏衰弱时，血行缓慢，下肢每多浮肿（血管渗出液体于皮下结缔组织中）。服附子后，心脏恢复收缩扩张之运动，血液循行得以如旧，则下肢血管渗出之液体，以之消失，而浮肿乃愈。近人治肿之学说，上肿曰风，下肿曰水，治水多用附子，实亦不外强心之功耳。生附子与熟附子应用之差别，则急性病宜生附，痼疾宜熟附，近人以生附回阳，熟附温中，亦即此意。应用附子之目的，在振起机能之衰减（不限定处所）。故病必具有机能衰减之症状，譬如脉现沉微迟弱等象，心脏机能疲惫已甚，用附子可以振起之，新病久病，皮肤冷而晦，自汗出，此周身细胞生活衰沉已极，用附子得以兴奋之。热性病先本烦扰不宁，妄言怒骂，忽然意识模糊，呢喃郑声，此脑之机能陷于痹钝，用附子得以刺激之（此层苏派医生不懂）。大便洞泻，完谷不化，是肠之吸收机能障碍已久，附子得以运健之（古人所谓温脾）。附子之用，既在振起机能之衰沉，此为用附子之必要条件，若病人任何器官之机能，并不衰减，则无用附子之必要，勉强用之，其祸立见。予尝见有咯血病者，医以附子与龙牡与之，理由为血证误用凉药，其病增剧，用附子、炮姜，温化瘀血，斯为正治。病人服附子后，脉本和缓，忽变弦劲，其血又至，此皆附子兴奋血管壁神经，血液亢进，有以致之也。仲景黄土汤，治先便后血，并治吐血、衄血，此方虽有炮附子，但配伍之药为地黄、阿胶、黄芩、甘草、白术、黄土，与附子调剂，不为祸害。故血证用附子，当以黄土汤方意为法。

石 膏

石膏能制止肠分泌，故用于肠加答儿，及异常酸发酵。《别录》谓其主肠中结气，腹胀暴气者，职是故也。煅石膏，近世多用于疡科，佐生肌收敛药用，若内服取其清凉解热，则多为生用。石膏之于温病，固是解热要药，是否可应用于湿温证，尚是一问题。宗人太炎先生，以《活人书》撰用苍术白虎汤，后世治湿温者宗之，曾有非难之词曰：夫苍术之燥，与白虎之润，用正相反，自非渴欲引饮，无用白虎之理，若果渴欲引饮，则是湿已去，而热犹在也，但用白虎已足，安用苍术之蛇足乎？诚欲湿温兼治，仲景自有栀子厚朴汤，近观湿温之候，至四五日，无有不患胸满者，则栀子正为对证，而白虎非病势传变不用也。编者遵先生之教，治湿温证废弃苍术与石膏并用之法，但此方沿用已久，在湿温证具有威权，究合理与否，是在同人将来之验证矣。

知 母

世以知母为滋阴药，盖起于张洁古、喻嘉言、陈修园之辈，皆从其说，谓苦寒能培生气。然滋阴之义，颇有出入，就急性热病言之，有清热以存阴者，有益阴以退热者，前后二者之治法，往往统称为滋阴。仲景之知母、石膏，属于前者，叶派之生地、麦冬，属于后者，故知母为热清而后阴存之滋阴药，非后世益阴以望热退之滋阴药也。

粳 米

1906 年，霍布金司(Hopkins)知鲜乳中含有一种人身必需之质，而为人工配合之乳所无者，即今之所谓维他命(vitamine)是也。维他命之化学性状，迄今未明，柯班(Cupor)以为含轻炭质脂肪蛋白质以外之物质，约为一种类脂肪体(lipoid)，因富有类脂体之物品，往往富有维他命也。苏丽芳(Sullivan)，则以维他命为一种抗神经炎性物质，得视为某种脂肪体云。维他命又译为活命素，一旦缺少，则种种疾病，因之而起，此等疾病，莯克(Funk)名之曰维他命缺乏症，脚气病，坏血病，其最著者。他若佝偻病、骨软化病、痉挛质等，亦何莫非由身体缺乏维他命而起也。就中脚气维他命，即乙种维他命，存在于谷类之糠中，此种维他命，系爱益克曼(Eijkmann)于 1890 年所发见，氏曾以除去银皮之白米，遍饲鸟类，而此等鸟类皆患类似脚气之疾病，后改饲以米糠，均即痊愈，故知此种维他命(即今之维生素 B)。与脚气有绝大之关系。吾侪日常所食之粳米，其表皮所含之脚气维他命，据分析之结果，较糯米多五分之一，惜习俗米喜精制，维他命悉被淘汰，故往往致脚气病，然脚气病之患者，一面进强心利尿药，一面令改食半捣之粳米，则病愈之速，多出意外，此编者历年之经验也。

柴 胡

我根据《千金》用柴胡方六十五,《翼方》三十五,《外台秘要》五十四,《本事方》十一,用考证方法,研究其功用,再益之以个人经验,所得结论,其用有三:一祛瘀,二解热,三泻下。柴胡有祛瘀之效,何以言之?在昔《千金方》治癥瘕之方,用柴胡治月经不通之方,用柴胡,夫能治癥瘕,能治月经不通,是非祛瘀而何哉!自今世束古籍于高阁,而柴胡祛瘀之功,亦湮没不彰矣。逍遥散,近世妇科之套方也,方中柴胡甚重要,以为柴胡疏肝解郁。夫曰肝郁,其原因多起于情志不舒,其症状多兼神经性,如肝气痛(即胃神经痛,或肋间神经痛),气郁血滞之经闭(即月经困难等),然柴胡于神经系病,直接无功效可言,所以可用柴胡者,以柴胡能疏导血液,故间接的治之也。时医用逍遥散,而不知柴胡之用,盖为宋元后之玄言空论,痼蔽久矣。柴胡有退热用作,何以言之?昔张元素谓柴胡散肌热,后世以柴、葛解肌,仲景以柴胡治寒热往来,近代以柴胡治疟,是柴胡之具有退热作用,知之者众。考日本荒木忠郎,谓柴胡于汉药解热地位,颇为重要,其用于治疟方面,尤为广泛,台湾疟疾,及黑水热患者,有特殊伟效。又对于疟疾治疗,可为金鸡纳霜之代用药,且服用柴胡,并无何等副作用,及使用上之禁忌云(见《皇汉医学》第三十三号)。柴胡既可代金鸡纳霜,则其解热之效,已昭然若揭矣。至于柴胡之泻下作用,吾非根据日本近藤氏之研究而始知之也,宗人太炎先生,亦尝诏予及此矣。先生之乡人,有病经闭者,一老医传一方,令单煎柴胡半斤,分数次服,病人以一服二服,经犹不行,遂并其剩余者顿服之,泻血几殆,幸参汤得免。吾自闻先生之说,欲试诸实验,会卍会来一病人,名吴敦仁者,患肾囊水肿,日服逐水之剂,如硝、黄等,渐次退减,吾乃停止上药,令服柴胡二两,凡二日,服之亦泻,但不如硝、黄所泻之多而已。读者准吾以上所说,柴胡之作用,不外三端,则近代谓柴胡激动肝阳,非阴虚之人所宜服,柴胡性升窜散,非江南之人所宜服,种种邪说,真不啻痴人说梦。小柴胡汤用柴胡八两,古之一两,准今三钱许,当得二两四钱,古方日三服,则每服得量八钱。今人用柴胡,多不过二钱,日二服,每服得量钱许,以今例古,已属太轻。乃有见用柴胡四五分而骇异者,是则极天下之至愚,不足责矣。

半 夏

民间有服生半夏令人声哑之戒,故生半夏遂罕有敢用者,予素不信此说,用半夏治寒痰宿饮、胃反呕吐,从未有声哑之弊。然一次曾以生半夏治外伤,病人服药末后,嘶嗄数日。退而思其故,盖多用刺激性药物,每有嘶嗄现象,乃因咽喉黏膜受刺激而发炎,遂致嘶嗄,是盖化学的刺激也。日本医界,已视半夏为镇呕要药,其用法以半夏浸水一昼夜,置酒精灯上令沸,俟其冷而后用之,名曰半夏浸剂。吾国西医,亦有采用者。半夏镇呕之药理作用,猪子氏以为由于淀粉之被覆胃面,余氏云岫则以为近于阿忒罗品用于末梢脏器,能使之麻痹,镇呕止痛之效,或由于此。猪子之说,高思潜已辨其非,然则半夏镇呕之故,余说近之矣。

黄 连

黄连在前代药物分类,属于泻火门。夫所谓火者,率含有“动”、“刺激”、“亢进”、“兴奋”几种意义,又与热字比较,为深一层之意。热字往往泛指周身现象,火字则限于局部性,从旧说黄连可以泻心火、肝火、胃火、湿火几种证象研究之,黄连确能减少局部充血,及消除局部生炎。若周身体温亢进之热性病,黄连无效。黄连既可以平肝胆上冲之火,而治头晕头胀,目痛目赤,人将疑黄连苦降之说为有根据。其实上部充血,黄连能减低之,上部炎性症状,黄连能消除之,则诚含有降字意味。然于降字实际,仍属无关。或曰:黄连既非苦降,何以呕吐用之有效,予以为黄连之止呕,仍是健胃与消炎之作用。时医多谓黄连能败胃,属而和之者,众口一词,然征之古说,则《别录》谓其调胃厚肠,征之新说,则列入健胃之剂,败胃之说,亦不可通。呕吐用黄连为要药,考黄连含鞣酸,有收敛作用。凡鞣酸属之药物,内服能收敛胃之黏膜,若胃黏膜以受刺激,而盐酸分泌增多,用黄连以收敛胃黏膜之血管,则分泌之力,当因此减少,故病者酸液,得以自然消除。时医之所谓湿温症,以黄连为要药,以湿温病灶在肠,黄连能清化肠中湿热故也。但湿温一病,动辄迁延数十日,如每方皆用黄连,就经验所得,久用则食欲反迟于恢复。若与厚朴同用,或用其他芳香药、淡渗药相间用之,则无此弊。

桔 梗

桔梗、远志、皂荚,皆为刺激性祛痰药,其主成分为石碱素,石碱素所以能祛痰者,乃因其有刺激局所之作用故也。此种药品内服时,其刺激之作用有二:①能刺激口腔咽头,促进气道之分泌,且能引起咳嗽,使痰液排泄。②能刺激胃黏膜,以反射作用,刺激中枢神经,传于支气管神经,使支气管四周之黏膜,增加分泌,且能稀释痰涎。故含有石碱素之祛痰药,无论其为干性支气管炎,慢性支气管炎或肺炎,皆可应用。古人以桔梗治肺热,近人以桔梗祛痰液,是国医虽不明其成分若何,而应用上固未有丝毫之错误。彼西医徒讥国医有经验,无学理,不知国医之学理,正隐藏经验之中。桔梗之祛痰,特其浅焉者耳。病人当气管支有炎症时,气道分泌物咯唾不爽利,势必用刺激性祛痰药,助痰液之咳出,则咳嗽易止。若医者不明此理,以伤风之咯痰不爽与劳怯之干咳等视,误投阿胶、石斛、五味等滋涩之药,则痰浊因是而增加,而痰之咳唾者益加甚。盖气管支炎,非仅限于局部也,大抵以下行性为多,蔓延及于左右两肺支气管,病剧者乃进犯小气管支及毛细气管支,其势不成肺炎不止,胶、斛、五味之祸,乃至于此。东洞翁以排脓为桔梗之主治,其排脓之作用,大概可从治咳之作用上推想,但不能确定耳。先师丁甘仁先生,于痢疾后重,常用桔梗,曩者以为因袭气利则后重自除之旧说,今乃知桔梗有排脓之作用也。

贝 母

川、象贝母,略有分别,近世以川贝母治劳怯干呛,以象贝母治风寒咳逆,别有土贝母,偏于破结,凡瘰疬恶疮,多以土贝母为治。临证处方,准此为则。近代有以贝母杂于祛风清热药中,治痉厥者,其意以痉厥为痰迷心窍,贝母能祛痰,故治之也。实则痉厥为神经系病,痰非痉厥之原因,仅为痉厥之副证,得效之故,在旧说所谓祛风清热药,不在祛痰之贝母也。

白术、苍术

就近代使用苍、白术之观念言之,大抵以白术为补胃和胃之要药,而以苍术为健脾之要药。仲景枳术汤,治心下硬大如盘,边旋如杯,水饮所作,心下为胃部,硬大如盘为胃病,此为胃扩张而有停水之证,仲师以枳实斡旋,以术助吸收。张洁古之枳术丸,即从此化出。李东垣为洁古弟子,对枳术丸尤加推重,李氏之特长,在辨别内外伤,其所著《内外伤辨惑论》,本洁古遗意,以枳术丸为主,沿流溯源,东垣实为仲景之支派。李中梓《医宗必读》乃以仲景与东垣并列,不思之甚矣。虚劳上部咯血,下部泄泻时,施治最难着手,欲以凉药治血,则泄泻加甚,温药止利,则有碍咯血,当此进退维谷,古人乃有培土生金一法,以济其穷。所谓培土,即补胃和胃,以白术为主药,白术既能吸收,又能利水,利水使小便增多,利小便即所以实大便,助吸收则荣养亦随之而佳良,使肺之抵抗力增强,间接所以止血。苍术在利水之外,亦能发汗,故能治风寒湿痹。

茯　　苓

千年来茯苓之记载,茯苓之方药,美不胜收,今悉略而不详。兹就个人经验,述之如次。《本经》言茯苓主胸胁逆气,忧恚惊邪恐悸,当予初读《本经》颇不之信,以为茯苓之功用,淡渗利水而已,举凡《本经》所言,茯苓何足以当之?年来凡两治气从少腹上逆胸膈之奔豚症,始信茯苓之效,确如本经所述。其一之病为妇人,病起自情志不遂,气从少腹上冲胸,延医诊治,服四磨饮,越鞠丸,而病不退,友人丐予往诊。本《内经》肝苦急,急食甘以缓之之法,如白芍、枣仁、麦冬、地黄、龙、牡等,以其夜烦不寐,乃重用茯神,药后甚舒适。病者旋因其夫悔过自新,不似昔日之抑塞,再以汤药调之,故未几即愈。吾自有此验案后,因悟及仲景所谓奔豚一证,特情志之病而已,嗣阅读渡边熙《东洋和汉医学实验集》,亦以奔豚病属诸发作性神经官能疾患。近日又治一症,病者为中年男子,赋悼亡之痛,病发时气从少腹上冲,胸闷气窒,心烦不寐,前医进桂枝加桂汤,病如故。予以柔肝之法治之,以其不寐,乃重用茯神。茯神与茯苓,本无所异,从此悟出古人治奔豚病,每用茯苓,并非用茯苓利水,不过取茯苓之滋养和缓而已。然而予两次治奔豚,皆用茯神,而不用茯苓。何也?予以为茯苓、茯神,功效相同,无庸区别,予之不用茯苓,用茯神者,以茯神在近世观念中,谓能安神定魄,且用朱砂炮制,略能镇静,若治不寐而用茯苓,必见嗤于市医,予故从俗用茯神,非神之有异于苓也。

芒　　硝

芒硝为盐类性泻剂,此种泻剂,不乏腹痛,故通常便秘,畏大黄之烈者,颇宜芒硝。常人虽有便秘数日至数周,而不感痛苦者,然因便秘而诱发各种证候者,亦所恒见,故遇头痛头晕,胃中压闷者,如询得便秘已久,则以芒硝一下即愈。盖此等症状,由宿便之化学刺激所致,宿便既去,则一切症状,自然瓦解。《别录》谓芒硝利大小便,事实上少量之芒硝,不致泻下,反由吸收而利尿,故能治因心肝肾病而发生之水肿。又淋病之初起者,因芒硝利尿而尿量多,得收冲刷之效。吾乡某医者,恒以芒硝治淋病,小有其效,实亦利尿之作用而已。

吴茱萸

本品属于辛辣健胃药,可以刺激胃黏膜,使其运动分泌吸收之机能亢进,故可治呕而胸满。近世药肆,浸水中数日,而后用之,名曰淡吴萸,大失其本性。与黄连同用,名左金丸,止呕甚效,所谓辛开苦降,其实二药均健胃药,一属于苦味健胃药,一属于辛辣健胃药,但吴萸非黄连之比,用量宜重,今人每用数分,未免太少。治脚气之鸡鸣散,吴萸为主药之一,尤宜多用。

地黄(附熟地炭)

近世苏医,视生地为温病退热要药,吾人殊不能赞同。须知本品仅能退阴虚之热,绝非膏、黄芩、连退实热之可比。例如阳明腑病,见唇焦齿黑,便闭谵语,神昏耳聋等证,必大剂寒下,佐以竹沥,则威而不猛,釜底抽薪,可以救将绝之阴,而退燎原之热。设以生地一派塞责,求其甘寒增液,何异扬汤止沸,彼苏派医生所以不能治疗温病,其关键端在于斯。抑生地之贻祸温病者,犹不止此,自温病始于少阴之说,深中人心,是以一见温病,即用生地、石斛,育阴清温。当温病初起,经此甘寒遏伏,身热者因之骤减,咳呛者因之顿止,医者病者,方欣然色喜,抑知病后之骨蒸劳热,即根萌于此。或则温邪为大剂滋腻,胶阻于内,其表热虽不甚,但其热起伏间作,绵绵不已,生气索然,以至于毙。然则生地之于温病,岂绝不可用乎？是又不然。生地不能解病中实热固矣,若间接退病后虚热,则又为其所长。温病之后,脉细数,舌尖红,或舌光无苔,精神委靡,肌肤甲错者,宜之;温病退后,肌表余热似灼者,宜之。然必与芳香淡渗之药同用,则滋而不腻。熟地黄之用,全在滋阴养肾。《内经》以肾藏精,又言肾为作强之官,其充在骨,其华在发,其窍为耳(目亦为肾之窍)。近世凡精神委靡,须发枯燥,腰脊酸楚,耳目不聪者,无不责之肾亏,就中尤以荒淫嗜色者,更多上述之现象,于是熟地之用大著。吾人须知此种疾患,所以用熟地有效,绝非世俗色黑入肾之说,乃熟地含有铁质,具补血滋养之故。妇人崩漏不止,熟地四五两,党参一两,浓煎予服,可以转危为安。予曾有此经验。又好学深思之士,用脑过度,头眩欲仆者,用熟地二三两煎服,亦效。青年嗜色,老年常发哮喘,用普通之定喘剂无效,必以熟地、肉桂同投,其势始杀,是即旧说所谓纳气归肾之法(按张景岳金水六君煎即本此意)。

附熟地炭 此法创自叶天士《临证指南医案》中,以此治温病,意谓浊药轻投,不为上焦热阻,且可育下焦之阴,时医多宗之,间亦有用为肠风便血药者。按叶氏以熟地炭治温病虽谬绝,但治肠风便血,则不妨施用。

豆豉、大豆黄卷

淡豆豉、清水豆卷之二者，为时下医工退热发汗之重要药品，温病治疗，遂一落千丈，此清代温热派医家始作之俑也。但二药之本身，原非绝对无用之品，时医用之不得其当耳。豆豉在仲景方剂，仅供除烦之用。而时医以豆豉同荆芥等，代替麻黄、桂枝之发汗，倘其人自汗出，身热不恶寒，则又加入辛凉清宣药中，为解热之用，以豆豉解热，其效虽薄，尚属不误。以豆豉为发汗重药，则谬绝。仲景麻黄、葛根诸方，一方有一方证象，一方有一方效用，时医不解此，一律以豆豉应付，故虽极轻之太阳病，失治而传入阳明者，更仆难数。时医有所谓伏气温病者，常用炒香豉，伏气温病病名之不通，无待辞赘，豆豉可以炒用，亦为笑谈。至于大豆黄卷，仲景用之于薯蓣丸中，原为补剂之副药，以豆中含有丰富之滋养料也。照《圣济总录》所记载，此药大概有行水作用，湿温用之，正亦相宜。盖湿温无须过汗，惟有芳香化浊，与淡渗利湿之药合剂，方能取效，故本药加入川朴、茅术、藿香等药中，为副药，未始不可。无知时医以之为湿温之主药，更以之应付一切热病，真乃荒谬不可救药耳。

栀 子

栀子之解热，久为世医所乐道，而止血尤为其特长，忆某杂志载一贾人，以操劳过度，偶晨起，微感满闷，比薄暮，呕血如泉涌，杂以紫黑块，约三四器。延医诊之，见其两颧绯红，唇燥口渴，脉搏甚疾，吐后胸中反觉清爽，即为之注射 coaguien 可阿库连(即凝血酶)止血针，且令内服止血药，均无其效。当此思穷技竭，医者偶以黑山栀一两，试令煎服，讵一服而呕血即止，再服而诸证云散。翌年以嗔怒故，旧疾复发，乃更服栀子而止。方书中如《易简方》、《经验良方》，亦以栀子为止血之良剂，栀子止血奇效，诚有足多也。

饴 糖

古方用饴糖，多以为缓中补虚之药，一般糖类，概由祛痰作用，故古人又谓其有消痰润肺止嗽之功。幼童病疳积，不喜服药者，则可用饴糖炒枯为副药，一以调药味，一以驱积滞也，无饴糖时，赤砂糖亦堪代用。饴糖又可为外治之剂，《千金方》云腊月饴糖，昼夜涂之，为治瘭疽之要药，证之实验，其效不诬，药理作用，具如前述。

枳 实

枳实、枳壳，古无分别，晋后始歧而为二，其后又以枳实治下，枳壳治上，沿袭至今，泥而不变。然考仲景枳实薤白桂枝汤证，曰胸满；橘皮枳实生姜汤证，曰胸痹；桂枝枳实生姜汤证，曰心悬痛；枳术汤证，曰心下坚大如盘。历观诸方，枳实亦治于上。而后世方如《证治准绳》以枳壳丸，治肠胃气壅，大便秘实；《保命集》以枳壳汤，治胎漏下血；《简易方》以枳壳治老幼腹胀；《婴童百问》以枳壳治痢疾，则枳壳治上，亦不尽然。故市医以枳实为治下，而枳实乃不尽治下，以枳壳为治上，而枳壳亦不尽治上也。

细 辛

细辛不可多服，自是正论，但谓用至一钱，即足以致气闭，则又不尽然，此仅可以论末药，而不可以论汤药。细辛入汤剂，钱许无妨，编者之经验如此，绝非虚语也，故吾人于高思潜、张寿甫二君之说，当折衷用之。

桃 仁

本品为攻瘀血之要药，功效卓著。然病理上之瘀血，其定义究若何？汤本求真谓瘀血即非正常之血液。就予个人之意见，以为瘀血之说，异常复难，凡凝着之病理上产物，古人多归之于瘀血。循名责实，惟血栓、血塞，庶几近之；其次则内脏之肿疡肿瘤，古人亦以为瘀血所致。大抵驱瘀之药，对血行之障碍，及血管之变化，有相当之作用，故往往有效。然顽固之肿疡肿瘤，驱瘀剂亦有不能为力者，汤本求真谓妇人经闭与经行不畅，足以引起诸般病症，驱瘀之药，能引起子宫充血，故能治经闭经行不畅，则驱瘀剂在治疗上，确是要着。予回忆曩年侍曹拙巢先生诊病，一妇人病干血已久，予抵当汤、丸数服，桃仁用至七八钱，斯妇经行后，复抱子。此证若经时医疗治，必斤斤于两头尖、归尾、红花等轻剂是尚，结果可决其不良也。吾家太炎先生尚论骨蒸之治（肺结核），当以祛瘀为第一义，先生所说，时下医工闻之，未有不骇怪以为妄者，其实李时珍谓桃仁主治骨蒸，堪相印证。曩年西藏白普仁大师（白喇嘛）来内地，为人治肺病，服红花，病者难之，大师告以须瘀血去而鲜血生，方愈也，此更可为上说之佐证。然则肺病之攻瘀一法，亦有采用之价值，惟水蛭、虻虫，病者栗栗不敢服，赤芍、红花，其力又薄弱不堪用，就中惟桃仁是此等病证之专品耳。且桃仁以新说言之，谓有镇咳之效，于新旧学理，俱无背戾。但此桃仁之性，虽平于水蛭、虻虫，亦易来时医之攻击，招病家之疑忌，可与知者道，难为俗人言也。广东有印赠善书者，末附恶核奇方，以桃仁为主药，余亦祛瘀之品，比来治一形瘦中年男子，颈际瘰疬，大如龙眼，凡三四枚成串，治瘰疬普通方剂，如滋阴养肝，降火消痰，前医均已与服，不得不别出途径。遂以桃仁为主药，而以赤芍、丹皮、鳖甲片佐之，药数服，瘰疬由硬而软。嗣以便利起见，日服大黄䗪虫丸，而以昆布、海藻、夏枯草煎汤送丸，效大见。附志于此，为诸君将来使用桃仁，多一法门尔。

黄 芩

黄芩之功能，汤本氏言之已详，毋俟赘述。黄芩古人谓多服化火，此种理论，大抵是古人经验所得，故事实上甚确。例如胃部出血者，若单独多用黄芩，血反不止。胃部出血，古人以为火势上炎，用黄芩降折其热，原属《内经》之正治法。今有此反不止之现象，故古人疑黄芩有火化可能。此亦药理之难索解者，意者少用则健胃消炎，多用则反增刺激之性欤。又曰白虎汤证，若不用石膏，而用黄芩，则其热不退，以旧说言之，黄芩苦寒泄热，其热当退，今热反不去，盖足以坚古人化火之观念。实则黄芩之效，仅能减低局所之充血，及炎性机转，对于周身之体温亢进，非黄芩所能减低，故周身体温亢进之白虎汤证，黄芩乃无能为力。余云岫谓黄芩爽心胸，此即局部之作用。近藤氏谓黄芩无解热力，以愚见证之，皆不谋而合。然湿温用黄芩，既无解热之特效，亦未始不可为解热之副药。盖湿温多心下痞，而其病又在小肠之局部，用黄芩以治痞，而消局部之炎，虽效不可必，而药病为切合矣。

甘遂、芫花、大戟

三药攻水之力颇峻，但据个人经验，水肿两次用之均不效，一则药后毫无动静，一则药后水肿略去，而肿则如故，终至于死。意者当肿已成未甚之时，即当以此等峻剂攻水，水势一退，便当附子、黄芪，甘温重剂以善其后，如此或有治愈之望。倘水势横决，无可收拾，则此等药不用则坐视其死，用之或生，宋人笔记所谓作死马医者是矣。三药近世畏之如虎，以致痰饮门中，少一攻下治法，要之支饮、溢饮，证见胸胁掣痛，喘息不得卧，苟非降气化痰温化水饮等法所能了事者，吾人苟以十枣汤投治，则顽痰宿饮，一下而解。太炎先生尝谓余曰：恽铁樵氏于《大论》以下救误下，用大陷胸汤，颇致疑虑，按之实际，病人如因误下，其津液之干涸者，则转属阳明，而为内实；其津液之上同者，于内陷之热，遇于胸中，而为结胸。内实有燥屎，结胸有恶涎，二者皆当以下救之，恽氏于此而疑之，盖未达一间耳。吾友赵相如君，为述其祖母壮年，尝病“阴痰”，人传一方，以黑枣四五枚去核，纳芫花末，置饭锅上蒸食之，甚验。

附朱少坡先生医案 朱少坡先生《诊余偶录》云：春间有孙普周者，痰饮浮肿，发热气急，前后胸胁，以手摩之，漉漉有声，经中医十余人，均未奏功，余治两日，用小青龙加减，亦无效。为荐西医谭君以礼，视察至再，曰此肋膜炎也，然为日已久，只有去肋骨三寸，将黏水取出，或有希望，舍此已无治法，若水未黏，可用空针抽去，至于用药，则上不通口，下不通肠，科学治疗，别无可治之法。谭去孙复来请，谓剪断肋骨，家人终不愿，商议至再，乞公尽力施治，虽死亦感。余为疏控涎丹一钱五分，吞后，至晚上九时，复遣人来请，云药入约一小时即泻，泻至第二次，忽神昏似厥，刻尚未醒，亟待设法救援，当即同车前去，到时人已清醒，惟倦怠殊甚，为拟参、苓、术各三钱，甘草五分，桂枝五分，嘱服二剂。至第三日去诊，脉息弦滑已减，精神颇畅，虽卧床上，转侧已便，胸胁响声，十去其八，痰出每日十余罐，亦渐浓，气亦平，纳较增。复投控涎丹一钱，则连泻五次，响声止而诸恙均除。连与六君子合星香散等，服十余贴而瘳。昨晤谭君，谈及此证，据云西法尚未发明，然控涎丹之功，令人莫测，我中医于饮病，治法尚多，此其一也。（控涎丹方：甘遂去心，制大戟煮透去骨，晒干用白芥子炒，各等分，共研细末，面糊或炼蜜或滴水丸，如梧桐子大。）

常 山

西医以规宁（金鸡纳）为治疟之特效药，已见收于《纲目拾遗》，常山之截疟，其力视规宁相埒。本草谓常山治痰饮，古医书之痰饮，含义甚广，始仅指呼吸器之分泌物，继则慢性肠胃炎，亦谓之痰饮，其后则淋巴腺之肿胀，关节炎、肋膜炎之渗出物，皆归于痰饮。《金匮》咳逆上气，时时吐浊，此呼吸器之分泌物，狭义之痰饮液也。《金匮》水走肠间，沥沥有声，此慢性肠胃炎，广义之痰饮也。朱丹溪谓结核或在项，或在胫，在臂在身，如肿毒者，多是湿痰流注，此以淋巴腺之肿胀为痰也。王隐君谓冷痰为骨痹，此以关节炎为痰也。《金匮》饮后水流在胁下，咳唾引痛，谓之悬饮，此以肋膜炎为痰也。其他列痰为病原者，不可胜数。王节斋至谓痰在遍身上下，无处不到，痰之意义，益恢诡而无底止。常山所治之痰，在胸中者，肺胃之分泌物而已。所治鼠瘘，则淋巴腺之肿胀而已。举此以为隅反。然痰为病之见证，绝非病之原因。常山之治疗，乃对于病有效，非对于痰有效，乃病愈而痰去，非痰去而病愈。古人不解，转以痰为病之根原，倒果为因，适见其惑耳。

龙骨、龙齿

古代视龙为神秘之动物，飞腾变化，莫可端倪，故谓其遗骨有潜阳育阴之妙，凡人身气血滑脱，心神耗散，肠胃洞泄，皆能愈之。实则本品之用，重可镇怯，涩以固脱，八字尽之矣。龙齿与龙骨，虽同生于一体，然龙齿之用，偏于镇怯。龙骨、牡蛎近世每并用，论潜镇之功，则牡蛎优于龙骨，收敛之功，则龙骨优于牡蛎。龙骨既以收敛见长，以入丸散，较有用处，入汤药实煎不出何等气味，古人以温粉止汗，具见龙骨收敛之效，在外治矣。

牡　　蛎

凡贝壳中均含有天然碳酸钙，有解酸作用，古医书谓牡蛎可以平肝，故肝气犯胃之吞酸嘈杂，可以牡蛎治之。今乃知牡蛎之治吞酸，非平肝，实解胃酸之过度耳。今从牡蛎解酸上着意，可以推知瓦楞子之治肝胃气，亦解酸而已。前人谓本品能平肝潜阳，所谓阳者，即指上部充血，与神经衰弱之虚性兴奋，本品于此二证，有镇静之效，事实甚确，即安魂定魄，亦属之此种。牡蛎外用，可治大汗淋漓；内服，可治带下遗泄，盖有收敛制泌之力。吾尝以龙牡粉令病人吞服，治男子遗泄，遗泄止而大便燥结异常，故知牡蛎制泌之说，亦不诬也。盗汗、干呛、咯血，为肺结核之病象，前贤以此为木火刑金，阴虚火旺，恒用牡蛎育其阴，潜其阳，吾人已知牡蛎含有碳酸钙等，有止血强壮，包围病灶、消炎诸作用，肺结核用之有效，殆由于此。《内经》以肝脉贯膈布胁肋，故胁肋痛，近世无不责之肝病者，凡古医书上所谓胁肋痛，其中大部为肋骨神经痛，肋骨神经痛，大都发于女子。据吾人经验所得，胁肋痛用芳香行气药，而其痛益甚者，当改用所谓养血柔肝药，并重用牡蛎，盖牡蛎具镇静之功，故治之有效。

阿　　胶

阿胶之止血，事实上不诬，然根究所以能止血之原理，据前人记载，则殊不能满意，如红见黑止，滋阴降火，纯属想象。吾人能于病理学上研究人身所以出血之故，则阿胶止血，不难了然矣。健康者之血液，循环于血管之中，若车之与轨，相安无事。设以种种原因，血管其变故，则出血之症乃起，平日最多见之出血症，厥为吐血、尿血、妇人崩血等，各种病证之起，原因虽多，要不外体内各部血管有破绽之处。治疗方法，亦有多种，而用药收敛血管，制止其溢出，诚属要图。阿胶非收敛药，无收缩之能力，然亦呈止血之效者，以此药富于胶黏性质，使破绽之血管，易于凝结，或增加血液凝固，不致外向渗漏而已。准此以观，阿胶之止血，限于出血症之轻者，血管破绽不大者，若吐血盈碗，汹涌而至，则阿胶之力不逮。根据阿胶止血作用，全在阿胶之胶质上，则阿胶不宜炒用，已不待言。炒之既丧失其固有之胶质，烊化时复感困难，实际上等于无用。尝考仲景所用之方，必先煮他药，再入阿胶烊尽，无炒用者。《千金》、《外台》始有炙用者，大失仲景之旧矣。

当　　归

当归自宋元以后，以为补血妙药，然考之补血药之定则，当归未必具此功效。盖当归之用，全在和血，如循环障碍，当归能和之。当归之治子宫病，则中外无异辞，尤以痛经为当归专长。夫月经至期不至，或至而排泄困难，或子宫壁为欲排出子宫腔内蓄积之血液，而进行收缩，以致腹痛者，当归均能治之。若子宫发生炎症而起疼痛，则当归非其治也。

附德国怡默克药厂当归精 eumenol（幼美罗尔）之说明书如下：当归一药，在中国本草，以妇科要药著名，然中药质苟非上品，往往有益之成分少，无益之成分反多，本厂特运中国大批原料来德，加以研究，化验再四，提炼益慎，始知当归之精，确有无上之价值，德国妇科中，屡试屡验，百不一失，于是当归之真功效，乃卓然不可磨灭矣，经停、经至腹痛、经期不准等，本品皆奏特效（节录）。

旋　覆　花

本品近世用为嗳气胁痛之点缀药，有痰而胁痛者，尤在必需，理由谓本品能疏肝理气。《和汉药物学》以本品为健胃药，凡旧说所谓软痞降气止嗳，无一非健胃作用，其实健胃之力亦薄弱，行水亦不竣，吾人视本品为化痰降气、消痞行瘀各剂之副药可矣。

茵　陈　蒿

茵陈蒿为黄疸要药，尤以加答儿性黄疸为确效，凡病胃肠加答儿者，常能引起黄疸，盖胃及十二指肠加答儿，每致波及输胆管，使胆汁之排泄发生障碍，以致发生黄疸。茵陈蒿含有苦味质，能促进胆汁之排泄而疏导之，故为加答儿性黄疸之确效药。西医治加答儿性黄疸，多用盐类下剂，尚无确效药发现，诚有如冈崎桂一所论者，则茵陈之治效，确有表彰之价值。嗜酒者多发黄疸，古籍名曰酒疸，其人多肝脏硬变，则非茵陈所能愈。

黄　　柏

据化验所得，知黄柏之成分，与黄连相同。就学理论，其功效宜无差别。考之古人之记载，固有相同处：如黄连治赤痢，黄柏亦治赤痢；加答儿性黄疸，黄柏能治之，黄连亦能治之；黄连明目，黄柏亦明目，此其所同也。然古人止呕，习用黄连，而不以黄柏；古人治湿痿，每用黄柏，而不以黄连，此又二药之所异也。审其异同而别用之，则有验于今，而无违于古矣。

瓜　　蒂

瓜蒂之催吐，效验确实，惟用量不能过量，过量则能引起剧烈之急性胃肠炎。催吐药之作用有二种区别：一为刺激胃之知觉神经，由间接反射于延髓之呕吐中枢，而催吐者也；一为吸收于血中，直接刺激呕吐中枢者也。瓜蒂少量之作用，属于前者，故注意服之，只刺激胃肠而已。《别录》谓瓜蒂疗黄疸，此种黄疸，大抵为胆石症，呕吐之际，因腹压之作用，而脱出胆囊内所塞脓汁之结石，故能有效。

赤 小 豆

瓜蒂散之催吐，其非赤小豆之力，人而知之，《治疹全书》谓相思子能吐人，而相思子可伪赤小豆，然则以相思子与瓜蒂合剂，力当更峻，第非仲景本意耳。后世之用赤小豆，大抵以利水为主，本品利水之力，虽不如车前、瞿麦，然较之薏苡仁，则相伯仲，而富于营养分，亦正相类。古人以此治脚气，利水固为其致效之由，而裨益营养，亦不无关系也。

人尿（附人血、乱发）

予平日论药，极端反对牵强附会之谈，故对于童便，深厌恶之，嗣见病吐血者，服童便而效，怪之而欲求其所以然之理，遍检古籍所载，无非滋阴降火，窃不能认为翔实，亦惟有付诸存而不论而已。后读西籍，知食盐有止血之效，其作用能扩张腹腔血管，使血压沉降，此外又因吸收作用，能将凝血原动素，由组织摄出，移入血中，令血液凝固性得以增加，因而悟及童便具有咸味，其所以止血，殆与食盐之作用相似。自以为古书迷障，一扫而空，抑知吴纶氏已先我言之。乡间治骨蒸单方，有用大枣或鸡子，浸童便中月余，然后煮食者，谓甚有效，予未经实验，故于童便之治肺病，未敢臆断。夙病吐血或劳瘵者，每苦便闭，设用苦寒攻下，深恐病体不支，润肠之药，又是稍嫌其作用迟慢，或药性腻滞，人尿则无此弊，而有缓通之效，用于上二证，稳妙无比，吾尝一度用之，结果良佳。昔曾见吐血后大便难，甲医用大黄攻之，病者服药后，咽喉作梗，血随时涌出。乙医见之，痛加诋毁。病者以此见问，予以甲乙均失之。甲医用大黄固欠审慎，乙医痛诋，亦乖情理，因嘱病者觅人尿，病者恶其秽，余乃改令多服盐汤，以盐之为物，能排去肠中积滞，与人尿同功耳。乡间跌仆损伤吐血者，仓卒不得童便时，取己之小便服之，谓之回轮汤，亦效。故尿而为正常之尿，即非童便而为成人便，亦未始不可也。

附人血 民间治疗吐血不止，用白纸蘸吐出之血，烧灰存性，开水冲服，神效。高思潜曰：炭能使血纤维素凝结，故有止血之功，其他炭质如此，而血炭功力尤宏。吾尝于《冷庐医话》，得二例焉。①吴球治一少年吐血，来如涌泉，诸药不效，虚羸病危，乃取吐出之血，瓦器盛之，候凝，入锅炒黑色，以纸盛放地上，出火毒，研细为末，每服五分，麦门冬汤下，二三服，其血遂止，此盖血导血归也。②余（陆氏自称）案，近人传治暴起吐血方，以丝绵蘸吐出之血，火焙存性，研末服之，甚效。今观吴案，则不独初起者可用此法矣。陆氏所言二吐血证，皆胃出血证也，若为痨瘵吐血，则血如泉涌，本元既已大伤，决无治理。今不过胃中出血，等于外伤，故能以血炭收效，至其所以收效之理，则陆氏未言也。今案血之所以止者，由于血纤维素凝结之故耳。血炭则促进血纤维素凝结者，盖血炭在胃化开之后，因研末极细之故，故所占之面积极大，能将胃之黏膜，密密盖满，而保护之，出血之处，既为血炭盖满，则该处之血纤维素，即因之而凝结，此血之所以止也。血道血归一语，岂足以尽其义哉！准是以谈，使用血炭之法，研末必细，用量必多，方足奏止血之效。盖必细，使无微不入，必多，始能无隙不填，使用者慎诸。

乱发 别名血余、人退。修治：皂角水洗净，入罐封固，煅存性。用量，钱半至三钱。效能，《别录》：五淋，止血，鼻衄，烧灰吹之立已。《通俗卫生医药报》曰：头发本为血之余，煅灰存性，则无异于新流行之血炭。近世西洋各大药厂，即用动物血液，烧成灰质，磨成极细之炭粉，此种血炭粉，在胃肠中化开后，所占之面积极大，能将全胃肠中之黏膜，密密盖满而保护之，发灰既与血炭性质相同，功用势必无异，更佐以酸醋，则收敛之功尤大，故能奏止血之效。

鸡卵（附鸡膍胵、鸡屎白）

鸡子在药饵中，实不居重要地位。仲景苦酒汤用鸡子白，排脓散、黄连阿胶汤，用鸡子黄，其主药皆非鸡子，鸡子特副药而已。就各种记载观之，鸡子仅有润滑之效，古人以此治喉疮、下痢、咳逆，皆润滑之意耳。

附鸡膍胵 别名，鸡内金。效能，《别录》：泄痢。《日华》：止泄精并尿血，崩中带下，肠风泻血。时珍：治小儿食疟，疗反胃，消酒积，牙疳诸疮。王吉民曰：酸酶为治胃病圣药，系用猪羊胃制成，价格甚昂，鸡内金与酸酶，实同一物而价廉，前阅《博医会报》，载某氏曾试用鸡内金，以代酸酶，颇为满意，因提倡代用，以节省病家之药费云（《中国历代医学之发明》）。

鸡屎白 效能，《别录》：破石淋及转筋。藏器：破血。和黑豆炒，酒浸服之，亦治虫咬毒。时珍：治心腹鼓胀，消癥瘕。以水淋汁服，解金银毒。以醋和涂蜈蚣、蚯蚓咬毒。

滑　石

本药利小便，兼能止渴，故热性病而小便不利者，滑石为常用之品。湿温证湿热内蕴，处方淡渗清宣，方能入彀。本品渗湿而不伤阴，泄热而无碍乎湿，故亦常用。

赤　石　脂

赤石脂之止涩，功效卓著，故脾虚洞泄，与下利便脓血，本品为必用之药。然痢症用本品，有必当遵守之条件凡二：①痢症初起，里急后重者，不可用，所谓痢症初起无止法。②肠膜糜烂破溃，所下之血色鲜红，或便脓，脓色晦暗，其人脉细神惫者，可用。总之，无论泄泻痢疾，当其初起时期，本品在所当禁。

黄　耆

年来论药，极遵守东洞翁于仲景方剂中，考证药效之方法，仲景所不言者，决不敢附和后世之说也。东洞翁既力辟黄耆补虚之说，余亦从而辟之。顾黄耆补虚之说，佥谓甚确，再试之于临诊实验，实亦不误。于此乃知东洞翁力辟黄耆补虚之说，未免矫枉过正。然则黄耆补虚益气之说，果确耶？则又非是。黄耆之补力，仅限于皮肤肌肉，而不及于内脏。换言之，即皮肤肌肉组织上营养缺乏，此药可以治之，余作此说，实据此药对痈疽败疮，排脓生肌，有特效之故。汤本所说，亦可为吾说之佐证。或曰：黄耆既非补中，何以仲景于虚劳里急诸不足，有黄耆建中汤？日本浅田氏释此方云：此方主小建中汤之中气不足，腹里拘急，而带诸虚不足者，故加黄耆也。仲景用黄耆，大抵为固表止汗祛水，可知此方以外体不足为目的，虽用于虚劳证腹皮贴背无热而咳者，然或微热，或汗出，或无汗者，俱可用。如浅田氏所说，则仲景小建中汤加黄耆，专而固表为设，其义亦显然也。黄耆之功用，吾人根据仲景所用方剂探索之，原为水气病之效药，肾脏炎之重要见证，为小便不利，腹胀水肿，即中医水肿之一种，胡适之服黄耆而愈肾脏炎，亦理之可解者也。黄耆前人谓能止汗，吾人须知黄耆之止汗，是阳虚虚劳之自汗，而非阴虚骨蒸之盗汗，盗汗倘属于虚劳，耆亦可用。骨蒸之盗汗，而用黄耆，虽不杀人，亦不中病。骨蒸即西医籍之肺结核，骨蒸所以有盗汗现象，在东西各国西医籍，言人人殊，迄无定说。但治骨蒸盗汗之方剂，凡药具扩张血管，亢进血压之力者，在所当忌。黄耆前人谓能补气，所谓气，大都含有兴奋刺激之意义。故骨蒸患者，服之无效，虚劳当温补，骨蒸当清滋，吾曹果能了然此中真理，或不致以黄耆误治骨蒸耳。黄耆皮今世用于止汗方剂中，取以皮治皮之意，想当然之理，不足信也。

防　己

偻麻质斯为运动器官疾患，有急性、慢性两种。急性者，即我国古籍上“白虎历节痛”，又名“白虎痛风”，见《外台秘要》；慢性者，即近世所谓“筋骨疼痛”，亦即《内经》痛痹之类。古代医籍论“历节”、“痛痹”，大抵以湿字赅之，所谓风湿相搏，湿阻络脉，湿痹等皆是也。古人既认定此种病属于湿，以防己能治此种病，故谓防己能祛湿。西医籍急慢性偻麻质斯之病因，最近无确切之报告，顾亦谓本病高燥地方不常见，卑湿洼下之墟落多有之，又谓本病与时节颇有关系，天气寒冷，晴雨不常之际多见之。至诱发本病，则感冒与居处潮湿为最重要，然则古人谓此病之属于湿，亦非全无意义者。西医治偻麻质斯，往往束手，自喜挪美仁(汉防己生物碱制剂)提出后，治愈者不可胜数，中药功效之不可思议，盖往往类此。

芎　䓖

本品虽非专主血证，然确为理血之要药，本品多量有麻醉性，故肠胃神经痛等，亦可此治之。用其少量，则有兴奋作用，古人谓川芎芳香行气，所谓行气，盖兴奋之意。刘曜曦转述东人之说，谓大量川芎，有麻醉大脑之作用。按沈括《梦溪笔谈》，曾载有久服川芎暴亡一事，暴亡之原因，殆不外乎麻醉过甚，可与刘说相印证。

牡丹皮

古人以丹皮、赤芍为凉血要药，故叶派医生在湿温舌绛红，脉数疾时，以为邪陷荣分，非清血不可，每以丹皮为要药。予从邪陷荣分一语进求病理之所以然，凡湿温证而致舌红绛之时，血中病毒，必然弥漫，此时用丹皮，或者有排除毒素之效，唯其或有排除毒素之效，故前贤以丹皮为凉血剂，或祛瘀剂欤。

升 麻

吾曹临诊时,遇有大便洞泻不止(肠肌弛缓无紧张力),及小便失禁(膀胱括约肌麻痹)等证,恒于健脾温肾药中,加入升麻,下者多用补中益气汤,往往获效。升麻何以具此功效,前贤论之,无非"升清阳于下极",虚诞如此,何能令人满意,然究其确实作用,渺小不可得。华实孚先生谓本品与士的年类似,以积验测之,其信然矣。升麻之使用,吾人必认定肠肌弛缓,与膀胱麻痹之征象,他若急性肠加答儿,与膀胱发炎,升麻不可混用也。刘君泗桥述其师宁波范文虎先生,以升麻鳖甲汤,治痧疹不能透发,云甚效。

薏 苡 仁

薏苡仁在近世处方中,不外与炒谷芽等通用为健胃之剂,或则与赤小豆等同用为利尿之剂。《青囊琐探》等谓薏苡仁能落疣,平淡如薏苡仁,疑未必有落疣之效,然东人言之凿凿,似非虚构,姑存疑以待实验之证明。

山 药

近世治胸痹、胃脘痛、呕吐清水、吞酸嘈杂等症,一律用辛香开泄,或辛开苦降为治,于是吞酸嘈杂之胃病,竟无适当治法。《临证指南医案·脾胃门》曾以脾胃分治立论,其言曰:太阴湿土,得阳始运,阳明阳土,得阴自安,以脾嗜刚燥,胃嗜阴柔也。叶氏此说,余以为信然,故予每遇吞酸嘈杂,恒和其胃而不运其脾,山药、扁衣、云苓、薏仁、粳米、甘草、谷芽,均和胃之妙品也,治吞酸嘈杂,虽不能立时见效,其病亦必稍杀。间尝考之西医籍,胃酸过多症,其痛常发于食后二三小时,或空腹时,如投以蛋白质或亚尔加里剂(按即小苏打之类),痛可缓解。夫山药固富有蛋白质者,以此治胃酸过多之嘈杂,适合之至,设医者不解此法,以芳香运脾,或辛开苦降之药,治吞酸嘈杂,势必亢进胃黏膜之分泌,而病益增剧。吾兄衡之尝言,叶氏疗伤寒温病甚短,而杂病则间有可采处,今以脾胃分治治法观之,其说信矣。又近世以山药治虚劳咳嗽,盖山药富有蛋白质之故也。

何 首 乌

何首乌据籍记载,民间传说,滋肾益肾之力甚强,今袁淑范君论其功用,仅为一缓下剂。拙巢先生又言其性甚滑利,则古今传说,似已不可尽信。袁君解释其奏效之由,亦委曲人理,但据予个人用首乌延寿丹之经验,则未见有泄泻之弊,此殆多方制炼,药性减杀,配药又多,首乌力分而薄,故遂无泄泻之弊欤。顾惕生君以首乌与茯苓同用,此于胃肠不健者为宜,惟肺病加五味子,则尚待斟酌耳。

附首乌延寿丹方 何首乌七十二两,豨莶草十六两,菟丝子十六两,杜仲、牛膝、女贞子、桑叶各八两,忍冬藤、生地各四两,桑椹膏、黑芝麻膏各一斤,金樱子膏、旱莲草各一斤,酌加炼熟白蜜捣丸。

石 钟 乳

本品在古代仅供方士及士大夫等服食之用，入药甚鲜，近世亦只于感寒咳逆方中，用为副药。其实本品可用于肺痨，吾家太炎先生，谓久服则有促进病灶石灰化（钙化）之作用，并谓六朝人常服炼制之石钟乳，故多病痈疽发背，而肺病则绝少。近人不服石钟乳，少疽发于背之变，而肺痨则比比皆是矣。太炎先生论肺痨消长之故，虽不得为定论，然以石钟乳治肺，则绝合学理，石钟乳一经炼制，其性极热，是以易发痈疽，若生用或略煅，则其性微温，杂滋阴药中同用，决无流弊，读者无疑虑为也。

菊 花

编者在红卍字会医院，常遇妇女之素善郁怒，以致头晕头痛，脉舌略带实热者，每用菊花、薄荷、钩藤等，更协以生地、生首乌、生白芍、决明、牡蛎等，往往而愈。此病在旧说谓之肝阳，实际上此等病多为轻度之脑充血，郁怒为脑充血重要原因之一，妇人善郁怒，故多此症。菊花、薄荷等有清凉镇痉之效，足以减少病者之痛苦，而首乌、生地等则有降低充血之力，此其所以效也。

防 风

时方以本品为辛温解表药之要药，大致此药确有发汗能力，但稍弱耳。《本经》、《别录》以此药主风行周身，骨节疼痛，四肢挛急等，则袁淑范根据药理，谓其具极弱之麻醉作用，亦堪信也。纪文达《阅微草堂笔记》载防风能解砒毒，服之大吐，砒出可不死，疑本品大量，有催吐作用也。

犀 角

以犀角治热病，不知始于何时，大致是苏医作俑，尝测若辈心理，以为犀系神物，可以镇定心灵，故以其治邪陷心包，谵语神昏。降及今日，市医以为以上诸证，每与循衣摸床，手足痉动并发，循衣摸床，手足痉动，市医所谓热极生风之候，于是遂误会其祖师（苏派之祖师）用犀角镇定心神之初意，而以犀角为定风泄热之圣品。更以古人吐血、衄血，多用犀角。吐血、衄血，在苏派医生病理学上，为热势上炎，故视犀角为退热药之观念，益加深固，夫病而至于神昏谵语，手足痉动，急下存阴，尚虑其不救，尔时以此无足轻重之犀角为主药，尚冀其有生望耶。抑更有进者，吾人即承认犀角为退热药，然而病至于谵语神昏，手足痉动，三四分之犀角，杯水车薪，曾何济于事。恽氏铁樵，曾有流行性脑膜炎效方及说明之露布，就中有犀角三分，其理由为犀角可以弛缓神经，且与胆草调协，则升清降浊。犀角之所以弛缓神经，或为恽氏所发明，但犀角能升清之说，则不免错谬。升清二字，何所根据，若以犀角生当犀牛之头部，故可升清，然则《千金翼方》以犀角治尿血，《太平圣惠方》以犀角治下血，岂亦升清之用耶?!

蟾 酥

本品之作用，类似毛地黄，故华实孚先生以含有蟾酥之六神丸，为强心剂而使用之，此法实绝妙。盖国医之强心药，厥为附子、人参、黄耆等，此等药性属辛温，有时病家恒以病情忌热、忌温，畏虑而不肯服。例如小孩痧子后，动辄传变加答儿性肺炎，考西医治肺炎，无论其属加答儿性或格鲁布性，总以强心为主，毛地黄剂实为要药。在中土则痧子以后，试问附子、黄耆等药，病家敢予其爱儿服之耶？六神丸寻常均视为开泄剂、清凉剂，用于此等病，病家少所疑虑。

麝 香

麝香之用，全在兴奋，所谓开闭辟恶，皆麝香刺激脑神经，兴奋其机能之故，古方苏合香丸、牛黄清心丸，皆用麝香，亦不外兴奋而已，凡兴奋药类能兴奋心脏机能，故热性病有虚脱之倾向者，投麝香之制剂，间能取效，以麝香有维持心脏之功能也。

茴 香

茴香为疝气方中之要药，近人疏方，多用小茴香，实际上小茴香之力，不逮大茴香，吾人此后用茴香治疝气，不必定用小茴香也。

皂 荚

皂荚有刺激性，能刺激气道，使痰液易于咯出，大便不通，亦可内服皂荚，以除积滞。《陆氏三世医验》制润字丸一方，内有皂荚一品，即取其刺激之用，为泻剂中之配合较善者，寻常须用泻剂之病，用此甚宜。

附润字丸方 牙皂一两，橘红一两，杏仁二两，前胡、天花粉、枳实、山楂肉各二两，甘草三钱，槟榔七钱，半夏一两，生大黄十二两，水法丸，空心白滚汤下二三钱。

远 志

远志古人多用以安神强志，无用以祛痰者，今西人化验所得，知远志含有与辛依克相同之苦味质，有祛痰之效。考《本经》言远志主咳嗽，足与西人相印证。经验上以远志祛痰，效果甚佳，用以安神强志，则不见特长，今后吾人对远志，但以祛痰之目的用之可矣。

莱 菔

白萝卜汁之治喉症，为医林民间所称道。用之温病初起，胸膈痞闷，咳嗽身热，亦殊有效。莱菔子祛痰之力不弱，小孩感寒停滞，用之尤妙。凡热性病热退后，渐知索食，以莱菔、木耳、青菜等作汤食之，不致有食复之变。古籍相传，莱菔能治面毒，昔有婆罗门东来，见食麦面者云,此大热,何以食之?及见食中有莱菔,曰幸赖此以解耳。然面实无毒,惟莱菔有消化淀粉之作用,能使食物易于消化,则殊可信。

沙　参

本品据前人记载,润肺清金,补而不腻邪,足以赅之。其实本品之作用,在能促进咽喉气管之分泌,使痰易于咯出而已。例如风燥袭肺,咳嗽咯痰不爽,咳剧痰中血丝缕缕,此时阿胶、石斛,未便遽投,以本品合蒌、贝、桑皮、桔梗予服,实为正治。又曾经咯血,肺气弱,其人恶寒咳嗽,咯痰如藕粉块,若以外感论治,则谬。法当本品合阿胶、麦冬、云苓、薏仁等培土生金之剂。其有肺结核之呛血,则本品属诸副药。本品之使用,扼其要凡二:①风燥袭肺,干呛带血丝者;②肺气羸弱,常咳嗽,痰如藕粉块者。

玄　参

近世医林,视本品为白喉效药,一例用之,实有不尽然者。夫白喉之所以成为独立病名,盖与喉痧(猩红热)对峙者也。吾人对于二证症状之辨别,不能不加以注意。喉痧之症状,恶寒发热,咽喉焮红肿痛,周身必有红痧,或有丹斑。此症初起,吾师丁甘仁规定之治法凡三:①汗法;②清法;③下法。发汗期内失治,或并发坏死性咽头炎,起白色样膜,其下依样焮红;再失治,必致破溃,尔时生命危矣。白喉初起,亦见恶寒发热之证象,惟肿处淡而不甚鲜红。其轻者,咽与喉现点点白色,重者则起白腐,其腐黏着肿处,不易漱拭。失治,则白腐蔓延,肌肉脱落,难忘生全。吾人于喉痧、白喉之症状,既了然于胸,今再以二证不同之点,列表如下。

白喉喉痧证象之异点

恶寒发热咳嗽	喉痧有	白喉亦有,惟大致无咳嗽,虽有亦轻
咽喉肿痛	喉痧有,但其肿焮红	白喉有,但其色淡红
遍身丹痧	喉痧有	白喉绝无
白腐白点	喉痧有,白膜白点,但浅薄浮肉上	白喉有,白条白点或满喉皆白,但皆深连肉里
咽喉穿溃	喉痧有	白喉亦有

读者观以上列论,必以为白喉、喉痧之症状,明如指掌,其实吾之所述,陈言也。至治疗之法,当更为诸君进一解。白喉、喉痧之大别,吾以为当于丹痧之有无分之。咽喉肿痛,无论焮红、淡红,白膜、白腐,苟不见丹痧,即当作白喉论。若其人咽喉腐肿,遍身如渥丹,心烦懊憹,而透丹痧,麻杏甘石汤,其效如响。若用玄参、生地,遏其热毒,使无从出,其为祸有不可胜言者。咽喉肿痛,不见丹痧者为白喉,读者根据此点,必又以麻杏甘石或辛凉解表,仅可用之于喉痧,若一见咽喉肿痛,外无丹痧者,即当元参、生地滋阴矣。此又不然,咽喉腐肿,兼见丹痧,固当解表,即外不见丹痧,而恶寒身热,表证仍在者,一律当麻杏甘石,或荆芥、葛根为治,必其人舌红脉数,心烦口渴,然后可以滋阴清降。终之,吾人须认定喉证应表,当有应表之见证,滋阴者亦必有滋阴之见证。以后玄参在喉证上使用法:①咽喉肿痛,兼见丹痧者,不可用,丹痧退而阴伤者可用;②咽喉腐肿,恶寒壮热,而有阴伤见象者,可夹于辛凉解表药用

之，甚之加入麻杏甘石亦可。

苦 参

苦参为清热解毒药，故外可以治皮肤湿疮，内可以治赤痢肠风。苦参子为阿米巴痢疾特效药，尝见理发匠治耳内息肉，每以鸦胆子烂之，其肉即逐渐剥落，足证本品有除腐之效。阿米巴痢疾初起，以本品除腐而杀其虫，配合辨证之品甚效。

白 头 翁

许小士君以为本品有刺激性，可以助肠壁驱逐肠中积滞，然编者试之病人，并无刺激现象。盖药肆所用，为其干燥品，已失其刺激之性耳。白头翁之功用究如何？此当于仲景白头翁汤分析之，吾尝以吾国之热痢，当西籍有传染性之赤痢，仲景白头翁汤，黄连可以减低局部充血，有收敛性；黄柏、秦皮亦可消肠膜之发炎；白头翁之作用，或属于杀菌方面。古人谓本品入血分，可清肠热，则本品即无杀菌作用，亦必有减低局所充血，及消炎作用，若更混合两种作用，则本品可得一结论：白头翁消炎性杀菌药。

槟 榔

近世以本品为痢疾脚气之副药，治痢则攻积去滞，治脚气则下气宽中，皆确有效验。用为小儿杀虫药，尤以绦虫为最有效。

延 胡 索

本品有麻醉性，用以止痛甚效，尤以胃神经痛及月经痛为最，与香附同用更佳，至治周身痛，则近世罕用之者。《台湾药物学》以本品治皮下溢血，皮下溢血即发斑，延胡索能否治此证，未曾试验。

甘 松

甘松为胃神经痛之效药。治胃神经痛方中，苟投入本品，奏效甚捷。痢疾腹痛，本品亦可用。盖患痢者因肠部蠕动亢进，故有急迫之感。用甘松镇静之，使肠部比较安静，则急迫既得弛缓，而疼痛亦得轻减，能减少病者之痛苦，诚治痢方中之佳药也。

菖 蒲

本品据古籍记载，为辛香窜走之药，故可治四肢湿痹、霍乱胀痛、耳卒聋闭等。独怪今之时医，泥于开心孔一语，遇有阳明病之神昏谵语，则以为邪陷心包，中风跌仆，则以为痰迷心窍，用本品谓可以开泄心脏之闭，实则风马牛不相及。总之，本品在今日已成知觉失常之点缀药，倘本品辛香窜烈之性，古人所载不诬，则邪陷心包者，将使体温加倍亢进，中风跌仆者，必愈使血液充溢，不能愈病，反能益病，时医之可恶，又岂仅不学无术而已。

附案 菖蒲根洗痔。昆陵曹青岩先生，著有《医学读书志》三卷，上始轩岐、伊尹，由汉朝直至国朝，读书数百家，一一皆有评论，余读其书，深服先生无书不读，博学多闻，为医道中出类拔萃者也。一生耿直，粤匪陷常，御贼殉难，至今犹凛凛有生气。阳湖赵惠甫先生之老友也，言及幼时痔漏，治之无效，问先生，先生曰：前有一典中司帐者，肛漏有数十孔，穿肛穿臀，更穿及股髀，百药不效，求治于余，亦不能治。过数月，忽见典伙行走如常，问用何药，笑而不答，遍访典中使役之人，知是用水菖蒲根一味，逐日煎水熏洗而愈，赵公试之果验，因秘方不可淹没，故录之以俟后之试者。（《余听鸿诊余集》）

艾

艾之疗病，内服而外，其用在灸，灸法何以有效，从未经科学解释。有日人西田雪舟者，有一约略之说明，特介绍如下："灸者，单以艾草燃烧，此不但受其热度之刺激，且籍其火力，分解皮肤之蛋白质之异常，发生毒素，刺激造血，罨之结果，而增加赤血球及白血球。盖赤血球内有与酵素结合之血色素，以其分量增加，则身体各部之营养亦良，且能促进新陈代谢，则身体因之而健。况白细胞增加，则病势可渐减退，因捕食侵入体内之病原，为白血球之职责也，白血球充足，则虽不用药，而病因亦能自根治。"（原文见昭和四年6月13日上海《每日新闻》）

大蓟、小蓟

大小蓟之治血证，拙巢先生已畅发无遗，兹不赘述。小蓟更善治瘰疬，民间直称之为疬子颈草，近人俞凤宝氏（已故），尝推论此草含有钙质（石灰质），文详《中西医学报》九卷一号："疬子颈草之采访与识别"。

附案 曹拙巢先生曰：予向寓小西门兴业里，治戴姓腹痛下利，用四逆汤方，一剂而愈，予固不知也，即而迁居福田庵路之华庆坊，会戴姓有病，其妻方孕，抱之坐人力车寻予不得，后遇他医，病寻愈。其子死妻腹中，不知也，十余日，觉腹中胀痛，就小东门某医士诊之，曰胎其已腐矣，急为用下药下之，果已腐烂。然以贫故，未暇调理，未几，腹中时有块跳动，手足肢节俱疼痛，甚至不可屈伸，两足如脱，腋下时出黄汗，经二年矣。是年十月，途遇戴，戴曰：先生识我乎？予向患腹痛，经先生一药而愈，后患他病，寻先生于方浜桥不遇，后予病愈，而妻病不可治。问其故，以状告，且曰：可治乎？予曰：此名历节风，或可治也。凡物有气者温，无气者寒，温散则和，凝聚则毒，今汝妻以胎死腹中，瘀血不尽，窜入经络，是为寒湿，血瘀湿凝，乃生痈疽。今汝妻虽无外证，而死血滞留关节，久后必生流注，是寒湿夹毒之证。明日，戴偕妻来寓，则足胫常冷，脚肿如脱，两手不可屈伸，真历节证也。乃用《金匮》桂枝芍药知母汤，方用桂枝三钱，白芍三钱，麻黄二钱，防风四钱，生草二钱，白、苍术各四钱，熟附块两钱，服二剂，不见动静。翌日复诊，改熟附为生附子，四剂后，汗液大泄，两手足胀大，发浸淫疮，而关节疼痛，减其大半。盖寒湿毒由里达表之验也。闻之丁君甘仁曰：凡湿毒在里之证，正当驱之出表，但既出于表，必重用大、小蓟，丹皮，赤芍，以清血分余毒，不独外疡为然，治历节风亦无不然，予乃用大、小蓟各三钱，丹皮二钱，赤芍三钱，佐以息风和血之去湿品。方中用海风藤四钱，寻骨风四钱，制乳、没各四钱，丝瓜络三钱，忍冬藤三钱，猪苓、阿胶三钱，苦参二钱，黄柏一钱。两剂后，浸淫疮略减，复用大小蓟三钱，丹皮二钱，佐以当归、乳、没、秦艽、熟地、忍冬藤、海风藤、威灵仙等，以息风而和血。四剂后，浸淫疮渐次结痂，惟头晕如击仆状，诊其脉大而强，大则为热，弦则为风，小产后其血必虚，血为阴类，阴虚则生热，血虚则生风，虚者不可重虚，乃用大熟地四两，生潞党四钱，制乳没各三钱，服十余剂。今已手足并光润，不知其曾患浸淫疮矣。

荆　芥

本品恒用为解表药，次之则用为止血药，至治外伤性及产褥性破伤风，前人屡有验方。我则未曾试用，然以意度之，当系历验之言，此后吾人如遇破伤风，不妨一试古人验方也。

羚羊角

羚羊角据古人传说经验，原为镇痉要药，痉即近人所谓风，定风即镇痉之谓也。羚羊角所以镇痉，生理上药理上之作用，尚不可详，以意测之，殆为清泄脑热欤，脑中热而发生痉挛现象，羚羊角胥为妙品。若痉动为局所性，与中枢无关者，羚羊角非其治也。羚羊、犀角，近世每多联用，实则两药之功用，截然不同，羚羊功在清泄脑热，犀角则为收缩血管、凝固血液之药（华实孚先生之说，吾家太炎先生说亦同之）。东人渡边熙谓羚羊有消灭血液中毒素之效，故可应用于脚气，按此说颇新，志之以备一说。

石　斛

自《本经》至明代本草书，皆视石斛为滋阴益肾之药，无用之为退热者。自叶天士倡伏气温病之说，群以麻桂能伤阴劫津，必生液清温，乃为正治，于斯石斛遂为温病之退热药。夫温病正当体温亢盛，吾人不用石膏、知母，以杜绝温病之来路，乃以此滋厚之石斛，胶住其邪，热虽稍杀，然而缠绵时日，往往变证而死。即寻常风温咳呛，苏医一见口渴痰厚，误用石斛，亦致久延不愈。温病常见舌尖红，舌无苔，苏医乃恣用石斛，抑知温病初起，据此而用石斛，有愈用而其舌愈绛者，白㾦虽未必系石斛酿成，然温病无用石斛之必要，可断言也。然则石斛吾人将如何而用？曰：热性病退后，津液未复者可用之；阴虚之喉症，可用之；病人脏无他病，口干便闭，所谓胃液不足者可用之。总之，石斛为滋养强壮药，非退热药。

红　花

最近据刘绍光博士等之实验，谓红花有收缩子宫之作用，与西药麦角相类，麦角为寄生于裸麦之霉菌体，有使子宫起收缩之作用，用之适当，则子宫收缩，同时其血管亦被收缩，故子宫内残余血液，排出子宫，用于月经过多，及其他种种子宫出血，能止其出血。用于慢性子宫实质炎，能去其炎症，又能促进炎症产物之吸收。此外用于子宫筋肿等，不独能止其出血，且因收缩子宫，而起局部贫血，能阻碍筋肿之荣养，抑制其发育，或渐使缩小，至于消失。妊娠子宫，较非妊娠子宫反应麦角之作用强大，就中愈近妊娠末期者，其感受性愈大，能使胎儿窒息，故妊妇忌服。在娩出期则于阵痛微弱之际，间或用之，反之，在产后则麦角之用途甚广，就中手术的分娩等之后，子宫弛缓无力，而胎盘剥离面出血之时，能使子宫起痉挛性收缩，一则以止血，一则以促子宫复旧之目的而用之，夫麦角因有收缩子宫之作用，其效果如是，而红花亦有同样作用，则效果当亦相同。古人谓红花能行瘀血，大致以红花能收缩子宫，排除子宫内残潴之血液，然实际上红花以止血为主，故经闭不宜使用也。

鹿茸（附鹿角胶、鹿角霜）

鹿茸古人用为峻补之品，近由俄人化验，谓鹿茸含有多量之阿摩尼亚，其峻补之力，即出于此，此说似不尽可恃。鹿茸善补气虚，糖尿病日久衰弱，尤有效验。鹿茸价奇昂，贫病者可以鹿角胶、鹿角霜代之，力虽稍逊，然价则低廉多矣。

郁　金

本品为妇科常用药，治月经痛及胃气痛，止血则近世无用之者。时医于湿温神昏时，好用郁金，其意为郁金辛香流气，足以疏解湿热也，然湿温里热已炽，时医仍用菖蒲、郁金，则无谓极矣。

党　参

党参古有上党人参之称，近世生药学者，从植物形态学上，别党参为豆科，人参为五加科，始知党参与人参异种。党参之力不及人参，惟阳虚欲脱而无力服人参者。党参与黄芪附子同用，亦堪相代。赵燏黄谓党参有制糖作用，故西医俞凤宾谓胡适之博士患糖尿病，服黄芪、党参而愈，据此则党参亦能治糖尿病，然予未经实验。

昆　布

《金匮》血痹虚劳病脉并治篇云："若肠鸣马刀侠瘿者，皆为劳得之。"所谓马刀侠瘿即后世之瘰疬，即今之颈淋巴结核。数千年前之仲景，已以瘰疬与肺病相提并论，可谓卓识。唐后治瘰疬者，率用昆布、海藻、海带等物。昆布诸品，曷为而有治瘰疬之效耶？曰以碘故。碘之被吸收也，其一部分沉留于体内，沉留之处以甲状腺为最多，能使之分泌旺盛，以增身体之抗毒力，以促进新陈代谢之作用。且其沉留于结核组织之碘，能刺激局部与组织细胞之成分结合，而病的组织之物质代谢旺盛，病的组织遂逐渐分解，以至于被吸收而消灭。此昆布能治瘰疬之所以然也。

白 芷

此药实为镇痛药，故伤科疡科多用之。近世以白芷为芳香燥湿药，凡药具芳香性者，多能健胃，谓其燥湿，亦合事实。

天 麻

本品根据功效，而测其生理上之作用，大致有镇静脑神经、迟缓脑神经之功。故古人无论正头风、偏头风、肝阳上冲、血虚眩晕、四肢偏枯等症，均配伍用之。惜近世以其辛温，谓于肝家风阳有妨，畏惧不敢用，即用亦不敢多用也。

天 南 星

天南星据古人名方考之，其效有二：一兴奋、一麻醉。三生饮、白圆子用之，则为兴奋药。（三生饮本治中风不语，在脑出血时本不宜用兴奋剂，缘病者痰壅气滞、脉沉伏。急则治标，三生饮固可用之。）玉真散用之，则为麻醉药。

威 灵 仙

本品治痛风有效，大致有麻醉镇痛作用，并能排泄尿酸。截疟方中亦往往加入为副药。

乌 药

乌药为镇痛药，举凡胃脘痛、腹痛、疝气痛、妇人经痛等，无不用为副药。惟胃脘痛而多酸者，乌药等芳香药不宜，当用一贯煎法，加山药、白术以和胃，煅牡蛎、煅瓦楞以制酸。

姜 黄

苏颂谓此药治产后败血攻心，贻误不浅。自宋以后，多以产后血晕为败血上冲攻心。此盖误认产后昏晕之属于心，而不知属于脑也。抑知产后晕绝，实由分娩时出血过多，发急性脑贫血而昏晕也，治非大剂补血不可。姜黄破血，适以促其命期耳！总之，吾人认为姜黄有破血性质，只可作通经药用。

金 铃 子

古人治胃脘痛，服温中药而疼痛反增者，有用金铃子散一法，以延胡索、金铃子等分研末，清酒调服三钱。盖胃脘痛有纯属官能性，温散足以了之；若由官能性而继发炎症之实质性者，则辛温药能刺激炎症，愈服愈痛，必佐以苦寒药以消炎，其痛乃止也。本品内服过量，则头晕目眩,筋肉略致痉挛,此种副作用,近似西药山道年。

芥 子

白芥子富有辛辣刺激之性,故为“豁痰”妙品,凡感冒有急烈之咳呛,或咳家痰凝喉际,不易咳出,并能治之。编者近恒用之治白痢,与用莱菔子消积之意盖同也。

石榴皮

痢疾总以消炎、杀菌、排除内容物为要义,至于收敛剂,非必要时不可用,石榴皮者一也。

西 瓜

苏州王妇,尝告予西瓜疗治通经之奇效,并谓乃躬自试验者。当其未嫁时,经行必痛,名医如曹沧州调治亦无效。房客李姓女郎授以方,命于经行时,空腹饱啖白皮西瓜,殊有奇效。王妇之母,虽知女郎之父,儒而精医,女郎之方,既得之于乃翁,当有所本。顾痛经之病理,属于虚寒,即不知医者亦解之,何能于空腹恣啖西瓜?且必尽量,宁非怪论,爰严戒其女勿轻试。王妇从之,病亦无由而瘥。翌年夏日,病又作,至于不可耐,家中贮藏西瓜多枚,遂背其母剖食之,两句钟后,腹大痛,随下紫血块多枚,其痛减半,明日继食半枚,于是数载痼疾一旦霍然矣。又明年,其嫂来,与妇同病,迨及夏日,因如法食西瓜两枚,亦效。王妇举此事见告,态度甚恳切,且询予西瓜疗治痛经之理由,又瓜之何必定用白皮,且须于空腹时,予无以对,一年以来,于此问题,不能释然。比阅《南京卫生通俗报》西瓜之研究,转录丁保福《医话丛存》论日本以西瓜治子宫病一节,可以解释王妇之疑问。兹录其说于下:《医话丛存》载日本新桥艺妓某,尝以西瓜治子宫病立愈,其后有狎客某内阁,席间偶道及其夫人现病子宫,该妓心动,为献西瓜之策,某内阁一笑置之;既归,忽忆妓言辞意诚恳,当非愚人者,试购西瓜,授其夫人食之,竟获奇效。自是日本北里姊妹中,一唱百和,遂视西瓜为子宫之圣药矣。吾义子宫病极多,不知其所指者为何种子宫病,以意度之,当为西医所说之“子宫内膜炎”及“子宫实质炎”耳。西瓜能消炎,故能治之。惟子宫炎之因淋毒性引起者,当必无效。总之,西瓜所治之子宫炎,当为与淋病无关者。《南京卫生通俗报》复称引日本某博士之说,西瓜为天然之汽水,其功力能治肾脏性水肿,较其他之利尿药为优,但须择其上品,尤宜采其新摘下者云。又《和汉药考》亦谓西瓜于肾脏炎有特殊功效,此说果确,吾于此又得一强有力之佐证。

沪绅聂云台先生曩年曾印送膨胀效方,其主要药即为西瓜,今再录其始末:“用极大黑皮西瓜,于蒂部切去一盖,如五寸碟大,挖去瓢杂,留皮约四分厚,每一瓜内加入大蒜头,去梗连皮切片十二两,阳春砂仁去壳打碎四两,仍将切下之盖用篾签扦上,外涂酒坛泥寸许厚,再敷砻糠,用木柴青炭炙存性,研极细末,磁瓶密藏,不令泄气。每服一钱,清晨或临睡时,开水送下。轻者五六服,重者十余服可愈,切忌荤腥盐及面食,并须永不食西瓜,倘食之复发,则不可救治焉。此方见于《申报》常识栏,盖苏州丰备义仓,制以行方便者。有某君患此病,服此即愈,因投函登于《申报》。于是同病者纷纷向该义仓索药,转瞬药罄,义仓执事者乃将其原方函登《申报》。家慈生平好制药施人，凡闻效方，必抄存配制。今秋试照该方制瓜多枚，施治辄效。表侄曾宝菡女士，学西医于杭州，持以试验医院中患水臌者，服药数剂后，小便畅通而臌胀消。据云，此症为肾脏发炎，验其小便，皆含蛋白质，西医但以手术放水及服通利小便之剂，终旋消旋肿，不能全效也。服此药者，蛋白质大减，故其效为可恃也。又按西瓜治肾炎，日本人知之，曩年在日，见有售西瓜糖膏者，谓能治肾脏炎也。又大蒜杀菌利水，西医亦知之，曩年亡室亦患肾脏炎，故予研究症治法甚悉，此方则西瓜大蒜兼用，故其效殊胜也。"

按照以上记载，西瓜之于子宫病，确为消炎作用；至肾脏性水肿何以亦具功效，以理言之，当亦为消炎作用。肾脏发炎，则泌尿机能失其常，而小便不利，故有肾脏炎者，其惟一之特征，则为浮肿。于此徒用利尿之剂，未必有效，必也消其炎，使肾脏机能自复，恢复其排尿之功能，然后其肿可退于斯时也。西瓜实为最良之药饵，服之则炎症退而小便快利矣。

龙 胆 草

胆草中医谓苦寒败胃，西医谓苦味健胃，其说相反。然胃有炎症，以本品消之，胃机能因之恢复，则健胃之说可通。治小儿惊风，以虫类药祛风，本品可为副药。

鹧 鸪 菜

本品始见于赵学敏之《本草纲目拾遗》，日本所制驱蛔新药，多系本品所制成。其杀蛔之效力，不亚于山道年。且服后无黄视症及神经刺激症状等副作用，即连服多量，亦不起中毒症状。其除蛔率在百分。

木 瓜

凡味酸之食品，皆能助胃消食。则古人以木瓜疏肝和胃者，无非以木瓜之酸味能助消化而已。予友程君门雪谓湿温症口有甜味，经芳香药与苦寒药而不去者，以乌梅、木瓜服之良效。

桑 白 皮

予用此药为凉性祛痰镇咳药，肺燥干呛、肺热咳血均用之。其配伍如下：

肺燥干咳，桑白皮、冬瓜子、粉前胡、苦桔梗、象贝母、杏仁泥、粉甘草、茆芦根、枇杷膏。

肺热咳血，北沙参、桑白皮、麦门冬、川象贝、瓜蒌皮、杏仁泥、粉甘草、黛蛤散、梨膏。

车 前 草

本品近世用作分利止泻药、泄湿通淋药。东人谓本品之利尿作用，由强心增高血压之故，亦可作强心药用矣。

牛 膝

土牛膝《医学大辞典》谓即天名精,《植物名实图考》谓天名精别有其物,而以牛膝之不产怀庆、四川者为杜牛膝。予以为杜即土之讹传。编者曾一见土牛膝之形状,与《植物名实图考》牛膝绝相类,故土牛膝与天名精,绝不能混为一物。土牛膝茎与叶捣汁内服,用于喉痹良效,又蛇伤、刀斧伤,捣烂敷患处亦验。

杜 仲

近代以杜仲为腰脊酸痛之专药,根据药效追求药理,杜仲无非一种强壮药而已。

肉 苁 蓉

本品古来多以壮阳,治神经性衰弱病,予则常用于老人便秘。

胡 麻

本品滋养之力甚称道于民间,吾尝见老年人目花肢酸,日服生脂麻而收效者。

大 小 麦

麦芽含有亚基斯达在之成分,为消化不良之圣药。《南京卫生通俗报》言之详矣。此外有含吾人亟当知之者,即大麦、小麦、麦芽,皆含有多量之维他命。但所含维他命之种类殊不一致。大麦、麦芽富于甲种、乙种维他命,小麦富于乙种维他命,因缺乏乙种维他命而患脚气病者,以麦代饭,消肿甚速。

蓖 麻 子

间尝以事谒吾家太炎先生,从论至于医,先生垂问西医肠窒扶斯之肠出血穿孔性腹膜炎,何吾土不多见?予对以中医治疗伤寒,有曲突徙薪之妙,病在太阳,治即愈于太阳;病在阳明,治即愈于阳明。彼西医治疗伤寒,最初无特效药,惟利用其待期疗法,故其后有出血腹膜炎之弊,则此二症者,均西医因循有以误之也。先生以为此亦是一说,若照予(先生自称)之意,见西医籍谓伤寒病之成因,起于伤寒杆菌,并谓其菌喜宿于肠。此语(菌宿于肠)或者从病之结果上剖验而得;当此症潜伏期时,杆菌或散布周身,决不在肠,何以言之,西籍载此症前驱期内,有头痛、四肢酸痛、恶寒、发热、战慄等症象,此绝与吾土之太阳证相似,麻黄桂枝,其效如响。然麻黄、桂枝非杀菌药也,病之所以愈,或者周身杆菌因汗而由汗腺排泄于外。西医籍于前期时,见大便之秘者,辄以蓖麻子油下之。于是虚馁其肠,周身微菌乘此下踞,误下之后,虽未遽见坏病,亦无良好治法。迁延时日,屯聚于肠之杆菌逐渐滋长,遂造成肠出血腹膜炎之局,准此以观,西医谈虎色变之肠出血,冥冥之中非为渠等制造者乎?不然,肠出血与肠穿孔性之腹膜炎,在西医籍中原因如何,病候如何,诊断预后又如何,言之津津,何中医绝少遇见?就吾土之经验,以反证其学理,吾之所言,大致不错。先生又谓中医于太阳证,亦未尝无误下者,惟所用之药为硝、黄、枳、朴,其力猛悍,其发也暴,其坏病为结胸;西医之下药为蓖麻油,发作性迟慢,病人受其害于无形之中。故同一误下,而结果不同。以此类推,中医设误用蓖麻子油治太阳表证,其结果之不良可断言也。先生又告予蓖麻子油治耳聋甚效,《千金方》有其治,予尝躬亲试之。以蓖麻子油滴耳中,以棉塞之,数日而验。痢疾初起,用蓖麻子油推荡肠中垢滞,实善于硝、黄、枳、朴之峻下。盖痢症肠膜上,非生炎即溃疡,其他泻药有惹起腹痛之弊。蓖麻子油既能排泻垢滞,肠膜又无所伤,故佳。吾于此因悟及古人治痢多用丸药,如香连丸、木香槟榔丸、枳实导滞丸等,所谓丸以缓之者是;近人治痢,用熟川军油、当归,亦得此旨者。

缅怀继承篇

说　明

本篇所辑多为先生之子女、门人及有关同志介绍先生之生平、学术思想，缅怀他为中医事业奋斗终生的革新精神和崇高的道德品质，学习先生宝贵经验的心得体会，而有利于更多地了解先生的学术思想与诊治精髓。

何时希教授所写"外狂内谨的章次公"一文，由于既有师生之情，又有共事之谊，相知较深，加之文笔练达，写来颇为传神，情真意切，令人感动，特此选用，对部分内容稍有删节，谨此说明。

对惠赐文稿的各位同道、贤达，致以深切之谢意！

一、章次公小传

刘笃公

章次公先生，字成之，生于江苏丹徒之大港，大港乃革命先烈赵声之故里，先生尊翁极堂公固烈士之同学也。先生闻乡先辈谈革命，窃艳羡之。极堂公以为革命不定在政治。

会先生长兄因伤寒殁，极堂公遂命先生治医，旋卒业于上海中医专门学校。此校刊物《中医杂志》，可以代表其学术主张，而先生无片言只字参于其间。盖其时受严几道①先生之影响，以阴阳五行不足道也。后以医事得受业于宗人太炎先生②之门，因以汉学③家治学方法施之于医，十数年来，所有撰述，汰华辞，重佐证，断情感，戒妄牵，皆太炎先生之家法也。先生尝于母校授课，谓中医应援用科学以自新，率由守旧，则将无以自存。白于校主，弗用。乃就王一仁先生所主办之中国医学院。一年后，得与川沙陆渊雷、武进徐衡之两先生，合创上海国医学院。先生首订"发皇古义、融会新知"八字为校训，于是真能援用科学之中医学校，始获实现。惜乏经济后援，致中陵替④。

海上虽人文荟萃，而同志绝少，仅渊雷先生，相视而笑，莫逆于心。学子亦仰望先生如山斗，门徒辈窃私拟陆先生如徐洄溪，而先生则尤在泾也。尝于先生前陈明此意，先生以尤先生《医学读书记》，虽隐攻五行，而不敢直言其非，非吾之所崇信也。古今医家，足使吾心折者，其为东邦之丹波氏父子乎？此亦可以测先生之怀抱矣。

先生博闻强记，精思冥悟，每于不同中求其同，矛盾下谋其合，融会古今中外，得其精英。人固知先生精于药物，此犹浅乎其视。先生复深通因明⑤之学，故教徒学治病治学，必本名学逻辑。

今年⑥为先生生母八十冥寿，先生为纪念萱堂，有《立行集》之著。就中先生自以为满意之作者，《现代中医之路》、《叶天士学术之渊源》、《国医要籍目录》三篇，并附录廿年来失治案之追记，更非侈言治验，而讳其不治者所能比。由此可见其品格之一斑矣。

（录自北平《中国医药月刊》第三卷第五期封面，中华民国三十一年十一月一日出版）

---

①严几道：即严复。原名宗光，字又陵，后改名复，字几道。福建侯官人。出生于名医世家。清末启蒙思想家、翻译家和教育家。曾担任京师大学堂译局总办、清朝学部名辞馆总编辑、上海复旦公学校长等职。

②太炎先生：即章太炎。原名学乘，字枚叔，以纪念汉代辞赋家枚乘；后易名炳麟；因坚决反清，仰慕顾绛（顾炎武），而改名为绛，号太炎。浙江余杭人，故世人又称之为"余杭先生"。出生于名医世家，曾向清末名医仲昴庭学医。小学、经学曾受业于俞樾。为清末民初朴学大师、思想家、史学家、民族主义革命者。晚年着力于中医学，推崇仲景学说，颇有造诣。

③汉学：传承汉代人"实事求是"的经学传统治学的儒家学派。又称朴学，针对宋学（又称理学）脱离"六经"经文本意，奢谈天道性命而言。以考据学为主要治学方法，解经由解析文字入手，以音韵通训诂，以训诂阐义理，注重史实依据，擅长目录、版本、校勘之学。清代朴学盛行于乾隆、嘉庆年间，章太炎先生为其殿军。

④陵替：衰败，衰弱。章炳麟《代议然否论》："况值风教陵替之时，朝贵既惟金钱是务。"

⑤因明：梵文 Hetuvidyā 的意译，指古印度的逻辑学。与声明、工巧明、医方明、内明合称"五明"。因，指推理的根据、理由、原因；明，指显明、知识、学问。

⑥今年：指中华民国三十一年，公元 1942 年。

二、章次公先生的生平

中国中医研究院医史文献研究所　谢仲墨

章次公先生是一位勤恳钻研、尽心为患者服务而在政治上要求进步的医家。他名成之，号之庵，是江苏省镇江大港村人。他的父亲名峻，字极堂，在清末参加江苏省新军第九镇，属于革命志士赵声（伯先）的部下，为同盟会的会员。后来赵声为清两江总督端方所排斥，极堂先生也回返故乡，郁郁去世。

章先生幼年丧父，由母亲抚育成长。后入丁甘仁先生创办的上海中医专门学校肄业，亲受丁甘仁先生的教导，毕业后又在广益中医院实习三年。

他生平最服膺丁甘仁和余听鸿两先生。丁先生是江苏孟河人。孟河在清代出了不少良医，如马良伯著《医悟》，费伯雄著《医醇賸义》及《医方论》，马培之著《医略存真》、《外科全生集评》及《马培之医案》，余听鸿著《伤寒论翼注》、《外科医案》及《诊余集》，丁甘仁著《喉痧证治概要》及《丁氏医案》。此外如马省三、马日初、张景和、巢沛三等，也是孟河的良医，还有一些临床的故事遗留下来。孟河医家中的费伯雄、余听鸿、丁甘仁三家的著作流传较广，他们都能融经方、时方于一炉而又有自己的创获。章先生在临床方面的钻研，除了受江阴曹家达（颖甫）先生倡导伤寒论、金匮的影响外，得力于孟河诸医家的著作为多。他有时也说起清人沈尧封的著作可以一读。尧封著有《医经读》、《伤寒论读》、《女科辑要》诸书。

章先生曾在上海南市的一家医院中任中医部主任近十年，抗日战争开始，于上海徐家汇路设诊所。在医院和诊所附近，有不少贫苦的人民找他看病，他总是不辞劳瘁地尽心诊治，即使深夜来找他，也无不立刻出诊。因此，朋友们曾称他为平民医生。他所写的脉案，简要地指出病情和治疗原则，组方选药，悉心考虑。既掌握辨证论治，亦留心疗效良好的单味药。其医案的风格有些近似清代的吴鞠通。

诊余之暇，曾为母校及中国医学院、新中国医学院等授课，又与陆渊雷、徐衡之两先生创办上海国医学院，并共同提出“发皇古义、融会新知”八字，作为师生研索中医的目标。（但因反动派摧残中医的缘故，该院终于停办。）他的讲课，着重于联系实际，往往选辑医案，加以按语，作为补充教材，一个医案代表一种治法，于是疾病的正治、变治诸法，就从这些医案中表达出来；同时，这种方法，也可以作为从理论到实践的桥梁。

章先生喜欢研究本草，编有《药物学》四册，已收入前世界书局所编的《中国药学大辞典》。该辞典的体例，与先生的药物学相类似。又如“六轴子”可作伤科镇痛药，“龟龄集”有补益作用，对于这些民间药也写过一些笔记，但保留下来的很少。他对于虫类药的运用尤有心得，认为叶天士继承了张仲景遗法而善于使用虫类药，虫蚁搜剔，祛风逐瘀等用途甚多。

先生也究心《内经》，他希望对于《内经》作一次好好的校勘，可能对研究《内经》者有较多的帮助。他曾说：“《内经》论针灸阐扬经络。《甲乙经》第三卷则着重于在体位上标用穴位，后世亦有人宗之。而杨上善《黄帝内经太素》讲求经络，与《内经》一致。”在他读过的《内经》木刻本上，还遗留了一些札记。

他也喜欢研究医史，约于1926年写了一篇“中国药物之起源”，后来发表于《医光杂志》，认为药物的起源是由于先民采集食物时所发现，不是神农氏一手一足之力，表现了他的研究学术的大胆怀疑的精神。又在《韩氏医通》中发现中医记载病历的款式，也是一个创见。平时喜谈论中医的学术源流，大体是受了《汉书·艺文志》方技略论医经、经方的影响。他生平也阅读一些文史书，如俞理初的《癸巳类稿》等，曾在文史书中考查有关华佗的漆叶青黏散的见解。

他与章太炎先生曾经很接近，在研究学术方面作风朴实，可能是受了太炎先生的影响。但关于“五行”学说，也因为受了太炎先生的影响，以为可以废弃，曾于《新中医药》上披露这一见解，以致同道们纷纷提出商榷。后来章先生也感到这一主张的不妥，因于1957年秋间在《健康报》上发表文字时改正了自己的意见，并且对门人说：“如果要把五行和临床结合起来研究，可以阅读清人程芝田的颠倒五行解（在《医法心传》中）。”他曾托陈乃乾先生搜集善本医书，拟共同修订我国历代医籍考，有志而未实现。他历年的著作不少，尚待整理。并藏有《杂病广要续编》十卷，其门人拟为之校订出版。

解放以后，章先生的思想有所转变，他首先认识到研究医史必须以历史唯物主义和辩证唯物主义为依归。以后进入上海市第五门诊部工作，参加了集体工作。1955年冬，响应党和政府的号召，来京工作，任卫生部中医顾问。1958年秋，兼任北京医院中医科主任及中国医学科学院院务委员。1959年4月，任全国政协委员。他对党和政府非常感激，在卧病初期曾说：“万一疾病痊愈，要加倍努力，报答党的恩情。”在病情发展到严重的阶段，他说要学习老干部的坚强意志，所以神情还是很安详的。

1958年夏间，他应《健康报》之约，写了一篇有关中医带徒弟的文字，他说：“我们从旧社会出来的旧知识分子，一定要努力学习政治，彻底改造自己，做到又红又专，才能很好地完成党所交给的任务。”

先生于1959年11月6日逝世，享年56岁。从他的一生看来，解放后逐渐提高政治觉悟，做到了热爱党和伟大的领袖，可以看出一个旧知识分子转变的历程。章先生虽然去世，但是他永远活在我们的心里。

（原载于《中医杂志》1960年第1号）

三、我的父亲章次公

北京中医药大学附属东直门医院　章鸿慈

先父章次公,名成之,江苏镇江丹徒县人。我的祖父为前清秀才,曾去日本某士官学校留学半年,后参加江苏省新军第九镇,属于革命志士赵声(伯先)部下,任镇江象山炮兵营长,祖父也是同盟会会员,辛亥革命失败后随即隐居乡里而后郁郁去世。父亲自幼遵行祖父庭训(①不要过问政治;②学好古文,将来从医;③要有强健的体格),练武习文。十二岁起由祖父亲授学习《内经》、《伤寒论》等医书,后于1920年考入丁甘仁先生创办的上海中医专门学校,开始了漫长的从医生涯。

1925年父亲(二十二岁)毕业后,任广益中医院医生兼教学三年。在这三年中,父亲通过临床实践,积累了丰富的临床经验,形成了用药泼辣的风格。处方以"简、便、廉"为特色,为广大贫困患者所欢迎。

父亲在校读书时深受丁甘仁先生的器重。丁师是江苏孟河人。和我们的故乡大港村相距不远。在清代,孟河名医辈出,马培之、费伯雄、余听鸿、丁甘仁诸贤纷纷著书立说,他们都能融经方、时方于一炉而又有自己的创见。父亲从孟河派吸收了丰富的营养。毕业后,父亲又师事经方大家曹颖甫先生。曹师对仲景之学研究有素,临证常用经方,风格泼辣,这些对父亲影响很深。但是父亲并不为两家学说所囿,锐意进取,不断创新,在学术上自成一家。

父亲离开广益中医院后,于1928年2月任上海世界红卍字会医院中医部主任,同年又与王一仁创办了中国医学院,并亲授药物学。1929年夏与陆渊雷、徐衡之共同创办上海国医学院,并担任教学工作。该院以"发皇古义,融会新知"八个字为院训,培养了一批中医后继人才。于1937年父亲开始私人开业,在此期间,也招收了不少学生。

我是西医,对中医理论不甚了解,但我的师兄朱良春、费开扬、陆广莘、刘沈秋、蒋敏达以及朱步先大夫等人常向我谈起父亲的学术思想,他们认为父亲一生悉心钻研《内经》、《伤寒论》、《金匮要略》等著作,又广泛深究《千金方》、《外台秘要》以及明清温热病学家等历代各家学说。师兄们认为父亲对中医学突出的贡献是融寒温二家于一炉,在温热病的辨证和治疗上展现了独特的风格。

纵观祖国医学的演变,父亲深有感触地说:"宗仲景者,每歧视清代温热家言,而温热家亦诋毁经方,互相火水,历三百年而未已,其实均门户之见而已。"父亲认为"王旭高师法天士,于仲景书亦深达有得,故所著俱切实用。"先父治学,无门户之见,无派别之争,博采众长,力避其短。父亲认为温病学说是《伤寒论》的延伸与发展,不应划分鸿沟,他虽然批判清代苏医治热病有轻描淡写之处,但认为其用药轻灵亦颇可取,而注意保存阴液,增强抗病能力的方法是十分正确的。父亲治疗热病十分注意保护心力,这与吸取苏医之长有关。

父亲临床重视辨证，立法用药精专，突出重点，注重实效。剂量或轻或重，恰合病机。脉案格调清新，用辞洗炼。对胃病、痢疾等杂病及妇女月经病的治疗均有独到经验。尤擅长用虫药，如蜂房、蕲蛇之用于风痹；蜈蚣、全蝎之用于头风痛；蟋蟀、蝼蛄、䗪虫用于积聚、肿胀等。

父亲对本草有深入的研究，早年曾编著《药物学》，后大部分资料收入《中国药物大辞典》。

父亲也是晚清国学大师章太炎的学生。太炎先生对岐黄研究有素，尤嗜仲景之学，其朴实无华的治学方法使父亲受益匪浅，父亲后来在回顾这段学习历程时，曾说："我从前问业于太炎先生的时候，先生指点我治医之余，如能对照印度因明学的方法研究仲景的辨证用药，可以更加深切。"先父书写的脉案之所以能用词简练，格调清新，寥寥数语，直捣疾病的幽隐，是与他的医学、文学素养分不开的。太炎先生对父亲的文笔很欣赏，他见父亲的身体比较矮小，曾有"笔短如其人"之说，这是对父亲医案短小精悍的一个诙谐的评价。

父亲认为作为一名中医工作者，应具有广阔的知识面，认为："为医者，仲景之书固不可不读，而于历代各家医集，晚近中外科技书籍，以及其他小说笔记之类，凡有关医道者，胥应浏览，识见广邃，而后临证辨证论治，自可左右逢源，得心应手。"例如先父治疗痢疾所使用的"通痢散"是从章回小说《镜花缘》中得来的，此散原名"治水泻赤白痢方"，是一剂宣通积滞、顿挫泻痢之良方，这也可说明先父是善于博采众方的。

父亲对印度因明学及医学史均有深刻的研究。他曾说："学问极则在舍似存真，因明一学，乃印度教人以辨真似之学也。吾国医学发明之早，比勘世界医史实居先进。汉唐两代，注重实验，已向科学之途迈进。金元以还，医家好以哲理谈医，以邀文人学士之青睐，于是玄言空论，怪诞不经，满纸皆是，亘千年而其流未息，其为害非鲜矣！频年以任医校教习，恐其毒侵入青年之脑府也，誓予剪辟，倡言革命，举凡明理之工具书籍，必介其阅读，今年更以因明律令以绳古人之医学思想，朋侪谀我者以为创获，讥我者以为好奇立异，予乃进而教人以因明轨式书案语，教人以因明思辨方法作临诊鉴别证候之初阶，深信舍似存真以范过误，非研求名学莫属也。"这些论述反映了父亲治学注重实际，不尚空谈。

父亲在教学工作中，对学生要求严格。主张理论密切联系实际，常选辑医案，加以按语，作为补充教材，既丰富了教学内容，又可作为从理论到实践的桥梁。但学习古人医案时，父亲指出："古人医案，多后生刊定，自诩著作者，皆不可恃，以作者自表功绩者多；讳言失败者尤多，医之学识有深浅，经验有多寡，终其身从不杀人误人者，不易言也。世宁有以文字自讼者乎。此有价值之医案所以少也。"父亲认为古人医案中，在治效方面有很多渲染浮夸之处，不能尽信，尤其失败病案，百难得一。因此，父亲在教学中，既说成功经验，也讲失败教训，尤将自己失误的医案，详叙始末，汇编成集，取太史公"人之所病病疾多，医之所病病道少"之义，名之曰《道少集》，既以律己，亦望他人引以为戒，公诸教学，不计毁誉。

父亲一生不好名利，对恩宠荣辱处之淡泊，在民族危难之际风骨铮铮，表现了中国知识分子的高尚气节。对劳动人民却表现了深切的同情，旧社会劳动人民生活维艰，父亲亲自体察到兵荒马乱之中的人民，有病得不到治疗，因而在上海私人开业的日子里，他每天规定时间专为穷苦人诊疗，不收诊疗费用。无钱买药者，也可拿着签有父亲名字的药方到指定药房去拿药，无需花一分钱，因而有"平民医生"之称。

上海沦陷前，父亲曾参加由上海世界红卍字会医院组织的抗日救亡运动。1937 年上海沦陷后随即私人开业。虽然当时我家生活十分困苦，但父亲仍严词拒绝了敌伪机构委任的重职。父亲说："宁可全家饿死，也不当汉奸。"

抗日战争胜利后，上海滩成了美国人的天下。此时由于欧美文化的渗透，恐洋、崇洋之风甚浓，在很多人的想法里，既然月亮都是外国的圆，那么药丸就更是西方的灵了。国民党当局歧视中医，不扶持中医，反而采用了消灭中医之政策。国民党统治腐败，父亲对其黑暗统治深恶痛绝，因而他常在家里说："国民党不亡是无天理，中医如亡亦无天理。"

父亲富有革新创造精神，不厚古薄今，勇于吸收新知，积极进取，提出对祖国医学的理论要加以整理和提高。他对五行学说有自己的看法，认为祖国医学自有它精深独到的地方，这是谁也不可否认的。但中医的好处决不在于五行生克的理论方面，五行生克也指导不了中医的临床实践。他举例说明，中医用"大黄除实'，当归止痛"是事实，这是根据五行生克的理论指导临床实践的呢，还是遵循张仲景辨证用药的法则治疗疾病的呢？很显然，这与五行说完全没有关系的。在解放前，这种观点的提出，难免要遭到一些人的责难，父亲被骂成为中医界的"叛徒"。但父亲对此责骂处之坦然，并在日记中写道："余闻善言天者必有验于人，善言古者必有合于今，善厌人者必有厌于己(《素问》十一篇)。我自己承认是中医界的叛徒，但是叛徒的造成还是黄帝启示我的，你看这三句话不是极合理的吗？"解放后，父亲发表了《从太炎先生"论中医与五行学说"谈起》一文。虽然有些观点不一定正确，但父亲勇于探索，敢于探索的精神是值得学习的。

父亲所处的时代，正值欧风东渐，中医界前途茫茫，崇古者故步自封，求新者标奇立异，中西医互相抵牾。父亲挺身其间，早年就曾提出"发皇古义，融会新知"的主张，认为只有中西医团结起来，相互学习，取长补短，打破中西医的界限，力求二者的沟通，才能更好地继承和发扬祖国医学遗产。父亲指出："如果中西医依旧深划鸿沟，相互攻短，那无异是开倒车，阻碍医学的发展。"1928 年父亲在任上海世界红卍字会医院中医部主任时，与当时的西医部主任、留德医学博士李邦政先生相处甚得，时相切磋。早在 30 年代末，父亲就邀请李博士于晚间在父亲的诊所里为他的学生讲授物理诊断、化验诊断、西医内科学等，开创了中西医互相学习的风气。父亲从中也学到了不少的西医知识，并写了一篇《中西医学名词对照》的论文。父亲认为中医治病，以四诊八纲、辨证论治为主，从整体着眼，这是中医的特长，如能运用现代科学的诊断方法，加强对疾病的认识，那就更加完善，也只有这样，才能更好地发扬中医学的长处，从而提高疗效。父亲曾设想与陈端白、徐衡之先生合办一所平民医院，对各种病证皆用西医诊断方法，治疗仍用中医药，经方时方，民间单方，悉可采用，以有效为依归。父亲认为这样才能使"中西医学之优劣，胥于此中得一明白之结论。倘中医药竟奏全功，一人如此，十人如此，甚至百分之百如此，于是再推研药理，于是中医能治某病，能治者发扬之，不能者扬弃之，此之谓科学方式。"后因财力有限，未能实现。但父亲在临证时，遇有疑难病例，常请李邦政博士会诊，或进一步作放射、化验检查，以明确诊断。这就是父亲所主张的"双重诊断、一重治疗"。

父亲常将中西医学理论在医案中合并讨论，对中西医理论进行印证与沟通，提出许多自己的看法。如谓："大叶性肺炎，痰有铁锈色，系肺循环郁血故也"进而推论"麻黄所以为此症之主要药，即因其能亢进血压，消失郁血故也"；"物质属血，功能属气。""心包者，实指中枢神经也"；"宣肺药多是祛痰剂，肃肺药多是镇咳剂"；"考月经不正常，恒能引起胃证候，古人用平胃散通经，即是此理。""月经之生理虽在卵巢，亦受神经之支配，古人调经多用疏肝，意在调节神经”;“凡痛与带下,总是炎症”。诸如此类,在《章次公医案》一书中俯拾可见。

解放后,父亲在私人开业的同时,参加了公家工作,任上海市卫生局直属中医门诊所特约医生,并兼任了华东干部疗养院的特约医生,参加华东高级干部保健工作。1955 年父亲应召赴京工作,任中央卫生部中医顾问、中国医学科学院院务委员、亚非团结委员会委员。1958 年兼任北京医院中医科主任,父亲还兼任保健局中南海保健医生,担负起党和国家领导人的保健工作。父亲除为周恩来、朱德、邓小平、贺龙、叶剑英、刘伯承等中央首长看过病外,还多次给毛主席看病。

父亲调京不久,参加了林伯渠同志的抢救工作。林老术后呃逆不止,病情十分危重,总理责成父亲为抢救小组组长,组成了抢救小组,经父亲治疗后,呃逆很快被止住,使林老病情平缓下来。总理得知此消息后十分高兴,会刚一结束就马上接见了父亲,给父亲以深切鼓励。

父亲待人平易,没有架子,无论是高级首长,或是勤杂人员均一视同仁。一天父亲外出会诊,部里的专车司机换了人,父亲就奇怪地问是不是司机换班了?替班司机回答说不是,而是老张司机病了。父亲对替班司机说,等我们会诊回来,就去看望老张。老张对父亲的主动诊疗,非常感动,此事也在部里传为佳话。

父亲常年患有慢性支气管炎,每遇冬季即发。1958 年冬,父亲咳嗽加剧,并感腿痛,后经检查确诊为肺癌骨转移。1959 年 5 月,父亲抱病坚持参加了全国第三届政协开幕式,会后即入院治疗。在住院期间,他密切配合治疗,以最大的毅力克服全身广泛转移所引起的病痛,毫不流露痼疾之痛苦,使经治医生、护士深为感动。虽经多方医治,终因无效于 1959 年 11 月 6 日逝世。父亲故世虽已近三十周年,但他的全心全意为人民服务的精神将永远激励我们前进!

(原载于《国医论坛》1988 年第 4 期)

四、《章次公医案》序

上海第一医学院　姜春华

《史记·扁鹊仓公列传》有详细的病历，如某人患何病，见何症，治以某法，结果如何，这种记录是记载个人的治疗效果，供查考之用。宋元以来各家著作中，常记其治验，记录比较详细的，包括姓名、年龄、性别、籍贯、职业以及过去病史，治疗经过，现在病情，治疗方法和转归等。这种记载，后人称为医话。明清人在处方笺上写上姓，多不写名，用左右代性别，或写年岁、籍贯，前面写些病理机制，夹些四诊症状，末述治法、处方。清末医家对病理机制说得多，症状写得少，用机制代表了症状，描写四诊就不够具体，不够完整。这种方笺或称脉案，经门人记录或别人收集、汇订印行，名曰某某人医案。

医话的优点在于完整性，一个病人从开始治疗到后来治愈，描写了全过程，可以看出他如何辨证，如何用药，如何得到疗效的，可资启发；但它的缺点是有些做作，治愈一个病后大做文章，不免浮夸，如《寓意草》就是典型。又且一例、两例没有总结出规律；再则单记其有效的，无效的就不记，没有失败的例子可资教训。医案的优点是门诊记录，没有加工装点（也有个别另行加工付印的），其理论、用药可以作为临床参考。但其缺点是记载不全面，往往只有病机理论，少全面症状，又往往一诊、二诊，不知结果如何，且多流于形式，以致不善学者往往摩拟其一套术语词汇，不探求其辨证论治精神，形成八股。在旧社会为了博取病家信仰，以广业务，在医案上不得不狠下功夫，要把病理说得头头是道，用药看上去丝丝入扣，讲究形式。现在我们则应从实际出发，写病史如实记载，为了观察疗效，现代的一套检查也要记载，使有客观证据，便于总结。这样的医案我想对于相互交流是有益处的。

已故名老中医章次公先生的医案，由其门人收集整理，现已出版。在解放前我与章次公先生是文字之交，解放初一起搞中医改革工作，过从较密；后来章先生到北京工作，不幸于1959年因病逝世。章先生的生平学术思想，其门人已有前言介绍。我这里主要谈一下我对章先生医案的看法。一、章先生不厚古薄今，他用古代的理论经验，也用现代的理论，也乐用现代人的好经验。二、章先生没有正统观念，他主张博采众方，处方中把单方草药也用进去；尽管有的处方不合正统规格，但他只求有治疗实效。三、章先生学医于丁甘仁先生之门，又师事于曹颖甫，但他能不泥于二家。四、章先生没有八股气，很少用浮泛的病理机制作文章，只述主要病症，舌苔、脉象只于必要处写上，不是每案必写。以病症为主，以脉、舌为次，不象有些人为了论理用药，往往装点舌脉。五、章先生治病抓住主要矛盾，丢掉某些非主要的症状；用药不是面面俱到，而是击中要害。六、章先生虽批评清代苏医，但也取苏医之长，择善而从。

章先生的医案、处方、用药，有独到之处，值得我们学习；尤其他的革新创造精神，更值得我们学习。章先生继承了前人广博的理论经验，又累积了多年的丰富临床经验，这是一份宝贵的遗产。很可惜的是这部医案仅仅是他门人记载的一部分，没有全部把他的经验留下来；但从这一部分，我们仍然可以学到他的好多治疗经验，学到他辨证论治的方法。这部医案可供中医师临床参考，也可以提高西医对中医辨证论治的认识，在中西医结合中将起着一定的作用。

（原载于《章次公医案》1980 年第 1 版）

五、百年回味章次公

——纪念章次公先生百年诞辰

诸国本

章次公先生(1903—1959)是我父辈的人,我一直对他怀着深深的仰慕和敬佩之情。20世纪50年代,中央纠正原卫生部领导歧视中医的错误,全面落实党的中医政策,在周恩来总理的亲自安排下,筹建了中国中医研究院和北京中医学院等四所中医高校,从全国各地抽调了一批著名中医学家进京,他们主要来自四川和上海两地,四川如王文鼎、蒲辅周,上海如秦伯未、章次公。其中秦伯未和章次公都当了卫生部中医顾问。只因为章次公先生雄年早逝,56岁去世,至今已隔44年,似乎离得我们很远了,使一些年青中医对章先生了解甚少。但对整个中医界来说,章次公先生的历史地位和学术地位是无可替代的。颜德馨先生称章次公"高瞻远瞩,百年来第一人"。我们回顾一下中医近代史,全面衡量上一个世纪灿若群星的中医前辈,从人品、文品、艺品各个方面估量,颜老的评语是有道理的。

1979年,章次公先生逝世20周年的时候,中医界同仁在上海玉佛寺举办了纪念活动。1999年,章次公先生逝世40周年,中医界同仁又在上海明东大酒店召开了纪念会。2001年4月,江苏省中医医史文献学术交流会在苏州召开了章次公学术思想研讨会。2002年1月,章先生的子女发出了"纪念先父章次公先生百岁诞辰征集资料函"。今天我们又在这里隆重纪念他的百岁诞辰。一个现代中医学家,对他的纪念和研究如此频繁和紧凑,好像登一座大山,越爬越有兴味,越高越见意境。这是非常值得中医界研究和回味的。

章次公先生是一个继往开来、勇于探索、与时俱进的中医临床家。他一方面顺应潮流,勤于学习,融会新知;同时又切实地"发皇古义",卓然自立,成为中医学术造诣极高的现代中医学家。我们读《章次公医术经验集》,读他的《乡居治验录》片断,不得不为他的辨治精到和医案凝炼所倾倒。他的德识才学特别是人格魅力具有极大的感召作用。

章次公先生是一个现代中医教育事业的开拓者,是师承教育和院校教育双重优势相结合的中医教育家,是从传统的中医教育出来又主持当代中医教育的一代宗师。吕炳奎老局长多次跟我说:"要认真总结上海石皮弄(上海中医专门学校,后改称中医学院)的经验,程门雪、秦伯未、章次公、黄文东,培养一个,成功一个。"后来我读上海市中医文献馆编的《上海中国医学院院史》,总觉得过于简略,这一段珍贵的中医教育史,需要我们继续认真总结。

章次公先生是一个具有鲜明个性、独立人格、独特见解、胆识超群的中医先哲。他富有侠士心肠和名士风度,是一个真正的悬壶济世的"平民医生",有一副在寒天里脱下长袍相助朋友急难的侠肝义胆。毛泽东说他是"难得之高士也"。何时希称他"外狂内谨","是一位诚朴质直,胸中毫无欺诈城府的大学问家"。

我特别感谢南通市良春中医药临床研究所和上海中医药学会,感谢章次公先生的家属,他们费了很大的心血筹办此次纪念活动。他们重版的《章次公医术经验集》和新编的《中医学家章次公先生百岁诞辰纪念集》,都有很高的学术价值和历史价值。我们纪念章次公先生就是要认真学习章先生的道德文章,促进中医药的继承与发展。多年来,中医药事业取得了巨大成就,但的确存在不少困难和问题,中医学术的西化和淡化是当前中医医院的突出矛盾。章次公先生是主张融会新知的,但他首先是“发皇古义”,提出“欲求融会,必先求我之卓然自立”。从他的医案可以看出,他的确是“双重诊断,一重治疗”,他的立足点是中医,一切知识都是为我所用,他的方药也是地地道道的中医。今天,非典型肺炎闹得沸沸扬扬。“闻鼙鼓而思良将”,我们多么希望蒲辅周、章次公先生还在,他们肯定可以给我们提供有益的指导。同时,中医的学术讨论,一定要提倡百家争鸣,对学术问题采取十分宽容的态度,允许发表不同意见,而且不急于做统一的结论。章次公先生是正统的中医学继承者,但他对五行学说有不同看法。他主张中医也要作微观的探索,并善于利用现代科学,特别是现代医学的知识。对温病学派内部的分歧也有自己独立的见解。这一切都是十分正常的,是一个学者学术范围内的事情。最重要的是章次公先生既通中学,又通西学;既精经方,又擅时方;既笃伤寒,又重温病,而最后又归结到“融会新知,发皇古义,卓然自立”上来。他是一个学贯中西,博古通今的人物,我们无法禁锢他的学术思想,也没有必要去“规范”他的学术思想。在学术领域,是不能以蠡测海,以一孔之见去观测一位大师的。

2003年4月17日

(本文是诸国本在上海召开的章次公先生百年诞辰纪念会上的发言。选自诸国本著《医林朝暮》第127页)

纪念章次公先生诞辰100周年

诸国本

风雨神州朝岐黄,杏花春尽任西东。
欲求融合卓然立,百年回味章次公。

2003年4月

(选自诸国本著《医林朝暮》第506页)

六、章次公先生治林伯渠术后呃逆

诸国本

1955年秋冬，当时任中央人民政府秘书长的林伯渠患前列腺肥大症，尿流不畅，行前列腺摘除手术。术后呃逆不止达47天。除用西药、针灸以外，进中药旋覆代赭汤、丁香柿蒂汤均无效。当时林老已69岁高龄，久病体衰，加之手术以后频频呃逆，不能进食，也不得休息和睡眠，生命危在旦夕，曾下过两次病危通知。周恩来总理十分焦急，亲自组织中医专家组抢救。到呃逆延续到一个月左右，从上海调到北京工作不久的章次公先生临危受命。

次公先生诊了脉象，查了病情。总理问道："林老的病怎么样？"次公先生说："没有想象的那么严重。"总理接着问："根据什么？"次公先生答道："从四诊分析，神不散，气不竭，脉不乱。"总理又问："这病怎么治？"次公先生说："呃逆不止，是由于胃气上逆。脾主升，胃主降。脾主运化，输布精微；胃主受纳，腐熟水谷。今胃气久虚，升降失据，呃逆频作，水谷不进，后天之本已衰。当务之急是养其胃气，恢复和增强胃的功能。但光靠镇逆不行，需扶其正气，徐徐调之。"于是拟方用别直参炖汁，少量频服。另用糯米熬成薄粥，嘱护士用小勺进于舌面让病人慢慢吞咽。

当晚，呃逆渐减。总理闻后大喜。第47天，呃逆止。（陆广莘口述，诸国本整理）

国本附记

陆广莘教授是章次公先生的高足之一。陆自1957年北医毕业后，分配在北京人民医院工作。1955年秋章次公先生赴京就职，师徒过往甚密。但次公先生为人质朴，从不自炫，更守纪律。上述医案，是次公先生的挚友、陆广莘的另一位老师、当时参加林伯渠医疗专家组成员之一的徐衡之先生亲自向陆广莘讲述的。最近，查得佐证如下：

（一）据朱良春、李树仁、姚守诚、章鸿慈著的《中医学家章次公先生传略》记载："他（章次公）调京不久，参加了林伯渠同志的抢救工作。林老呃逆月余不止，病情十分危重，总理责成他为抢救小组组长。经他以大剂野山参，并亲自煎煮治疗后，据《中华外科杂志》1956年第12号报道：患者"在腰椎麻醉下呃逆很快被控制，使林老病情平稳下来。"

（二）据《中华外科杂志》1956年第12号报道："患者在腰椎麻醉下行耻骨后前列腺摘除术后第36小时开始发生呃逆，呃逆的深度及持续时间逐渐加重，每日呃逆次数曾多至20余次，最长延续时间达90分钟，影响睡眠。在呃逆发作最高峰时，每日睡眠仅三四小时。呃逆并伴有呕吐。在呃逆发作的第10日呕吐物及大便呈黑色，潜血试验阳性。7日后症状不断加重，呕吐物中存在新鲜血液。X线贝餐检查，发现食管贲门部痉挛并有浅层溃疡。""患者自呃逆发生以后，即由中西名医师与苏联医学专家等多人悉心会诊与治疗。""特别值得提出的在呃逆延续到第19日，延请中医参加治疗时，中医专家首先决定以'补中气'为主，兼用清热解毒与解除呃逆的药物。""后一个疗程（第29至第47日）由中医单独治疗——服药、气功疗法及针灸。此后呃逆的发作次数逐渐减少，每次呃逆的延续时间也逐渐缩短，直至第47日呃逆完全停止。”

这则病案刊登于《中华外科杂志》时，是在易子申（江西省吉安专区人民医院）写的《用中药治疗手术后顽固性呃逆一例报告》一文之后的“编者附志”中提到的。据文中交待，“编者中有几个同志在1955年间曾遇到一例手术后并发顽固性呃逆，特此附志如下”，可见这位编者必是当年参与林伯渠抢救组医生之一。文中所指患者，未提林伯渠姓名，显然是出于医案惯例并有所“不便”，可惜这位编者已无从查考。陆广莘教授于1957年读过这篇报道，至今印象尤深，并提示我去中国中医研究院图书馆查阅。次日果然查到了这篇文章。文中所提患者即林伯渠与所有的回忆完全吻合，次公先生于后期“单独治疗”也隐约可见。

2003年5月20日

（此文选自诸国本著《医林朝暮》第130页）

七、发皇古义　融会新知

——章次公先生生平及其学术思想

南通市中医院　朱良春

先师章次公先生(1903—1959)名成之,号之庵,江苏丹徒人,曾任中央卫生部中医顾问,是位学验精深、富有创新精神的著名医家。章次公先生治学不迷信,不盲从,实事求是,追求真理。他博览群书,学贯中西。提出"发皇古义,融会新知"的主张,为研索中医,发展中医学,做出了可贵的贡献。他的创新精神,更值得我们加以继承和发扬。

(一) 学有渊源

章先生是丹徒大港人,他的父亲名峻,字哲亭,在清末参加江苏省新军第九镇,属于革命志士赵伯先的部下,为同盟会会员。后来赵伯先为清两江总督端方所排斥,哲亭先生也返回故乡,郁郁去世。章先生幼年丧父,由母亲抚育成长,后入丁甘仁先生创办的上海中医专门学校读书,毕业后因成绩优异,留校任教研工作,又兼任广益中医院内科主任,后改任上海世界红卍字会医院中医部主任,救治无数危重病员,受到广大劳动人民的尊敬和爱戴。

章先生师出名门,学术渊源有自。丁甘仁先生属于孟河学派,能融经方、时方于一炉,又有自己的创获,处方用药既有严谨的法度,而又能圆机活变,自出机杼。章先生对丁师深为服膺,又曾师事经方大家曹颖甫先生。曹师毕生钻研仲景之学,著有《伤寒发微》、《金匮发微》、《经方实验录》等行世。临证常用经方,大刀阔斧,与丁师纤巧缜密的风格迥异。章先生受二位名师的熏陶,而又不为二家所囿,在学术上确实是青蓝之胜的。

章先生成长为一代著名医家,因素是多方面的,其中很为关键的是他找到了一个很好的治学方法。余杭章太炎先生不愧为他的导师,这位晚清国学大师治学朴实无华,对岐黄研究有素,对这位后生悉心指点,他要次公先生研究印度的"因明学",讲究辩证法,并引导章先生接受现代医学,以取长补短。次公先生旁及国学,基础雄厚,亦与太炎先生的影响有关。他后来回顾这段学习历程时,曾说:"我从前问医于太炎先生的时候,先生指点我治医之余,如能对印度因明学加以研究,当有助于察事辨理;如能用印度因明学的方法研究仲景的辨证用药,可以更加深切。"又说:"学问极则在舍似存真,因明一学,乃印度教人以辨真似之学也。吾国医学发明之早,比勘世界医史实居先进,汉唐两代,注重实验,已向科学之途迈进。金元以还,医家好以哲理谈医,以邀文人学士之青睐,于是玄言空论,怪诞不经,满纸皆是,亘千年而其流未息,其为害非浅鲜矣!频年以任医校教习,恐其毒侵入青年之脑府也,誓予剪辟,倡言革命,举凡明理之工具书籍,必介其阅读,今年更以因明律令以绳古人之医学思想,朋侪谀我者以为创获,讥我者以为好奇立异,予乃进而教人,以因明轨式书案语,教人以因明思辨方法作临诊鉴别证候之初阶,深信舍似存真以范过误,非研求名学莫属也。”他治学崇尚实际,反对不着边际的空谈。对祖国医学只有去伪存真,去粗取精地加以继承,才能进一步发扬光大。章先生书写的脉案,天然浑璞,无陈腐气。分析病机,一以客观事实为依据,绝无任何主观臆测之辞,文笔潇洒,用词简练,寥寥数语,义蕴宏深,遣方用药,不拘一格,但无不合度。他的医案,真可谓乍看之无形迹可寻,细考之有凭可据,出于古人而又高于古人,参以新知而无斧凿之痕,到了出神入化之地步,太炎先生对章先生医案的文笔很欣赏,他见章先生的身材比较矮小,因有“笔短如其人”之评,一时传为佳话。

章先生除任上海世界红卍字会医院中医部主任外,还自设诊所于斜桥,以方便病员之求诊。先生具有高尚的医德,不少贫苦病人找他看病,他总是不辞劳苦地加以诊治,深夜亦往往出诊,有“平民医生”的赞誉,所以章先生诊治的重症甚多,每用大剂以起沉疴,非往返富贵之家乐用平淡之方者可比。先生除曾担任过上海中医专门学校教职外,并于1928年春与同学王一仁等创立中国医学院,并担任药物学教授。次年又与陆渊雷、徐衡之两先生创办上海国医学院,培育了一批中医专门人才。章先生教学,主张理论联系实际,经常选辑医案,进行辨析。所选案例,既有成功的经验,又有失败的教训,以资学习或引为鉴戒。

1946年2月南京政府命令上海市教育局取缔上海中医学院、新中国医学院及中国医学院,先生与丁济万、朱小南等在《新闻报》发表护校宣言,坚决反对南京政府无理取缔,并呼吁全国中医界支持,激起全国中医药界的又一次强烈反响。

先生于诊余之暇,奋笔著述,编有《药物学》四册,大部分内容均被收入前世界书局所编的《中国药物大辞典》。还有《诊余抄》一集,曾陆续发表于当时的医学杂志。先生感到古人医案中,在治效方面有很多渲染浮夸之处,不能尽信,尤其失败病案,百难得一。因此,他自己留心总结失败医案,详叙始末,并取太史公所谓“人之所病病疾多,医之所病病道少”之意,将其失败病案,编成《道少集》,以自勉勉人。

解放后,先生应召赴京,担任中央卫生部中医顾问,兼任北京医院中医科主任等职,致力于祖国医学的发掘提高工作。在京工作期间,他曾希望对《内经》作一次全面的校勘,以利进一步研究;又曾竭力搜集善本医书,修订我国《历代医籍考》,但不幸罹患癌症,经多方诊治未效,于1959年11月6日长逝。壮志未酬,殊为憾事!

(二) 广览博采

章先生曰:“各家学说,互有短长,治学者不应厚此薄彼,能取长补短,其庶几矣!”先生不但能打破寒温的界限,吸取各家学说的精华;而且能打破中西医的界限,力求二者之间的沟通。针对当时中西医互相攻讦的状况,先生指出:“如果依旧深划鸿沟,相互攻短,那无异是开倒车,阻碍医学的发展。”认为医学当与时俱进,中医从诊断到治疗都需要改革。他曾经这样比较过中西医:“中医的诊断,有些地方虽不及西医,但也有其突出之处。不但诊断如此,中医的一切都是从综合的整体的着眼,不同于西方医学片面地过于重视局部的变化,如果既从整体着眼,又注意局部的病灶,则辨证论治当更为精切,更接近于了解事物的本质。”他在开业期间,与一些高明西医商讨诊断方法,开创了中西医互相学习的风气。并主张“双重诊断,一重治疗”,这一勇于吸收新知的精神,确属难能可贵。

先生究心《内经》,曾说:“《内经》论针灸,阐扬经络;《甲乙经》第三卷则着重于在体表上标用穴位,后世亦有人宗之。而杨上善《黄帝内经太素》讲求经络,与《内经》一致。”在他读过的《内经》木刻本上,还遗留了一些札记。他同时深究《伤寒论》、《金匮要略》,学习仲景辨证论治的科学方法,又注意研究明清崛起的温病学说,对寒温之争,经方与时方之争,有持平之论。

先生常说:“仲景之书,确是大经大法,有启迪后人的作用。清代叶天士等总结前人的理论与经验,阐发温病学正是对《伤寒论》的发展。惜乎宗仲景者,每歧视清代温热家言,而温热家亦诋毁经方,互相水火,历三百年而未已,其实均门户之见而已。”他一针见血地指出:“温病以卫气营血四字为纲领,其归纳证候方法,凭借客观的事实,固与仲景之划分六经,异曲同工者也。”“吴鞠通以温病当论三焦,不可循六经,谬矣!”先生认为寒温乃是完整的体系,不应当割裂开来,这之间没有不可逾越的鸿沟。对于过去所谓“经方”、“时方”之争,他颇不以为然。先生治热病或用辛温,或用辛凉,全凭证情而定。他虽然批评清代苏医对热病用药有轻描淡写之处,但也取苏医之长。曾对《临证指南医案》温热门席姓七案作出客观的评价,否定了陆九芝的一些论点。例如,陆氏认为犀角、菖蒲能“送邪入心”,先生指出:“牛黄清心丸是解毒药、镇静药、强心药,用治时症,此正叶氏之创获。陆氏攻之,适彰其浅妄矣!”对于叶氏治温病注意养阴的方法,更给予了很高的评价:“滋水制热之法,用于热病,意与现代所谓营养法同。其意发于王冰,其风起于明季,至叶氏而益臻完备,故温热学说,体用兼赅,叶氏实其大师也。”可见先生对人、对事,绝无成见,而是公允地评论是非得失。

先生对温热病的治疗,经验丰富,风格独特,限于篇幅,很难作出详尽的介绍。不少同道都知道,他治病十分注意保护心力,个人认为,这在理论和实践上都是一个突破。尝见温热病有不危于邪盛,而亡于正衰者。特别是温热病,若病程较长或病入极期,正邪交争,以至决定阶段,一发千钧,若心力不健,正气不支,极易昏痉厥脱之变。辨证之要,在于望神色和察脉象。若神气萧索,脉来糊数,或脉沉细而不鼓指,或两脉有歇止,或脉微欲绝等,必须着力扶正强心,保护阳气以固阴液;若辗转徘徊,势必两败俱伤;若投清温开泄,则祸不旋踵。

针对热病容易伤阴的特点,保护心力,先生常以甘寒(如生地、麦冬)、甘温(如黄芪、党参)并用,甚则加附子。他还很喜欢用六神丸,指出:“六神丸并可兴奋心肌与脑神经”、“热病心力衰竭用附、桂则人畏惧,用六神丸既能强心,又不遭谤。”热病心衰或中毒性休克用之,每奏良效。《冯氏锦囊》全真一气汤(人参、熟地、麦冬、五味子、附子、牛膝、白术)先生常用之。此方乃参附汤、生脉散合方加味也,温阳而无升浮之弊,育阴兼有化气之功。30年代亲见先生以此方为主治湿温重证,获救者众。有时虽见高热呓语,但病入极期,正不胜邪,毅然舍病救人,竟以此汤加减而获验。虽说此法得力于张景岳、高鼓峰辈,然非先生孰能为之?诸如此类,均属越出常规,无怪乎太炎先生有“成之胆识过人”之誉。

(三)自出新意

章先生学淹众长,自出新意。其临证推究病因,细致入微;疏方不落俗套,针对性强;用量或轻或重,恰到好处,令人耳目一新。

先生治病既从整体着眼,也不忽视局部病灶。他往往将辨证与辨病结合起来,探索疾病的症结所在。例如湿温(肠伤寒),其病灶在肠,2 周以后,当警惕肠出血,斯时如能在辨证论治的前提下,选用直清阳明、坚肠抑菌的药物,则不仅有直接针对病原的意图,又有防止和治疗肠出血的作用。先生从《伤寒论》葛根芩连汤悟出"苦以坚之"之法,常参用川连、黄柏、苦参、生地榆、荠菜花、银花炭、白槿花、乌梅、白芍等。这些方法,是不背古意,而又高于前人的。

再如胃痛,先生对其治疗也是很讲究辨病的,例如他往往从胃病是否有节律,是否泛吐酸水,得食是否痛减等诸方面,来判断是否为消化性溃疡。当然,如能通过必要的理化检查,更可确诊。而一旦辨明其为溃疡病,则表示胃部实质之变化,多采用叶氏养胃阴的方法,同时针对性地护膜医疡,促使局部病灶之恢复。止痛也罢,制酸也罢,补中也罢,都不能离开溃疡这一前提。先生曾经指出:"凡此等证进用香燥刺激之品,未有不偾事者。"他因此创造性地运用大剂的杏仁(一般用至 24 克)等富含油质的药物以解痉镇痛;以白螺丝壳、煅鸡蛋壳、煅瓦楞子、滑石等含有钙质的药物以制酸;以象贝、马勃等药以消炎;以象牙屑、琥珀、五灵脂等化瘀生肌,避开了习俗常用的香燥理气之品。并创订了一些治疗胃溃疡的方剂,如用凤凰衣 30 克、玉蝴蝶 30 克、轻马勃 20 克、血余炭 15 克、琥珀粉 15 克,共研细末,每服 2 克,每日 3 次,食前服。实践证明,这些验方是经得起重复验证的。

先生具有广阔的知识面,临证触类旁通,多有巧思。他说:"为医者,仲景之书固不可不读,而于历代各家医集,晚近中外科技书籍,以及其他小说笔记之类,凡有关医道者,胥应浏览,识见广遽,而后临床辨证论治,自可左右逢源,得心应手。"例如验方通痢散,即是他从章回小说《镜花缘》中得来,原名"治水泻赤白痢方"(川乌、杏仁、羌活、生熟锦纹、苍术、甘草),此方组合巧妙,对痢疾、泄泻初起,确有疗效。观先生治痢,初起多先荡涤,尝用大黄;腹痛必佐温药如附子;治痢之积滞,而里急后重者,尝用大剂杏仁,这些显然是受了通痢散的启示。此外,他很留心民间草药和有效的验方,曾多次提示后学对《千金》、《外台》作深入的研求,所谓铃串单方之称卓效者,一般人以为秘方,实则多出上述二书。一些验方、草药,当时时医以为不屑一顾,而先生只求实效,常常乐于采用。其中如白槿花治痢、马鞭草截疟、凤尾草治带、苎麻根止血、仙鹤草强壮等等,收效较著。

先生对本草的研究,下过很深的功夫。一些药物的作用,诸家之说难以相互印证,先生经实践后予以确定。如柴胡,认为其功用有三:一祛瘀、二解热、三泄下,治热病有时用至 24 克。不拘"葛根耗胃汁"之说,用于解热,其用量曾达 30 克之多。用望江南治热病便秘,证明其作用缓和而可靠。用紫花地丁治温热病,取其能排泄毒素。凡此引伸扩展,使人尤多启迪。他非常擅用虫类药物,如蜂房、蜣螂虫、蕲蛇之用于痹痛;蟋蟀、蝼蛄、地鳖虫之用于积聚肿胀;蜈蚣、全蝎之用于偏头痛,均积累了宝贵的经验。

在先生的医案中,经常将中西医学理论合并讨论,对中西医理论的疏证与沟通,提出很多创见。如:"古人物质属之血,功能属之气";"宣肺多是祛痰剂,肃肺多是镇咳剂";"甘温能除大热者,增加其体力,使其热自退之法也"等。对于妇科调经方面,更多发挥。如:"考经不正常,恒能引起胃证候","古人用平胃散通经,即是此理";"室女停经、萎黄病、子宫结核、内分泌障碍病,皆可以望、切两诊得之,惟神经系之变化,则少迹象可寻";"月经之生理虽在卵巢,亦受神经之支配,古人调经多用疏肝,即此理也"等。先生学富心灵,立论不同凡响,足资我们研究与学习。

先生善集各家学说之长,又参合西医学之理论,其辨证,明晰精微;其用药,机动灵活。

案语从无空洞肤泛之词，悉皆辨证识病之要。并善于用辩证法来指导医疗实践，抓主要矛盾，透过症状现象，认清疾病实质。处方简练，击中要害。用药剂量，或轻或重，往往出奇制胜，每收著效。

以上简要介绍了次公先生的生平和他的学术思想。先生离开我们已近20个春秋，其音容笑貌，宛在眼前。春风化雨，赖有良师。"发皇古义，融合新知"，是先生之志，亦先生未尽之业也，将激励我们加倍努力，为发扬国粹，实现中医现代化而奋斗终生！

（原载于《新医药学杂志》1978年10期）

八、章次公的学术经验及其“医案”

江苏省中医学会　缪正来

章次公先生(1903—1959),名成之,江苏镇江人,曾任中央卫生部中医顾问,是享有盛名的中医先辈。他对于祖国医学造诣颇深,在几十年的医学实践中积累了丰富的学术经验,这在江苏科学技术出版社出版的《章次公医案》(以下简称《医案》)中充分地体现了出来。《医案》是由章氏门人集体整理、朱良春执笔汇总。其稿件汇集后,朱氏曾嘱余协助修葺。在先睹《医案》之际,深感章氏学识渊博,经验丰富,辨证遣药,独具一格,且创见颇多,对后学很有启发。现择其要者,试作粗浅的探讨。

寒温并存,各取所长

章次公说:“寒温两家没有不可逾越的鸿沟”。所谓鸿沟,由来已久。一种观点认为,“法不离伤寒,方必遵仲景”始为治学之道。如徐灵胎曾说:“仲景之方乃集千圣之大成,万世不能超出其范围,而唐以后的方子,呆板肤浅,缺乏生机,可法可传的绝少。”另一种观点则认为,“古方不宜于今病”,罗太无说得更具体:以古方治今病,好比“拆旧屋,对新宇”。章氏鉴于两者的激烈争论,前有古人,后有来者,余波终不能绝,于是根据自己几十年的临床经验体会,提出了十分公允的评价。他说:“仲景之书,确是大经大法,有启迪后人的作用;清代叶天士等总结前人的理论与经验,阐发温病学说,正是对《伤寒论》的发展。”

他认为寒温两家各有短长,应该互相取长补短,而决不能各执一端,以偏概全。关于辨证问题,他曾一针见血地指出:“吴鞠通以为温病当论三焦,不可循六经,谬矣!”(《医案·温热门》,以下简称某某门)而温病以卫气营血为辨,是伤寒六经辨证的发展,既相互联系,相互印证,又相互区别。关于治疗问题,认为宜乎经方抑或时方,应该以“证”为依据,如在《感冒门》中说:“暑令感冒,恶寒无汗者,不忌麻桂;今有汗,且不甚恶寒,则清代医家之法尚矣。”

按照章氏的标准,寒温两家的是与非,只有通过临床实践来检验。兹举两例,以资印证:

例一　丁弟,热病延长二候以外,而神志迷蒙者,其病位多半在肠。仲景则以为白虎证、承气证。清代则以为伏气温病,有湿重、温重之分。苔腻者湿重,病者其苔并不腻,而神志时明时昧,温重也。方用“连翘12克,天竺黄2.4克,黄芩9克,蚤休6克,石菖蒲12克,带心川贝6克,青蒿9克,大地龙9克,陈胆星5克。另,紫雪丹1.2克,葡萄酒送服。”(《儿科·温病门》)

此例为热病极期,高热,神志迷蒙,按伤寒六经辨证,则属于阳明范围,其治不外白虎、承气之类。临床实践证明,此种“温重于湿,邪陷心包,清窍为之壅塞”的证候,攻下降火不能解,白虎、承气非其治,惟以局方至宝丹或紫雪丹之类最为的当。所以案中提到患者服用清热解毒、逐秽宣窍的紫雪丹后，"谵语神蒙立止"，取得了显著的效果。

例二 刘女，吞厚朴末，闷已瘥减。湿温症之闷大别有二：热度高时，心脏不强之闷，其脉多虚弱；热不高亦闷者，营养缺乏居多，仲景称为虚痞。此二者，党参皆能治。……病者汗多，面色不华，虚象居多，芳香类药不宜常服。世人只解芳香化浊（杏子厚朴汤），不解甘温健脾（如泻心汤），仲景之说，衰佚久矣。治以"川连 1.2 克，姜半夏 9 克，干姜 4.5 克，党参 9 克，黄芩 6 克，粉甘草 3 克，生姜 1 小块，厚朴末 2.4 克（分 2 次吞）。"（《暑温・湿温门》）

此例为湿热氤氲，中焦受阻，治之常法为芳香化浊。但"病者汗多，面色少华"，脾虚作痞，其治则又当别论。变化在证，活法在人。昔吴鞠通取泻心汤中的苦降辛开，作为治疗湿温之一法，今章氏取泻心汤苦辛甘温并进，用于湿温之虚痞；二者同中有异，均服从于临床的治疗需要。

上述例一，说明湿温证中的高热、神昏，尽管可以归纳为阳明证，但其治疗则宜用时方，而不可拘守伤寒之法；例二说明湿温中的某一证候（如痞），其治疗则以仲景之法（如泻心汤）为主。于此足证，寒温两家可以互相为用、互补不足，而判断其是非，不应以古今为界限，而应以临床实践效果为标准。所以章氏指出：对于《伤寒论》和温病学，"我们应该去粗取精、去伪存真地继承下来。对继承祖国医学遗产，绝不应该划分派别，各立门户"。

博采众方，择善而从

章氏积数十年的治学经验，深感"勤求古训，博采众方"之重要，他指出："为医者，仲景之书固不可不读，而于历代各家医集，晚近中外书籍，以及其他小说笔记之类，凡有关医道者，胥应浏览。"

1. 通幽入微

章氏博览群书，深入发掘古粹，甚至如章回小说《镜花缘》中的一则验方，也撷取为用，施之于临床。

病例 肖男，便红白黏液，临圊腹痛后重，予验方通痢散：炮附子 6 克，杏仁 15 克，羌活 6 克，生熟大黄各 4.5 克，苍术 9 克，海南片[①] 6 克，粉草 3 克。本方出自《镜花缘》，原名"治水泻赤白痢方"，此用原方加槟榔，以附子易川乌而成。方中寒温并用，能去滞、散结、止痛、安中，可治多种痢疾和腹泻。羌活一味，非为祛风而设，意在协同附子辛散，增强止痛作用。

朱良春得章氏之传，将此方制为散剂，改名"痢泻散"，谓曾经"历年试用，证明治疗泻、痢的效果良好"。（《汤头歌诀详解》155 页）。

2. 兼收并蓄

章氏善集各家学说之长，择其优者而从之，而并不囿于某家，泥于某法。所以姜春华教授说："章氏学医于丁甘仁先生之门，又师事于曹颖甫，但他能不泥于二家。"兹举数例，以见其一斑。

---

① 海南片即槟榔片，《中国药学大辞典》中有海南槟之称。

（1）在诊治"余热总不能尽，面色萎黄"的暑令感冒时，师"东垣于暑令之热多用补药"之法。（《感冒门》）东垣清暑益气汤将益气、敛阴、清暑之品冶于一炉，用于"气虚身热，得之伤暑"之证，确是一首有效良方。

（2）对于湿温"两候终了，转入极期，高热不退，耳聋、谵语，脉微欲绝"的危候，毅然效仿"张景岳治京师一少年，舌焦神愦，以大剂温补回生"之法（《温热门》），急用参、附以挽将脱之阳，生地、生脉散以救欲脱之阴。如此高热、谵语之危症而投参、附之剂，乃鉴于"脉微欲绝"，为舍标求本，救人为先。

（3）《温病门》对于病温发热，"神识有恍惚状"的证候，认为是"虚人患温，用药最难，盖虚当补之，而补有碍邪之弊，不补则正气不支"。指出："喻嘉言谓虚人于解表药中加参，其效乃捷，实有至理。"方用清热解毒、化浊利湿的甘露消毒丹、鸡苏散等品，加入大量党参（24克）为治，即从喻氏人参败毒散悟出。又《泄泻门》治疗"恶寒发热……腹痛、泄泻"之证时，指出"喻氏逆流挽舟之法，本为下痢夹表而设，其实治泄泻亦可用"。因此方取羌、防、柴、葛等既可解表，又能升清之品，所谓"鼓舞胃气上腾，则泄泻自止"。

（4）章氏说叶天士辈用药轻描淡写，然于胃病而用养阴之法者，逾越东垣，正是独创之处。所以他治疗溃疡病而属胃阴不足之证，多遵叶氏"忌刚用柔"之说，常以泄肝热、养胃阴并重。

从上述可知，章氏往往法从古人，方由自裁，运筹自如，灵活而巧妙，是善学活用古法的典范。

3. 片玉皆拾

章氏治学不分古今，且即使一药之妙用或一种独特配伍法，均师之从之。例如对哮喘而盗汗仍用麻黄者，乃从王旭高"麻黄是开达肺气，不是发汗"之说；治肺痨阴虚潮热，喜用桑叶与枇杷叶相伍者，乃取陆仕谔"桑叶为肺家之肝药，枇杷叶为肝家之肺药，二味同用，大能清肝肺之热，降气通络止咳"之说；用温潜法（如以附子温阳，磁石、牡蛎镇潜）治疗小儿入寐惊惕、汗多溲少而手足不温之证，乃仿徐小圃先生之经验（谓此法可使水火阴阳复其常态）。由此可见："章先生不厚古薄今，他用古代的理论经验，也用现代的理论，也乐用现代人的好经验。"

突破陈规，引申扩展

章氏治学是学习古法，师事名家，但又不受古法名家所缚。他总是在继承前人广博的理论经验的基础上，结合临床实践提出自己的见解，作到了有所创造、有所发展。下列 4 例，可以说明：

1. 破《伤寒论》禁下之例

《温热门》任案曰："热 6 日，其热不甚壮，而神色有迷蒙状，不更衣 6 日，时作呕，苔垢腻。此阳明腑实证，当急下存阴。"据《伤寒论》记载："伤寒呕多，虽有阳明证，不可攻之。"（宋本 204 条）历代注家对此条多随文衍义，如成无己注释说："呕者，热在上焦，未全入腑，故不可攻之。"章氏根据临床经验，认为此呕与便秘有关，腑通则呕自止，所以急用大承气汤加养营润肠之品。这说明章氏坚持实践第一,敢于突破大经大法的框框,而毫不因循守旧。

2. 不泥于经先期属热说

如《月经不调门》董案载:“经行先期而少,腹胀,色淡如赤豆水,手足不温。先期属热之说不可泥。”因此治用温中暖宫,补肝肾、益精髓之剂。然而对于“经先期而量多,一来复仍色鲜不净,面容与脉皆不足”的病症,则断为“肝脾不能藏统”,治以温养气血,补益肝脾,兼用镇摄。考女科专书,均持月经先期为热,后期属寒之说;所以一般前者治用凉血,后者治用温经。但章氏则打破陈规,以证定论:据前例经量少而“色淡如赤豆水,手足不温”,诊为虚寒宫冷;后例经量多而“面容与脉皆不足”,断为肝脾失统。这启示后学,仅仅月经先期,不能决定月经病变的寒热虚实,必须综合症状体征、经色经量、苔质脉象诸方面,才能作出正确的判断。

3. 创柴胡三用

柴胡功能退热,疏肝解郁,已为世所公认。但章氏用柴胡则别有见地,对于泄泻“高热者清之,不畅者通之”,用柴胡。其门人注解说:先生认为柴胡既能清热,又能泄下,故用之。对于小儿伤食便秘而腹痛者用之,其按语谓:“柴、枳同用,深得推陈致新之妙”。柴胡且能通大便,是先生的独到的经验。先生论柴胡功用有三:一祛瘀,二解热,三泄下。章氏通过临床实践,验证柴胡确有三种作用,便在继承的基础上前进了一步。

4. 持葛根“内升胃津”之说

关于葛根的应用,自张凤逵、叶天士倡“葛根耗胃汁”之说后,对热病津伤者均不敢用。唯章氏则认为不然,他治疗湿温“热 9 日不退,舌边尖红绛,呈三角形”者(《湿温门》),于清热养阴渗湿药中伍用葛根 30 克,取其内升胃津以滋肺,外散肌表之热。并指出阴液为抵御外邪之根本,盖此病初起阴液即耗,将来之变化殊难逆料,治疗亦颇困难,拟滋阴则碍邪,拟化湿则损阴,于是设甘寒、苦寒、淡渗并进之法。《本经》载葛根“主消渴”,《本草备要》谓其“止渴生津,开腠发汗,解肌退热”,殆为章氏坚持葛根并不耗胃汁,且放胆用于热病津伤者的有力根据。

上述数例体现了章氏的以下学术思想:①对方书中的某些禁条、论说,需要通过临床实践的再检验;②继承传统医术,不可芜菁不分,囫囵吞枣;③在实践的基础上,要勇于突破陈规,提出新的见解和方法。

治胃治肠,独创一格

1. 关于胃病的治疗

(1) 独创新方。功能治疗溃疡病,药用凤凰衣 30 克,玉蝴蝶 30 克,轻马勃 20 克,象贝母 20 克,血余炭 15 克,琥珀粉 15 克,共研细末,每服 2 克,一日 3 次,食前服。这张验方之制,既不效仿古人,又不同于流俗。凤凰衣可用于治疗淋巴结核、溃疡不敛。它是先生治疗溃疡病的常用之药。玉蝴蝶善治肝胃气痛、疮口不敛,还有补虚、宽中、促进食欲之功。其与凤凰衣同用,起协同作用。马勃既能止血,又能疗疮。象贝母具有清热泄降、医疮散结之功,对于溃疡病之胃痛吞酸,尤为适当。琥珀不仅为镇惊安神药,而且有化瘀止血、疗疮治痈作用。血余主要有消瘀止血作用,与琥珀同用,治溃疡病出血极佳。

(2) 善用杏仁。杏仁一物,历代医家都用作祛痰止咳,利胸膈,宣肺定喘,而用其专治胃病者则绝无仅有。笔者粗略统计,在胃病80案中,用杏仁者达40次之多。其用治胃病的适应证主要为:①胃病、胃脘痛(或胀),食后定时作痛;②胃痛而心痛彻背,背痛彻心;③上膈隐痛、两胁痛、少腹痛而口唾涎;④吞酸嘈杂(且脐上板硬而痛),胃酸过多,胃中灼热;⑤消化不良,腹膨大便不利;⑥木克土食入则吐;⑦心下痞。根据胃病80案归纳,在配伍方面,最多与当归、桃仁、五灵脂、延胡索、川楝子等同用。他如,痰瘀郁结而胃酸过多者,加煅瓦楞、贝母;胃阴受灼者,加杭白芍、麦冬或沙参、玉竹;胃有郁热者,加连翘、黄芩(或黄连);呕吐者,加旋覆花、伏龙肝;气滞者,加乌药、佛手或枳壳、沉香曲;便秘者,加全瓜蒌、玄明粉或大黄、枳实;脾失健运者,加党参、淮山药、云茯苓;因胸襟拂逆而胸次窒闷者,合越鞠丸加减,痰湿蕴中者,合二陈汤进退;寒凝中焦者,加吴萸、姜、桂甚或附子等等,均为章氏配合杏仁治胃病的随症变通之法。关于杏仁的用量,最大达45克,一般多在15~24克。章氏认为,"杏仁中之氢氰酸可以镇痛,杏仁之油可以弛缓痉挛。氢氰酸本有剧毒,可在胃肠道吸收而引起吐泻、腹痛等中毒反应。但这里杏仁用量如此之大,未见中毒记述,足见章氏是经验积累,已深得其中三昧。

(3) 引用薤白。薤白辛温,能温中通阳,散阴寒之结,习惯多用于胸阳不振之胸痹;而章氏则用其治疗胃病,如胃脘痛、上膈隐痛、胸次梗介、上腹闷痛、心下痞、泛酸嗳腐气等症。有时还与滑利下气的皂角子及泻肺利水的葶苈子同用。其按语谓:治胃选用皂角子、葶苈子、薤白头等,则超乎常规用药之惯例,而为章师独特之经验。

2. 关于痢疾的治疗

章氏云:古人有红痢属热,白痢属寒;白属气,而赤属血,其说不可拘。赤痢有用附子者,白痢有用黄连者。前者镇痛,后者消炎,拘泥寒热便不可通。他告诫后学,读书不可生吞活剥,不能仅凭便泄之红白,而应以整体状况、证候全貌为判断的依据。

(1) 对痢疾初起,喜用油当归、杏仁、郁李仁等油类润下剂。当归,甄权谓其治"下利腹痛",李时珍说它能"润肠胃","排脓止痛"。据实验报道,当归煎剂对痢疾杆菌、大肠杆菌有抗菌作用,其挥发油有镇痛作用。杏仁和郁李仁,均为油质润滑剂,二者相伍,功能疏利开达,破壅降逆,推动肠道积滞;而且均含有苦杏仁苷,章氏认为其水解产生的氢氰酸,具有镇痛作用。此三药润下利气而不伤正,老弱妇孺皆宜。

(2) 苦桔梗、败酱草,亦是章氏喜用治痢之品。前者辛开苦泄,为祛痰之药,仲景用其治肺痈吐脓;后者辛散寒降,可治疮痈肿毒,为解毒排脓之佳品,仲景用以治肠痈有脓。章氏以其药理相通,引用二药排脓清肠,很能启发思路。

(3) 无论痢之急慢,章氏多以通中寓敛,敛中寓通,突破方书"邪未去,不可敛"的治痢禁条。其常用收敛药,除一般医者习用的石榴皮、诃子肉、乌梅肉等外,最喜用而多用的是艾叶、陈红茶、熟大黄三味。据现代药理研究,三者对痢疾杆菌、伤寒杆菌及大肠杆菌均有抗菌作用。

此外,还常用吸附收敛止泻剂,如百草霜、山楂炭、枳实炭、地榆炭、十灰散等,一方面吸收肠内毒素,一方面以止肠黏膜出血,立法亦颇具巧思。

(4) 对于慢性阿米巴痢,治用破气攻下法,药如海南片、黑白丑、大戟、续随子、十枣丸以及台乌药、小青皮等,或同时应用苦参子(外包桂圆肉),或兼用乌梅丸。其中除乌梅丸为肠道驱虫剂、苦参子对阿米巴痢有特效作用外,按章氏体验,“破气药多寓有杀虫之意”,“下者亦驱虫之一法”。

细究章氏治胃与治痢的机制,除了个别的特殊治疗外,二者的共同点是:①调节胃肠的升降出入功能,所谓疏利开达、破壅降逆(包括宽中通下),即是此意;②宣通行滞以止痛;③治疮,为胃溃疡和急性痢疾的共同着眼点;不过因证候各异,病理有别,所选用的药物各不相同而已。此三点,理虽通古,而方多独创。所以说,章先生的医案、处方、用药,有独到之处,值得我们学习;尤其他的革新创造精神,更值得我们学习。

结　　语

(1) 章氏博览历代各家医集,业精于勤;提倡“发皇古义”,吸收各家学说之长;而且在实践中,多有创造革新。如果将他誉为既是继承祖国医学的大师,又是发展、创新的功臣,并不为过分。

(2) 章氏于病皆穷本求源,细致辨证,透过症状现象,认清疾病本质,而后“谨守病机,各司其属”。尽管他在某些医案中“融会新知”,采取辨证与辨病相结合的方法启发思路,但他始终把握住辨证施治这个核心,提出临床要“药随证转”,灵活为是。

(3)《医案》的字里行间贯串着章氏的丰富学术经验,是他留给我们的一份宝贵财富。虽然“这部医案仅仅是他门人记载的一部分,没有全部把他的经验留下来,但从这一部分,我们仍然可以学到他的治疗经验,学到他辨证论治的方法”。

章氏学验俱丰,本文所论,不足概其全貌。诸如善用虫类药,经方与单方并举等等,均为其经验之长,有待深入地探讨。

(原载于《新中医》1981 年第 4 期)

九、外狂内谨的章次公(节录)

上海市政府参事室　何时希

亦狂亦庄

章次公先生的个性,是亦狂亦庄。但是"观其书而知其人",貌相恐未必能窥其内心,凡是曾见他书法的人,若震其狂名,一般不信为他的手笔。他曾为《何氏八百年医学》作序,古文既严谨,书法作端楷,完全是"正襟垂绅"的颜真卿法度,可惜这篇墨迹已失于浩劫之中,后来我倩姻长医史学家朱孔阳重书一遍,也是十分可爱的端楷。用书法以合他性格,确是相符的。记得1956年时希初膺卫生部之聘,到中医研究院工作,章氏闻讯即来相见,拍肩拥抱,亲热之至。正色对我说:"你来得好,此间有网罗五湖四海的医林人物,你熏接久了,就可觉得过去囿于一家一派,一时一地的学说和药,是狭隘的小天地了。"他比我先到北京一年,已有这样深入的观察和体会,岂可谓此公"心中无城府"耶。我深信之,以后随时在专题研究时看看各家的用药,学术讨论时听听各家的宏论,不以异于旧所闻见者而排斥于脑外,从而更深思运用,似乎当年我在武术名家王子平所教的长枪短剑之外,又多得了一套大刀阔斧之法。这是章氏对我的启示。

记得五代时有位名书家杨凝式,有人咏他的书法:"世人但识兰亭面,欲换凡骨无金丹,惟有洛阳杨风子,下笔直到乌丝阑。"因为梁、唐、晋、汉、周五朝易代之际,杨凝式能久官少师,成为"五朝元老",人们称他为"不倒翁",这是历史上"佯狂避世"的典型人物。而章氏则不然,是慨夫中医不中不西,心中块垒难消,意气未平,此老实是一位忧国忧医的有心人。

"入朝见疑"

但是,"女无美恶,入宫见嫉;士无贤不肖,入朝见疑"。由开业中医进而膺聘到卫生部工作,也可算是"入宫、入朝"了吧,因为在北京,高干会诊和广大市民求诊,得到卫生部中医司和中医研究院的医生诊疗,一般都比着清代的"太医"了。不想章氏入京以后,就受到歧视和中伤,"边幅不修"、"仪表不整"、"语言爽直"、"学说有偏见"等等头衔,即出之于某人之口,影响了他工作的安排。甚至还说不适宜学术工作和不宜高干诊疗,不知他在上海时,正是负责华东疗养院的主要高干诊务者。结果,事实证明,他自任北京医院中医科主任后,以疗效来回答谗言的折磨,回到家里借酒浇愁,狂饮当哭而过早地离却了人间,古人云"流言烁金",章氏纵然不是十足的赤金,但毕竟是被消烁的医林杰出人物,是相知之人无有不惋惜的。

古语有“愁能伤人”，对次公处于卫生部中医顾问之地位，而常战战兢兢，过着忧谗畏讥，“谨小慎微”，犹如“童养媳”的生活，和他“放浪形骸”的习性是完全不相合的。“何以解忧，惟有杜康”，但酒精只能增加肝中毒，因为忧能伤肝啊！因谗因忧而促其年寿，真是我与这位师叔相处以来，难以想到的。

记得抗战胜利，人民由倒悬而登于衽席，出水深火热而盼得大旱之云霓，欣喜可想而知，八年的亡国奴生活是50岁以下的人所不能设想的。但是，中医界却盼来了一片乌云，竟有灭绝之危，“灭亡中医而使之绝种”，与今天的有党和政府的提倡，不但队伍在扩大（不绝种），而且创设了几十所中医学院和中医研究院、中医医院，还在向国外发展（不灭亡），也是次公和我们晚一辈的教师所难逆料的。

当国民政府颁布了中医院、校一律停办，中医停止收徒，今后不再考试中医，停发执照，这一连串的命令，已足心灰意冷，生机断绝。更可恨或者说更可杀，因为他们忘了祖宗文化，而要予以毁尸灭迹，斩尽杀绝，其行为比之秦始皇“焚书坑儒”更狠毒（因为秦始皇对种树、医卜之书不在焚毁之列）。当时章次公早已脱离中医教育工作了，我授课的三所中医学院校一律遵“命”停办了。次公见了我，说：“你是中医界的一代完人，下一辈毕业了也不能领执照去开业，私人医生不能带徒，你这一辈不成为末代的中医，也是中医完蛋之人么。”程门雪先生在旁，大家一同浩叹而已。

“中医叛徒”

次公锐意改革中医之志非常坚定，尝曰：“远西学术东渐以后，吾华固有文化受冲激，咸呈动摇之象，医学其一也。往年予愤国医界人士之苟安糊涂，学术之退化墨守，因自贬为‘中医叛徒’。但恃此养活全家老幼，卖瓜者而自道其瓜之苦，其瓜将无人过问，因此随波逐流，浑浑噩噩，迄今十余年矣。仗列代医学祖宗之灵，社会人士之青眼，亦二房东（按：自赁房屋一栋，以其余屋租与人，称为二房东，大房东者业主，三房客者再赁之人）矣，亦汽车阶级矣，更不敢自道所短。但内心负疚，亦与日俱深。慨乎中医将来之灭亡，不在列代祖宗创造学术之未臻完善，而在社会人士之盲从拥护。试看中医之真价，社会人士不能认识，未必十分严重，因当时（按：也可说直到今天）还得到很多病家的信任。而中医（按：尤其是经党培养的新人）本身不能深入钻研，去继承祖国医学遗产，而首鼠两端，犹豫不定，或者以利为先，不求精进，斯乃真可忧耳。”（其言深入，亦中今病。）

你看，章氏在已成上海名医，居宽裕、出有车之后，还是说出这样的心里话，其人何等的率真可爱。他对中医西医内心里毫无轩彼轻此之意，观朱良春同学供给的几段次公语录可知。他说：“各家学说，互有短长，治学者不应厚此薄彼，能取长补短，其庶几矣！”先生不但能打破寒温的界限，吸取各家学说的精华，而且能打破中西医的界限，力求两者之间的沟通。针对当时中西医互相攻揭的状况，指出：“如果依旧深划鸿沟，相互攻短，那无异是开倒车，阻碍医学的发展。”认为医学当与时俱进，中医从诊断到治疗都需要改革。他曾经这样比较过中西医：“中医的诊断，有些地方虽不及西医，但也有其突出之处，不但诊断如此，中医的一切都是从综合的、整体的着眼，不同于西方医学片面地过于重视局部的变化，如果既从整体着眼，又注意局部的病灶，则辨证论治当更为精切，更接近于了解事物的本质。”这些高论（休作为狂论，在当年确是能够“惊座”，能令人掩耳却走的），在今天觉得还是符合于政策的公允之论。

章次公的医学宗承

次公毕竟是一位诚朴质直,胸中毫无欺诈城府的大学问家。正如前文他的自讼:“随波逐流,迄今十余年矣,全仗列代医学祖宗之灵,社会人士之青眼(这个青眼,很清楚是佩服他治病的疗效,这个疗效出于中药,而不是什么东药、西药),生活很优裕,更不敢自道其短,但内心负疚与日俱深,慨乎中医将来之灭亡,不在列代祖宗创造学术之未臻完善。”这一番老实的供词,在当时是完全正确的。但有声望的大名医,整日忙碌于诊病赚钱还不暇,哪里会有空闲像次公那样关心学术,去杞人忧天,惟有一些生涯落寞,坐冷板凳的医生才做的傻事,而次公医务兴隆,赡家有裕,却能常常大声疾呼,为中医学前途担忧,这真是不可及的前辈风范。

我又想起次公的改革中医方法,那是在五六十年前之事,老医生惟利是图,哪有一些革新的思想,“冬烘头脑”,“犹夏虫之不可与语冰”(不敢说次公是“对牛弹琴”)了。但对青年一代来说,既无西学根底,学的却是中医,如“牛头不对马嘴”,叫他们何所适从呢?前几年在“衡阳会议”上,对中医不能开中药方,开西药方不会写外文,遭到西药房的非议,“不中不西”的中医学院毕业生,不是批评得很严么?次公当年冲锋陷阵的勇气,甘冒“中医叛徒”之讥,抚今追昔,也就是这样,可不慄诸!

治医“因明学”

章次公成长为一代名医家,因素是多方面的。其中很为关键的是他找到了一个很好的治学方法,余杭章太炎先生不愧为他的导师。这位晚清的国学大师治学朴实无华,于岐黄研究有素。对这位后生悉心指点,他要次公研究印度的“因明学”,并引导他接受现代医学,以取长补短。次公国学基础雄厚,亦与太炎先生的影响有关。他后来回顾这段学习历程时,曾说:“我从前问医于太炎先生的时候,先生指点我治医之余,如能对印度因明学加以研究,当有助于察事辨理;如能用印度因明学的方法研究仲景的辨证用药,可以更加深切。”又说:“学问极则在舍似存真,因明一学,乃印度教人以辨真、似之学也。吾国医学发明之早,比勘世界医史实居先进,汉唐两代,注重实验,已向科学之途迈进。金元以还,医家好以哲理谈医,以邀文人学士之青睐,于是玄言空论,怪诞不经,满纸皆是,亘千年而其流未息,其为害非浅鲜矣!频年以任教习,恐其毒侵入青年之脑府也,暂予剪辟,倡言革命,举凡明理之工具书籍,必介其阅读,今年更以因明轨式书案语,教人以因明律令以绳古人之医学思想,朋侪谀我者以为创获,讥我者以为好奇立异,予乃进而教人以因明思辨方法作临诊鉴别证候之初阶,深信舍似存真以范过误,非研求名学莫属也。”(引朱步先文)辨非得是,去疑取实,因明而后能舍似存真,古人云“吾恶夫紫之能夺朱也”,太炎先生之治医,颇有合于今日的“辩证法”。

考“因明”本是佛家语,《辞源》引《翻译名义集》:“大论言五明者,第四为因明,考定邪正,研核真伪。与今西洋之伦理学颇相似。”可证还是“辩证法”。

章次公的书与文

次公的医案，真可谓乍看之无形迹可寻，细考之有凭可据，出于古人又不同于古人，参以新知而无斧凿之痕，到了出神入化之地步。太炎先生对次公先生医案的文笔很欣赏，他见次公的身材比较矮小，因有“笔短如其人”之评，一时传为佳话，谓文章简古也(引朱步先文)。

他为我写的一篇《何氏八百医学叙》，以见其文笔整饬古茂，毫无肤浅缛俗之格，惜原稿已失于浩劫中，乃倩医学史前辈朱孔阳先生重书之，刊入拙著《何氏八百年医学》一书中。孔阳书法亦是凝重质朴一路，他不轻为人作小真书，敬佩次公之为人，乃能着笔，亦可珍也，故并存之，以见一斑。

章次公的生平

拙作只是摭述些亲见亲闻的轶事，又加作者臆见而肆其“月旦”，因此不想涉及传记(文体大都属于歌颂，而又拘束不轻松，缺少可读性)。医业，扬之为天上“天医星”，人间“救世主”，无所不长，无所不治，即如喻昌的《寓意草》之类，自负过高，贬人太甚，读之者信之则或中毒，不信则徨惑中途，实以不读为最得。学术之道，彼一是非，此亦一是非，抽暇读些有用，何必于其中聚讼耶。

他的生卒年是1903至1959年，生存仅56岁，以这样才华横溢的人，过早摧折是不能不惋惜的。名成之，号之庵，为江苏镇江人，著作留有《张仲景传》(《新中医药》连载似乎未见完成，远征博引。拙著《中国历代医家传录》1991年9月由人民卫生出版社刊行中引及很多)、《药物学》、《诊余抄》(以自己见识如实敷说，最为真实)，《章次公医案》则门弟子辈整理而成者。假以岁年，其成就当不止此，惜乎去京以后，整日为谗讥所困，不复能佯狂倚醉，发挥其天真，由一个无拘无束，昌言无忌，下笔“没遮拦”的学者，而一行作吏，违其率性，变为拑口结舌，规言矩行，呜呼，官岂易当哉。故尽心力以寄托于诊疗，挽回了不少口碑。

他的故乡是镇江大港村，与其师丁甘仁孟河故籍相距不远，但乡音不同，丁是一口常州音，而章则镇江口音也。他另一经方派老师是曹家达(颖甫)，在上海行医，《伤寒发微》诸书，确能令人心折，次公于此得益是不少的。

其学古文于太炎先生，则我生也晚，不能及其门而请教，是钦羡不置的。我也酷喜龚定庵，上海学者对龚之推崇远高于太炎，大约年代有关系，章毕竟是近代人。但太炎对单字的运用，似乎和定庵一样是精研训诂之学的，不过龚氏受亲传于舅氏段玉裁，则于许慎《说文》为更近一步。前面次公所撰《何氏八百年医学叙》一文，其文气浩阔，而又意长语短，岂不与定庵有相似处?

他在上海开业时，所收诊金仅及一般中医之半(六角)，深夜出诊也呼之即去，故有“平民医生”的称誉。但因诊号很多，也能累积多金，其本性淡于名利，其应聘去京是想为昔日衷中参西、振兴中医的宏愿可以有所展现，不想境与性违，竟郁郁而不能得志。

次公前文中自谓，不是说“亦二房东矣，亦汽车阶级矣”，他藏书很多留在上海，由其赁屋，而请人居以保管之。但风平浪静之后，其女儿回上海想住入故居，却不能得，闻致于上控，结论如何，吾不忍问闻也。

1946年在全国360名中医考试及格,解放后则中医一派复苏之象,奋发振兴,我尝有诗云:

岐黄历劫忆年年,绝学宁甘自我完,

英明续绝镌心肺,得见春光照眼妍。

次公与我俱已应召为中医工作贡其绵力了,岂不可喜。涉笔次公旧事,不觉已数千言矣,脑中意犹未尽,换个题目谈谈别人吧。

有关次公先生的往事,俞志鸿、朱良春、朱步先三位先生提供资料不少,不敢掠美,故记之。

(节录自何时希著《近代医林轶事》,上海中医药大学出版社印行,1997年)

十、忆上海新中国医学院并怀诸师(节录)

浙江中医药大学 何 任

1995年冬,我看到卫生部一位领导为上海中医药大学写的:"……把上海解放前最有影响的三所中医院校——上海中医学院(上海中医专门学校)、中国医学院、新中国医学院的发展史分别撰写成书,记录了上海中医教育前辈们创业的艰难,这是一件很有意义的工作。这三所高等院校,为我国中医事业的生存和发展,与当局的种种无理迫害,包括勒令停止办学,进行了不屈不挠的斗争。这三所高等中医院校,无论在创办时间、持续时间,以及培养中医人才数量等方面,均居当时全国的领先地位,从而在我国近现代中医发展史上产生了重要的影响。在长期办学过程中,它们不仅造就和凝聚了一批中医教育家,同时培养和输送了众多的中医人才。其中不少人后来成了在全国中医界起了重大影响的名医和学者。中医前辈们的艰苦创业精神,以及他们培养的优秀人才和积累的教学经验,不仅为解放后重建上海中医学院奠定了基础,而且对今天我国中医事业的振兴和发展都有着积极的意义和影响……"作为老校友的我,看了这段话,无限感慨。抚今忆昔,促使我将半个多世纪前的往事,回顾重温。最使我不能忘怀的是当时诸多学术造诣高和诲人不倦的老师的师生情谊,更是回味隽永。

其中,章次公先生为药物学教师,当时上课不多,只是临床实习时去他处。章先生早年就读于丁甘仁创办的上海中医专门学校。师从名医丁甘仁、曹颖甫及国学大师章太炎。毕业后行医上海,同时执教于上海中医专门学校、中国医学院和新中国医学院、苏州国医学院。章先生诊所设在上海菜市路,诊室为一间后厢,光线欠佳,常常开着电灯诊病,诊室虽不宽敞,但病人不少,且多为贫苦者。章先生理平顶发式,身着淡蓝竹布长衫,一种清苦学者之风,使见者感动。每诊病人,必细加问诊。章先生诊金收得很低,对贫穷者不计诊金,反而送医给药。遇重病大症多谨细推详。用方博采,多能挽大症起危疾。章先生指导学生,常参照现代医学理论,并且主张"双重诊断,一重治疗"的诊治方法。他用药简练,主次分明,能击中病害。尤无门户之见,不论经方、时方、民间单方都应用自如。一次实习时,见他用柴胡,用量超过常量甚多。他深恐药铺不能照处方配,就在处方上加注道:"此证柴胡用××,并非笔误。"并盖上自己的印章。其负责之精神,乃至于此。足见其医德之高尚。

十一、次公先生逸事小记

——章鸿远答记者问

章鸿远

按 章鸿远系章次公先生之子，残疾人基金会总干事。本文是20世纪80年代初记者访问的谈话记录，节自《中国残疾人基金会简报》。由史惠甫提供。

你们问我为什么要来基金会义务帮忙工作，我想理由有三条。

第一，我父亲病逝前对我说："没有共产党就没有中国的前途，没有中医的前途，也没有我个人的前途……"他勉励我们几个孩子都要跟共产党走。

我父亲是中医，曾在江南当时最大的一个中医世家丁甘仁开设的中医专科学校学习。毕业后，先在难民医院从医，1937年"八一三"上海抗战不久，他便私人挂牌开业。国民党时代，恐洋、崇洋之风甚浓，在很多人的想法里，既然月亮都是外国的圆，那么药丸就更是西方的灵了。当局根本不扶持中医，任其在民间自生自灭。父亲还算好，渐渐在上海滩上站住了，并且有了名气。找他看病的既有达官贵人，也有共产党人，通过接触和观察，孰是孰非，谁腐败谁清正，父亲心里有了明断。有一次，他去朋友家吃饭，酒酣耳热之际，漏出句："国民党不亡，似无天理。"岂料隔墙有耳，第二天特务便扑上门来，盘问、恐吓、翻箱倒柜……还差一点将父亲关进号子。

新中国成立后，上至毛主席、周总理，下到各地卫生部门，都很重视中医的继承和发展。50年代初期，国家为培养中医人才，创办了上海中医学院，父亲担任内科主任，还兼了华东干部疗养院的特约医生，参加上海高级干部的保健工作。1955年，父亲调来北京工作，任卫生部中医顾问、北京医院中医科主任，参与了对党和国家领导人的保健工作。父亲除为总理、朱委员长、邓总书记、贺帅、叶帅、刘帅等首长看过病外，还给毛主席多次看病。

这里面还有一个小插曲。我父亲调京不久，用三剂药救活了垂危中的林伯渠同志。中央办公厅的一位同志，一天闲谈时对毛主席说："卫生部最近来了位老中医章老，那医术可绝了……"接着将此事报告了主席。主席高兴地说："我早就对你们讲过，中医不比西医差嘛，你们还不信。"过了几天，毛主席感到身体不适，提出让卫生部新来的章老来给他看看。父亲去了，秘书将他引进主席的办公室，见主席正伏案批阅着什么，他请秘书莫去惊动，自己坐在一边的沙发上悄悄等候。过了一会，主席放下笔，抬头看到一个穿干部制服的人坐在一边，就问："卫生部的章老来了没有？"父亲赶忙回答说："我就是卫生部的章次公，是奉召前来给您看病的。"主席细打量了一会父亲，"你还不老呀，年纪也没有我大，怎么称章老呢？我可不喜欢别人称我毛老……"说完哈哈大笑起来，态度十分平易、随和。

父亲生前还是全国政协委员、中国医学科学院院务委员。因患肺癌，经多方诊治无效，于1959年11月6日在北京逝世。

第二，做人，应该“士为知己者死”，对吧？尤其是咱们知识分子。你们俩哪个学校毕业的？哦，复旦，有名气的大学。我是北京师范学院中文系1964年毕业的，毕业后一直在中学当教师，现在教历史。在中国，多少年里，咱们知识分子、尤其是党外知识分予，被人信任、被人理解不太容易……

朴方过去我不认识。父亲虽然给邓小平同志看过病，但他不允许我们孩子去串人家的门。我知道朴方的情况是在1973年。这年，卓琳阿姨找我去她家。她委托我去打听一下全国哪个地方有治疗截瘫的中医，我才了解了朴方的情况。卓琳阿姨的神情是很焦急的，“可怜天下父母心”嘛。吃饭时，小平同志也来了，这时他刚刚出来工作。我发现经过这么些年的磨难，小平同志的精神依然矍铄，心境依然豁达、乐观，他指着一盘粉蒸肉，对孩子们开玩笑说：“有你们妈妈在，我就不敢吃肥肉了。”卓琳阿姨应道：“不是不让你吃，你得爱护自己的身体……”女儿接着说：“爸爸，以后你趁妈妈没回来前先偷吃上两块，或者等到妈妈离开饭桌后再偷吃。”全家听后都开怀大笑起来……席间，小平同志为我斟了两小杯葡萄酒，问了“文化大革命”以后我家和我的情况，并要我有空多来玩。

回来后，我马上写信给我姐姐。姐姐找了一位父亲生前的好朋友，通过他将当时上海的所有中、西医的权威，包括还未“解放”的，全部找来，冒着酷暑，就朴方的病历和片子讨论了三天。这是一次中西医团结得很好的会诊，主持者是丁济民先生，上海中医界的权威，他是我前面跟你们说起过的丁甘仁的孙子，会诊后得出的结论却是以外科手术为主、以中医治疗为辅。会诊后，上海方面派了两位最好的外科医生来京，为朴方动手术，可打开一看，不行了，骨髓已经纤维化了，又给缝上。两位医生都说：如果早开刀，就不至于这样……林彪、“四人帮”一伙整人就整成了这样，让你想救都没法救！

1978年我到301医院去看过一次朴方，那时鲁光也在。1980年又见过一次朴方。到了1983年1月，鲁光把我找去，说：“朴方和我商量了一下，世界上许多国家都有为伤残人服务的机构，我们国家却没有，我们也想搞一个……”当时他们的设想是推动社会各界力量成立一个康复中心，还没有想到要搞基金会。因为他们行动起来都很困难，想要我帮他们多跑跑。从此后，他们一般去哪里，我都得去联系，并看看轮椅进得了进不了，有没有电梯……到他们去的时候，我还要组织人来抬轮椅，连车带人三百多斤，得四个人抬一辆。另外，邓朴方、王鲁光需要我干什么，打个电话来，我就去跑。他们交代我办的事一般都比较急，一个上午往往要跑上四五个地方，甚至七八个地方，当然都是上完一周九节课去跑。我的心情是：他们的困难就是我的困难。要个具体例子？让我想想……基金会筹备组成立时，办公费一时批不下来，我就请在香港当一个公司董事兼总经理的大学同学捐赠了5000元人民币，还有旅游车、复印机、电话机、照相器材等东西，解决了燃眉之急。

第三，我从小受父亲耳目濡染，接受的是传统教育，一个人活在世上，该有益于国家，有益于人民。

父亲生前不贪财。在上海开私人诊所那一段，他每天拿出二三个小时专门为穷苦人治病，其中还有乞丐。看完病，他们拿着签有父亲名字的药方到指定药房去拿药，无需花一分钱。逢年过节时，我亲眼见过父亲用口袋装满洋钱，派人去药房结账。除了施诊、施药以外，父亲还送钱给别人。他有一个学生，是研究中医学史的，自己不会看病，自然没有进项。父亲为了让他潜心于研究，长期负担了他一家人的生活费用。从私人开业到中医学院任教，从上海调来北京,父亲的收入都减少了,他却都痛痛快快地来了。说起来,别人也许不相信,像我父亲这样长期私人开业、又有名气的老中医,死后只留下 1000 元的存款……父亲曾说过这样一句话:“有人有九十九元钱的命,老想添一元,变成一百;我是四五十元的命,也不想去赚。”

父亲也不争名,对荣辱处之淡泊。在上海时,无论是领导同志来看病,还是勤杂人员来就诊,到了他的诊室都得排队。还有一件事,给我印象也挺深的:父亲当了全国政协委员,我都不知道,我是从报纸上看来的。回家后,我乐呵呵地说开了,父亲见后,痛骂了我一顿:“我当了政协委员,你没有必要这么高兴。这是我的事,你得靠自己去努力……”

所以,我现在给基金会办事又怎么?比起父亲,我差远了!邓朴方、王鲁光找到我,如果我不愿来,那肯定还有别人会来;可我来了,便给我的生命注入新鲜血液,让我生活得更有意义、更有价值,因此我乐意这一义务工作。

十二、缅怀章次公先生

上海市第一人民医院 张镜人

章次公先生是近代著名的中医学家，毕业于上海中医专门学校，不仅学识渊博，而且临床经验宏富。处方用药，常别出心裁，另辟蹊径，取得良好疗效，夙所景仰。先生谢世已四十四年矣，今年为先生百岁诞辰，阖家子女，缅怀尊翁对中医学事业的贡献，建议征集先生手稿、书信、照片及题辞，编印成册，并邀请亲朋、好友、医界同仁、门弟子等举行一次座谈会，以资纪念，孝思不匮，值得弘扬。特检奉昔年因公赴北京卫生部喜晤先生合影一帧，和一九五二年元旦过临寒舍，承惠赠浏阳刘氏《伤寒杂病论义疏》一部之跋语，借襄盛举。并成五言诗一首，聊申缅怀之忱：

精湛方暗溢，淡泊志能明。
私淑医门晚，心香一瓣情。

十三、技高德昭的一代宗师

——怀念先师章次公先生

上海中医药大学附院　钱伯文

章次公先生(1903—1959)名成之,号之庵,江苏丹徒人,是我国近现代著名的中医学家,解放前长期在上海从事中医临床和教学工作,解放后应邀赴京,任卫生部中医顾问,兼任北京医院中医科主任及中国医学科学院院务委员等职,并参加党和国家领导人的保健工作。

章师一生治学严谨,博采众长,自成一家,尤重药物研究,临床注重实效,不但技高,而且德昭,可谓一代宗师。伯文有幸于新中国医学院求学期间,得先生教诲,收益良多,受益终生。值此章师诞辰100周年之际,谨以此文,表达对先生的景仰、怀念之情。

章师早年因胞兄患肠伤寒不幸夭亡而立志学医。时上海丁甘仁先生创办“上海中医专门学校”,乃从丹徒故乡负笈就读。丁甘仁先生乃孟河学派之代表人物,学术上不仅融经方、时方于一炉,且又多有创见;章师又曾师事经方大家曹颖甫先生,深得曹先生赏识,而尽得其真传。章师受两位名师的熏陶,对中医药古代经典,如《内经》、《伤寒》、《金匮》、《纲目》等逐一精研,从中汲取营养,但章师又不为其所囿,而能博采众长,自成一家。主要表现在以下几个方面:

1. 无门户之见

章师在治学上无门户之见、派别之争,主张博采众长,以避其短。章师认为:“各家学说,互有短长,治学者不应厚此薄彼,能取长补短,其庶几矣。”“为医者,仲景之书固不可不读,而于历代各家医集,晚近中外科技书籍,以及其他小说笔记之类,凡有关医道者,胥应浏览,识见广邃,而后临床辨证论治,自可左右逢源,得心应手。”对后学者总是倍加鼓励。对于不同的医家,他主张:“但问其学说之是非,不问其人在历史上之地位如何,苟仲景学说有背科学,则其罪与庸医同科,若铃医有一方之效足录,则位亦与仲景同等。”

2. 融寒温一炉

章师的学识十分渊博,对仲景之学和明清崛起的温病学说都有很深的研究。针对当时的寒温之争,章师深有感触地说:“宗仲景者,每歧视清代温热家言,而温热家亦诋毁经方,互相水火,历三百年而未已,其实均门户之见而已。”章师认为,温病学说是《伤寒论》的延伸与发展,不应划分鸿沟。他进一步指出:“温病以卫气营血四字为纲领,其归纳证候方法,凭借客观的事实,固与仲景之划分六经,异曲同工者也。”冶寒温二家于一炉是章师对中医学发展的突出贡献之一。

3. 倡中西合参

古人有云:“善言古者,必有验于今”。章师是中西医结合的较早倡导者之一。早在三四十年代,他就在实践中敏锐地觉察到中西医各有所长,亦各有所短。他曾这样比较过中西医:“中医的诊断有些地方虽不及西医,但也有其突出之处。不但诊断如此,中医的一切都是从综合的整体的着眼,不同于西方医学片面地过于重视局部的变化,如果既从整体着眼,又注意局部的病灶,则辨证论治当更为精切,更接近于了解事物的本质。”他深刻地认识到,中医要进一步提高临床疗效,不但不能持门户之见,而且还要懂西医,使现代医学知识为我所用。从而开创了中西医互相学习的良好风气。

章师的这种中西合参的思想,在他的医论、医案中俯拾皆是。如章师于30年代,就称急性黄疸为肝炎,并提出过用黄芩、黄连作粉剂内服清化湿热的方法进行治疗。他认为大叶性肺炎,痰有铁锈色,系“肺循环瘀血故也”。如此等等,不胜枚举。章师在当时就有这样的创新意识,实为难得,对后学者也有所启迪。

章师不仅医技高超,而且医德高尚。他一生不好名利,对恩宠荣辱处之淡泊。对劳动人民却表现了深切的同情。他曾说:“人生最苦者莫过于贫病交迫,我想救人才去学医。”章师亲自体察到劳动人民生活艰辛,有病得不到治疗,因而在上海私人开业的日子里,他每天规定时间专为穷苦人诊疗,不收诊疗费用。对于特别困难者,甚至以药相赠。因而有“平民医生”之称。

章师之医德,还表现在帮助同道及后学者提高业务水平,既能吸取他人之长,又不讳言自己业务上的缺点和不足。若同道介绍病人到章师处治疗,他总是以探讨的口气说明病情,用何方药,再让病人回原介绍医生处治疗。在当时私人开业的医生中,具有这种高尚风格的极为少见。章师亦取人之长,有疑难疾病,有时亦介绍给其他同道,观察学习他人之长处。

总之,正因为章师能不囿于门户之见,注重博采众长,兼收并蓄,才使他对医理见识深邃,临证查微知著,疏方不落俗套;同时,由于他医德高尚,淡泊名利,奖掖后学,而成为一代中医名家。他的这些治学精神和高尚品德永远值得我们学习。

十四、忆章次公大师

复旦大学　柳曾符

1949年5月上海解放,8月陈毅市长聘祖父柳诒徵先生为上海市文管会委员,负责接收各方书籍。筹建上海图书馆,先后征集到金山姚石子、庐江刘体智等各家藏书。时文物会工作人员无多,尤鲜鉴别古籍专家,而乱书山积,先祖乃时以七十高龄一人伏地检寻,倍极艰辛,同人劝阻亦不顾,先祖体气自是日衰。

1934年秋,先祖患痹软症,不良于行,请章次公先生来诊视,吾侍先祖,见章先生中身儒雅,为先祖诊脉,云:高年脉象如此已不易。又颂先祖为"凤鸣高岗",盖先祖昔年著《论近人言诸子学者之失》一文:批评章太炎、胡适之等讲论诸子之失,太炎驰书认错,比先祖如"凤鸣高岗",而章先生为太炎先生弟子,故知之甚详。我见章先生处方作工楷颜书,笔力挺秀,心甚异之,是不愧为儒医。章先生嘱先祖服达仁堂参桂鹿茸丸及桑椹膏。

后我又以患肺疾,至先生顺昌路寓所求治,至则视其室如悬磬,惟屋角地上有乱书一堆,章先生说他每诊一人取一元,自食其力。实则先生对贫病常不收诊费,时人誉为平民医生。和我以往在南京隋翰英、上海顾渭川家所看到的不同。章先生为我处方四味:生地、麦冬、淮药、女贞子。说可至药行论斤买来,逐日吃,费廉也。

我久宝先生处方墨迹垂十余年,及四凶事起,遂不可踪迹。

1989年我请日本书家筑波大学教授今井凌日先生来复旦大学讲学,讲毕,邀至故乡镇江游玩,旅途今井先生谈起中国现代书法,我说可为写一《现代中国书法史》在他所主编的《新书鉴》杂志上连载,今井先生十分高兴。1990年3月,今井先生忽患中风症,但在病榻上他仍不忘叫他的弟子中村伸夫先生代他把我的书在《新书鉴》上译载。至今已连载了十二年,八十三期。书中我罗列现代书家一百人,而其中有医家三人,其中有次公先生。因为我觉得他的字已到书家水平。中国的传统,从来中医皆读书好学,以骈文作脉案是不希奇的。

我为了求取章先生墨迹,我找到何时希先生,居然蒙他赐我一小张影件,使我如愿以偿。

尤其这张字的内容,使我珍重,因为这是章先生悼念他的好友陆渊雷先生的,陆先生医道精湛,早年与家兄贡禾相熟,家嫂有病,贡禾兄走访陆先生,往往一药而愈。陆先生多才艺,天资卓绝,书法尤高,从前书家邓散木曾在《新民晚报》撰文相誉。陆先生师事衡阳曾熙,我以为陆先生的书法还在曾熙之上。陆先生有弟子姜春华,医名亦盛,好读书,家中有廿四史,寻常文人亦不全备,我常为陆先生借书,因为同住淮海路,因此常来常往。一次陆先生论中医,他说中医常不知某病,亦不识某药,但知此药可治此病,真是心得之言。活现生动地说出了中国文化善于综合的特色,也可以说是一种哲学观点,或高等算学的思维方式。我后来曾亲去陆先生家找材料,在香港《书谱》为陆先生写了一篇《书家神医陆渊雷》的文章,并收在我的《柳曾符书学论文集》中。"医门冷落,学人无多",章先生之言,何等沉痛。我对何先生示我此纸实在宝爱,实在感激。

中国文化有他独到的特点，先祖著《中国文化史》，对此当然十分注意，1948 年 9 月南京召开中央研究院院士会，胡适之也到会，先祖知他患足疾，是黄芪吃好，因此当面问他，但胡氏不肯承认，我后来在台湾《中外杂志》撰《胡适之与柳诒徵》时，特别提及此事。

建国后祖父对中医的发展亦十分注意。1954 年 9 月 24 日先祖阅报见有郭沫若发言论中医，指出“轻视和歧视中医的错误，中医有几千年的历史，有巨大的贡献，毫无疑问，是我伟大祖国的一份很可宝贵的文化遗产，今后必须端正对中国医药文化的认识。”同日先祖并记周总理关于我国领土的大小的谈话。此亦可见先祖对中医的关心和重视的高度。

有时小病，先祖亦自处方，这些我均至今保存。

今年因为乡人写字太累，请颜德馨医师诊治，谈起明年将为次公先生百年诞辰。嗣复函告南通朱良春先生，均次公先生高弟，今之良医也，及良春先生来函嘱撰一小文，因略述胸中对次公先生之敬仰，及对其书法之契心。颜德馨先生今处方有生地、淮药、女贞三味，正五十年前次公先生之方药，足证德馨先生之尽得师传，而化瘀疗法又更有出蓝之妙。章先生为先祖诊病事载之先祖年谱，今收入《劬堂学记》中。章先生及良春、德馨二位先生均吾乡镇江人，是为家乡之光。私祈吾乡南山文苑学林轩中能更为次公先生画像也。太史公不有扁鹊仓公列传乎。

2002 年 4 月 12 日志于上海湖南路山深春永楼

十五、缅怀章次公老师

中国中医科学院广安门医院　谢海洲

1951年起我成为徐衡之先生在北京的学生之一，1955年冬章次公先生应卫生部之约，来京任中医顾问，徐先生带我去拜见，并当面应允收我为关门弟子。章先生平易近人，温文尔雅，文章铿锵有力，文史基础深邃，临床疗效卓著，群众称颂怀念。

我向章先生学到以下几点，至今仍萦回脑际，不吐不快。

（一）发皇古义，融会新知，然必求我之卓然自立

章先生是我国早期主张中西医结合者，但其主旨，传统中医仍应以中医为主参以近代医学，为我所用，一切为了病人，提高疗效。

（二）药物学及医史知识

未识章先生之前，我曾将章先生药物学4册，由陈存仁《中国药学大辞典》中辑出，与后来朱良春师兄所录，大致相同，或稍多几味，对于医史见解，学自谢诵穆（仲墨）师兄，其所著《医书伪书考》，据云师承先生，乃至太老师章太炎先生，对我从事文献工作，受益良多。

（三）抄方襄诊，增添临床思路

先生临诊，既有个人独到见解，又广泛参酌前医不效之由，更详视西医诊断数据，务使心中有数，详辨四诊，参古酌今，有条不紊，最后处方药仅数味，虽已用钢笔书写，但如墨笔的苍劲，笔划爽然，患者多为珍藏，病人私语常竖拇指曰："江南名家、上海名医，非同凡响"。我亦共享其乐。

（四）为人和蔼，不断进步

先生对五行学说认识，初悉依太炎先生见解，次公老师来京后学习辩证法采用唯物主义观点，在学识上又前进一步，这就是他求知探索的精神，在前进中不断更新其知识，其好学精神师古不泥，识见广邃，知古达今，临床辨治，左右逢源，做到得心应手。

十六、坚定中医学的自我学科主体意识

——铭记陆渊雷、章次公、徐衡之大师的教诲：自信—自立—自强

中国中医科学院基础理论研究所　陆广莘

发皇古义，融会新知

解放前，把中医不科学归之为中医诊疗思想不科学，中医似乎也就没有继续存在的可能。1928 年，章次公、徐衡之二位先生会同陆渊雷先生挺身而出，创办上海国医学院，推章太炎先生为校长，倡“发皇古义，融会新知”为中医教育办院方针，发展了张仲景“勤求古训，博采众长”的思想，正确处理古今和中西关系。因为，关于“升降出入，无器不有，故器者，生化之宇”，是中医学关于生命的发展观。“生化之宇”的生命系统是一个主体开放出入的自组演化调节系统，中医学的生命及其发展，当然应当成为主体性开放的自主演化调节系统。“发皇古义，融会新知”就是实行主体性开放，要在“发皇古义”的主体价值体系基础上，融会有利于中医学科自身发展的“新知”，融会近来的“新知”，应能更好地为“发皇古义”的主体价值体系发展服务。

面对南京政府“废止旧医案”的威胁，章太炎先生(1929)告诫中医界，要“取法东方，勿震远西”。中医学发展之道的“道不远人，以病者之身为宗师”，是向自己的服务对象学习，学习“病者之身”上自己的抗病能力和调节能力。中医的医名的“名非苟得，以瘳者之口为依据”，是临床医疗实践效果。在当时“中医不科学”的一片咒骂声中，能坚定中医学科的实践功能本质的学科自信，给后来中医学子寻得一种在艰苦中如何生存发展之道。丧失学科自信，怎能设想学好中医。

我生也晚，学中医已是 1945 年，在家乡拜老中医马书绅临证实践。后随陆渊雷先生为遥从弟子，接受了“发皇古义，融会新知”的治医方法途径。陆先生讲义中有章先生的药物学，后来章先生又惠我其所编的《广集汤头》，开拓了视野。陆先生关于中医理论的阐释和方法教我以治学门径。他认为“用药治病，非药力能敌病，助正气以敌病也。良医察病体而知正气之欲恶，从而助以药力”。他说“证候之成，约有三途：一为正气抗病现象，二为菌毒直接造成，三为其他证候的结果。药治标准，首重抗病现象，视证候而揣知抵抗力之趋势，当扶助者扶助之，当矫正者矫正之”。即中医学有自己的诊疗对象和研究内容。

1952 年我应考中央卫生部中医药研究人员，录取后将赴北京报到之前拜谒陆先生，陆先生似在告诫我，学西医就要认真学好，更不要学西医皮毛，像有些人那样回过头来对中医指手画脚。

心知其意而不为所囿

徐衡之先生是全国最早(1954 年)进人西医院的中医,不久章先生奉调来京,任卫生部中医顾问,也参加西医院的中医诊疗工作,都处在和西医同道合作诊疗危难急重病证的工作环境。徐先生几年的实践体会,对西医诊疗标准及其体系,要做到"心知其意而不为所囿",才能充分发挥中医诊疗思想的积极作用,才能与西医同道协同合作,作出中医应有的贡献。全国首例再障治疗成功,流行性乙脑四年中其死亡率在全国最低,肝硬变食道静脉曲张经治后消失等等,证明徐先生的正确和大医风范。

章徐两先生诊余见面常讨论的是中医学术问题,除交流具体案例外,更多讨论:经方与时方,单验方与辨证论治,外感病中的伤寒与温病,内科领域中的外感与内伤,以及内外科的如何整合等重大命题。徐先生主张都应上升到辨证论治的诊疗思想高度。如果把伤寒温病的寒邪病因概念,正确地理解为主体性抗病反应,则外感病的抗病反应传变快,内伤病的慢性过程,犹如电影里的慢镜头。如果从机体抗病反应及其调节的层面看待辨证论治,则在疾病对抗医学诊疗思想前面,就能做到"心知其意而不为所囿"的境界。

研究中医与中医研究

章徐两先生从讲求实效的医学本质出发,能够对西医疾病医学诊疗思想,提出"心如其意而不为所囿",根本上立足于发展中医养生治病实践的"取效之道",以便能在中西结合的实践中作出中医应有的贡献。

1956 年秋关于五行理论的学术争鸣。章先生鼓励我发表意见。我提出:历史考察其源流有别的发生学研究和出身论,不足为评;从解剖实体论的成分论出发,也不足为评。理论的功能是指导实践,它还是实体的实证,评价理论的价值,应能从其对实践指导的贡献度来衡量。一种理论,如果能够帮助人们开拓视野,启发思路,从多角度看问题,有什么不好?近代以来苛求于中医理论的,无非是实证主义的把一切还原为感官要素的所谓物质基础。章先生嘱我马上写成短文发表,是章先生的鼓励,指引我关于中医基础理论的研究方向,旨在"言其妙理之用以扶其体",坚定中医学科的主体意识。

章徐两先生正确处理研究中医和中医研究的关系,使我在人民医院安心于中医的医教研工作。1983 年,我奉调中医研究院,在论证中医基础理论研究所的建所问题时,又一次涉及到是研究中医理论还是中医理论研究这样的问题。研究中医,是指用现代科学对中医学实践的证实和为了说明中医之主张的"愈病之理"。中医研究,旨在发展养生治病以求于本,中医诊疗思想及实践效果的"取放之道"。

欲求融合,必先求我之卓然自立

1958 年初在人民医院首开中医病房,秋,为北医首开中医学概论课程。与章徐两先生讨论,在西医院校开设中医学概论,不可能是培养具有两套本领的医生,重点在于转变新一代医学生的思想,克服对中医不科学的偏见和歧视,使之能在今后的中西医合作中平等相待。既是“概论”，重点是介绍中医临床思维方法及其对中医理论概念的正确理解。

1959年夏，章先生任第三届全国政协委员，在政协礼堂开会后步行来人民医院，发现下肢沿坐骨神经分布疼痛，不久被证实为肺癌骨转移。他在病床上还嘱咐：“中医欲求融合现代科学，必先求我之卓然自立。”这竟成为章先生的临终遗言。几十年来，陆章徐三位先生从倡言：“发皇古义，融会新知”，到章先生临终嘱咐：“欲求融合，必先求我之卓然自立”，一直指引着中医学术界。

中医的事情要按中医的情况来办，要依靠中医自己的力量来办。中医有自己的特点，是关于人的健康功能目标动力学实践，所以我们只能按中医的实际办事，别人的经验可以借鉴，但不能照搬。中医不能搞全盘西化，全盘西化是要颠覆我们中医学科的性质的。

中西结合的关键是中医对此种结合的贡献度。中医现代化的关键是从跟踪模仿向自主创新发展的转变。中医界实现主体性开放，要发展对环境非我利害药毒的识别和转化利用能力，包括对现代其他学科“新知”的识别和转化利用能力，则必先求我之卓然自立，重建中医主体价值体系。陆章徐三位大师的教诲永志不忘。

（限于篇幅，有所删节）

十七、次公导师永远是楷模

上海市中医文献馆　张云鹏　口述

上海市中西医结合医院　陈理书　整理

余于弱冠之年(20世纪50年代)，得徐福民主任推荐，拜章次公先生为师，侍诊于上海市卫生局公费医疗第五门诊部。先师前往首都任职之时，承蒙关爱，以《柳选四家医案》相赠，并亲笔题字，署名，全文如下：

“医案为古人积验所在，近贤经验之总结亦汇集于医案，特持赠云鹏同志揣摩，章次公倚装，时同事于第五门诊部。”

对先师的教诲与先师的品德，记忆犹新，实难相忘，兹举三事，以示怀念。

治学严谨，重视经典

一日，痹症患者求诊于先师，师问：《金匮要略》桂枝芍药知母汤，有哪些药物组成？余虽有所知，但未能背全，遗漏了防风。师正言批评说：“《金匮要略》为治疗杂病之典范，桂枝芍药知母汤，为《金匮要略》之名方，理应熟记背烂。”余低头汗颜不已。自忖对《伤寒论》尚能背诵，对《金匮要略》确为不足，遂重点攻读“中风历节病、血痹虚劳病、肺萎肺痈咳嗽上气病、胸痹心痛短气病、痰饮咳嗽病、黄疸病、惊悸吐衄下血胸满瘀血病、呕吐哕下利病”等篇。其后，余在临床实践中，运用桂枝芍药知母汤治疗痹症，其效果佳。先师治学严谨，重视经典的精神，对余影响颇大。80年代，余进行主任查房时，一位主治医师介绍说，桂枝芍药知母汤为治疗热痹的主方，令余大吃一惊，即问，该方之组成，竟然只说出桂枝、芍药、知母三味药，尚不知有麻黄、附子之温药。次日，下令全科各级医师，重视经典著作学习。

全神贯注，一丝不苟

先师临证或写作时，均全神贯注，一丝不苟。临诊时详问病史，记录有序，切诊察舌时，或凝视、或点头、或思索、总是聚精会神，香烟燃至手指全然不知。病案从实情出发，可长可短，长者整整二三页，短者寥寥数语，确也切中要害，不拘一格，可谓巧矣。诊治疾病，主张“双重诊断、一重治疗”，甚有见地，具有历史指导意义。

说到历史指导意义，回忆先师曾云：“中医本身不能深入钻研，去继承祖国医学遗产，而首鼠两端，犹豫不定，或者以利为先，不求精进，斯乃真可忧耳。”事隔近半个世纪，仍不失为警世之言。

先师诊务甚忙，但还是手不释卷，从事写作，应钱今阳社长之请，被聘为《新中医药》杂志顾问，经常撰写《诊余抄》。《诊余抄》短小精悍，文简意赅，含义深远，启迪尤长。先生一生倾注于中医事业，时间有限，无暇顾及生活，边幅不修，乃情理之中，可贵之处。

大医精诚，一视同仁

先师一生，不争名利，荣辱处之淡泊，真是“无欲无求，先发大慈恻隐之心，誓愿普救含灵之苦。”有大医精诚气概。不论高级干部与一般干部，富贵者与贫穷者，都一视同仁。先生早年私人开业时，对贫穷者，不计诊金，甚至送医给药。在青海路44号，上海市公费医疗第五门诊部工作时，领导另辟三楼高级干部诊疗室，供先师专用。在高级干部就诊颇多的情况下，凡同道介绍，或疑难杂症者，先师仍热情接待，详为诊治。如一位胸痹患者，系一般机关干部，主诉：胸闷不舒，纳谷不馨，且有心悸，曾作胃病治疗，效果不佳，商请先师诊治，先师利用午间休息时间，详为望、问、闻、切后，拟炙甘草汤加减，还进行随访，效果满意，得到病员好评。

先师对待病人，一视同仁，有口皆碑，盛赞不已。赴首都后，也一直保持大医精诚的气概，是吾等永远学习的楷模。

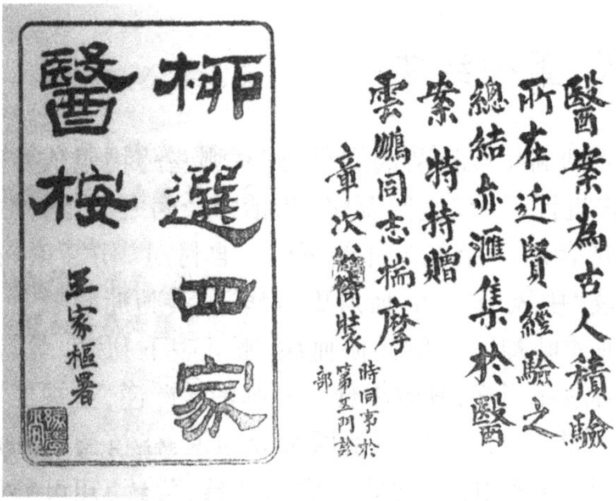

整理者补白：张云鹏江苏省启东市人，全国名老中医专家，首届“上海市名中医”。上海市中医文献馆、上海市中医药科技情报研究所学术委员会主任，主任医师、教授。上海中医药大学、上海市中医药研究院专家委员会委员。1992年起享受国务院政府特殊津贴待遇。后经国家人事部、卫生部、国家中医药管理局批准为继承名老中医专家学术经验工作指导老师；整理者陈理书为其学术继承人，现任上海市中西医结合医院主任医师。

十八、忆章次公老师

北京医院　刘沈秋

1958年6月我于中央卫生部中医研究院中医研究班毕业，回到北京医院。同年7月北京医院正式成立中医科，由中央卫生部中医顾问章次公先生兼任中医科首任主任。我拜章次公先生为师，医院领导主持了拜师仪式，我有幸成章先生的关门弟子。我在门诊、病房会诊及出诊时跟随老师学习。

章老师对工作认真负责，对病人一视同仁、和蔼亲切、耐心细致。辨证明确，谨依理法，用药严谨，善用虫类药物。为便于授徒及更多时间为患者服务，章老师一直全身心投入，星期一至星期五晚均不回家，留宿医院。我常于晚餐后前去章老师宿舍，聆听章老师结合病案的分析，讲解历代医家不同论述、医林典故及经验，讨论中医养生方药等，内容广泛，并常指点查阅有关医籍。章老倡导使用杭州胡庆余堂“首乌延寿丹”，自拟高血压方“黄芩合剂”、“首乌地黄合剂”等，并积极参与实验室研究工作，追踪观察，总结经验。使我深受教益。

从密切接触中，深感章老师医德高尚，学识渊深，博古通今。热爱中医事业，积极推动即将失传的中医书籍如《杂病广要》的重印。热心授徒，尤重医德，由浅入深，循循善诱。章老师主张中医诊病应以辨证为主，参照现代医学检查诊断为辅，认为中西医结合是发展研究中医的一条重要途径。章老师是中西医结合的先驱及推动者。特别是在他重病住院期间还嘱咐我要坚持中西医结合，令我十分感动。在纪念章老师100周年诞辰之际，可以告慰老师，尽管多年来道路坎坷曲折，弟子仍坚持了中西医结合的方向。

十九、情深似海　恩重如山

——纪念章次公先生诞生一百周年

江苏无锡张泾人民医院　孙砚孚　口述
沈桂祥　整理

余1932年7月毕业于上海国医学院,亲炙于陆渊雷、章次公诸先生。尝有幸与章次公先生共寝一室一个学期,同室者尚有沈仲圭老师。章次公先生的音容笑貌、言谈举止宛如昨日,朝夕相处,关爱有加。我今垂垂老矣,其课余辅导之章太炎《与汤夫人书》,尚能通篇背诵。情深似海,恩重如山。值此纪念章次公先生百岁诞辰之际,谨以本人过去所写的《章次公谈用虫类药的两封信》及其来信重刊,以缅怀先生对中医药事业发展的丰功伟绩和一代中医药大师的风范。

二十、章次公谈用虫类药的两封信

孙砚孚

章先生是“擅长虫类药之应用”的。早岁我在上海国医学院时，常见他以干蟾皮治疗水肿；又常见他以全蝎治疗顽固难愈之胃痛。而《章次公医案·胃病》中，未见有用全蝎的病例，特此提出，以免湮没章先生治胃痛的宝贵经验。

章先生在卫生部工作时，我曾先后以干蟾皮应用于心脏病的疗效，以及慢性肾炎、肝硬化、关节炎等病的比较有效的治法请益。他在百忙中，于1958年2～3月分别详细函复。在第二封信中，他还谈了用虫类药治肝病的理论根据和渊源。这两封信是章先生用虫类药的重要资料，希望能摘登您刊，以广流传。

砚孚老弟：

来信询问干蟾皮有强心利尿作用，在我的临床经验上还是有用的，但力量不甚显著而已。我治小孩用蟾皮三钱左右，即能引起呕吐，可能皮中仍残存蟾酥。根据日本人研究，蟾酥主要成分类似毛地黄。六神丸中亦含有蟾酥，无锡先辈华实孚先生用六神丸治心脏病，每服十粒，一天三或四次，老年、小孩则按年龄依次递减。老弟只要将毛地黄药理作用研究一番，对蟾酥之适应症与禁忌症，便能了然。我调京以前，曾在无锡大箕山太湖疗养院工作一个时期，竟没有和老弟见一次面；调京以后，一半临床，一半行政，常有忙乱现象。由于眼目昏花，代笔无人，和从前老同学没有取得良好联系，希望你常来信。此问

近好！

小兄　章次公　1958.2.19

砚孚老弟：

来信收到了……。关于慢性肾炎，自采用生黄芪、金银花、白茅根、冬瓜子皮、葫芦瓢等药之后，颇有显效。对慢性肝炎一病，我过去亦用丹栀逍遥治疗，效力不著。自从运用虫类药物地鳖虫（每日二至三分）与红参（每日量五分至一钱）为粉剂口服，以及配合黄芪、党参、甘草、枸杞等汤剂，每能获验。

关节炎一病，颇为顽固，处方当以独活寄生汤、防己黄芪汤及小金丹一至三粒，常能渐渐恢复。

老弟现在无锡县人民医院中医科工作，只要能在临床上努力，发扬革命干劲，定有成绩可言，希老弟好自为之。并祝

进步！

章次公 1958.3.23

又：我用虫类药物治肝病的理论根据，是祛瘀生新，渊源于张仲景的大黄䗪虫丸及吴鞠通化癥回生丹。老弟可以此类推，如蛴螬、蜣螂均可应用。

二十一、高山仰止　教泽长存

上海职工医学院　姚守诚　口述
郑世俊　整理

今年是先师章次公先生百年诞辰之期,缅怀这位中医界的一代宗师对中医事业的革新精神和卓越贡献,是具有深远意义的。我作为章先生的学生之一,抚今追昔,先师对我辈的教导与关怀,至今尚令人感慨无限。兹忆往事一二,以表缅怀之情。

破除旧习,热心教育

我于 1938 年 9 月至 1942 年 7 月就读于朱小南先生主办的上海新中国医学院。到了四年级转入跟师临证实践,我曾随数位先生临诊抄方,尤其是在章次公先生处,亲见先生的医道医风,崇敬之心油然而生。当时先生诊所设在斜桥附近,地处与租界交界处,来诊病人多为劳苦大众,病情重笃,先生处方不过七到九味,剂量或轻或重,而临床疗效突出。遇病家无力支付药费,还让其到指定药店取药,药费由他承担。先生的菩萨心肠和精湛的医道,令我和许多同学十分崇敬而向往。

1942 年冬,我与金忍莹同学,立意正式拜章先生为师。记得当时只买了一对红蜡烛,我从家中带了一条红毡毯,去先生家中,点上红烛,面对先生和师母,在红毡毯上磕了头,就算行了拜师礼。此时没有请其他任何人到场。直至 1947 年 3 月我与夫君蒋敏达(同为章师弟子),为谢师恩,请先生和师母及部分家人招待过一次家宴。旧时之风,拜师一定要摆酒席,不光请先生,还要请先生的同道好友,甚至社会要人,所以一桌酒席是不够的。只有这样操办,方显出为师的风光脸面。当时上海稍具名望的医生,即抬高身价,若附其门墙,非多金不办。而章师从不因循陈规旧习,就以这样简单的仪式,收下我们两个女弟子。事实上列于先生门墙者不在少数,他从不在乎名利,只要本人志愿,即可列于徒众之间,听其口授指划,循循教诲。即使他人引荐而去亲聆教益者,虽时间不长,但一字千金,至今记忆犹新。章师一贯平易近人,从没有架子,他与生徒之间及其书信往来,咸以兄弟称道,谦逊之至,令人倍感亲切。

关爱学生,济贫解困

先生关心学生,可谓无微不至,许多往事,非我能尽述。我之学医初衷,因家父去世后,家道中落,母亲嘱我去学一技以谋生计。但在旧社会,作为一名女学生,一无社会靠山(拜老头子),二无资财置办陈设,更缺乏个人经验阅历和社会影响,当时有句话叫"没有十年饭粮,休想做医生”,所以要自行开业是万万不可能的。眼看我难以从业,先生就设法将我介绍到上海世界红卍字会第一诊所,这所医院实际上是施诊给药的善堂,我去工作虽然没有薪水,但在当时我能得到这样一个实践机会,已使许多同学羡慕不已,认为我的所学尚有一席用武之地,我在从师的同时,逐步开始独立诊治,又因先生曾在此应诊多年,他用药老练泼辣、直中要害的风格,处方以“廉、便、验”为特色,对我以后的处方思路,影响至深。如果不是先生当年为我从业设法,我也早已像其他同学一样,从医的经历就无从说起。

严格要求,字期工整

章先生的书法,端庄正楷,凝重质朴,完全是“正襟垂绅”的颜真卿法度,“毫无肤浅缛俗之格”,处方工整宛如墨宝,这与他秉性耿直,坦率真诚的为人和质朴求实的学风是一致的,他曾亲对我说:医生的处方就是自我介绍的一张名片,未见人先见字,从字可见其人之学问品行,所以他要求学生一定要练好书法。我从师抄方之初曾因用功书写,而受到章师“以善书冠其曹”的奖誉,但我当时对先生的教诲和鼓励领会不深,重视不够,所以没有继续下功夫。章师发现我的书写“今反枯涩不如前”,再次给我指出“书法为品格志趣之外在表现,甚至终身福泽,亦与书法有关系”。他特地为此多方寻访,终于觅得《七姬权厝志》帖一本,赠之与我,并题词勉励我用功临摹,一年不懈,定能猛进。他不仅严格要求医生处方书写必须工整,同时他又是一位善于书法指导的教育家。

指点门径,择善而从

先师学植深厚,融贯古今。他对学生的指导也是立足于“发皇古义,融会新知”。他曾将学医的努力方向,亲笔书写成篇,赠于我与夫君蒋敏达,为我们指点治学的门径。

他提出学医必须首先要打好国文基础。先生当年曾师事国学大师章太炎先生,对于中华传统文化的文、史、哲、医均有精深涉猎。解放后曾被邀,与毛泽东主席彻夜畅谈,被毛主席称赞为“难得之高士”。他教导学生:“国医多古籍,《内经》文字驳驳,与晚周诸子不相上下,国文程度不深者,读《内经》者至不能句读,遑论书中奥旨。张仲景《伤寒论》虽不及《内经》之古,而文辞之简,涵义之深,视《内经》远胜。故国学造诣愈深者,将来医学成就愈远大,盖医学文学互为消长也”。

他主张在学习中医学的基础上,参考西医学理。先生所处的时代,正值欧风东渐,中医界前途茫茫,崇古者故步自封,求新者标奇立异,相互抵牾。他挺身其间,力主中西医团结起来,相互学习,取长补短,谋求沟通中西。他亲自为学生开列需要阅读的西医书籍,为更好地发扬祖国医学遗产服务。

他告诫我们,从医不应拘于门户之见,而应善集各家学说之长,唯实效是求,要求学生对张仲景、孙思邈、金元四大家及清代叶桂、吴瑭等学说,都应深入探究,采其菁英。他一贯以求实为宗旨,认为“无论议论与方药”,一概“以施于实用有征验者为贵”,只要有实效,胥应浏览,兼收并蓄。对于初学医者,应当“以全力熟读汤头”,精研方药,而不要浮于空泛议论。

先生治学的一生，是精进博达的一生。他矢志于道，追求真理，谋求发展，并以身尽之。他为“中国医学自唐代以后，反入于停顿时期”而感叹。对于日本丹波父子、东洞师徒对中国医学造诣之宏富，尤为心折。当时从师的学子仰望先生如山斗，门徒辈将陆渊雷先生比作徐洄溪，而将先生拟如尤在泾。先生闻之，则以“尤氏《医学读书识》虽隐攻五行，而不敢直言其非，非我之崇信也。古之医家足使我心折者，其为东邦之丹波元简氏父子乎？”他认为柯、尤、徐三大师，皆不及丹波父子、东洞师徒之渊博。故于当年教学中，曾选择聿修堂医学丛书为必修课本。此亦可见先生的怀抱和教育之目标。

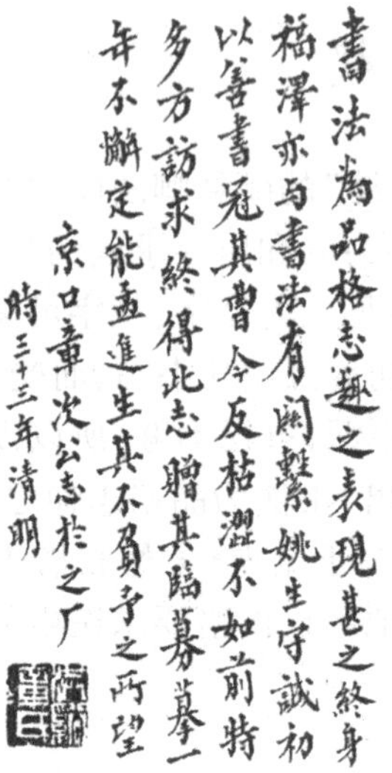

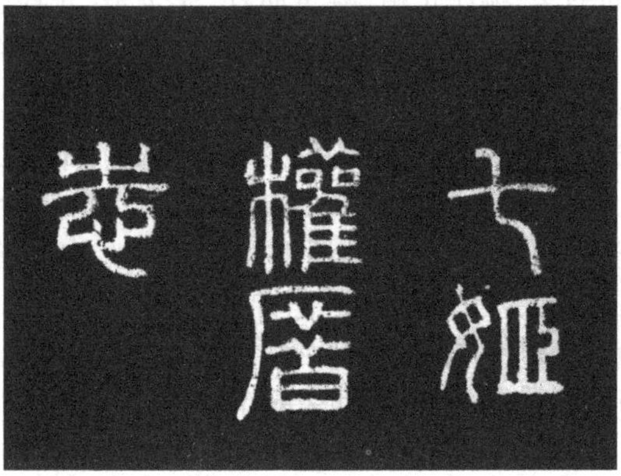

二十二、缅怀章师母爱国、治家的崇高精神

南通市中医院　朱良春

今年是我们敬爱的章次公老师诞辰100年。今天,有关领导和老师的子女、亲朋好友以及学生们又相聚在他当年曾经生活、工作过的上海,来纪念他老人家的百岁诞辰,是具有历史意义和现实意义的。

早年,我原在苏州国医专校学习,1937年因抗日战争爆发,该校停办,我辗转到上海,转学入上海中国医学院,插入四年级。实习事宜经乡人张鸿祥医师陪同拜谒章次公先生,说明来意,章师慨然允诺。除了深深地一鞠躬之外,没有备什么礼品,也没有缴什么学费,许多学生都是这样在章师诊所免费学习的,所以学生也很珍惜这样的机会,人人都勤奋学习以报师恩。章师为了让我有更多的实践机会,介绍我去上海世界红卍字会医院工作半天,为难民诊病,遇有疑难杂症,随时可向章师请教,都能得到具体的解答和指导,使我的临床水平有了显著的提高。其余半天,仍跟随章师抄方学习,在上海的一年多时间里,聆听教诲,受益最多。1939年春我回到南通开业行医,虽不能经常去上海请安、拜候,但与老师常有书信来往。这种深切的师恩是我终身难忘的。说到这里,曾给了我慈母般关心照顾的章师母,也是我永远不能忘记的。

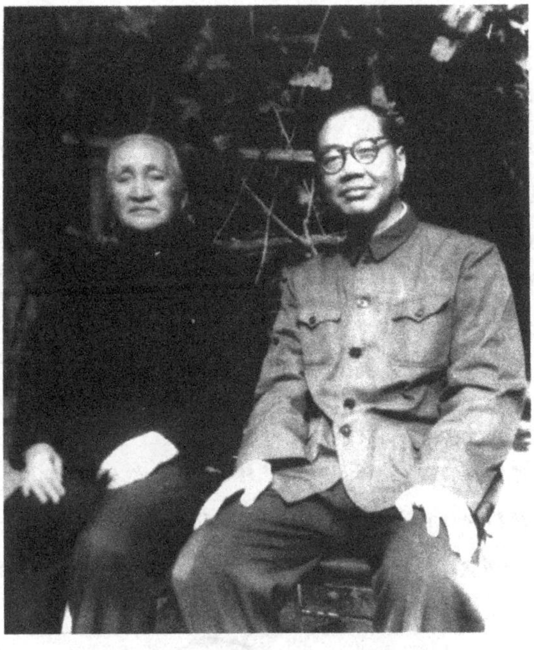

1979年朱良春敬侍章师母留影

记得国学大师章太炎先生在一次茶会上曾说过:“没有章次公不能成社会,没有章师母不能成家庭。”这两句话一是说章师对贫困的人,十分同情,遇到急难者,常常倾囊相助,这种恻隐博爱之心、中华传统美德是难能可贵的;如果都像某些人那样自私自利,不能互助济困,就难以形成一个安定的社会;而经济并不宽裕、却要经常周济他人的人家,只有章师母那样能善待他人,善于精心安排的人,才能做到既帮助了他人,又能使家庭井井有条、安稳祥和。

这两句话既赞美了恩师克己为民,救死扶伤的崇高品德,也是对师母勤俭持家、善待他人,并严格教育子女的可贵精神的肯定。

章师母戴福珍太夫人,是一位平凡而又伟大的母亲。她贤淑慈祥,勤俭持家,照顾老师,教

育子女,关心乡邻,对门人的学习、生活、思想也很关注,从早到晚,忙碌应对,忙而不乱,井然有序,所以整个家庭是很宁静、温馨的。

次公老师是一位纯学者风度的人。每日只是读书、诊病,全身心地致力于医理研索和临床、教学工作。章师常常是一卷在手,忘记吃饭,甚至通宵达旦。他对家庭事务和社会应酬,很少过问,连衣服的更换及理发、沐浴等,全由师母妥为安排。

章师一贯体贴劳苦大众的患者,诊金定得较低,对贫困者不仅不收诊金,还要免费给药。因此,每天虽有 30 ~ 50 个病人就诊,但收入并不太多,家庭经济并不宽裕;子女又多,有时还要接济同乡亲友,每当此时,师母总是勤恳的做好每一件事,让老师安心工作,无后顾之忧。

当年我只身在沪跟随章师学习,若不是师母给了我慈母般的关心照顾,是不可能安心学习的。

在今天纪念章师百年诞辰的时候,我们看到 1964 年卫生部给章师母的一封复信,就使后人对章师母的爱国、治家、克己奉公、大公无私的崇高精神,更加敬仰了!

1955 年次公老师奉调北京卫生部工作,家庭生活仍然俭朴,没有什么积蓄。1959 年 11 月 6 日章师因病逝世,家庭顿失依赖,部分子女尚在读书,困难是必然的,周总理过问了此事,卫生部就主动给予章师家庭每月生活补助费 100 元,解决一些暂时的困难。但师母心中却一直感到不安。后来子女相继工作,分担了家庭负担。章师母在 1964 年 8 月就写信给卫生部徐运北、郭子化二位部长,请求撤销每月 100 元的生活补助费,以减轻国家负担。"这种勤俭持家、勤俭建国的崇高精神令人钦佩",得到了卫生部长们的肯定和赞扬。即便是在物质生活大为丰富的今天,她老人家的这一举动也仍然是令人敬佩不已的。

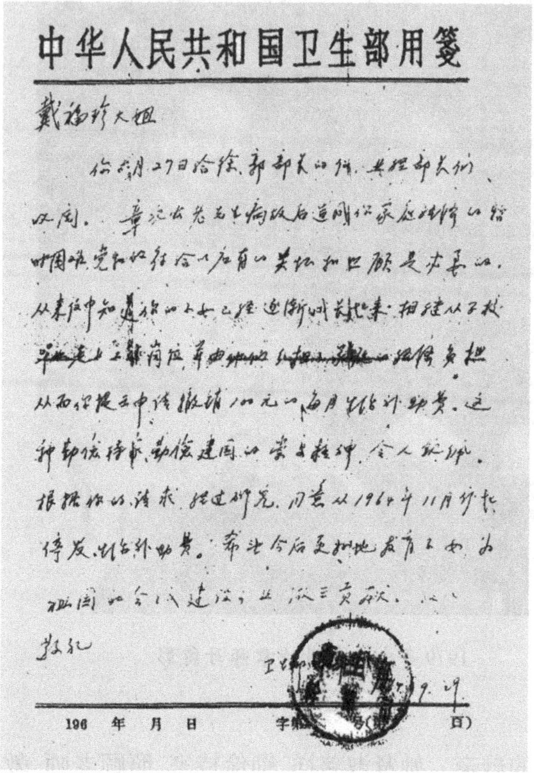
中华人民共和国卫生部用笺

戴福珍大姐:

你 8 月 27 日给徐、郭部长的信,业经部长们收阅。章次公老先生病故后造成你家庭经济的暂时困难,党和政府给以应有的关怀和照顾是必要的。从来信中知道你的子女已经逐渐成长起来,相继从学校毕业走上工作岗位,并由他们分担了家庭的经济负担,从而你提出申请撤销 100 元的每月生活补助费。这种勤俭持家、勤俭建国的崇高精神,令人钦佩。根据你的请求,经过研究,同意从 1964 年 11 月份起停发生活补助费。希望今后更好地教育子女,为祖国社会主义建设事业做出贡献。致以

敬礼

卫生部干部司

1964.6.29

"文革"结束后，我常去北京开会，每次都利用时间去看望师母，几年不见，头发都斑白了，面容清癯，但神清气爽，神采奕奕。她多次谆谆告诫我："要认真学习政治，提高思想觉悟，做好工作，报答党和政府对中医工作的重视和支持，为振兴中医事业多尽一份力，才是章门的好学生。"师母的教诲和老师的教导一样让人感到亲切。六十五年来，我基本是努力遵循师训去实践的。今我亦垂垂老矣，可是，只要一息尚存，我就要以章师和章师母的严于律己，宽以待人，一心为公，不谋私利的崇高精神为榜样，为中医事业的继承、弘扬，多做一点有益的事。只有这样，才能告慰章师、师母的在天之灵。

思念当年次公恩师、福珍师母的慈爱，在章师百年诞辰之际，我既深切怀念恩师章先生，也以这篇短文，表示我对戴福珍师母的无尽缅怀！

二十三、发皇古义　融会新知

——获得韩国同道高度评价

上海市精神卫生中心上海市中医脑病学委会　周　康

发皇古义，融会新知，是先师章次公先生对中医学的一贯主张，数十年来，章门弟子始终遵循这一光辉科学哲理，努力前进，特别使我难忘的是前不久受大韩民国神经精神科学会的邀请，去韩国汉城作精神科中西医结合治疗的学术演讲时，我在讲稿中有精神病(癫狂)应用附子、肉桂的一节，引起与会者浓厚兴趣，他们认为此在以往中医书籍中很少见到，由于在临床长期实践中，见到有一组精神病人，终日蜷卧在床，疏懒迟钝，言语减少，淡漠无神，一切被动，孤独不群，并无幻觉妄想，完全是一派传统理论所云“重阴为癫”的“阴证”，在这种情况下，我联想到《伤寒论》少阴病提纲：“少阴之为病，脉微细，但欲寐也”。又想到恽铁樵在《药盦医学丛书》中所讲：“凡见不足者，俱是少阴。”此种病人，无论在感觉、知觉、情感、思维、行动等，俱显不足，应当遵从《金匮》所说：“症见于阴者，以阳法救之。”《金匮》又讲：“补不足，损有余，余脏准此。”于是我就用了四逆加桂汤(仅方中四味，无他药，亦不合用西药)，结果取得良好疗效。但这一情况，不足为奇，充其量亦不过是一篇学术论著报告，还不能与章次公老师的学术思想有直接联系，由于我在整个治疗观察过程中，充分运用了次公老师发皇古义，融会新知的光辉哲学思想来指导实践，对这些病人，附子的剂量不仅需要加大，而且是不断加大，最大加到每天120克，这种极大的剂量，用下去究竟会发生什么反应，我自己也心中无数，人命关天，非同儿戏，参考了多方面的资料，订出了详细严密的观察数量表，鉴于附子主要成分为乌头碱，遂以乌头碱中毒症状为中心，再扩大联系排列出类似相关的中毒症状，如“毒蕈碱样中毒症状”、“阿托品样中毒症状”、“迫血妄行症状”、“全身火热症状”(详见《中成药研究》1980.3.31)等等，假如一旦发生中毒反应时，始能够胸有成竹，不致惊慌失措，为此我整日严阵以待，在用到每日120克时，我96小时没有离开病房，终于得出了较为满意的总结，如此，对次公老师发皇古义，融会新知的学术思想，还未能作出充分显示与表达，在演讲结束后，台下韩国同道，纷纷提出问题，集中一点为这样工作方法，有无参考什么相同资料或经验借鉴或者是受到什么思想影响启发才得出的？我当时解答，我没有见到相同资料或其他经验借鉴，完全是受到老师章次公先生发皇古义，融会新知这一教导领悟得来的，所谓“发皇古义”，是将古代传统优越的学术内容，加以发掘，发扬和光大，所谓“融会新知”，是将新的科学知识，与中医学相互结合，融会贯通地应用到实践中去，如果说癫狂病用附子、肉桂，是发皇古义，那么我用现代医学知识，订出了系统严密的观察量表，能及时处理毒性反应的发生，应该说是融会新知，值得郑重提出的是我的老师提出这一主张，是在二三十年代，七八十年前的事，我还没有出生，今天我受贵国的邀请，指定讲题为“中西医结合”，可是我老师提出这一主张时，还没有“中西医结合”这个名词，这种提法只不过是二三十年前的事,如果从学术思想的实质与内涵出发,请问“发皇古义,融会新知”它不是中西医结合又是什么？七八十年前次公老师对我们提出的教导和哲学思想,能在七八十年后与韩国提出的学术活动要求目标相一致,这不是更使人感到由衷的敬佩和难忘吗？通过翻译向台下讲述这一内容时,获得全场长时间的热烈掌声,当时我心情也非常激动,久久不能平静。

章次公老师从事中医工作的一生,是光辉的一生,我在同门中,可以说是年纪最小的,学识也是最差的,但对次公老师的学术思想,铭记得是非常深刻的,今天我深深惭愧,写不出像众位章门师兄那样高水平、高质量的文章,谨以点滴浅陋的体会,来纪念次公老师的百岁诞辰。

二十四、缅怀章次公老师诞辰一百周年

上海浦东新区肺科医院　吴景贤

章老师离开我们已经四十四年了,回想起他生前,一贯倡导的中西医结合,至今记忆犹新。

解放初期,我们几个中医学院的同学,名义上是丁济万老师的学生,但由于钦佩章师的学问和医术,慕名登门求教,当时的章老师是海上名医,求诊病人门庭若市。但他为人豁达随和,没有架子。欣然接受了我们几个。工作中他经常教导我们要学贯中西,取长补短。

门诊病人就诊前,要测一下体温。(由我们学生完成)。有的病人还要借助西医的听诊和叩诊(由大师兄们完成),有时还要求病人胸透拍片或血尿便常规化验,供诊疗时参考。这种疗治方式,在当时的上海中医界是少有的。

有时晚间还邀请一些西医来寓所讲课,提高大家的西医知识。记得上一医姜春华教授未进中山医院前,还经常来旁听。上海四明医院(上海曙光医院前身)吴涵秋院长是章师的好友。后来通过吴院长介绍我去四明医院西医门诊实习一阶段。

章老师对中医中药有深刻的研究和造诣,用药也有特点,除常用的中药汤药外,有时只开几味中药,像一张偏方。或开些中药,制成丸剂、散剂供慢性病人长期服用。

记得门诊抄方中同学王羲明等人抄得最仔细和全面。如果这部分材料能保存到今天,整理后,那是一部很好的章氏医案。供大家以后很好学习和研究。

最后愿章老师倡导的中西医结合在祖国大地发扬光大。

二十五、纪念章次公先生感言

中国中医研究院　何绍奇

20世纪70年代中期,我受朱良春老师之命,着手整理章次公先生的医案。这是我第一次接触到章先生的遗作。在朱老亲自指导下,又加上当时在朱老身边学习的朱步先医师襄助,工作进展得很顺利。这本收载了700余案的医案集出版以后,很快就销售一空,颇得读者好评。也就在这个时候,我考入北京中医学院、中医研究院合办的首届研究生班,因而有幸接触到一些和章先生有过交往的前辈,他们谈起章先生来,都是很敬仰的。岳美中老师说:章先生的疗效很不错的,很多时候他虽然借鉴西医诊断,但仍以辨证论治为主,其用药尤多巧思,特别是运用虫类药的入络搜剔,治疗许多内科顽症,令人大开眼界。耿鉴庭老师特别向我谈到章先生用《冯氏锦囊》全真一气汤治疗热病的经验,虽高热神昏,仍坚持用参附生脉以挽回颓势,可见其胆识过人。方药中老师看过我送去的《章次公医案》后说:可惜章先生到北京后的治验收载太少,如他知道的章先生根据《内经》"甚者独行"的用药理论,用一味人参治愈林伯渠同志尿毒症的呃逆案就未能收进去。方老有一次门诊时五灵脂与人参同用,因为这是配伍禁忌(十九畏),怕药房拒配,还特地叫我在处方上注明:"人参五灵脂可以同用,见章次公《药物学》"等字样。余瀛鳌老师多次对我说:章先生的医案,都是中西结合的,但章先生不用西药,只是汲收西医检测诊断之长,西学中用,因而颇多创获,大有益于提高临床疗效。追溯到60年代末期,我在北京拜访乡前辈蒲辅周先生时,蒲老也对我谈起过章先生,说章先生学问好,医术好,且颇有名士风,只可惜天不假年。谈话之间,蒲老为其唏嘘者再。

今年是章先生百年诞辰。作为章先生的再传门人,我想谈两点感想。其一,我们纪念章先生百年诞辰,固然是出于对先生的人格魅力和学术成就的尊崇,而更重要的是我们要更好的学习先生,摒除浮躁,脚踏实地,努力提高临床疗效,为继承和发扬中医学多做一些实事。其二,我想谈谈我的老师朱良春先生,他已经八十七岁高龄,从医六十多年,在中医界早已声名卓著。他的尊师重道,更令人钦佩。章先生的两本著作《医案》和《学术经验》的整理、出版,朱老付出了大量心血,也使包括我在内的晚辈们,得到了向章先生学习的机会。时下"专家"、"教授"、"博导"满眼都是,认认真真做学问、老老实实看病人的却不见很多,能以疗效真正解决疑难问题,以至上达天听,且令中医西医都口服心服者,如章先生和前面提到的蒲老、岳老那样的"上工"、"国手",也越来越少了。尊师重道,作为中华民族的传统美德,现在更是到了需要大力提倡的时候了。

二十六、百岁诞辰缅怀乡先贤章次公先生

镇江市中医院

章次公先生，名成之，是我们镇江人，是近代著名中医药学教育家、临床家、倡导中西医结合先行者。今年当先生百岁诞辰之际，为了表示我们的缅怀之情，特就先生生平及学术思想，综述如下，以资纪念。

（一）发展中医药学术的开拓创新者

中华医药，历史悠久，从神农尝百草到现在，有三千多年历史。后汉末年，医圣张仲景集其大成，著伤寒杂病论，历代奉为圭臬，由于封建统治和时代局限，虽代有名医，但开拓创新者绝少，除金元四大家，承先贤余绪，各有发挥外，直到清代，以叶薛王吴为代表的温热学派，崛起江南。说明中医药学经过一千年的漫长过程才有大的突破。章次公先生，幼即矢志中医药学，初就学上海中医专门学校，师从丁甘仁、曹颖甫先生，有深厚的中医药学积淀，后在长期的临床实践中，发现中医药学是国之瑰宝，如能吸收西方医学成果，为我所用，必将能进一步阐发中医药之精髓，使中医药更加发扬光大，更好地为人民服务。于是提出了“发皇古义，融会新知”的学术主张，并在教学和临床实践中付诸实施。综观先生的医案、医论、教学方案等，都贯穿了这一学术思想。虽然曾遭到过一些遵古派的非难，但历史是最好的验证者，先生这一超前的学术思想，当前已全部成为现实。先生无愧是一位敢于突破中医药学的开拓者，真正发展中医药事业的革新家。

（二）理论联系实际的勇敢实践者

上面讲过，在20世纪三四十年代，超前提出“融会新知”是不易为多数中医药学者所接受的，而先生本着求真务实，尊古而不泥古的精神，在讲坛上提出“古代生理学多模糊影响之谈，必参考西医书籍”；又讲：“医者不应有门户之见，无论议论与方药，以施于实用有效，有徵验者为贵”。这是敢于实事求是，直抒胸臆，把自己的思想理论，灌输于学生，从教学上实践自己学术观点的例证之一。在临床上，他注重实效，博采众方，无论经方时方及单方验方，都乐于采用。从先生医案中不难看出，他往往以中医理论为纲，辅以西说，治疗则从这一思想出发，发挥中药之长。如对胃溃疡治疗提出了“护膜”一法，除常规辨证用药外，以马勃、凤凰衣、木蝴蝶、象牙屑、阿胶珠等，有收敛愈合疮疡作用的药作散剂内服，颇收良效。这是取西医诊断之长，发挥中药治疗的优势。这是从理论运用到临床实践的又一例证。可见先生行如其言，不尚空谈，无哗众取宠之心，无中西门户之见，一切以有利于病人为目的。这是先生一贯主张和学者风范。

（三）中西医结合的倡导先行者

先生对中西医结合的学术观点，不但贯彻在教学和临床上，还进一步公开提出，要“双重诊断，一重治疗”规范化、可操作的新建议。他在《李富荪〈名医轶事记〉书后》中这样提过：“故居今之世，欲求改进中医，首当恢复辨证用药之精神，再以现代诊断方法，以济其不足，发皇中医药，其庶几焉。”他又在《陆九芝论〈临证指南〉温热门席姓七案书后》中说过：“深知此后中医欲图改进，以求合于科学途辙，其先务莫急于学习科学诊断（当然先要明白生理解剖各科学识），然后投以积验之方，庶可以应病也。”这些在当时认为惊世骇俗之谈，而今都成为现实。现在全国各中医院校，无不把西医的生理、解剖、病理等列入必修课程；各大中医院也无不具备先进检查仪器作为辅助科室。先生当年所思所想，梦寐以求的都已实现，使我们对先生的先知先觉和与时俱进的思想精髓，感到深深的钦佩！而更应指出的是，先生这些创新主张，皆植根于发展中医、完善中医的基础之上，这就更加值得后学者的无限崇敬。

（四）对病员及求助的爱心奉献者

古人说过，读其书想见其为人。我们读了他的医案医论后，知道他是个质朴无华的学者，是位实实在在为人民服务的好医生。当我们知道他的生平为人和道德品质时，就更加令人崇敬。当先生在世之时，从乡亲们的口碑上称道先生待人宽厚，乐于助人。例如经常对贫病者不收诊金，还代付药费；对回乡有经济困难，或在沪回乡缺乏旅费求助者，少则三、五元，多则二、三十元，资助无吝色，这在当时用银币时代，是不菲的数字。尤值得称道的，先生自奉甚俭，布衣布服，不讲究享用，就更难能可贵。及至读了其公子章鸿远答记者问的文章时，除证实了乡亲传说翔实外，更知道了鲜为人知的一些故事。他这样说：“……逢年过节，我常见父亲用口袋装着钱，派人去药房结账，除了施诊施药以外，父亲还送钱给别人。他有一个学生，是研究医史的，自己不会看病，自然没有进项，父亲为了使他能潜心于研究，长期负担了他一家人的生活费用……，别人也许不相信，像我父亲这样长期私人开业，又有名气的老中医，死后只留下了一千元的存款……”还有先生的门人何任，对先生的精神风貌、环境衣着，有简洁生动的描述：“……诊室为一间后厢，光线欠佳，常常开着灯诊病，诊室虽不宽敞，但病人不少，且多为贫困者。章先生理平顶发式，身着淡蓝竹布长衫，一种清苦学者之风，使人感动……”有关这些记载，可以看出，先生不但是一位中医药学的开拓者，中西结合的先行者，造诣深厚的医学大家，更是一位仁心仁术，真正为人民服务的爱心奉献者。我们家乡有这样一位医学大家而感到骄傲。今天纪念先生，不但要继承他的学术思想，把中医药事业的发展推向更高层次，更要学习他的仁爱之心、医风医德，更好地为人民服务。

二十七、论章次公先生学术思想的现实意义

南京中医药大学　黄　煌

章次公先生是我国著名中医学家。他一生致力于中医学的研究以及中医人才的培养，为后世留下了许多宝贵的思想财富，今天我们认真学习他的学术思想，对于在新世纪继承和发展中医药学，具有重要的指导意义。

一

章次公先生一生治学严谨，不盲从，不迷信，不以任何权威为标准，始终坚持实事求是的科学态度，坚持临床实践检验的原则，敢于扬弃，敢于追求真理，表现了一位医学科学工作者的科学精神。他师从的两位老师——曹颖甫与丁甘仁，均是当时中医界的著名人物。曹颖甫非张仲景方不用，是公认的经方派大家。丁甘仁经方时方并用，尤长于时方，为上海著名临床家。章次公先生注意吸取两人重视实践实证的思想和临床经验，但并不完全照搬老师的用药模式。他曾说："师治病，非仲景方不用，余虽立程门，有负期许"，他临床有用仲景方者，有用金元四家方者，有用叶天士温病派之方者，还有用民间单方者，不拘一格，唯求实效。尤其是单方验方，章次公先生更加重视，他说："经方与单方犹车之两轮"，认为"复方来自单方，复方可用，单方亦可用，且由此更可领悟药物之性能"。章次公亦就学于丁甘仁，但用药之法大背于丁。丁先生的医案必有气化阴阳病理之语，案末有治法，用药多在十多味，组合有通套成法，剂型多为汤剂，即丸药也入煎。章次公的医案多为西医病理诊断之语，案语多简短，或谈鉴别诊断要点，或谈预后，或发议论，没有统一格式。其用药味数不定，大多在5～9味之间，剂型除汤剂外，使用散剂末药丸药尤多。尤其是虫类药的应用，是丁氏所不及的。

章次公先生之所以能够如此，关键是他重视了中医学的科学性。在章次公先生的眼里，中医学首先是一门科学，所以用药不可能有个人的好恶，而只能以临床需求为选方用药的准则，以疗效为评价药品优劣的标准。他这种思想，对于正确认识中医学的科学本质具有重要意义。长期以来，由于传统中医学较强的文化性，各个时代的儒学文化、宗教信仰、伦理道德以及地方民俗等，无不给中医学带来明显的烙印，因而中医学变得十分混浊，如何去粗存精，去伪存真，是摆在每个中医科学研究工作者面前的一项十分重要而难度相当大的任务。章次公先生的做法，就是最大限度地剔除中医学中的文化性的内容，而发扬中医学的科学内容。于是，有效方药的主治病症以及临床疗效验证问题，药物剂型服法的问题等，成为章次公先生所重视的课题。近几十年来，中医学术的发展十分缓慢，其原因固然是多方面的，但其中过分强调传统文化性较强的中医理论，是一个不容忽视的问题。新药的开发研制是否要强调中医理论指导？住院病历是否要强调中西医双重诊断以及辨证论治分析或辨证施护

分析？中医方剂药物等课程的教学过程中是否要将中医理论所解释的所谓方意以及药性作为标准答案？如果按照章次公先生的思想，这些问题恐怕应有不同于当今认识的答案。

二

章次公先生在上海国医学院任教期间，提出了“发皇古义，融会新知”的口号，反映了他在中医学继承发展中敢于创新的精神。他认为中医以四诊八纲辨证论治为主，治病从整体着眼，这是中医的长处，但是如果兼能运用现代科学的诊断，弄清疾病的原因以及病灶所在，就更为完善，临床疗效也能得到进一步的提高。他主张兼用西医的诊断，中医的治疗，所谓“双重诊断，一重治疗”。他在开业期间，与一些高明西医相处甚得，并向他们学习心肺听诊、肝脾触诊等西医诊断方法。临床多用西医诊断，或化验，或透视，遇天花、阑尾炎则送医院及传染病院，必要时，也向患者介绍西药。章次公先生的医案多用西医学病名，并将中西医理合并讨论，如“古人物质属之血，功能属之气”；“月经之生理虽在卵巢，亦受神经系之支配，古人调经多用疏肝，即此理也”。在药物的研究方面，章次公先生善于吸收现代药学知识，他当年讲授药物，把每一味药物分为原植物、产地、入药部分、性味、主治、近世应用、炮制、用量、著名方剂、前代记载、近人研究、东人之说等项详细讲述，与传统中药学截然不同。

融会新知，就是不断地吸取新的学术成就以发展自己，这是所有学科发展的基本规律。能不能融会新知，也是检验中医学科学属性的一个标准。章次公先生当年提出的这个思想，至今依然具有现实指导意义。现代中医师是否要大胆地采用现代疾病的诊断命名方式？在临床上是否要寻找传统方药与现代疾病的对应关系？疗效标准是否要与现代价值标准接轨？在中药的研究上是否要大胆引用现代药学的方法和手段？这些都是需要我们从“融会新知”的思想去认真思索和大胆实践。但必须指出，融会新知与发皇古义是相辅相成的，是一个事物的两个方面，决不能割裂开来。发皇古义就是继承前人认识人体认识疾病的思想方法以及预防和治疗疾病的经验，这是融会新知的基础和前提，章次公先生之所以敢于和善于融会新知，就在于曾深入研究《黄帝内经》、《伤寒论》、《金匮要略》以及《千金》、《外台》等后世各家各派的著作。他决不是简单地用西医学的标准去衡量中医、规范中医乃至指导中医，而是用西医之长去补中医之短。章次公先生曾强调，“科学的诊断应无条件接受，现代的新药应有条件选择”，这就是实事求是的科学态度。

三

章次公先生治学崇尚实证以及严谨的逻辑思维，反对玄谈空论。他曾说：“吾国医学发明之早，比堪世界医史实居先进。汉唐两代，注重实验，已向科学之途迈进。金元以还，医家好以哲理谈医，以邀文人学士之青睐，于是玄言空论，怪诞不经，满纸皆是，亘千年而其流未息，其为害非浅鲜矣。”章次公先生既肯定了汉唐医学重视实验的优良传统，又深刻地指出了金元以后中医学出现的玄学化、文学化的倾向以及由此带来的严重后果。他认为，金元以后中医学之所以空言玄理充斥，就在于既缺乏事实依据，更缺乏严密的推理逻辑学，因而与现代科学的距离拉大了。为了引导中医学回到自然科学的轨道，章次公先生在晚清朴学大师章太炎的指点下，研究印度的因明学，主张“以因明律令以绳古人之医学思想”，“教人以因明轨式书写案语，教人以因明思辨方法作临诊鉴别诊断之初阶。”因明学是古印度的逻辑学。“因”指原因、根据、理由；“明”含有学术的意义。从章次公先生的医案可见，他分析病机，均以客观事实为依据，无任何主观臆测之辞，推理严密，不失为近代中医科学化的佳作。

长期以来，中医界以“医者意也”为搪塞，沉湎于笼统模糊的空言虚论之中，虽然经过多年的努力，中医学已经在科学化的进程中迈出了一大步，但是问题依然比较严重，比如现代中医学的许多诊断概念，其临床事实依据是否可靠？传统中药理论中的升降浮沉、引经报使以及形质气味等是否能有效地指导临床处方用药？中医理论中的许多概念术语是否可以进行推理？显然，在章次公先生看来，中医学中应当改革的内容是不少的，尤其是建立科学的实证的逻辑体系，是迫切而艰巨的任务。

应当指出，实事求是的治学态度，是中医学研究的灵魂；融会新知的创新精神，是中医学不断发展动力和源泉；严谨求实的科学思维，是中医现代化的关键。说到底，章次公先生当年所提倡的正是医学科学的精神。这种精神也正是我们今天在中医学的继承创新中所不可缺少的。

二十八、章次公学术思想探析

朱步先

近代名医章次公先生(1903—1959)治学不拘门户,不落俗套,独立思考,开创风气。本文拟从这一角度,试析章先生的学术思想如次。

一、纠“有是症用是药”之失

辨证论治是中医学之精髓,其基本精神体现在张仲景《伤寒论》中,古往今来的著名医家,无不对《伤寒论》的研究痛下工夫。有清一代,“以方类证”研究《伤寒论》之风崛起,柯韵伯著《伤寒来苏集》肇端,徐大椿继之于后,所著《伤寒论类方》更着重从方证入手,阐明《伤寒论》辨证论治的方法,颇便临床应用。不善学者,乐其简易,认为只要因证求方,对证发药,即可应病。风气所及,因有“有是症用是药”之说。假使仅仅从字面上分析,“有是症用是药”并无不妥,但衡之于仲景的心法以及错综复杂的临床实际,就失之偏颇了。辨证论治具有丰富的内涵,除了要详审症状、去伪存真外,还要注意“病期”、“辨病”等问题。故其失大致有三。

其一,如果仅重视“症状”而忽视“病期”,就会把辨证论治简化为“对症疗法”,这是因为得病的“时间”和病程的“经过”是辨证不可或缺的环节。章先生指出:在《伤寒论》中,“无不重视症状出现的时日,因为临床上症状虽或相同,而因出现的时间不同,其用药施治也不能同一处理。”症状出现的“时机”,反映了正邪消长的内在变化,审时方能度势,“时间”是辨证之要素。此外,“时间”还可用来识别不同的病证。章先生指出:“尤其急性传染病的发病和痊愈转归都有一定的时间,就时间来认识病证异同,更有必要。”这就是说“时间”还具有诊断与鉴别诊断的意义。这里试举章先生的一则湿温病案,以说明“时间”在辨证论治中的重要性。

孔男,病湿温匝月,苔灰腻,脉濡数,扪其肌肤,不甚润泽而热。与人问答,有意识者半,不知所云者半,合目则谵语频作,不更衣十日许。邪气尚未肃清,而正气虚已是吃紧之极。软柴胡4.5克,制川朴4.5克,生苍术4.5克,黄芩9克,全瓜蒌12克,杭白芍9克,生枳实9克,连皮槟榔9克,山楂肉12克,莱菔英9克,六神丸30粒(分3次吞)。另:参须15克,浓煎代茶。原注:此人午后服药,至翌晨3时许,得垢腻之大便甚畅,热减神清。从此方加减,凡十日许而病瘥。

此为湿温重症,辨证之眼目,在于病已“匝月”,正气大伤,“神衰”与“神糊”兼见,虽“不更衣十日许”,热结阳明,仍当通腑泄浊与扶正强心兼进,药后果收佳效。设病发仅一二候,即谵语神糊,当祛邪为急,或清阳明,或开痰蒙,因证而施,焉得有取乎参须?可见临证之际,“症状”与“病期”均不可忽视。

其二，片面强调症状，有可能忽视“识病”。章先生指出：“按照社会发展的规律，从历史唯物论来观察，特别对多数以发热而起的传染病，在古人的知识不可能有严格的予以鉴别，尚不能由‘辨证’而发展到‘识病’的阶段，是时代条件的限制。”临证之际，仅仅重视症状是不够的，还必须识病，所以清代医家喻嘉言在《寓意草》中说：“治病必先识病，然后议药。”但他所讲的是识中医所说的“病”，章先生认为还必须识西医所说的“病”，才能认识病证的特异性，并确定病灶，使治疗更具有针对性。他指出：“不问病灶，不究病源，纯凭辨证用药，仲景天士俱有得失。”

其三，从“症”与“药”的关系来看，“有是症用是药”的观点还失之于狭隘刻板，不利于用发展的眼光看待方药的现代应用。前人遗留下来的大量方剂，包括《伤寒论》、《金匮要略》里的方药，至今仍有研究的价值，但绝不能一成不变，按图索骥。

章先生认为，其研究“并不一定限于原有条文中的病证，也就是说以现代的观点来看某一方剂也许应用在原有病证上不很适合，但是临床上移治别一疾患，有时却非常有效，这是扩大仲景药治范围。”古方今病往往枘凿不入，当知变通论治。随着人们实践的深化和科学研究手段的应用，一些方药的新的功用正被发掘出来，从章先生留下的医案中，可以看出他的处方广泛汲取了“新知”和民间医疗经验，对传统的陈式进行了大量的革新。章先生指出：“中国医学的特点是综合整体性的疗法，一种方剂并不限定医治某一病证，像前人狭隘的主张‘有是症用是药’这是单纯观点，还缺少全面认识。”这种“作用于整体以矫正‘病理变化’的综合疗法”也是中医学的优势所在。

二、诊察热病当苔脉并重

张仲景《伤寒论》十分注重脉证的变化，以此作为审察证候的依据。毋庸讳言，舌诊尚嫌不足。随着温病学说的兴起，舌诊内容日趋丰富，到清代叶天士《温热论》，舌诊达到一个高峰，堪补仲景之未备。津液的盈亏、病邪的属性、邪伏的部位、病情的进退等等，无不可通过舌苔、舌质、舌形加以辨析。舌诊望而得之，比较客观，也易于掌握。脉诊常有“胸中了了，指下难明”之憾。故对热性病的诊察，有忽视脉诊的倾向，以致有“时病重苔，杂病重脉”之说。

章先生治疗热病十分注意保护心力，盖正气强盛始能抗邪，心脏衰弱则抗病能力衰减，邪毒内陷，极易昏痉厥脱致变。当热病出现心衰端倪时，果断采用温阳强心等措施。然而热病用热药，似乎抱薪救火，稍一不慎，便足偾事。见证虚实疑似之间，审察心脏衰弱与否，舌诊尚不足凭，章先生认为：“以脉搏神气断之”，若见“神情疲惫”、“神糊”、“迷蒙”、“神气萧索”，均为正气不支之征。至于脉搏，按诸常理，脉结代，示脏气虚衰；脉微欲绝，示阳气将亡。若必待阳气将亡，方投回阳、救逆之剂，为时已晚。章先生见“脉不鼓指”、“沉细不鼓指”、“脉来糊数”、脉有“歇止”，即警惕心力不足。特别是他以“细数”之脉为心脏衰弱之象，治宜温补。如其治疗一例严重的湿温症，“终日谵语不休，神烦不宁，而面容如此黄晦；脉搏如此细数，皆与证情相反，表示正气竭蹶。”另一温热病患者，病延二候以外，神志迷蒙，“两脉细数”，先生谓：“阳症而见阴脉，危候也。”作出这样的判断，必持之有故。

“阳症”“阴脉”之说，见于《伤寒论·辨脉法》：“凡阴病见阳脉者生，阳病见阴脉者死。”该篇对阳脉、阴脉之界定为：“凡脉大浮数动滑，此名阳也；脉沉涩弱弦微，此名阴也。”与章先生所说不尽相同。细数之脉，一般示阴虚火旺。在温热病，则为邪热入营或真阴大虚之征，以清营解毒或滋阴潜阳之法最为常用。然而章先生不落前人窠臼，盖从保护心力为着眼点，他曾誉张仲景为“在急性传染病中……注意循环系统的第一人。”《伤寒论·辨少阴病脉证并治》谓：“少阴之为病，脉微细，但欲寐也。”则“细”当为少阴之主脉。从心脏血液运行来看，因气血虚衰，脉管不充盈，故形“细”。血行脉中，赖心气以推动，脉息系乎心脏之搏动，“数”则系心动过速。心脏供血不足，脉息不得不速，过速又必然耗伤心气。故细数之脉，为心脏衰弱之象。热病见此脉，或因邪热内陷，或因素体不足、津伤气耗，累及心脏所致。若细数无伦，或如章先生所说之“糊数”，脉之起落极不清晰，乃绝脱之先兆。在热病极期，若脉见浮大滑数之象，为正能胜邪，于病为顺；若见细数微弱之象，为正不胜邪，于病为逆。这是从脉象测知正气之强弱，并测知邪毒影响心脏血液循行的程度，进而判断预后。章先生视“细数”为热病之“阴脉”，殆从正难胜邪、脉不应病而立言。若热病脉细数，伴见神情委顿，或昏愦，或肤冷汗出，纵然舌苔垢腻，亦当温阳强心，以振奋机能，祛除病邪。亦有宜温清并用者，随证变法。可见细数之脉，不仅可清可滋，亦可温可补。

要之，脉数示阴血虚衰，在热病可发展为阴竭，阴竭则阳气将亡，温热学家强调救阴，章先生的经验则提示在特定条件下，应当挽阳气以救阴液，这是事物的两个方面，不可偏执一端。

联想到现代的一些疾病，例如病毒性心肌炎，多系心气不足，邪毒犯心所致，在早期尝可见细数之脉，或兼见间歇。如何发挥中医脉诊之优势，把它和一般热性病，例如流行性感冒区别开来，从而有针对性地处方用药，当具有早期诊断、早期治疗的积极意义，有待于深入研究。

察看舌质、舌苔的临床意义，曹炳章《辨证指南》云：“辨舌质可辨脏腑的虚实，视舌苔可察六淫之浅深。”曹氏的这下见解颇具代表性，后人几奉为定律，其实不必死于句下。例如红绛舌，前人视为温邪入营之征。叶天士《温热论》：“其热传营，舌色必绛，绛，深红色也。”章先生认为：“凡湿温证而致舌红绛之时，血中病毒，必然弥漫。”进一步阐释了红绛舌反映的病理变化。他同时对红绛舌的演变做了精细入微的观察与分析：“湿温两候以下，病人舌面恒作深褐色如猪肝，舌面或有灰腻之苔被覆，或竟无之，是因热度过高，体中水分为热所燃烧，水分因之缺乏，此时肠中溃疡已在进行时期，一面产生毒素，吸之血中，故湿温病舌作猪肝色，乃水分缺乏，血中毒素强盛之表现，病已濒于危笃时矣。”又谓：“若病人舌仅绛红色，尚未至紫褐程度，是病人之水分虽缺乏，尚不甚，血液中毒素亦未尝弥漫，病虽重，可治也。”由此看来，辨舌质不仅可辨脏腑的虚实，并可兼察邪毒之浅深。舌见紫褐色而干，叶天士《温热论》谓：“若紫而干晦者，肾肝色泛也，难治。”“肾肝色泛”，辞义不甚显豁。章虚谷说：“肾色黑，肝色青，青黑相合而见于舌，故曰肾肝色泛也。”章先生分析湿温见此舌的机理，在于热甚津伤、邪毒人血。推而广之，现代临床一些病证，例如肺心病急性发作期，有时可见红绛舌或绛紫舌，食管癌患者尝可见青紫舌，当从“邪”与“正”两个方面进行综合考虑，有助于分析病机，确定治法。又有一种“镜面舌”，苔剥后光滑如镜面，一般视为真阴亏损、胃气将绝之候。热病见之，证多凶险。章先生以为“镜面舌”当察其舌面干燥与否，“若不干燥，扪之反滑者，亦为病久全身液体缺乏，且为心脏衰弱之先声也。”在治法上，镜面舌见于病重时期与恢复时期迥然有异，病重时期当以滋养阴液为主，如薛生白《湿热病篇》："湿热证，四五日，口大渴，胸闷欲绝，干呕不止，脉细数，舌光如镜，胃液受劫，胆火上冲，宜西瓜汁、金汁、鲜生地汁、甘蔗汁，磨服郁金、木香、香附、乌药等味。"至于恢复时期之镜面舌，章先生认为："恢复时期之镜面舌……有用附子而其苔乃生者，苔光而滑，温药更不可少。"暗合《内经》"阳生阴长"之意。

三、湿温汗、润、下"三禁"不可拘

湿温汗、润、下"三禁"之说，见于吴鞠通《温病条辨》。吴氏认为，湿温"汗之则神昏耳聋，甚则目瞑不欲言；下之则洞泄；润之则病深不解。"然而湿温既有不宜汗、润、下之证，复有可汗、可润、可下之时，"三禁"之说，诚不可拘。

关于湿温之用汗法，章先生认为，证候初起，"表热虽不扬，但形寒尚在，是表证未罢，表证未罢者，法当解外，无论伤寒、温病、湿温，外解之方法，虽各自不同，而解外之定例，俱不导违反。"有表证当解表，驱邪外出，是为因势利导。惟湿温之解表，当注重解肌，非用麻桂羌防强责其汗之义。章先生尝用柴胡、葛根，谓："余近日遇有湿温证，外有表邪，苔腻，胸满，好以柴葛并用，盖柴胡虽不能发汗，然而疏导少阳，使上焦得通，津液得下，其人诚然汗出；若表寒未罢，而里热已结，则柴胡更属妙品。"盖因"柴胡具有解热及泄下作用……用其通便泄浊，稳当无比。"柴胡用于热病，舌上有白苔为一重要症状。若舌光红，断无用柴胡之理。《伤寒论》云："阳明病，胁下硬满，不大便而呕，舌上白苔者，可与小柴胡汤，"舌上有白苔，说明胃肠湿浊尚不甚重，章先生认为，柴胡能解热、泄下，于表寒未罢、里热已结之证用之，引申了仲景之义。吴又可达原饮加柴胡一方，为先生治疗湿温所尝用。至于葛根，则取其能"清热解肌，止渴除烦"。在先生湿温医案中，有用葛根至30克者，可见对此药解热之倚重。除柴、葛外，荆芥、薄荷、青蒿、藿香，章先生亦列为湿温之解表药，殆取辛散芳化，透热达表之意，选药颇具匠心。

"润"指滋阴濡润之法，多取甘寒之品。湿热为患，湿不化则热不去。但养阴易于碍湿，故吴鞠通有"润之则病深不解"之说。然若素体阴虚，津液亏乏，邪热入营，劫伤阴液；正邪纷争，正气不支；养阴之法，即不可废。章先生指出："滋水制热之法，用于热病，意与现代所谓营养法同。其义发于王冰，其风起于明季，至于叶氏而益臻完备。"他推崇叶天士治疗温热病注重养阴之法，认为"阴液为抵御温邪之根本"，若"初起阴液即耗，将来之变化殊难逆料"。鲜地黄、生地黄、麦冬、石斛等，均为先生所常用。他认为地黄能开血痹、行小便，"湿温证毒素弥漫时"用之甚妙。又说鲜地黄能"维持水分；养阴解热，尤为湿热证所需"。笔者时曾用大剂鲜地黄治疗下肢湿毒收到佳效，足证其有清利湿热之功。可为章先生地黄能"行小便"说的一个注脚。若温热阴伤两甚，可以苦寒、甘寒同用，一面清温泻火，一面滋阴增液。至于湿温阴伤津涸而心脏衰弱，徒恃养阴无效，必须温阳强心与滋阴增液并用，章先生常采附子配生地黄之法，"则强心增液，双管齐下，心脏既得维持，津液亦不至于涸矣。"

湿温多系肠伤寒，其病灶在肠。湿热宜清宜化，不轻用下法，下之不当，不仅会洞泄不止，还有诱发肠出血之危险。然邪入阳明，自有可下之时，用之得当，能缩短疗程，提高疗效。章先生对湿温可下与否作出大致的区分：凡"脉洪数，口干欲饮，神昏谵妄……有阳明实症"

者，可下；“如病人脉濡软不数，苔薄，口干不欲饮，神志似明似昧，则下法当然不可孟浪”。下法之选药，一般用大黄、芒硝，章先生还推崇用竹油（竹沥），谓“湿温证如病者不能用硝黄之攻下，或病者于硝黄有疑虑，则淡竹油润燥通便，确是妙法。”特别可用于“湿温证温重于湿，其人神识模糊，而大便秘者。”竹沥甘寒，能泻火润燥，化痰利窍，其性滑利，兼有通便之功，湿温津伤肠燥，兼夹痰热，用之尤为熨帖。

二十九、《章次公医案》中附子的应用

兴化市中医院　王少华

医学巨匠章次公先生，一生擅用附子。兹就《章次公医案》中案例，作粗略分析，聊作先生100周年(1903—2003)诞辰之仰怀。

（一）阴阳两补

1. 湿温

湿温在正邪交争高峰，一面“其热不退”，一面“津液、体力俱已亏耗”之际，先生力主扶正，如在仲姓案中，初诊即指出：“扶正实为当务之急”，二诊再次强调“只有扶持正气，最为紧要”，三诊重申“扶正养阴，两属重要”，四诊复云：“可见扶正实为治伤寒之要法”。五诊又郑重指出：“培元扶正，乃不移之法”。该案一、二、三、四诊，均以黄芪、党参、生地、麦冬、石斛、北沙参等益气养阴药为伍；第五、六、七、八诊，又以附子与上述药物配合应用，藉以阴阳两补，此扶正即所以祛邪之意。至第九诊“病势渐趋坦途”，方撤去附子。

2. 温疫

温疫治法在前期不外乎汗、和、清、下，重在祛邪；后期可用补法，包括滋阴、益气、温阳，意在扶正。先生治温疫，有兼夹证而余邪未净时，则以附子配党参、白术、熟地黄、麦冬同用。如“金，男，流行症并发脚气。其实脚气蕴伏已久，因猝病之热消耗更甚，故其面容黯淡有如此。上见鼻衄，下见便血，不能纯用辛温，予全真一气汤。炮附子、五味子、潞党参、白术、葫芦瓢、熟地黄、麦冬、淮牛膝、杜赤豆”。全真一气汤乃《冯氏锦囊秘录》方，由熟地黄、麦冬、白术、牛膝、制附子、人参六味组成。“治元气日困，津液耗竭，虚火妄升，气勿藏源，上迫喘促。或小儿病后，妄汗妄下，精神沉困。或短气而似喘非喘，或虚极而似惊非惊，或斑疹阴分焦灼，热极烦躁，上喘下泻，上实下虚，上热下寒等症”。金姓患者原有脚气，又罹温疫，痼疾复加卒病，以致阴阳两伤而面容黯淡，于是用全真一气汤全方，以温阳益气滋阴，复加五味子敛阴，葫芦瓢、杜赤豆利水消肿，乃兼治脚气之举。

3. 痢疾

附子除用于寒湿型及虚寒型痢疾外，先生又常用于阴阳两虚型及有虚脱之变者。如“陈，女，体素不足，而病痢两周之久，今腹痛努责，便纯血水，神疲，四肢不温，而体力更虚。血余炭、阿胶珠、熟地黄、仙鹤草、赤石脂、炮附块、炮姜炭、绿升麻、粳米、乌梅肉、别直参、黄芪”。又如治“李，女，下腹痛颇剧，汗多肤冷，呕恶频频，舌红，脉沉细。此数者，皆为痢症所忌。高年有此，虚脱之变，指顾问事耳！炮附块、潞党参、全当归、杭白芍、杏仁、玄胡索、马齿苋、败酱草、苦参、旋覆花、伏龙肝”。

4. 肺痨

又名痨瘵，古名“传尸”，其病理本质为阴虚，历来有“阴虚者十之八九，阳虚者十之一二”的认识。毋庸讳言，肺痨在初、中期的漫长病程中，其病机为肺阴受损，随之肺肾阴虚；但淹缠至晚期，因阴损及阳而成阴阳两伤时，先生则以附子配黄芪、白芍、山萸肉、桑椹膏、两仪膏同用，一则育阴，一则温阳，务使阳生阴长。如“毛，男，两脉起落不充盈，入夜盗汗如潘而冷，虽见咳呛，亦当温补。炮附块、生黄芪、全当归、杭白芍、山萸肉、五味子、桑椹膏、远志肉、酸枣仁、清炙草、浮小麦、两仪膏、左牡蛎”。

5. 咯血

内伤咯血，多因阴虚火旺，火灼肺络，络损血溢而成，此刻多用滋阴降火法，断无用附子耗阴助火动血之理。但当阴阳两伤或阴伤及阳时，则又另作别论。如“范，老，药后痰红已除，心中痞满，此胃弱不胜药力之故。其舌红少苔而润，真阴缺乏已久，予全真一气汤，因其阳亦虚也。”患者为一老人，其为阴阳气血俱虚，本在意中。案语指出：“真阴缺乏已久”，“其阳亦虚”，“予全真一气汤”，用中等量之附块，可谓胆识俱备。就一般常规而言，“血得热则行”，尽管“药后痰红已除”，但毕竟咯血初定，此刻用中等剂量之附子，可谓有胆；“舌红少苔”，“真阴缺乏已久”之体，从年迈多阳衰以及舌润着眼，断为“其阳亦虚”，可谓有识。

6. 虚劳

虚劳乃慢性虚弱性证候，其病机为元气不足，精血亏耗。根据“虚则补之”和“劳者温之”的治则，对阴阳两伤，气血双亏者，先生以附子与党参、别直参、黄芪、山药、熟地黄、当归、白芍、山茱萸、黑大豆、阿胶珠、龙眼肉等同用，藉以阴阳气血同调。如“徐，男，病后，舌光红少苔，温度偏低。此阴阳并虚之疾，久延便是虚劳。当归、白芍、附块、山药、升麻、党参、萸肉、云苓、陈皮、熟地黄”。又如“程，男，微似寒热，多作于黄昏时，自汗、盗汗而冷。阳不外卫，阴不内守。炮附块、山萸肉、淮牛膝、杭白芍、潞党参、熟地黄、五味子、龙眼肉”。

（二）补必兼温

1. 湿温

湿温正气耗伤，变证蜂起之危候，先生辄以变应变，用附子配四君子汤、四神丸等治湿温正气大伤，身无热而表情淡漠，便溏，脉沉细而歇止者，意在健脾扶正，扶正即所以祛邪之意。先生曾指出：“若顾虑其苔腻不当补，怀疑其神昏不当温，徘徊于‘稳健’之途，则病人死矣”。如“潘，男，检温不及彀，大便溏而色黄，舌苔腻布灰黑，七八日来神气肖然，两脉亦沉细不鼓指，且时时作呕。观此恐非细故。炮附子（先煎）、党参、山药、云苓、生白术、炮姜炭、扁豆衣、炒米仁、伏龙肝（先煎）、四神丸（分二次吞）”。

2. 痢疾

痢之成因，总由外感客邪，内伤饮食所致。《丹溪心法·痢》篇云：“皆由肠胃日受饮食之积余不尽行，留滞于内……而滞下之证作矣。”此证无论虚实，肠中有积滞，是致病的重要因素。基此，消积去滞，乃痢疾的基本治法。对于虚实夹杂证候，理应攻补兼施。先生在用四君补气的同时，又加入附子、炮姜炭，此温补之手法。如“王，男，六诊：叠用猛攻，少腹胀硬者十去其七，其痛亦除。验便有阿米巴原虫，然则下者，亦驱虫之一法。自觉消化力迟钝，再拟消补兼施之法。炮附子、生白术、淮山药、云苓、潞党参、炮姜炭、鸡内金、焦谷麦芽、十枣丸”。至于攻用十枣丸之缘由，从本案四诊述及“吸气则作咳”以及五诊中“一则心下痞闷”的症状记载看来，该患者原属因饮邪上冲而咳的“咳家”或悬饮者。

3. 疟疾

疟疾因迁延时日，缠绵不愈，或瘥后小劳辄发者，名曰劳疟。由于疟邪久恋不去，累伤脾胃，耗损气血，营卫不和，是其主要病机。对于此类证候，先生用附子配张景岳何人饮以双补气血，参入桂枝汤以调和荣卫。由于药证相对，奏效甚捷。如“张，男，二诊：加被心已不烦，肝脾之触诊亦柔软不拒按，与初诊之严重状况，有天壤之别矣。炮附子、杭白芍、潞党参、川桂枝（后下）、制首乌、全当归、粉草、陈皮、生姜、大枣”。

4. 头痛

头痛一证，有外感内伤之别。其感于外者，证候属实，法当祛邪；其伤于内者，证候属虚，治宜扶正。先生治头痛，在补虚泻实的常法下，尚有进一步举措，如治阴血亏虚头痛，在用熟地、当归、潼沙苑、枸杞、山萸肉、阿胶、女贞子、黑芝麻等大队补益肝肾药的同时，又加少量附子，“于阳中求阴”，寓动于静，庶可泉源不竭。如“殷，男，头痛有虚有实，实则当清当散，虚则当温当补。今患者头痛而眩，按其脉忽大忽小，甚至左右不相符，此虚象也。炮附块、大熟地、全当归、明天麻、潼沙苑、甘杞子、山萸肉、阿胶珠、女贞子、黑芝麻”。

5. 慢惊风

“陈，幼，头向后倾，右腿屈伸不利，两手时时抽搐，瞳孔反应消失。西医诊为结核性脑膜炎，注射链霉素五十瓶无效，预后堪虑。炮附块、党参、生白术、云苓、炙僵蚕、蝎尾、明天麻、远志、清炙草”。结核性脑膜炎类似中医的慢惊风。此证病因多为脾胃虚寒，脾阴亏损，肝风内动，治疗重在扶土、益气、温中。《福幼篇》云：“补土即所以敌木，治本即所以治标。”为此，先生用附子配四君子汤，显然是温补中气，从本论治，参以熄风定惊。

（三）温清并进

证情寒热错杂者，先生则采用温清并进，寒热两调法。

1. 休息痢

本病多为治不如法，或治疗中断，湿热积滞曲肠，日久累伤脾胃，属虚实夹杂证候，法当消补兼施。先生治本病兼表证者，首用逆流挽舟法，表解后下痢频仍，纯为赤白冻腻，腹中绞痛甚者，则以附子配炮姜炭、白头翁、黄柏温清并进，祛除肠中湿热，并根据“气调则后重自除，血和则便脓自愈”的论点，再配当归、白芍、槟榔等药以治之。如“王，男，三诊：下如纯脓，将圊，腹部绞痛不可耐，一周时十数行。炮附片、当归、海南片、白头翁、黄柏、白芍、炮姜炭、延胡索、薤白头、杏仁泥、陈红茶、石榴皮、炒枯赤砂糖（分二次冲）”。

2. 久痢

若先下白黏液，再下赤黏冻，证属寒热错杂，历数月而不衰之久痢，先生用附子配乌梅丸以温清并进，如“李，大弟，病泻数月之久，始则作白黏液，赤者则为近半月事。仲景乌梅丸能治久痢。乌梅丸、生艾叶、海南片、炮附块、石榴皮、陈红茶、炒枯赤砂糖”。

3. 麻疹并发肺炎

昔贤有“麻喜清凉痘喜温”之说，用药贵在辛凉透发。如因热毒壅盛，时邪遏伏于肺，以致麻疹透齐，行将回没之际，身热应退而反壮热，神志不清，气喘者，先生用附子配辛凉重剂麻杏石甘汤加石菖蒲、胆南星、牛黄抱龙丸等以化痰开窍，熄风镇惊。如“宋，幼，麻疹将回之际，看护失当，变证蜂起。今高热不退，气急鼻煽，而面色灰败。麻黄、生石膏、鲜生地、石菖蒲、炮附块、远志、炙紫菀、胆星、连翘、甘草、杏仁泥、牛黄抱龙丸（化服）”。

（四）引火归原

对于肾水亏于下，心火炎于上的失眠，有口干唇裂，频欲饮水，但脉舌均无阳证征象的虚火上炎者，先生取阴即所以降火之意，以熟地、牛膝补肾阴，麦冬、五味子养心阴，肾水足则能上济于心，心阴充则使虚火自敛。再参入附子引火归原，以作反佐，服药后效如桴鼓。如“姚，男，头昏，夜难安寐，口干唇碎，服西药七、八月无效。每夜必饮水数次，否则口干不可名状，影响睡眠。察其舌色淡白无华，按其脉沉细无力，不能以为热证而投凉。附子、生白术、熟地、五味子、党参、怀牛膝、麦冬”。

（五）温阳救逆

1. 温阳强心

（1）湿温：湿温证阴伤及阳，心衰者，先生以附子与党参、白术、炮姜、熟地、麦冬、白芍并用藉以两补气血、双调阴阳以强心。如“施，女，二诊：湿温十七日，正在紧要关头，出血虽止，依然面黄神痿，两脉糊数。用全真一气汤合紫雪丹，一面育阴扶正，一面慧神祛邪，此变法也。炮附块、潞党参、麦冬、熟地、白术、五味子、怀牛膝、淡竹叶、紫雪丹”。三诊时基本守方，四诊案语指出：“心脏已无问题”，遂撤去附子。

（2）崩漏：妇女崩漏，失血过多，血虚心弱者，先生则附子与党参、黄芪、肉桂同用，意在温阳、补气、强心。如案例：“顾，女，大崩以后，一身淡黄如蜡，贫血也。心动悸，两足浮肿，心脏亦弱。今拟大剂温补，且须常服。炮附块、潞党参、杜仲、熟地、砂仁、生黄芪、生冬术、云苓、炮姜炭、葫芦瓢、牛膝、肉桂末、炙草”。

2. 温阳救脱

（1）湿温：湿温淹缠至便血、壮热、神昏变证，此刻虽在邪长正消之际，先生每以扶正为先，先本后标，用附子配生脉散加味，待神清热减后方停用。如“李，男，二诊：药后红色之便不再作，是为大幸。终日谵语不休，神烦不宁，而面容如此黄晦，脉搏如此细数，皆与症情相反，表示正气竭蹶，苦寒香开之药，势难增进。予全真一气汤，作万一之想。炮附块、党参、生白术、鲜生地、麦冬、远志、陈胆星、五味子、怀牛膝”。三诊症情平平，四诊“热虽稽留不退，脉渐次下降，谵语亦减”，仍以二诊方为基础，加菖蒲、郁金等开心通窍，祛痰。五诊热势下降，神志渐清，症有转机，仍以附子与首乌、生地、麦冬、玉竹等滋养阴血，及菖蒲、郁金、川贝、远志等开心祛痰药同用。六诊体温正常，症情转危为安，遂停用附子。

湿温便泻色赤，俗称“漏底伤寒”，经治后泻止热退而多冷汗，腹中绞痛，脉微将脱时刻，先生用参附汤加龙牡之属以回阳敛汗救脱，如“余，男，四诊：其热退清如常人，但汗多而冷，腹中绞痛，脉不鼓指，以非正常之退热，乃虚脱之预兆，还须防其肠出血。拟温其里以救脱。炮附块、全当归、浮小麦、煅龙骨。另：牡蛎粉，外用扑身。高丽参、煎汤代茶”。

“附无姜不热”，先生用附子治湿温，亦常伍以炮姜，藉其辛热之性，以增强温阳之功。附子与炮姜，同有温脾阳、燥脾湿作用，以之治疗湿困脾阳的湿温，从理论上讲，无可非议。纵观先生医案，凡壮热骤退，汗出而冷之脱证前期，以及病程两、三候，大便泄泻，便中带血，腹中绞痛，有肠出血而致脱之倾向者，先生用附子以作预防或救逆用。至于迷蒙谵语，面色苍或黄晦，脉细无力，脉不鼓指，脉来糊数等恶变之兆者，亦辄用附子作未雨绸缪之计。总之，湿温正气大伤。变证已起及将起者，用附子之目的，在于温阳救逆或预防厥脱。本人治湿温常用干姜。先生用附子在湿温中、后期，目的为救逆。我用干姜在湿温初中期，意图在于燥脾湿，务使湿热两分，如配温胆汤燥湿祛痰，治邪在气分，湿重于热。湿浊熏蒸成痰，浊邪害清者。又如配王氏连朴饮苦辛通降，清热燥湿，治邪在气分，热重于湿，湿热熏蒸，清旷之区，成云雾之乡，中焦枢机失常，升降无序者。再如配泻心汤通府泻火，化湿泄热，治邪热充斥三焦者。总之，我常在湿温壮热不退，邪在气分时选用干姜，意图为以因论治。至于湿温后期，气阴两伤时，用干姜配参苓白术散加麦冬、荷梗以健脾气，养胃阴，化湿邪。

（2）温病：素体亏虚，在温病极期，正邪剧争，正不敌邪，行将阳亡阴脱之际，先生权衡标本缓急，舍末求本，摒弃“纯用清温开泄”常法，引用张介宾氏诊治实例，以附子与生脉散、生地并用，回阳救脱，力挽狂澜。如“陈，男，体弱之人，而病极严重之温邪，缠绵时日，正气更伤。今两候终了，转入极期，高热不退，耳聋，谵语、脉微欲绝，此生死之关键系焉。夫正气旺盛则生，衰竭则死。纯用清温开泄，祸不旋踵。昔张景岳治京师一少年，舌焦，神愦，以大剂温补回生，其书犹在。炮附块、连翘、郁金、鲜石菖蒲、鲜生地、党参、麦冬、五味子、黑大豆”。

（3）哮喘：素体羸弱，肺气亏虚患者，由于皮毛不固，卫外不能，以致哮喘患者常多汗出。一旦汗出不止，须防汗脱，对此类患者，先生一面用压掌散宣肺平喘，一面用附子配黄芪以温阳敛汗防脱。如“陈，女，四日来哮喘发作，服麻黄素后，喘稍减而盗汗多。附块、银杏、五味子、陈皮、天竺子、甘草、麻黄、黄芪、远志、紫菀”。

（4）崩漏：崩漏虚多实少，热多寒少，况血得热则行，故选药时宜远温而用凉。但崩中证至气血厥脱危期，则又另作别论，急用参附汤以温阳救脱，俟厥回脱止后，再作“澄源”之计。先生不仅深明此义，且更有所发挥，在用参附汤同时，又加用熟地、黄芪、仙鹤草、炮姜炭、阿胶等补血摄血，作标本兼顾之计。如“狄，女，面容与舌皆呈严重贫血，此番行经大量如冲，以致发生急性脑贫血而厥。炮附片、苎麻根、潞党参、熟地、生黄芪、生艾叶、仙鹤草、炮姜炭、肉桂末、生阿胶”。

（5）小儿痢疾：幼儿患痢，又见高热，是谓时痢、热痢。幼婴儿乃“稚阴稚阳”之体，有正气不足的特点，一旦患重症痢疾，往往正不敌邪而成肢冷脉细，“阴阳离决”之坏病，此刻先生亦以扶正为先，首选参附汤回阳救脱，并用白芍、阿胶、牡蛎养阴潜阳，俟阳回阴转，再商祛邪。如"王,幼,测体温39.3℃,先泻黏液而赤,泻时攒眉苦目,可见其腹痛而努责。凡稚孩病痢,最能使正气衰沉。今见高热,而泪之缺少,脉之沉细,四肢之清冷,干呕,独头动摇,败象叠见,例属难瘥。全当归、杭白芍、陈阿胶、肉豆蔻、粟壳、川连、炮附块、潞党参、煅牡蛎"。

3. 回阳攻瘀

小儿腹痛(腹膜炎):幼儿患病,有别于成人,由于形体未充,正气不足,"易虚易实",治疗时应多方照顾,不能偏废,对急腹症更应如此。根据补虚泻实的治则,先生用攻补兼施。如"葛,幼,据其目前之证候,最危殆处有二:一、多汗、脉伏、肢冷;二、腹壁极硬而痛,手不可近。上者心脏衰弱,下者腹膜发炎,此二者,危症也。炮附块、杭白芍、青皮、全当归、潞党参、延胡索、五灵脂、两头尖、炮姜炭、炙乳没、炙草、败酱草。另:川乌、草乌、红花、毛姜、升麻、白芷,共研细末,葱汁、白蜜,调敷腹部"。

(六)温补肾阳

1. 厥证

厥证有外感与内伤之别,其伤于内者,多由下元亏损,阴阳偏颇,气血逆乱而成。前贤治厥证,必究其为气、为血、属痰、属食、伤酒、伤色等不同病因而分别处理。观先生此案,以药测证看来,选用右归饮出入,以温补肾阳,于肾阴中求肾阳,似为色厥。惟色厥发生于入房时。此患者之厥,乃起自跌扑,故色厥之假说,似难以服人。姑存疑,录之以备一格。"严,女,骤然跌扑,将苏,津津冷汗;数年来发作数次,其甚者小溲自遗。按其两脉沉细欲绝。明天麻、熟地、潼白蒺藜、龙眼肉、山萸肉、枸杞子、炮附块、浮小麦、大川芎、肉桂末(分二次吞)、清炙草"。

2. 水肿

水肿一般从五脏水分证,心水之起因,又有心阳虚衰、心气亏损及心血瘀阻之别,观本案处方,当属肾阳不足。但先生学贯中西,故称之为"心衰脚肿"。处方用金匮肾气丸,是既从肾治,亦从心治。根据现代药理研究,桂附均有强心之功,临床医生用之治心衰,颇有效验。至于加破故纸的缘由,可以从昔贤言论中得到启发,张石顽云:"补骨脂属火,收敛神明,能使心胞之火,与命门之火相通,使元阳坚固"。汪讱庵也指出:破故纸"入心包命门,补相火以通君火"。总之,金匮肾气丸与补骨脂,功效在于补君相二火。案"王,男,因心脏衰弱而脚肿,因肿而心脏更衰。往年白昼肿,入夜则消,今则整日不消。如不积极治疗,将来肿势弥漫于腹部,即难治矣。熟地、山药、肉桂(研分二次吞)、熟附块、山萸肉、丹皮、茯苓、泽泻、破故纸、葫芦瓢"。

又如"潘,男,肾脏水肿之治法,有温肾、逐水、利尿之别,亦有三法参合用之者。今患者面色苍白,舌淡、脉软,二便俱少,腹部绷结,邪实正虚,治法不可偏执一端。炮附块、生白术、云苓、杭白芍、淡干姜、葫芦瓢、舟车丸(分两次吞)"。本案所列症状,其病机当为脾肾阳虚,气滞水停,所谓邪实正虚,法当消补兼施。其补,用真武汤以温脾肾之阪,化气利水以治本,其消,用舟车丸行气逐水,葫芦瓢利水消肿以治标。似此温肾、逐水、利尿三法并施,扶正祛邪,谅能奏功。

水肿虽咳,但无恶寒发热之表证,似非风水,故不能越婢。从"气上冲咽喉则咳"的见证,断为"肾虚水寒上逆",方用真武汤合苓桂术甘汤出入,其中真武汤温肾阳,加入桂枝,则寓苓桂术甘汤意。此方有温运中州,布化阳气以行水之功。金匮原用此方治水饮,先生灵活运用,借以治水肿,盖水与饮同源而异流,本属一家也。如“朱,男,用仲景之蒲灰散兼汤剂,其肿大退,自觉气上冲咽喉则咳,乃肾虚水寒上逆也。炮附块、杭白芍、白术、淡姜皮、带皮苓、泽泻、防风、桂枝、葫芦瓢”。

以上三例水肿,病名同而病机各异,因而立法遣方用药,均有差异。第一例王姓为金匮肾气丸证。后两例,虽同为真武汤证,但潘姓正虚邪实,水气弥漫于三焦,以致“腹部绷结”,于是参入舟车丸峻剂以逐水。朱姓肿已大退,此刻水邪虽未泛滥,但“水寒上逆”致咳,故又参入桂枝,使成苓桂术甘汤以温脾行水。可见三例各有其特点。

3. 虚劳

虚劳一证,向有“虚则补之”,“劳者温之”的治疗大法,故治虚劳者,每以温补为第一要务。本例仅述及恶寒拥絮不暖一语,叙证未详。从方中用四神丸中之主药——补骨脂与肉豆蔻看来,患者还应有肾泄之证。由于命门火衰,内不能温运脏腑,外无以温煦肌肤,所以“恶寒特甚”。先生用峻猛药附子与温和药巴戟、补骨脂、鹿角霜等为伍,则虽峻而不烈,温而不燥,务使肾阳来复,命火以旺。案如“邵,男,正当壮年,而恶寒特甚,虽拥絮亦不觉暖,以当补命门真火。炮附块、山萸肉、巴戟天、补骨脂、鹿角霜、当归、肉豆蔻、生姜、大枣、炙草”。

4. 月经后期

月经辨证,多以期、量、色、质着手,其经期错后、量少、色淡、质稀者,常从虚从寒论治。先生亦不例外。如女子须得肾气充,任脉通,太冲脉盛,月事方能以时下,于是投以温肾和营之品,如案例:“赵,女,经行后期,将行先下白物,既行其色淡,平居洒洒然有寒意。古人之概念,为虚寒之象。肉豆蔻、炮附块、炮姜炭、白芍、补骨脂、北细辛、川桂枝、黄芪、青防风、炙甘草”。

(七)温脾暖肾

1. 泄泻

可分以下三种情况。

(1)寒湿痛泻:感寒后阵发性腹痛,痛处喜温,痛则如厕,始则“大便先硬而后溏”,继则“其痛更剧,且于清晨五时泄泻二次”,腹痛喜温,畏寒怯冷者,先生从脾肾论治,温其阳而理其中,如“王,男,两旬以来,腹痛阵作,自诉得之于感寒之后,痛时即欲大便,其便先硬而后溏;其痛得温暖则舒,得矢气亦舒。口唇干燥,不欲食,时感怯冷。当温脾肾之阳。附子、炮姜、薤白头、青皮、白术、紫桂、益智仁、云苓。二诊:服药期间,腹痛瘥可;停药三天,其痛复作。昨日工作较忙,其痛更剧,且于清晨五时泄泻二次。坚持前法勿失。附块、白术、炮姜、薤白头、乌药、云苓、紫桂、木瓜、艾叶。另:附子理中丸。三诊:腹泄腹痛已基本上好转,体力尚未恢复。附块、白术、紫桂、党参、艾叶、云苓、炮姜、薤白头、木瓜、扁豆衣”。

本例当属寒湿泻,以腹痛泄泻为主症。其与肝木乘脾者之痛泻的鉴别诊断是:①前者为外感,后者乃内伤。前者属寒痛,腹中觉冷;后者为气痛,腹中痞满。前者便后则痛减,后者便后其痛不衰。且各有其病史可询。②方中紫桂(即肉桂)与益智仁,均有温脾暖肾,益火消阴之功,本案用之可谓恰到好处。二诊时按语中指出“清晨五时泄泻二次”,但却撤去益智仁,又未增入治五更泄泻的常用方四神丸中任何一味药,这说明并未作肾泄论治。至于紫桂不仅1~3诊中均有,且由初诊时的日用量1.8g,至2~3诊中增加为3g。这是因为二诊时腹痛甚剧,而紫桂温阳散寒之力甚强。张元素认为肉桂能“补下焦不足。沉寒痼冷之病,下部腹痛,非此不能止”。徐灵胎云:“附子暖血,肉桂暖气”。今两者合用,则气血俱得温和而腹痛能除,泄泻能止。

(2)脾肾阳虚泄泻:本例按语简短,按从药测证法推理,患者当为高龄人或素体孱弱者,并有怯冷、完谷不化甚至脱肛,以及有五更临圊的特点。对此“病历四月”,“久泻无火”的患者,先生从脾肾论治,用附子理中汤合四神丸加益智仁以温脾肾之阳,参以健脾之山药、茯苓,升阳举陷之升麻,助运消导之谷芽、麦芽。药仅十余味,集温、补、升、消于一方,可谓珠联璧合,面面周到。此方服后,大便的量与质均有好转。如“马,幼,病历四月,大便溏色黄,医院诊断为慢性肠炎。脉弱,苔白,脾肾两补。炮附块、潞党参、焦白术、云苓、绿升麻、煨益智、淮山药、谷麦芽、炮姜炭、清炙草、四神丸(分二次吞)”。

(3)肾阳式微泄泻:大便先便秘而后泄泻者,其便秘多由寒湿结聚日久,伤及脾气,进而“五脏之伤,穷必及肾”,肾阳不足,失温煦之职,无以蒸化津液以温润肠道,传导之官失司,便秘于是乎生。在此基础上,肾阳不足而命火衰微,火不生土,脾气更加虚弱,清阳不升,运化极度失常,诚如《景岳全书·泄泻》篇所云:“脾胃受伤,则水反为湿,谷反为滞,精华之气不能输化,乃致合污下降而泻利作矣。”对此先便秘而后转为泄泻者,先生重用温肾阳药,以附子配破故纸、鹿角霜、肉桂末等从本论治,务使火能生土。如“钱,男,往日之便秘者,今反多泄,恶寒而下肢冷,真阳式微也。炮附子、胡芦巴、细辛、益智仁、破故纸、鹿角霜、炮姜炭、巴戟天、仙灵脾、肉豆蔻、生艾叶、肉桂末(分三次吞)”。

2. 水肿

祖国医学多从五脏水分证论治,现代医学多从心肾治疗。两者既相似,也相通,真所谓异曲同工。先生治水肿,多从现代医学立论,以中医治法为指导,选方遣药。如治咳喘浮肿,夜难着枕者,先生断其病位在心脏,方用真武汤以温脾肾之阳,可谓恰到好处。《景岳全书·肿胀》篇指出:“凡水肿等证,乃脾肺肾三脏相干之病。盖水为至阴,故其本在肾……水惟畏土,故其制在脾……脾虚则土不制水而反克,肾虚则水无所主而妄行。”可见先生温脾以制水,暖肾以主水的做法,实乃张氏主张的执行者。方中玉壶丹出自《局方发挥》,由南星、半夏、天麻组成。又如治心悸、面肿、两足肿者,明确指出:已经胸透确诊为心脏扩大,从肾论治,方用附子配黄芪、党参,仍是温补脾肾手笔。如“王,男,咳呛气逆而肿,入夜不能平卧,其病多在心脏。炮附片、杭白芍、生白术、带皮苓、远志肉、白芥子、炙紫菀、生姜、玉壶丹(分二次吞)”。又如治“张,女,透视心脏扩大,常心跳,面肿,两足亦肿,当治其心肾之本。附块、萸肉、山药、带皮苓、黄芪、党参、陈皮”。

上述两例,现代医学多责之为心脏性水肿,例1可能为肺心病或风心病,例2可能为充血性心力衰竭。另有一种肾性水肿,由前误治,症情演变至周身浮肿,二便皆少,脉软无力者,先生虽以西学立论,指出“其病在肾”,但仍以中医的理法方药进行处理,认为证属脾肾两虚,宜补而不宜攻逐,用较大剂量的附子温阳以行水,配大量黄芪皮、白术补气以利水,以“治病必求于本”的举措,非如此不足以扭转败局。又“二便皆少”,标症告急,于是用茯苓、泽泻、车前、牛膝之属,利湿行水以制标。如“郭,男,一身悉肿,二便皆少,其病在肾。阅前方多逐水药,而肿不消。按其脉软无力,不可再攻。黄芪皮、白术、云苓、炮附块、泽泻、车前子、花槟榔、怀牛膝、冬葵子”。

（八）温中散寒

1. 痞满

先生对食入不化，得嗳则畅的痞满证，根据《素问·太阴阳明论》所述“食饮不节，起居不时者，阴受之。……阴受之则入五脏……入五脏则䐜满闭塞”的启示，以及《张氏医通·腹满》所云：“脾胃不温，不能腐熟水谷而胀，附子理中汤”，以脾胃虚寒立论，注意湿滞，选用附子、干姜、荜茇、吴萸之属以温中散寒，二陈汤化湿。如“张，女，早食，暮亦不能消，得噫与呕，即见舒畅，古人所称之胃寒，此症最吻合。炮附块、荜茇、淡干姜、橘皮、赤石脂（包）、淡吴萸、姜半夏、肉桂末、云茯苓、姜汁”。

本案例未明言所患何病，但在精炼的按语中已指出，早食，至暮仍不能消化，得噫气与呕吐则畅，其痞满证已跃然纸上。《素问·异法方宜论》云：“脏寒生满病”，据此，先生重用温中之品，默消阳明遏伏之寒，重振太阴运化之能。

2. 吐酸

《素问·至真要大论》云：“诸呕吐酸……皆属于热”。以后完素亦主热，东垣却主寒，各执一词。朱丹溪在其《丹溪心法·吞酸》篇云：“素问言热，言其本也；东垣言寒，言其末也。”此说从实际中来，是属公允之论。《证治汇补·吞酸》篇也较详细地指出：“大凡积滞中焦，久郁成热，则本（木）从火化，因而作酸者，酸之热也；若客寒犯胃，顷刻成酸，本无郁热，因寒所化者，酸之寒也。”此乃李中梓氏从病理机制上作的进一步说明。先生治吐酸，就总体而言，仍以寒热虚实辨证为纲，并衷中参西地指出，有肝气犯胃、胃寒、胃溃疡诸型，同时各指出其治法及方药。如“徐，男，胃酸过多之原因甚繁，因拂逆而起者属于神经性，古人所谓肝气犯胃；受寒而起者属于消化不良，古人称谓胃寒。胃溃疡亦有胃酸过多，其溃疡即因胃酸过多而起者。他则胃分泌不正常，则因胃之实质变化。凡胃酸过多，对症疗法多用钙剂中和之。原因疗法：消化不良者如吴茱萸汤，肝气拂逆者如逍遥散、一贯煎；胃溃疡者当保护胃黏膜，如吸着剂旋覆代赭汤、独圣散之滑石。亦有胃酸不足亦能吞酸者，以上诸法皆无效，受寒则泛泛有酸意而大便溏、腹痛，不受寒则否，所谓一时性之胃酸过多。炮附片、淡吴萸、沉香曲、延胡索、公丁香、肉桂末（分二次吞）、炮姜炭、益智仁、荜茇、生艾叶”。

吐酸兼见白沫及气候转寒，妇女经期发作频繁者，先生从胃寒论治，方用附子配吴萸、干姜、荜茇、半夏等以温中祛寒化饮。如“吴，女，吐酸而兼有白沫者，多属消化不良之胃酸缺乏；如果气候转变，经期以内，其发益频，亦是神经之过敏。此二者各作古人之胃寒论治。淡吴萸、炮附块、旋覆花、干姜、荜茇、姜半夏、云苓、延胡索”。

“受寒则泛酸”，而无其他不适者，先生称为消化不良，属胃寒，法宗温中化饮，主药与上案吴女相似，如“朱，男，受寒则泛酸，但进酸物质，并不增加其酸，胃部亦不嘈杂，然则其酸是消化不良而来。炮附块、荜茇、川椒目、橘青皮、肉桂末、吴萸、姜半夏、云苓、薤白头”。

如在吞酸的同时，又见纳食后胀满，“脘与腹汩汩有声”者，亦从消化不良论治，方药除用附子配吴萸、半夏等温中化饮外，复加莪术、槟榔破气消积，莱菔子、沉香曲、台乌药以消食行气。如“王，男，主症在胃，进食无论量之多寡皆胀，自觉脘与腹汩汩有声，其外观并不胀满。此非水而是气。征之时吞酸而不吐不痛,关键在消化不良。炮附块、姜半夏、蓬莪术、海南片、生莱菔子(研)、淡吴萸、川椒目、沉香曲、台乌药、上肉桂末(分二次吞下)”。原编者之按语:先生认为吞酸而不见嘈杂、胃脘疼痛者,为胃无火象。治用辛辣健胃方剂,确有良效。这种方剂可以促进胃与十二指肠分泌消化液,也就是前人所谓“温胃”、“醒胃”的方法。但若为时已久,则应该用益气健脾和胃法,如异功散、香砂六君子汤等方剂,较为适宜。

上述各吐酸案均用附子,这是局限于本文选择的案例均用附子治吐酸的缘由,其实先生治吐酸同样是辨证论治的,如赵君“溃疡性之胃酸过多”,则取清法,药用黄柏、柿饼霜;又如吴君“其酸多作于食后二小时许,略进饮食可以缓解”者,予消补兼施法,方用枳术丸加党参;解君“吐酸每发于冬令”者,用黄芪建中汤,此又属补法范畴。而这些案例,又都未用附子。于此可见,胃寒之吐酸,才是附子用武之地。

用附子治疗吐酸与泄泻,在《章次公医案》中,均占较多的篇幅。吐酸除上述4例外,先生还以纳食前后、酸水有与无的变化等,判别胃寒的虚与实的诊断。如“周,男,天寒则泛吐酸水,而脘中隐痛。进食后,其酸益甚。胃寒也。炮附块、炮姜炭、川椒目、薤白头、姜半夏、荜澄茄、淡吴萸、北细辛、赤石脂(分二次服)、橘皮”。此案之症状为实寒,故用附子配炮姜、椒目、荜澄茄、淡吴萸以温散寒邪。而如“王,男,饱食后,其酸能止,以胃酸过剩。过剩之原因甚繁。此方用温胃而不刺激者。炮附块、荜茇、淮山药、陈皮、云苓、生艾叶、旋覆花、沉香曲、潞党参、柿蒂、五磨饮(分三次吞)”。此案之症状为虚寒,故用附子配党参、山药以温补中州。先生治疗时分而治之,故收桴鼓之效。

(九) 温补脾阳

1. 休息痢

休息痢病机一般为湿热积滞,脾阳不足。先生治休息痢发作期,因气阻血滞,有腹胀,下痢赤白,里急后重,而又高年脉弱之实多虚少者,则根据“气调则后重自除,血和则便脓自愈”的原则,用附子配艾叶温脾散寒以补虚,配槟榔行滞去积以泻实,配当归、白芍、金铃子散以行气和血,配晚蚕沙、陈红茶祛湿收敛。如“于,女,每年秋令必作痢,今年发作如前状。病已一来复,依然腹部胀满,里急后重。此为休息痢。高年脉弱,攻之无益。炮附块、全当归、延胡索、海南片、杭白菊、川楝子、晚蚕沙、生艾叶、陈红茶”。

2. 泄泻

(1)《景岳全书·泄泻》篇云:“泄泻之本,无不由于脾胃”。由于脾主运化,胃主纳谷,脾胃互病,则受纳既失常,运化更无力,以致“水反成湿,谷反为滞”,小肠无以分清泌浊,大肠不能燥化传导,遂成泄泻。先生治脾阳有亏,寒从中生,虚实夹杂的泄泻,用附子配艾叶温脾散寒,大黄、枳实、山楂清除积滞。如“汤,女,泄泻日四五行,泄不爽,腹隐痛,苔白。此肠部发生吸收故障,古人属诸脾有寒。炮附块、杭白菊、熟锦纹、炒防风、薤白头、生艾叶、炒枳实、山楂肉、地枯萝”。

(2) 先生治既有“腹不痛,不后重”的脾虚象征,又有“痢下如脓”的实邪标志的虚实夹杂证,采取温运脾阳与清利湿热的温清并进法,前者用附子、炮姜,后者用黄柏、地榆、败酱。此外,又用大黄、诃子、石榴等通腑与涩肠兼施法,方用寒热并行的温脾汤出入。如“杨,男,痢下如脓，腹不痛，不后重。往日服乌梅丸有效，今则否，改以温涩。炮附块、熟锦纹、杭白菊、生艾叶、炮姜炭、宣木瓜、川黄柏、诃子肉、生地榆、石榴皮、败酱草。另脏连丸，早晚分服”。

(3) 劳瘵病位在肺，亦常累及脾肾。如子盗母气，则肺脾同病；如母病及子，则肺肾同病。当病及脾肾时，均可出现泄泻而成肠痨（肠结核），特别在劳瘵的中后期。如何判断其在脾在肾，自有其特征可资鉴别，先生并不拘泥于黎明时分四神丸证，而是用君子汤补脾气，理中汤温脾阳。此法此方，不仅能促进脾的运化功能正常，使水不为湿，谷不成滞，从而泄泻自愈。而且补土生金法，对改善劳瘵患者的食欲不振、神疲乏力等症，也有一定帮助。如“沈，女，黎明泄泻，多属肠痨。此病多在青年，不易速愈。土炒党参、野于术、云茯苓、扁豆衣、五味子、茱萸、蒸百部、清炙草。另：炮附块、炮姜、煨益智、诃子肉、肉豆蔻、罂粟壳、乌梅肉，研末服。”

(4) 治泄泻一证，本有“利小便即所以实大便”之法，然而本案一病于“饮食自倍”，再病于感受寒湿，三病于恣食生冷，由此“洞泄寒中”，泄泻无度，昼夜达数十次之多。先生考虑，此刻津已大伤，液亦耗损，势不能再用分利之法而重耗津竭液，最终导致亡阴之变，于是用附子，并佐以“附无姜不热”的炮姜，增强热性以温中阳，驱寒湿。参以乌梅敛液，曲楂消食去滞以治标。如“陈，幼，长夏善病洞泄寒中，盖暑令胃酸减少，消化不良，一也；受寒之机会较多，二也；恣食生冷，三也。泄泻昼夜数十行，水分消耗太甚，厥逆之变，即在目前。炮附片、炮姜炭、煨益智、焦六曲、山楂炭、乌梅肉、干荷叶、伏龙肝（包）”。

(5)《素问·至真要大论》云：“诸呕吐酸，暴注下迫，皆属于热”。因而暴注下迫者，大多从湿热论治。下述韩姓一案，明白指出暴注下迫，先生却主用温阳健脾，其缘由来自三点辨证：①暴注下迫乃半年前的既往病史，暴注早成过去，热泄自不能成立；②便溏“多作于朝暮”阳气未充或渐衰而阴气未尽或渐盛之际，是为阴寒气盛；③“便溏六月之久，”久病多虚，结合“面萎黄”，月前出现两足浮肿。看来，湿困太阴，脾阳不振的病机推断，似难否认。证既脾阳亏虚，先生用温阳健脾治法，可谓药证相对。如“韩，男，便溏六月之久，多作于朝暮，往是暴注下迫，不能自约，近则有努责之意，面萎黄，一月前曾经两足浮肿。炮附块、生白术、薤白头、海南片、杭白菊、潞党参、炮姜炭、清炙草、川楝子、乌梅丸。”

(6) 气阴两虚的肺痨患者，用对症的琼玉膏治疗后导致泄泻，此乃服用大剂量生地，损伤脾阳的结果。似此金损于前，土伤于后的母子同病，预后不良。基此，先生用附子配炮姜及四君子汤温补脾阳。如“陈，女，服琼玉膏而泄，脾不能吸收故也。在肺病最忌有此，进一层便是肠痨。此证有甘温、甘寒两大法，今用甘温。附块、土炒党参、云苓、五味、天竺子、炙草、炮姜、生白术、山药、百部、仙鹤草”。

(7) 始则因气血亏虚，而致“面色萎黄，爪甲淡白……连夜发热”者，先生仿甘温除热法，用东垣补中益气汤加味，药证相合，一服即效。三诊时“大便不约”，从脾阳不足论治，投附子理中汤，仍一服而效。如“孙，女，三诊：大便不约，急则自遗，脾阳虚也。予附子理中。制附块、土炒党参、炮白术、炮姜炭、清炙草、北细辛、五味、炙紫菀、炙远志”。

(8) 湿热遏伏中焦，脾阳有亏，水化为湿，谷化为滞，以致“多食则多泄，”夹有赤白冻者，先生则用温补中州，佐以苦辛通降，风能胜湿法。予附子理中合川连、防风，真所谓药证相对。如“马，幼，多食则多泄，其排泄依旧是红白冻，以非痢。炮附片、土炒党参、粉甘草、炒防风、炮姜炭、焦白术、川雅连”。

(9) 寒湿内蕴，脾阳不足，处于虚寒状态，证见大便清稀，神情疲惫，但欲寐者，先生用附子理中丸加扁豆衣达皮行水。如“徐，幼，大便清稀，日十余行，精神疲乏异常，终日迷迷然嗜睡,面白肢冷。附子、白术、党参、炮姜炭、清炙草、扁豆衣”。

(10) 先下赤白痢而后转泄泻,伴因气血亏虚而目无所见,以及脾阳不足,水湿外泛,且湿性就下而致两足浮肿者,先生乃用附子配炮姜、艾叶、党参、山药等温补脾阳及涩肠、渗湿乃至调整肠中寒热之品,藉以多方照顾,标本兼治。如“陈,幼,始下赤白痢,将及两旬,继则溏薄中夹有黏液。因营养缺乏太甚,目睆无可见,两足亦有浮肿状。以脾阳大虚之候。炮附片、潞党参、赤石脂、肉豆蔻、生艾叶、乌梅丸、炮姜炭、淮山药、云苓。”

就《章次公医案》一书而言,先生用附子治疗的病候达数十种,这里可罗列泄泻病例,竟达十则之多,其缘由并非先生对泄泻病情有独钟,而是因为:①四季都可发生泄泻,它是常见病之一;②诚如张景岳氏所言:“泄泻之本,无不由于脾胃。”且昔贤又有“久泻无火”之说,因久泻多损伤脾阳,进而脾肾两伤。无论其在脾在肾,或二者兼之,用功擅温脾暖肾的附子,正恰到好处。上述十则附子病例中,用附子理中全方者6例。药物中用附子10例,炮姜炭9例;其次为党参7例,白术、甘草各6例。以上5味药正好组成了附子理中汤。再其次为温脾暖肾的艾叶,健脾利湿的茯苓,以及酸味收敛的五味子各3例。于此可见,先生治脾阳不足导致的泄泻,主用温补脾阳的方剂及温脾补中的药物,其理论结合实践功夫,已臻上乘。

十则泄泻病例中,独用附子者,仅汤女脾虚中寒,内有积滞的虚实夹杂证,用补泻兼施法之1例,其余9例,均与炮姜炭同用。其中用附子理中汤全方或附子理中丸者6例。此6例中又有同中有异,如沈、陈、孙三女性,均患有痨证,但孙女除“大便不约”外,又见咳剧,于是一则用附子理中温补中州,一则加紫菀、远志治咳祛痰。再者,方中用五味子酸收,北细辛疏散,如此收散同用,则收不留邪,散不耗气,相反而实相成。至于沈、陈二女,先生虽同用附子理中合四君子汤,但前者又用涩肠药多味,意在止泻;而后者则加天竺子敛肺,仙鹤草止血,意在止咳止血。至于韩男案因有虚中夹实的气滞努责见证,因而在用附子理中的同时,又加海南子、川楝子、鲜薤白头等消补兼施,参入乌梅丸寒热并调。马幼一案,其组方粗看貌似附子理中,但方中有一味黄连,这就成为《张氏医通》中治脾胃虚寒,兼有湿热的连理汤了。徐幼案用附子理中温补中州,复加扁豆衣以行水,此“利小便即可以实大便”之意。以上是6例附子理中案同中有异处。它若杨男中州虚寒,湿热遏肠,已服往昔一服即效的乌梅丸不应后,改用温清同进,通涩并施法,以温脾汤为基础方,温用附子、炮姜、艾叶,清用黄柏、地榆、败酱草、脏连丸,通用大黄,涩用诃子、石榴皮。

十则泄泻案例,其病机无一雷同,其治法、立方、遣药,亦各有其特色,这既体现出先生临床功夫之深,也展示了同病异治的优越性。

(十) 温脾涩肠

1. 痢疾

先生对此病名,大多用滞下古称,亦有名曰痢、白痢者,此其一。其二,痢分赤白,白属气而赤属血之说,已成定论。至于白属寒而赤属热,甚至有“纯白无热症”一语,虽非绝对准确,但在多数情况下,还是有指导意义的。先生用附子主治之痢,在色的方面,其记载为“白冻”、“白痢”、“白黏液”等,意味着白是属寒的。其三,叶天士认为:“治痢大法,不过通塞二义。”李中梓说得更加具体,他指出:“至治法……新感而实者,可以通因通用;久病而虚者,可以塞因塞用。”这些治痢大法,至今沿用不衰。先生一方面在痢疾门王案中亦云:“赤者属热当清,白者属寒当温。”另一方面,对“病仅一周”的胡姓案中,初、复诊均用附子配收敛涩肠的乌梅、罂粟壳、诃子肉,复诊又加用石榴皮。三诊云:“进温涩药,排便反爽,可见痢疾用攻法不可一成不变。”先生治痢的另一特色是:熔功用相反药物于一炉。如以附子与通涩药并施,马姓与钱姓案方中,既用罂粟壳、乌梅、石榴皮涩肠,又以大黄通腑。如此通涩并施,则虽通而不伤正,虽涩而不留邪,相反而实相成。考先生均用熟大黄治痢,大黄制熟后,性味俱减,昔贤称其“仅能缓以润肠”,不致急下伤正。如“胡,男,一周时便仅四五行,此大佳事。少腹作胀。此因未服炭类,气体无由排泄。炮附块、乌梅、罂粟壳、诃子肉、川楝子、苦参片、败酱草、槟榔、生地榆、当归、威喜丸(吞)”。又如治“马,男,病白痢二月于兹,日行七八次,甚则十余次,其质黏,腹不痛而不能自约。有时溲亦欲后。炮附块、罂粟壳、炮姜炭、熟锦纹、海南片、乌梅、石榴皮、全当归、薤白头、川楝子、脏连丸(分二次吞)。”

2. 泄泻

《丹溪心法·泄泻》篇云:“世俗屡用涩药治痢与泻,若积久而虚者,或可行之;初得之者,必变他疾。”可见泄泻病久属虚者,方可用固涩法。张景岳云:“泄泻之本,无不由于脾胃。”又云:“五脏之伤,穷必及肾。”所以又有“久泻无不伤肾”之说。先生治脾肾同病之泄泻,既用附子配山药、白术、芡实以温脾补气,又用益智仁、御米壳、五味子以涩肠,还用补骨脂、山萸肉、巴戟以益肾。可说是多方照顾周到。如“俞,女,肠结核之泄泻,用温阳药能治标。至于足肿,则是心脏衰弱,合并营养缺乏,古人称为脾败。附块、山药、益智仁、补骨脂、当归、御米壳、白术、带皮苓、山萸肉、巴戟、五味子、芡实”。

先生称此为肠结核,或名之曰肠痨。此证为久泻,多见肺脾肾同病,始发阴虚,继之阴损及阳演变为脾肾阳虚。患者瘦骨嶙嶙,除五更泄泻外,同时又见面色㿠白,形寒怯冷,手足不温等见证可辨。《章次公医案》俞女案原编者按:“又,‘劳者温之’,是中医治本之法。可见先生于俞案却说‘用温阳药能治标’,其意何在?殆因肠结核系结核杆菌为患,抗其菌方为治本。”先生治结核病,常以具有抗结核菌功用的百部入药,从因论治,即治本之意。

(十一) 温脾通下

1. 习惯性便秘

便秘多因大肠积热或寒凝大肠,传导失司所致。前者用麻子仁丸或调胃承气,后者用温脾汤或半硫丸。先生治习惯性便秘,在初诊用半硫丸不效后,转用千金温脾汤以温补脾阳,攻逐冷积,一服立应。如“高,女,二诊:无效,肠之蠕动陷于麻痹状态,予千金温脾汤。党参、干姜、熟大黄、清炙草、炮附块、全当归、元明粉(分三次服)”。

2. 黄疸

《临证指南医案》云:“阴黄之作,湿从寒水,脾阳不能化湿,胆液为湿所阻,渍于脾,浸淫肌肉,溢于皮肤,色如熏黄”。先生治寒湿壅滞,中阳不运,胆液外溢,导致白睛发黄,神情疲惫,大便秘结,脉迟之阴黄证,用茵陈术附汤去肉桂,温化寒湿以退黄疸,加大黄、元明粉通便去积,泽泻利水泄下,使寒湿之邪,从前后二阴外出。如“张,男,神倦,脉迟,旬日不更衣,目白黄,此当温泄之。炮附块、绵茵陈、炮姜、生苍术、生锦纹、元明粉(分冲)、泽泻、粉甘草”。

3. 水肿

水肿由外感或内伤起因，导致气化失常，水液不行水道而内停脏腑，外泛肌肤而成。《灵枢·水胀篇》云："水始起也，目窠上微肿，如新卧起之状……足胫肿"，并制订了"去菀陈莝……开鬼门，洁净府"的治则。以后《金匮要略》又有"诸有水者，腰以下肿，当利小便；腰以上肿，当发汗乃愈"的治法。先生治面浮，足背肿，小便少，大便秘者，一方面采用了"腰以下肿，当利小便"的治法，用茵陈五苓散利水渗湿，同时根据"二便皆少"的症情，创造性地运用了"去菀陈莝"法，用大黄附子汤温阳通下。如"蓝，男，面部足背有浮肿状，主因在二便皆少。予茵陈五苓散、大黄附子汤。绵茵陈、赤猪苓、生苍术、川桂枝(后下)、泽泻、炮附子、熟锦纹、葫芦瓢"。

（十二）散寒止痛

《素问·举痛论》讨论了寒邪客于脏腑经脉引起疼痛的缘由以及各种疼痛的辨证。如云："帝曰：愿闻人之五脏卒痛，何气使然？岐伯对曰：经脉流行不止，环周不休，寒气入侵而稽迟，泣而不行，客于脉外则血少，客于脉中则气不通，故卒然而痛"。显然，寒气内停或外袭人体，则气为之滞，血为之涩，形成不通则痛的局面，用附子温阳散寒，寒去则气血畅行而痛止，必治病求因之法。至若虚痛，附子亦可选用，"补必兼温"耳！

1. 头痛

《证治准绳·头痛》指出："医书多分头痛头风为二门，然一病也。但有新久去留之分耳！浅而近者为头痛，其痛卒然而至，易于解散速安也；深而远者为头风，其痛作止不常，愈后遇触复发也"。本例头痛达十年之久，"作辍无常"，当属头风范畴。先生治气血亏虚，痰浊内停，因感寒而发之头风，痛剧而呕吐不已，通宵不寐者，用附子配当归补血汤以益气养血祛寒，标本兼顾，复参驱风祛痰之品，以作除恶务尽之计。如"王，女，头痛达十年之久，作辍无常，痛剧则呕吐频作，彻夜不寐，痛苦不可名状。治风当先治血，古有名训，但追风通络之品，仍不可少。炮附块、全当归、大川芎、甘枸杞、明天麻、藁本、大蜈蚣、炙全蝎、制半夏、绵黄芪、炒枣仁、茯苓、生白术"。

本例头痛十载，痛久必虚，气血两伤，卫外无力，以致每触必发，作止无常。《兰室秘藏》云："血虚头痛，当归、川芎为主；气虚头痛，人参、黄芪为主"。为此，先生用附子配当归补血汤，一则祛邪以治标，一则扶正以固本。至于头痛用附子，乃自《金匮要略》始。仲圣用大附子1枚，盐等分，制成散剂，称为头风摩散方，敷于头痛处以止痛。又案中记载："头痛则呕吐频作"。此见证与《医宗必读》指出的"因痰痛者，昏重而欲吐不休"相吻合。故本例头痛乃为气血亏虚，风寒外袭，与痰相搏，上扰清空之窍。基此，先生用附子配川芎、藁本以散风寒，当归补血汤补养气血，加半夏白术天麻汤祛痰化饮。由于"高巅之上，惟风可到"，因而又加蜈蚣、全蝎搜风通络。又方中当归、川芎养血活血，符合前贤"治风先治血，血行风自灭"之名训。

2. 胃脘痛

《顾氏医镜·胃脘痛》云："阳明中土，万物所归，故世人之患胃痛腹痛者甚多"。古往今来，胃脘痛均为常见病之一。兹举两例如下。

(1) 寒食交阻:《素问·举痛论》云:“寒气客于胃肠之间,膜原之下,血不得散,小络引急,故痛”。又云:“寒气客于肠胃,厥逆上出,故痛而呕也。”前者阐述寒邪入侵胃肠血分,或过食生冷,寒积于中,血得寒则凝,且寒主收引,胃肠小络引急而痛;后者说明寒邪内袭,寒为阴邪,其性凝滞,导致胃肠气机逆乱,形成寒凝、食阻、气滞的局面,胃失通降之能,于是脘腹作痛。根据“寒者热之”、“结者散之”的治则,先生治胃脘痛无宁日,作多止少,脉细者,用附子配荜茇、椒目,温中散寒,并为疏气消积药创造温化的条件。如“王,女,以胃脘痛为主症,其痛竟日持续,食后暂稍缓,移时则又作,其脉细。炮附块、延胡索、薤白头、生枳实、荜茇、椒目、鸡内金、谷麦芽”。服药后于复诊案中叙及“脘痛大定,服温药而能效,则胃寒也”。

(2) 寒凝气滞:《素问·六元正纪大论》云:“木郁之发,民病胃脘当心而痛,上支两胁,膈咽不通,食饮不下”。说明胃脘之所以作痛,是由于肝木横逆,乘侮中土,气机阻遏不通而成。《景岳全书·心腹痛》云:“胃脘痛证,多有因食、因寒、因气不顺者”。又云:“惟食滞、寒滞、气滞者最多”。此三滞概括了内因、外因和不内外因。又论痛证之因云:“因寒者常居八九,因热者十惟一二”。张氏之言,符合于临床习见。先生治数年间胃痛作止无常,脘部拒按之寒凝气滞者,用附子配荜茇温胃,厚朴、杏仁、谷麦芽消食导滞,灵丑散消导行滞,通便止痛。如“闵,女,全症为胃脘痛,迄今数年,时作时辍,发则手不可近,而转动其痛尤剧。痛剧时拊其背部,则痛稍减。炮附块、杏仁泥、厚朴、赤石脂、荜茇、谷麦芽。另:灵丑散吞服”。灵丑散即五灵脂、黑丑等分研末,每服 3 ~6g。

3. 少腹痛

少腹痛有两种含义:①即小腹痛;②小腹两侧痛。从朱姓案及选用方药看来,此处应作小腹解。治腹痛除分清寒热虚实而分别予温清补泻法外,世俗多以“通则不痛”出发而常用通法。但是也应从虚实两方面考虑。《景岳全书·心腹痛》指出:“凡治心腹痛证,古云痛随利减,又曰通则不痛,此以闭结坚实者为言。若腹无坚满,痛无结聚,则此说不可用也。其有因虚而作痛者,则此说更如冰炭”。张氏之言,正所以告诫后学,毋虚虚,毋实实,惟有补虚泻实,才能与言医。先生洞悉斯理,在处理先实后虚患者,按现证治疗,做到“寒者温之”,“虚则补之”。如“朱,男,二诊:此证初起,却是肠胃有所阻滞。叠用消导攻下,心下所以仍痞,少腹所以隐痛。痞是机能障碍．痛是气体之刺激,当宗理胃运脾之法,不能再事摧残,致有虚虚之戒。土炒潞党参、生白术、台乌药、炮附块。另:沉香、鸡内金、晚蚕沙、蓬莪术。共研末”。

4. 腹痛

女子不足于血而有余于气。气滞因肝郁而起者固属常见,因寒而起者亦复不少。气滞则气机逆乱,气道渐至阻遏,难以运行通畅,“不通则痛”。先生治妇女寒凝于前,气滞于后,以致腹中隐然作痛。其痛于临圊之前而安于如厕之后,“痛随利减”者,从气寒交阻大肠论治,予温通法,用附子配艾叶温阳祛寒,薤白、青皮、陈皮、香附、枳实理气导滞。如“贾,女,腹隐痛,间日一更衣,或日行数次。将圊,腹更痛,圊后则痛止,其便爽利。平素稍进冷食,则脘腹皆痛。盖往者属寒,今者属气。薤白头、橘青皮、晚蚕沙、制香附、延胡索、焦枳实、神曲、肉豆蔻、焦麦芽、艾叶、炮附片”。

5. 痹证

痹者闭也,当风寒湿邪入侵,导致气血运行不畅,经络阻滞不通;或痰瘀相搏,深入络隧关节之分而成。本证亦从寒热虚实分证论治。新病者以温散宣通为主,久病者以益肝肾、调气血为主,两者均宜参入祛瘀、化痰、通络之品,尤其对病情反复,经久不愈,酿痰成瘀络闭者,更应运用通法。

(1) 关节肿痛:《素问·痹论》指出:“痛者,寒气多也,有寒故痛也”。又云:“寒气胜者为痛痹”。《素问·至真要大论》云:“诸湿肿满”,这些都清楚地说明肿与湿,痛与寒有着因果关系。先生治关节肿痛甚于阴寒之际的寒湿痹痛,用附子配辛温发散的麻黄、桂枝、细辛等辛通温散,复加川芎,一则取其走散上升之性,以治颈项酸痹,再则取其活血,所谓“治风先治血,血行风自灭”也。如“杨,男,先是颈项酸楚,而后关节肿痛,天气阴寒,所苦益甚。生麻黄、川桂枝、独活、西河柳、细辛、炮附块、白芷、川芎”。

(2) 左上肢痛:《素问·上古天真论》云:“年半百而动作皆衰。”所以然者,人类受工作紧张、客观环境等诸多因素的影响,加之不知摄生,以致年甫半百,即以气血不足而血运迟缓,渐致气血阻滞,肌肤、经脉、关节之分,始则以缺少气之温煦,血之濡养于前,继以气血运行不畅而痹阻于后,此刻往往两上肢肩部交替疼痛,动作不灵,难以上举后伸。先生治此骨痹证,多从温经养血,祛邪通络着手。如“赵,男,左臂经脉疼痛,上及肩胛,下达肘部,五十以后有之,多属血虚不能营养经脉。附块、川芎、羌独活、当归、秦艽、海风藤、桑枝、莶草”。

(3) 腰背酸痛:《素问·脉要精微论》云:“腰者,肾之府,转摇不能,肾将惫矣……骨者,髓之府,不能久立,行则振掉,骨将惫矣”。由于肾主骨,因而腰酸疼强直,不能久立等症,应重在补肾。如肾气来复,则骨病易愈;反之,肾气不复,则骨病难治。所以《素问》云:“得强则生,失强则死”。有鉴于此,先生治此类疾患,用附子配仙茅、杜仲、鹿角霜、甘杞子、川断、狗脊以益肾阴,壮肾阳,从本论治。又如“雷,女,腰背酸楚欲折,步履艰难,足跟痛,不耐久立,稍劳动则自汗出,精神疲乏,睡不好。炮附块、仙茅、庵橺子、当归、杜仲、鹿角霜、甘杞子、川断、狗脊、甘草”。

(4) 膝膑痛:经云:“邪之所凑,其气必虚”。素体亏损者,则卫外不能,以致风寒袭人,深入经脉筋骨之间,则患侧酸痛无力,屈伸不能,强伸则痛。诚如《金匮要略·痉湿暍病脉证》所言:“风湿相搏,骨节疼烦,掣痛不得屈伸,近之则痛剧。”此类证候,先生用附子配独活、细辛、威灵仙、川桂枝、秦艽等以祛风寒湿邪,再参以当归补血汤以两益气血,作固本之举。如“吕,男,四肢痿软不用,但伸至膝膑,则痛不可耐,饮食二便皆需人扶持。避难来沪(1940年),营养不良,又致风寒侵袭,其效非一蹴可见。炮附块、川独活、细辛、威灵仙、川桂枝、当归、秦艽、生黄芪”。

通过上述资料分析,先生用附子遍及除吐法的其他七法,并看出先生的诸多巧思,灵活非凡。上述病例,涉及湿温、温疫、温病、疟疾、痢疾、休息痢、泄泻、腹痛、痞满、吐酸、胃脘痛、习惯性便秘、咳喘、哮喘、头痛、黄疸、失眠、厥证、水肿、痹痛等肝、心、脾、肺、肾五大系证候及部分时病,以及妇女月经不调、崩漏、子肿、小儿痢疾、慢惊风、麻疹并发肺炎等病种。尤其值得一提的是先生以附子用于时病方面的案例,令人赏玩不已。更有重要意义的是为今日提倡中医治疗急症,提供了不少的指导性素材。

以上归纳成阴阳两补等12种治法,尚不足以窥其全豹。例如:用温阳潜镇法治小儿受惊后入寐惊惕、用温经行血法治宫外孕、用温通排脓法治肠痈等不一而足,本文仅作初探而已。

三十、国学大师与中医学

——从章次公先生一篇手札谈起

上海中医药大学　李　鼎

我于1954年入上海市公费医疗中医门诊部，同章次公先生较为接近。他是门诊部特聘的老中医，有特约门诊，还定时去无锡（太湖）大箕山干部疗养院应诊。章老门诊设于三楼，诊治疑难病症，病员多从二楼诊室转来。章老辨证议药，分析精细，有时还查考书籍。在诊疗间隙，不忘写作，《新中医药》杂志上连载的《诊馀抄》专栏即由此写成。所“抄”多有关医药文史，曾就扁鹊事迹发为议论等。《新中医药》杂志当时由钱今阳医生与章老合办，建国初期，是上海最早的中医药刊物。章老于亲自撰稿外，还约请各同道供稿。写给我业师刘民叔先生的一篇手札，就是为了约稿。同道交谊和对中医药学术的深情跃然纸上。

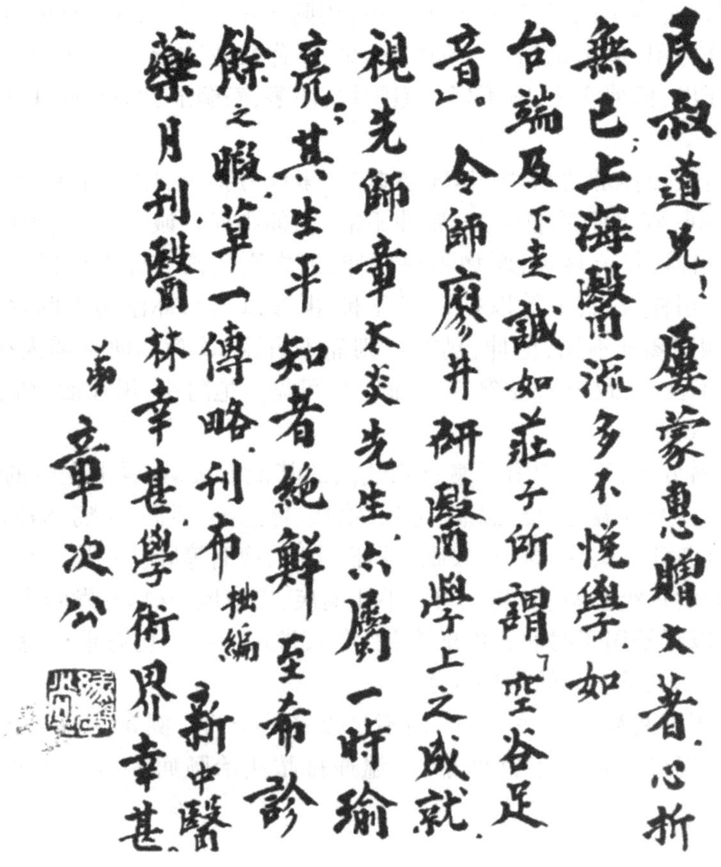

民叔道兄！屢蒙惠贈大著，心折無已；上海醫流多不悅學，如台端及下走，誠如莊子所謂「空谷足音」。令師廖井研醫學上之成就，視先師章太炎先生亦庶一時瑜亮；其生平知者絕鮮，至希診餘之暇，草一傳略，刊布拙編新中醫藥月刊，醫林幸甚，學術界幸甚。

弟 章次公

民叔道兄：屡蒙惠赠大著，心折无已。上海医流，多不悦学，如　台端及下走，诚如庄子所谓“空谷足音”。令师廖井研医学上之成就，视先师章太炎先生，亦属一时瑜亮，其生平知者绝鲜。至希诊馀之暇，草一传略，刊布拙编《新中医药》月刊。医林幸甚！学术界幸甚！

弟章次公(豫学堂)

刘民叔先生，名复(1897—1960)，为四川名医，原籍双流华阳镇，后迁居成都。1926年始客居上海，寓南京路保安坊，达三十四年。早期出版有《时疫解惑论》、《伤寒论霍乱训解》、《素问痿论释难》和《神农古本草经》，后期出版《华阳医说》和《鲁楼医案》。这些书都出于自印，后两书由我编集和题签。出版后，分赠给友人和学生，章老所说的“屡蒙惠赠大著”当即指此。手札中叹上海的医界多数不好学，此称刘师为“台端”，自谦为“下走”，并引用《庄子·徐无鬼》语，诩为“空谷足音”，已成一时难得的人物。又将这种关系上溯到老师辈：您的老师井研廖季平先生，同我的老师余杭章太炎先生，两位国学大师也是“一时瑜亮”，就像周瑜和诸葛亮那样才学相当，难分高下。他的生平事迹知道的人已很少，很希望您能在诊疗的空闲时间给写篇传略，登载在“拙编”《新中医药》月刊上。这将是医界的幸运，学术界的幸运。

章老写的字是学颜体的，规规矩矩，不用行草，保持他一贯的风格。刘老师接到信札后，作为手迹珍藏，因一直忙于诊务，没能就廖季平先生的事迹写成传略。另一方面，可能也是因廖先生的学术历程曲折多变，难于下笔的缘故。时隔五十年，现在重读此札，更觉时移代改，往事迷茫。如能就几代人的踪迹作些探寻，却可从一个侧面看出近代中医学术发展的脉络，看到国学大师是如何影响中医学的，这确是关系到医林和学术界的大事。

近代中国，由于西洋新学的传入，将中国传统的旧学统称“国学”，章太炎的《国故论衡》就属这方面的著作。章氏由早期的民主革命到后期的讲习国学，成为近代史上的国学大师。

廖季平先生，名平(1852—1932)，长于章氏十七岁，早年从四川井研就读于成都，肄业于张之洞学政所开办的尊经书院，时聘湖南湘潭王壬秋(闿运)为山长(1878—1881)，后廖氏任书院襄校及国学学校校长，兼华西大学、成都高等师范教授，是我国近代最著名的经学家，为清末今文经学派的代表人物。戊戌变法首领康有为的《新学伪经考》、《孔子改制考》就是直接受其影响而成。自言其学术思想历经“六变”，晚年编定其著作为《六译馆丛书》。此前自号“四益”，继改“四译”、“五译”、“六译”，并取治学的进益和转变之义。去世后，章太炎为作《清故龙安府学教授廖君墓志铭》，有说：“初，君受学湘潭王翁，其后说渐异，王翁颇非之。清大学士张之洞尤重君。及君以六经说《周礼》，之洞遗书，以为风疾马良，去道愈远。”而有为之徒见君前后异论，谓君受之洞贿，著书有驳，此岂足以污君者哉？君学有根柢，于古近经说无不窥，非若康氏之剽窃者。应物端和，未尝有倨容，又非康氏自拟玄圣，居之不疑者也。顾其智虑过锐，流于谲奇，以是与朴学异趣。……”

其铭文说：“斯也燔经，不可以罪荀卿……”，意指李斯同秦始皇焚烧六经，不能因此怪罪其老师荀卿。康有为是剽窃廖氏学术，搞托古改制。不能因此而归罪廖氏。虽然是“廖君之言多扬诩，末流败俗君不与”。章氏认为，尽管廖氏的学术思想多夸张而不够醇朴，但与传述者的“末流败俗”是不相同的。

廖氏一生治学经历“六变”：1883年，32岁，著《今古学考》，定今文经学以《礼记·王制》内容为主，属于孔子；古文经学以《周礼·职方氏》九州内容为主，属于周公。分辨今古，这是一变。1888年，37岁，著《辟刘篇》和《知圣篇》，批评提倡古文经学刘歆并推崇孔子，尊今抑古,这是二变。次年,谒王闿运于天津,见俞曲园(樾)于苏州,又会张之洞于广州广雅书院。康有为得其《今古学考》,引为知己。先生又以《知圣篇》、《辟刘篇》示之。后一年,康氏《新学伪经考》书成,即本先生之说而失其宗旨。1898 年(戊戌)47 岁,拟作《小大学考》未成。订《周礼》为三皇五帝书,与《王制》所说大小不同,认为一内一外,两得其所。著成《地球新义》、《王制集说》、《周礼皇帝疆域图》。说小统大统,这是三变。此年戊戌政变事发,谭嗣同等六人被杀,康有为避居香港,梁启超逃往日本。先生为避祸,尽焚其书稿。

1902 年,51 岁,始悟天人之学,拟作《天人学考》未成,成书中有《孔经哲学发微》。天人之说,这是四变。1912 年,61 岁,专就六经分天人、小大,作《文学源流考》,认为孔子造六书文字以传六经,这是五变。1919 年,68 岁,卒中得救后,右肢不遂,语謇,作字惟恃左手,仍不废著述。自 60 岁一次大病后即注重医经,此时更喜医术,谓《易》为天学,《诗》主情、性,与医理相通。暮岁,就堪舆家言成书五种,医家言成书二十余种。驳《难经》文乱古法,创新诊(斥寸、关、尺之谬,主复古诊法,详申三部九候),自谓"志在医医,不在医病"。这是六变。

先生对《内经》的关注,实始于四变初时。自序《四变记》说:"壬寅(1902 年)后,因梵宗有感悟,终知《书》尽人学,《诗》、《易》则遨游六合外,因据以改《诗》、《易》旧稿,盖至此而上天下地无不通。即道、释之学亦为经学博士之大宗矣。"其《孔经哲学发微》有说:"《内经》旧以为医书,不知其中有天学,详六合以外;有人学,详六合以内。……此《内经》所以为天人合发之书也。"这是将医学理论归属于孔学体系,是天人之学的一个方面。

业师刘民叔和杨绍伊两先生从学于廖季平先生,当是在四川国学专门学校时。由医及儒,深究国学。廖氏讲论《内经》,至刘、杨课医则不谈《内经》,特著重《神农本草》及仲景书,自谓神农、伊尹学派,与黄帝、岐伯学派不同。神农、伊尹是为汤液立法,黄帝、岐伯主要是为针灸立论。这是根据皇甫谧《针灸甲乙经》序文上的一段话:"伊尹以元(亚)圣之才,撰用《神农本草》以为《汤液》。仲景论广《汤液》为数十(十数)卷,用之多验。"杨老进一步从仲景书中辑复《汤液经》一书,出版时,我写了题签(书影)。我们诵读的《神农本草》是刘师据王壬秋(闿运)刊印于尊经书院的"嘉祐官本"重排校印的本子。在这本书上,我会合孙星衍、顾观光各辑本、《证类本草》及《御览》引文等作全面的校对。治学的方法是走清代考据家的路子,所下的工夫已在孙、顾诸人之上了。刘、杨二先生强调"经方家"不同于"医经家",因而不谈《内经》,自见其朴学风范。我则溯源导流,从针灸而及医经,不能不细考《内经》及其渊源,对廖先生的治学历程有必要来一番回顾,其间当可得到些学术上的某种传承。

太炎先生说廖氏"其后三变杂梵书及医经、刑法诸家,往往出儒术外",从儒术来看已不能算是"纯儒"。由经学家发展到论医,廖氏如此,章氏的后期何尝不是如此。这正是出于文化同源的关系。清代朴学家,不少都关注医药书籍,顾炎武以来,代有其人。清末的大家以阮元影响最大,他督学浙江时,于杭州纂修《经籍籑诂》,其中就兼收《素问》王冰注;又设立诂经精舍(书院),其后俞曲园(樾)主讲于此达三十多年,章太炎即出其门。俞氏治学从"群经"到"诸子",认为"诸子之中,有益民生日用者,莫切于医家。"还说"子书莫古于《黄帝内经》"。所作的《读书余录》就专为《素问》立说。其徒,定海黄以周(元同)、桐庐袁昶(渐西)校刊《内经》、《太素》及《明堂》残卷,于 1897 年出版。廖季平据此本撰成有关《太素》各书。至 1924 年,黄陂萧延平校正《黄帝内经太素》刊行。唐代杨上善《太素》注,宋以后国内未见流传,清末杨守敬(惺吾)从日本影抄唐写本以归,又经数次校注出版,这是近代学者为中医典籍所作的重要贡献。

俞曲园,后期侨居苏州,常往来于杭州、上海讲学。章太炎晚年也从上海迁居苏州,似乎步俞老的后尘。章氏在上海时,与中医界关系密切。1928 年,陈存仁、章次公,已从丁甘仁中医专门学校毕业,先后入章氏之门,执弟子礼。太炎先生晚年以卖字、讲学维持生计,陈存仁曾随同赴杭州作讲学活动,第一日讲"经学源流",第二日讲"清代国学",第三日讲"小学大义",听众达一百多人。后来从存仁、次公建议,设章氏讲学会,订立章程,公开招生。1933 年,于苏州买屋定居,继续主持章氏国学讲习会,存仁、次公还每星期从上海去苏州一次,趋侍左右。太炎题字喜用篆书,为存仁篆一横幅:"诚敬勤朴"四大字;为次公篆一对联:

嗜学当如食鸡跖

解经直欲析牛毛

太炎先生的应酬对联是很有名的。孙中山去世时,他写了幅挽联,轰动一时。恽铁樵先生,早年任商务印书馆《小说月报》编辑,后业医,与太炎先生友善,晚年去苏州即住章家。1935 年恽老去世,太炎先生手书挽联:

千金方不是奇书,更从沧溟求启秘;

五石散竟成末疾,尚怜甲乙未编经。

上联说孙思邈《千金方》,"沧溟"指海,有结合外洋知识去开启奥秘的意思。下联说皇甫谧因服"五石散"而得风疾,后编《针灸甲乙经》。恽老的《药盦医学丛书》后由学生章巨膺编成出版。

章氏讲学会还印成章氏的中医学专著《猝病新论》,讲论仲景伤寒,大为中医学壮色。1929 年,秦伯未、严苍山、王一仁、章次公等人于上海创办中国医学院,举章太炎先生为院长。1931 年,章次公、陆渊雷、徐衡之三人又办国医学院;1936 年,苏州办中医学校,均请章氏为院校之主。在中西医论争中,章氏成为中医界的一面旗帜。那时中西医论争公开化的为首人物,中医恽铁樵,西医余云岫,在报刊上展开论战。有意思的是,西医余云岫又是章氏在日本时期的学生。就在 1929 年,南京召开全国卫生委员会议,通过一项"废止旧医,以扫除医事之障碍案",提案人就是余岩(云岫)。由此,上海发起联合全国中医界派代表赴南京请愿,反对消灭中医的企图,终于撤销该提案。这是中医事业的胜利。余云岫既是反对中医的为首人物,对中医典籍却了解颇深,所著《古代疾病名候疏义》一书,显示其国学功底,这当是受过太炎先生的教益所致。老一辈中医学家,将中医学植根于国学基础,注重临床实践,走出一条朴学治医的道路,章次公先生是这方面的代表。当年章次公先生本着"发皇古义,融会新知"的精神教导下一代,愿这种精神在今日能进一步弘扬。

(原载《医古文知识》2003 年 4 期)

三十一、治学之大道　实践之师范

——《章次公医术经验集》读后感

上海市曙光医院　姜兴俊

近读朱良春老师主编、湖南科学技术出版社出版《章次公医术经验集》（以下简称《经验集》）一书，深感获益匪浅，启迪良多，故述体会如下：

（一）治学之道，可资借鉴

章次公先生是我国近现代著名的中医临床学家和教育学家，解放前长期在上海从事中医临床和教学工作，解放后应召赴京，任中央卫生部中医顾问，兼任北京医院中医科主任及中国医学科学院院务委员等职，并参与党和国家领导人的保健工作。他一生为中医事业艰辛努力作出了突出贡献，其门人与再传弟子亦多成为一方名医或全国名医。他的成才因素与治学之道可概括为以下几点：

1. 选择最佳的学习方式和创造良好的学习条件

章氏早年曾就读于上海中医专门学校，并拜近代名医丁甘仁先生和经方大师曹颖甫先生为师，是“学校教育+名师指导”的学习方式和学习条件奠定了他成才与成家的基础。

2. 注重文化素养

“文是基础医是楼”，从古至今凡成中医大家者无不具有深厚的文史哲功底，章氏亦不例外。其早年问业于近代国学大师章太炎先生，即是为了提高自身文化素养；再看其所书医案，文字洗练，认识深邃，正体现了他非同一般的文哲功底；而书前《治国医门径语》中所言“国学造诣高深者，将来医学成就愈大”（旧时国学包括哲学、历史学、考古学、文学、语言学等）之语，又反映出他注重文化素养的治学思想。

3. 注重逻辑思维

早在60年前，章氏就认识到逻辑学的重要性，倡导“学问极则在舍似存真，因明学乃印度教人以辨真似之学也”。故其治学“以因明律令以绳古人之医学思想”，“进而教人以因明轨式书案语，教人以因明思辨方法作临诊鉴别证候之初阶”，并“深信舍似存真以范过误，非研求名学莫属也”。（名学即逻辑学。因明学即印度所产生的一种逻辑学，其核心内容是对论证思想结构进行详细探讨）

4. 博览群书，博采众方

如章氏倡言："为医者，仲景之书固不可不读，而于历代各家医集，晚近中外科技书籍，以及其他小说笔记之类，凡有关医道者，胥应浏览，识见广遽，而后临床辨证论治，自可左右逢源，得心应手。"并在书中强调学习张仲景的"博采众方"精神，反对学术上的门户之见以及"只重方书和名医医案而轻视民间单方的风气"，主张"各家学说，互有短长，治学者不应厚此薄彼，能取长补短，其庶几矣！"

5. "发皇古义，融会新知"

"发皇古义，融会新知"是章氏 26 岁时（1929 年夏）同陆渊雷、徐衡之创办上海国医学院时所制定的院训，同时也是他自己一生所奉行的治学理念与事业宗旨。笔者理解，所谓"发皇古义"即是研索和阐明中医传统理论精髓并使之发扬光大；而"融会新知"则是在以我为主的基础上，不断吸收其他学科（包括西医学）之长而兼容并包，为我所用。今天，我们亦可将其作为治学理念，因为它具有继承与发扬、吸收与兼容的科学内涵，对中医学的进步具有积极的影响。

6. 具有求实精神

在对待前人的经验与理论方面，章氏从不迷信，亦不盲从，惟以实效取用，即"无论议论与方药，以施于实用有徵验者为贵"；并且"但问其学说之是非，不问其人在历史上之地位如何，苟仲景学说有背科学，则其罪与庸医同科，若铃医有一方之效足录，则位亦与仲景同等"。

在书写与总结病案方面更是实事求是，其既无夸示之语，亦无饰非之辞，且有荐请高明与以会诊之例。如治夏姓湿温患者，因 10 余诊后仍"胃口不开"，"深恐别生枝节"，乃向病家荐请华实孚先生会诊。医有所长，亦有所短，己所不效，延医他人，正是章氏可取之处。再看华诊案语中有脉"不数弦而带躁"句，章氏即按曰："脉躁吾虽知之，未曾加以注意。"其实实在在的言行风貌又跃然纸上。当患者逐渐好转，章氏尾诊又记录到："据实孚先生之意，以清肺胃余邪。"此案语充分体现了章氏尊重他人，毫不掠美的崇高思想境界。此外章氏又将自己多年失误的案例，如实敷说，汇编成册，并取太史公"人之所病病疾多，医之所病病道少"之义，取名《道少集》。其不计毁誉，只为后学少走弯路而示前车之鉴，这种求实与奉献的精神殊为可贵。

（二）富有创新精神

表现有三：一是倡言中医革新与改进，如主张"用现代药理学和治疗学的观点来运用仲景的方剂"，扩大仲景时代治疗用药的范围，等等；二是反对传统的偶像观念，主张客观地认识古代名家及其学术经验；三是主张学习西医生理解剖知识与诊断方法，借以加深对疾病的认识，等等。不可否认，在创新的过程中，章氏所论也难免一些偏激之辞，甚至错误言论。如章氏早年受章太炎先生影响，以为五行学说可以废弃，故在《新中医药》上发表了自己的观点（文见《经验集》医论篇），以致同道纷纷提出商榷，后来章氏认识到自己的错误，遂于 1957 年秋间在《健康报》上发表了改正意见。这种勇于承认错误的科学态度令人十分钦佩。

（三）学术思想，当予弘扬

细读该书，可以发现章氏的诸多学术思想，有关这方面的论述对我们今天的学术研究和临床实践仍具有一定的指导意义。例如：

1. 重视中医病名研究

章氏认为“中医于疾病名称，极为紊乱，无系统标准可言，故欲求中医学术之改进，统一疾病名称，亦目前之急务也。”至于如何统一中医病名，他提出先须“仔细推敲沿用已久的古代病名或证候名词，再用现代病名或证候名词和它对照，和它会通”。同时强调，“要中西会通，当以古今会通为其前提”，并“坚决反对牵强附会”。这给我们今天研究中医病名提供了一些有益的思路。

2. 重视医案作用

章氏认为“医案在治疗学上居重要之地位，足以启发学者之性灵，为施治时变化无方之张本”。因此，在上海国医学院教学期间选辑医案，加以按语，作为补充教材，其既丰富了教学内容，又为学生架起了从理论到实践的桥梁。

3. 重视药物研究

中医临床疗效的关键在于辨证准确与用药精当，所以章氏非常重视中药的应用研究，早年曾编著《药物学》四卷，共辑药物 87 味，作为上海国医学院教材，后来大部分资料被收入《中国药学大辞典》一书。今《经验集》一书从《药物学》中节选 42 味（附 3 味）药物之按语，从中可以了解和学习章氏研究药物学的一些方法和主张：

一是善于总结前人经验。如研究柴胡，根据《千金要方》用柴胡 65 方、《千金翼方》用柴胡 35 方、《外台秘要》用柴胡 54 方、《普济本事方》用柴胡 12 方之理，再结合实践体会，归结其功用有三：一祛瘀，二解热，三泄下。

二是明确药物最佳主治。如沙参，即“扼其要凡二：①风燥袭肺，干呛带有血丝者；②肺气羸弱，常咳嗽，痰如藕粉块者。”

三是主张中药实验研究。认为目前中药实验研究“所得之效用，在某些场合，与临床经验不尽相同，但不如此，便永远无法使中医药走上科学的道路。用科学方法研究中药，在现阶段亦只是发轫时代，安知在最近的将来，别无更精密更切合理想的发现。”

4. 主张“双重诊断，一重治疗”

章氏认为：“中医的一切都是从综合的、整体的着眼，不同于西方医学过于重视局部的变化。如果既从整体着眼，又注意局部的病灶，则辨证论治当更为精切，更接近于了解事物的本质。”因此主张“双重诊断，一重治疗”，也就是在诊断方面，既明确西医诊断，又明确中医诊断，从而更加深人地认识和了解疾病，加强疗效和预后的判断，而治疗则完全按照中医辨证论治进行立法处方。这种主张切合临床实际，迄今仍具有一定的指导意义。

5. 治温病注意保护心力

章氏认为，当温热病病势较重，或病程较久，或病体虚甚时，均易伤阴耗气而损及心力，甚至产生昏痉厥脱之证。因此主张，凡温病见神气萧索，神志迷蒙，或神昏谵语，脉来糊数，或脉有歇止，或脉微欲绝等，即须注意保护心力。尤其"治湿温病（指肠伤寒），以维持心脏之衰弱为第一，扑灭肠中之菌素为第二。"用药常以《冯氏锦囊》全真一气汤为主，将甘寒药（如生地、麦冬）与甘温药（如黄芪、党参）并用，甚则加附子（认为"附子强心，其效力最速最大"）。此外，章氏治热病心衰或中毒性休克尚喜用六神丸。此法系华实孚先生所授。章氏认为："六神丸可兴奋心肌与脑神经"，且"热病心力衰竭用附、桂则人畏惧，用六神丸既能强心，又不遭谤"。其弟子朱良春老师实践后亦认为，六神丸治疗热病引起之休克、心衰和早期呼吸衰竭等危急重证有独到之处。

6. 治温病善于导邪外出

如治疗温热病主张"下不嫌早"，凡温热病初起有便秘者总是先行通便，体实重证用大黄、芒硝，体虚轻证用郁李仁、草决明，使邪热从肠道而出。治湿温则在辨证方中"辅以利水之品"（如赤茯苓、泽泻或滑石），使湿温之邪由小便而出。若湿温病苔腻胸闷，兼有表邪，则柴胡、葛根合用，取柴胡疏导少阳、葛根解肌透表之效，使"毒素由肌表外泄"。若湿温病因湿重于热，其人神识模糊而大便秘者，又避芒硝、大黄而用竹沥涤痰通便，给邪以出路。

（四）临床技巧，足以师法

1. 辨证技巧

章氏辨证，善于抓主要矛盾，即根据疾病表现的主要特征，或依主症，或依舌脉，或根据体质、时令等进行辨证，同时注意证与证之间的鉴别。如某女连夜发热，章氏据面色萎黄、爪甲淡白而辨为"气虚血不足"，用补中益气汤加味而热退，此为辨主症例；某女主诉为咳与腰痛，章氏据舌苔白辨为"风寒之侵袭"，用麻黄汤合麻杏苡甘汤加味治之，此为辨舌苔例；某男发热9日不退，章氏据"舌边尖红绛，呈三角形"，辨为"湿温之阴伤"，用养阴清热、淡渗除湿方治之，此为辨舌质例；某男患伤寒，经治后热势虽挫，"而脉不随之下降，其热势必再升上，故用方再清余热"，此为据脉辨证例；"老年人之肺病，其症状每不显著"，此乃辨年龄与体质例；"凡时证夹湿，则难速效，何况时在湿令"，主以清化湿热法治之，此乃辨病邪与时令例。又如某男，"肿从足部起，逐渐涉及腹部，其形如箕，按之石硬，其人嗜酒多年，疑是肝性腹水，脉无变异，不类心脏病，面目不浮肿，亦不类肾脏病"，此乃鉴别诊断例。在辨证过程中，章氏尚重视辨病因、病位、病性、病势、病程以及判断预后等。

2. 立法技巧

主要有三：

一是确定大略法则。如"治咳有痰，总当祛之，无痰则镇之"，是谓有痰当祛、无痰当止之法。"泄泻而有热者，均不宜固涩"，是谓泄有不宜固涩之禁。"大凡暴秘可泻，久秘不可泻，泻药只能取快一时，停药则秘如故"，是谓秘有可泻与不可泻之分。

二是辨证之后，法随证立。如湿温证（肠伤寒）用“甘凉滋腻原在禁例”，但若见舌色红绛，又可用养阴之法；湿温证忌攻下，但若有可下之证，亦可下之，但若“脉濡软不数，苔薄，口干不欲饮，神志似明似昧，则下法当然不可孟浪”，下与不下，正如章氏所说，关键在于“辨证用药”四字，这其中即包含着治法。

三是采取综合治法。凡久涉临床者都会体会到：治病遇纯寒纯热、纯虚纯实、纯表纯里者固然不少，但总以寒热混杂、虚实并见、表里同病者偏多。前者治疗较易，后者非温清并举、攻补兼施、表里同治不可。在这方面，章氏颇具心法，如治一反复发作达10年之久的头痛患者，方用炮附块、黄芪、当归、川芎、枸杞、天麻、藁本、蜈蚣、全蝎、半夏、茯苓、白术、杏仁等，集温阳、益气、补血、祛风、通络、化痰、安神等治法为一体，结果疗效十分显著，仅服两料散剂即获痊愈。

3. 用药技巧

可概括为五点：

一是辨证用药。章氏主张“用药以辨证为主，不能拘泥于疾病与名称”。如寒湿苔腻用草果辛香化腻；虚寒性出血用干姜温经止血；实热性出血用栀子清火止血；霍乱重证用附子回阳救逆；温邪入营用紫花地丁凉血解毒；湿温重证，大便色红，用黄柏、马齿苋、银花炭等清肠。

二是辨病用药。如治哮喘用麻黄（虚汗者佐用党参、黄芪、附子、白术等益气温阳敛汗之品）、风寒湿痹用苍术、吞酸嘈杂用山药、痢疾腹痛用甘松、痛经必用元胡等均属此类。

三是擅用虫类药。章氏曾以擅用虫类药而闻名于当时，如用蜂房、蜣螂、蕲蛇等治疗痹痛；用蟋蟀、蝼蛄、地鳖虫等治疗肝病积聚；用蜈蚣、全蝎治疗头风痛等，其疗效非常显著。原上海中医学院第三任院长、已故著名中医学家王玉润教授即曾撰文——《章次公与虫类药物》（文见《王玉润教授五十年论医集》301页），对章氏用虫类药治病给予了高度评价。

四是联用或佐用中成药。在汤剂中联用或佐用中成药是章氏用药的又一特点。此法可顾全大局，综合治理，或用于加强疗效，或用于兼治它证，其目的在于快速见效。前者如高热痉动配紫雪丹；温邪入营，神烦不宁配神犀丹；湿温神蒙谵语配至宝丹；顽固痹痛配小金丹；久泄配乌梅丸；经闭配大黄䗪虫丸；等等。后者如温热夹湿配甘露消毒丹化湿热；头痛兼肠胃积滞者配枳实导滞丸清理肠胃；偏头痛兼涕有腥味者配清肝保脑丸（近名藿胆丸）治鼻渊，等等。

五是根据现代药理研究用中药，如治胃痛多用杏仁，即取“杏仁之氢氰酸以镇痛，杏仁之油以弛缓痉挛”。治“支气管喘息，总以麻黄为主药，而以它药副之”，即因其含麻黄素，能解除支气管痉挛之故。

总之，《经验集》内容丰富，资料翔实，可读性强，是一本不可多得的中医临床名家医集。笔者所言只是蜻蜓点水，既未涉及全貌，亦未深得精髓，还望同道不吝赐教。

（编者按：本文曾发表在《上海中医药大学学报》2001年第4期。作者系首届“四川省名中医”、“四川省有突出贡献的优秀专家”、“绵阳市名中医”，1982年遥拜朱良春主任医师为师）

三十二、缅怀业绩读华篇

——《章次公医案》“儿科惊厥五案”读后

仪征市中医院　孙　浩

章次公先生(1903—1959)业精轩岐,学贯中西,是现代杏林的一位大医,受到国家卫生部(生前任卫生部中医顾问)及医界同仁的尊重和景仰。自朱良春教授率门人搜集整理先生的医案、医论问世以来,其学术思想和临床经验,对发展中医药学产生了重要的影响。今年4月是先生诞辰100周年,缅怀先生的业绩,重读《章次公医案》,备受启迪,兹将学习“儿科惊厥五案”的浅识,述之如下,以作纪念。

惊有急慢,辨证分明。惊为儿科四大重症(麻、痘、惊、疳)之一,言其重者,以示治疗之不易也。案中所列5例,诊为急惊3例,慢惊2例。顾案:“病甫三日,壮热口噤,角弓反张……”;孟案:“浴后,旋有热,因热之高,而合目有惊惕状”。两案均受外感时邪,发病暴急,“壮热”,“因热之高”,焮动肝风,而发生惊厥。吴案:“骤然而发者……”亦示暴发,“考其既往症及得病之由;病者是食厥……”,因中焦食积不运,其气上逆,蒙蔽清窍而厥,3例皆为急惊。陈案:“头向后倾,右腿屈伸不利,两手时时抽搐,瞳孔反应消失,西医诊为结核性脑膜炎,注射链霉素50瓶无效”,病程较长,又无高热。唐案:“受惊,入寐惊惕,因汗多而小溲少,手足不温”。病因受惊而起,入寐始惊,非急惊状;手足不温,示无热,故两案均诊为慢惊。五案对惊之分类极为明确,概言之,凡起病暴急,惊因高热而发,属阳属实者为急惊风;如病久脏衰无热,属阴属虚者为慢惊风。前者示人以急,非从速定惊不可;后者示人以缓,中虚体弱,欲速而不可达。如是者,始能胸有成竹,对“证”下药,庶免寒寒热热,虚虚实实之误。

寒热补泻,运筹在握。如前所述,急惊三案中,因外感时邪而致者二案。其一(顾案),辨证之明在于“舌尖红绛”,已示温热之邪入营(血)窜肝,属热证、实证,方用犀角地黄汤清营凉血,地龙、钩藤、明天麻、蝎尾入肝熄风定惊。方中复加蚤休5g,当归龙荟丸5g,是其出奇制胜之处。蚤休善治外科痈疽肿毒,临床用治惊风者甚少。《本经》、《日华子本草》、《纲目》、《本草正义》等书,均谓其入肝,为足厥阴之药,“主惊痫”,“治胎风搐手足”。据现代药物实验研究,认为本品有抗多种致病菌及抗甲型流感病毒的作用,用于外感时邪高热抽风之证,最为恰当。当归龙荟丸是朱丹溪所立之泻火方,善治肝胆实火而致的惊悸、抽搐、谵语发狂。今用治小儿实热之惊,苟非审证明确,遣方果断者,几不可为。其二(孟案),病初起,邪已入气动风,但与顾案相比,病势较轻,故方取菊花、连翘、七叶一枝花(即蚤休)、淡黄芩,清透泄热;双钩、大地龙,熄风止痉;加地枯萝(即地骷髅,有利水消痰作用)、白薇,利水而不伤阴。其三(吴案),为食厥,不用消食导滞药,而用葛根芩连汤清肠泄热;四逆散调和肝脾;蚤休、大地龙、钩藤,熄风解痉。可见此为食厥中之热者,非独伤食,亦与肠道感染有关,案中

"大便溏而不爽"六字,已概乎其中。

慢惊两案,均属虚寒证,取温法治疗。陈案,西医诊断为结核性脑膜炎,病程已长,土虚木旺生风,运用附子理中汤(去炮姜)温中,加僵蚕、蝎尾、明天麻、远志止搐,此为扶土抑木之法,慢惊缓治,是其宜也。唐案,入寐惊惕,汗多,手足不温。缘于胎禀不足,素体阳虚,染病后虚寒之象毕露,方用淡附片、细辛、淡干姜、肉豆蔻,加云苓、白术、炙甘草、山萸肉等,温养脾肾,合磁石、煅牡蛎,重以镇怯。牡蛎与浮小麦为伍,又能入心敛汗。牡蛎含多种钙质,对因缺钙而致之婴儿搐搦症(属慢惊范畴),亦有较好的疗效。两方标本兼顾,配伍精当,乃千古不易之方!

综观五案,先生根据小儿生理(心肝之气有余,脾肾之气不足)病理(寒热虚实易于转化)特点,在辨明小儿惊厥寒热虚实的基础上,稳准投入温凉补泻之剂,以杜寒热虚实的转化,并始终把握小儿"肝常有余"这一特点,认定惊风的病机在肝,无论急惊慢惊,用寒用热,而平肝熄风药方方不缺,诚治惊之大要也。

三十三、忆我的老师章次公先生

无锡市锡山区港下镇卫生院 孙砚孚 口述

孙 固 笔录

章次公先生是中医界一代大师，他学验俱丰，诲人不倦，光明磊落，胸襟宏阔，生活节俭，平易近人，给每个学生都留下了深深的印象。回忆六十余年前的校院生涯，往事历历在目，再次翻阅上海国医学院院刊、讲义、先生手迹等藏品，见物思人，倍感亲切，犹如回到了那少年壮志的岁月。今纪念缅怀先生，除将有关藏件供大会参阅外，再将部分史实及先生的趣闻轶事整理部分，敬献中医界同道。

章次公先生原名章成之，学兄陈存仁介绍章次公赴国学大师爱国名医章太炎先生舍内专修国文医论，太炎先生的博学多才，伟大的爱国思想深深感染了他，章次公奋发学习，暗暗下决心要成为章太炎一样的伟人，故取字次公。

国学大师章太炎不但是一位杰出的文学家，又是一位博学多才的医界名流，他所著的医论有极高的学术价值。袁世凯逆潮流而动，恢复帝制，大师挥笔疾书，呼吁民众推翻帝制，激怒了袁世凯，遂将章太炎禁闭在北京龙泉寺。后在国内各界强烈的呼声下，只得将章太炎释放。后太炎先生息影上海。不久日本侵华，国人同仇敌忾，力主抗敌。而国民党政府实行不抵抗政策，先生义愤填膺，通过诸多方式抨击政府的投降政策，唤起民众爱国热情，并宣布停止领取政府津贴以示抗战决心；另对前来请写对联的政界要人上联概不落款，以示对投降政策的抗议和呼声，以致很少有人上门。由此而致章太炎先生经济上入不敷出，甚至无力归还积久的房租，房主屡次警告，欲将先生驱赶，后由董康律师代付解困，并随而迁居。此时的章太炎经济上穷困潦倒，可先生一身正气决不为斗米折腰，令学生陈存仁、章次公佩服得五体投地。有一天杭州昭庆寺一方丈突然来访，邀先生作杭州之游，言明膳宿均由寺院供给，并同先生畅谈国事家事天下事。适逢知己，先生允诺赴杭。后由陈存仁、章次公陪同先生夫妇赴杭，下榻昭庆寺。杭州各报争相报导国学大师来杭的新闻，当地名流纷纷约见先生，并颇有不惜重金请求墨宝及教学子弟者，每日忙忙碌碌经济上有了明显的转机，并渐渐积累了丰厚的资金。此时传来上海居室被盗的消息，太炎先生大惊，欲马上返沪，夫人汤国梨却说家中并无珍贵物品，何必作急，先生忙说：家中藏有宋明精本医书三十部，实是宝物，不回去看一下，实在放心不下。随即整理行装马上乘车回沪，返家立即检点藏书。“宋明精本医书三十部”完整无缺，章先生乐得哈哈大笑。太炎先生回沪的消息很快见诸各报。不日，许多青年登门欲拜先生为师，亲朋好友亦前来相叙。此时陈存仁、章次公便建议开办国学讲习所及国医学院，并公开招生，考试录取。这一建议得到了章太炎先生夫妇的赞同，并着手商讨有关事宜。面对办学资金问题，汤夫人主动草拟办学募捐章程，向各省故旧征集赞助，鉴于先生的名望威信，募捐款纷纷来沪。爱国将领张学良首先赞助银洋三千元，富有民族观爱国心的军政要员也纷纷出资,就是孙传芳也捐赠大洋二千元,不出一月筹集光洋三万元,太炎先生即与陈存仁、章次公商讨办学大事。一九二七年召开筹备会议,筹建中国医学院。王一仁、章次公、秦伯未等七人为筹备委员,请章太炎任院长。一九二八年一月二日宣告中国医学院成立,首届招生62人,于十月十三日开学。办学一年,因学术观点等诸多因素,一九二九年春由徐衡之、章次公、陆渊雷与太炎先生统一观点另办上海国医学院,章太炎任院长、徐衡之任总务主任兼儿科教授、陆渊雷任教务主任伤寒金匮教授、章次公任药物、杂病教授兼图书馆主任,另十余位教授分别任生物生理、细菌、药理、外科、妇科、外文等课程。数年中为国家培养了一大批思想进步、中西结合的新型中医药人才。"发皇古义,融会新知"这一院训至今仍有极大的现代意义!

章次公先生为提高学生的写作能力及学习诊疗水平,除编写院刊外,还与谢诵穆合作编写《中药报》,为后人留下了不少著名的文稿。

章次公先生灵活多变,理论联系实践,生动活泼的教育方法令同学们心服口服,临诊带教更是认真负责,一丝不苟,所编实习观摩集先生均予深入浅出的评述,使学生能充分理解有所提高。

章次公先生生活非常节俭,穿着普通,从不讲究穿戴吃喝,与同事学生都非常随和,有人戏称他章落拓,他笑着说:"落拓之词贬褒二意,上谓豪迈,不拘束。国医学院落成,中医拓展在望,落拓之称妙也!"故学生都在他的讲义上写上章落拓编,以示亲热。先生生活节俭但并不吝啬,贫病求诊者不但不收诊金,无钱配药,章先生倾囊相助是常有的事。先生以不为良相当为良医给学生作出榜样,得到众人爱戴!

先生严谨的治学风格,光明磊落的医德,在他多次发表的"失治案"中充分反映出他那不计个人名利,为科学,为真理,为了中医事业的进步,难能可贵的大师风度。这种大无畏精神永远是我们后人学习的榜样!

三十四、章次公先生医事轶闻

江苏常熟　江一平

我于1998年间，为编纂《古医籍各家证治抉微》一书，遍向苏、浙、皖、沪等地著名医家、教授发出征稿信，其间因发现近当代前辈中，都有不少对传统医学的创新思维灵智，在学术与医疗实践中，有所建树，足资后来者启迪与借鉴。为此，在征稿信中亦附加注明，请受书者惠寄有关这方面宏文杰作，无任企盼。发信后，荷承热忱支持，因此编纂之余。略有片玉碎珠，藏于书箧。

顷欣悉镇江章次公先生今年百岁诞辰纪念，不揣谫陋，谨将1998年浙江嘉兴市第二医院主任中医师张明权（浙江著名中医）于20世纪40年代末所写“丁济万与章次公两先生面面比较”一文（当时发表于《华西医药杂志》1949年1月号），文题下，并有“文责自负”四字。今将全文抄录，俾使列位出席同道，得窥一豹。

丁济万与章次公两位先生，都是上海数一数二的名医。丁济万三个字在上海真是家喻户晓，妇孺皆知，几乎不知道丁济万三个字的就不能算地道的上海人。叫黄包车只要喊丁济万就可以，不必说地点。章次公三个字没有如此响，但是为全市以至全国的国医药界所钦仰，几乎不知道章次公三个字，就不能算前进的中医。

丁先生诊务是相当好的，一天看一百号以上，也不算一回事，但是丁先生不以为苦，大有多多益善之慨。每张方纸千分之九百九十九是嘱咐病人服一帖，服得好再服一帖，不大有开三服四服的。所以病人不来则已，一来就得后天再光临，并且时常在报端见到丁济万的启事和作品，请客宴友，也是司空见惯。以此病人多上加多，闹上加闹。章先生每天都在三四十号之间，但是章先生不以为少。多数病人命其下次不要来。慢性病就叫他隔上好几天再来，报纸上也少见章次公三字，请客似乎绝无仅有。但病人来并不少上加少。

到丁先生这里来的病人高贵者多，往往以拔号为阔绰，但大家拔号仍旧等于不拔，诊金收入因此加倍不算，诊金之外还时送高贵礼物。到章先生这里来的病人，贫苦者多，往往要求诊金减半，退了诊金又送几帖药，也日有数起。

丁先生家学渊源，三世名医，以此家道颇丰，进出必备汽车也，高堂大厦，佣丁济济，当代第一流名人，题赠的匾额，满布墙壁。章先生白手起家，自己手里打天下，以此小楼窄屋，仅有一辆三轮车，也停在诊所之中，一派清苦气象。

衣着两先生都不考究，不过丁先生是高等衣料，外着马挂，足穿白底黑缎鞋。章先生衣料平常，足穿皮鞋，但烟迹满身。

履历：丁先生历任考试院考试委员，卫生部中医委员，军统局医官，上海市中医师公会理事长，国医学会理事长，上海济社理事长，华隆中医院院长，上海中医学院院长，及现任国大代表。章先生不过是医校清苦教授，实习讲师，苗头万万不及丁先生。

学术方面：药之用量，丁先生较呆板，像黄郁金一钱五分，杏仁三钱。章先生极有出入，像象贝有二钱也有六钱、八钱，白芍有五钱，有一两。丁先生用药大多守甘仁老先生成法，不过淡豆豉改用清水豆卷，柴胡多用银柴胡而已。章先生用药大背甘仁先生之法，万不得已时，偶一仿之。丁先生每开一方约费二三分钟，章先生少则五六分钟，多则一刻以上。以此丁先生方笺之药，各有一定次序，所以免重味也。章先生颠倒不拘，涂改也是常事。药味丁先生十一、十二、十三为多。章先生则五六味、十多、二十味不定。丁先生开方门人轮流，章先生常由固定学生开方，其他门人偶一代之。丁先生开方必高声朗诵，且有板有调。章先生说话，病人几乎听不到。丁先生脉案必有气化阴阳之病理，像肺血则说木火升腾，肺络损伤，痰瘀逗留不化，结尾又有治法和解，宣化，清解达邪。章先生不一定，有述原因者，有预后者，有引古人语者，有述主诉及求诊目的者，有述鉴别诊断者，有述治疗转归者。丁先生服膺南京张简斋，章先生服膺上海陆渊雷。丁先生方中多苡仁、冬瓜子、杏仁、象贝、神曲、楂肉。章先生多甘草，郁金。丁先生方剂必是煎药，章先生多有为末、为丸，以此药铺必喜彼恶此。丁先生丸药多入煎，章先生丸药先另吞。丁先生喜用炒药，章先生喜用生药，像鸡金、苡仁、谷芽、多不炒也。丁先生不喜介绍西药，更无论西医，章先生有时介绍西药，遇天花、阑尾炎直接退号不治，快送医院及时疫医院。丁先生诊断多用中医法，大半靠经验之丰富。章先生诊治多参西医新法诊断，且常介绍化验所，或怡和医院X光透视。为丁先生门人进去困难，必有相当关系与介绍，且须举行仪式，进去了一无所事；为章先生门人，进去容易，随随便便，来者皆吾徒，进去了要替病人量热度，数脉搏，呼吸，并详询病史，作记录报告，甚至加诊断和意见，半途逃去者不少焉。丁先生出诊，必两个门人跟着，一人开方携皮包、点钞票，一人照电筒，准备酒精棉花，给先生擦手。章先生出诊，常一人前往，偶亦有门人跟随。

膏方，丁先生价贵的多，章先生便宜者多，甚至劝其勿服。丁先生膏方都由门人代拟，彼不过略事增损，章先生膏方都自拟。丁先生膏方完全旧式，章先生膏方多采别倡一格格式。丁先生深晰病家心理，故有令病人绝对信仰的本领。章先生善体学生心理，故深得门人钦佩。

仪貌：丁先生大方庄严。章先生谦虚、和蔼。读书方面：丁先生善背诵，《内经》、《温热经纬》诵之烂熟。章先生善理解，原文只记其主要者。

丁先生处方力求普遍稳妥。章先生冷门药十有五六。

丁先生门诊在每日十时以后，出诊下午四时起，星期日不应门诊。章先生门诊在每日八时以后，出诊一二时起，除自己卧病外，终生永不休息。丁先生欢迎出诊，章先生不得已方应出诊。

摄生方面：丁先生考究得多，每餐丰肴满案，西洋参代茶，亦不为奇，且时哼京腔，看电影消遣。章先生小菜平常，不作消遣，门诊时必须以啤酒代茶，一瓶二瓶不足为奇，病人多时则白兰地一举而尽。丁先生吸香烟为装饰品，章先生接连吸个不断。

丁先生挂号有账房专司其事，章先生由学生随便挂号。丁先生的里外，高悬“孟河丁甘仁长孙”的牌子。章先生仅在门外钉一块“章次公寓”小牌。

丁先生方纸上病人称呼多奶奶、小姐、左右。章先生多先生、君、小姐、夫人。

丁先生与朱鹤皋、石筱山，以及闻人吴开先、杜月笙、黄金荣善。章先生与陈存仁、陆渊雷、秦伯未善，阔人少交焉。

丁先生诊所在凤阳路人和里底，章先生在顺昌路悦来坊。丁先生籍武进孟河，章先生籍镇江丹徒。

总之，中医分派是常有之事，像丁先生与章先生如是系出同门而各趋极端，好像故意相反，而且都是名医，真是希天下之大奇。读者如能近而研究其环境成因，以作自己行医借鉴，裨益不鲜，故敢率直陈述，毫不检点，千万勿轻轻看过。至于谁是谁非，孰优孰劣，则非作者所敢批评了。

三十五、展诵遗篇仰宗师

——缅怀章次公先生

朱步先

一

章先生的父亲名峻，字极堂。清末曾参加江苏省新军第九镇，属于革命志士赵声（伯先）的部下，为同盟会会员。后来赵声为清两江总督端方所排斥，极堂先生也回返故乡，郁郁去世。章先生幼年丧父，由母亲抚育成长，后入丁甘仁先生创办的上海中医专门学校攻读，开始了漫长的学医生涯。

章先生在校读书时深受丁甘仁先生的青睐。丁师是江苏孟河人，和章先生的故乡大港村相距不远。在清代，孟河名医辈出，马培之、费伯雄、余听鸿、丁甘仁诸贤纷纷著书立说，他们都能融经方、时方于一炉而又有自己的创获。章先生从孟河学派吸取了丰富的营养，又师事经方大家曹颖甫先生。曹师对仲景之学研究有素，临证常用经方，风格泼辣，这些对章先生影响很深。他一生悉心钻研《内经》、《伤寒论》、《金匮要略》等著作，又广泛深究《千金方》、《外台秘要》等历代典籍，对单方、验方以及铃串秘传，无不留心搜集，加以实践，具有十分雄厚的中医理论基础和丰富的实践经验。

章先生用功甚勤，除研究医学外，旁及文学。他与章太炎先生一度过从甚密，在养成朴实的治学作风方面，深受章太炎先生的影响。他在《韩氏医通》中发现中医记载病例的款式，也是一个创见。章先生书写的脉案，一扫华而不实、空洞浮泛的颓风。其立案用词简练，清新洒脱，不拘一格，在纷繁复杂的症状中抓住主症，审明主因，寥寥数语，直揭疾病的幽隐，用药机动灵活，击中要害。这一切，与他的医学、文学素养是分不开的。太炎先生对章先生的文笔很欣赏，他见章先生的身体比较矮小，曾有“笔短如其人”之说，这是对章先生医案短小精悍的一个诙谐的评价。

章先生早年自行开业，曾一度兼任上海世界红卍字会中医部主任，不少贫苦的人民找他看病，他总是不辞辛劳加以诊治，深夜亦应邀出诊，因有“平民医生”的赞誉。除操业外，还曾经担任过上海中医专门学校、中国医学院、新中国医学院、苏州国医专校等教职，又与陆渊雷、徐衡之两先生创办上海国医学院，培育了一批中医后继人才。章先生治学的一个很大特点，是他的求实精神，这一点对研究祖国医学十分重要，惟有实事求是加以研索，才能吸取精华，扬弃糟粕，辨识真伪，得其真谛。他对印度因明学及医学史均有深刻的研究，曾说：“学问极则在舍似存真，因明一学，乃印度教人以辨真似之学也。吾国医学发明之早，比勘世界医史实居先进。汉唐两代，注重实验，已向科学之途迈进。金元以还，医家好以哲理谈医，以邀文人学士之青睐，于是玄言空论，怪诞不经，满纸皆是，亘千年而其流未息，其为害非浅鲜矣！频年以任医校教习，恐其毒侵入青年之脑府也，暂予剪辟，倡言革命，举凡明理之工具书籍，必介其阅读，今年更以因明律令以绳古人之医学思想，朋侪谀我者以为创获，讥我者以为好奇立异，予乃进而教人以因明轨式书案语，教人以因明思辨方法作临诊鉴别证候之初阶，深信舍似存真以范过误，非研求名学莫属也。”先生教学，主张理论联系实际，往往选辑医案，加以按语，作为补充教材，既丰富了教学内容，又可作为从理论到实践的桥梁。这些方法，即在今日视之，未始不是正确的。

章先生对本草的研究，同样反映了他的求实精神。约于1926年，他曾写了一篇《中国药物之起源》，后来发表于《医光杂志》，认为药物的起源是由于先民采集食物时所发现，不是神农氏一手一足之力，“吾人当据事实而确定药理”，反对玄学和空谈。如“六轴子”可作伤科镇痛药等，都经实践而后确定。他对于民间草药相当重视，经常使用为当时名医所不取的草药，取得了很大的成功，而对于虫类药的应用，尤具心得。先生编有《药物学》四册，大部分内容均被收入前世界书局所编的《中国药物大辞典》里。

先生所处的时代，正值欧风东渐，中医界前途茫茫，崇古者故步自封，求新者标奇立异，中西医互相抵牾，先生挺身其间，认为中西医应当互相学习，逐渐沟通，“如果依旧深划鸿沟，相互攻短、那无异是开倒车，阻碍医学的发展”。先生吸取现代医学之长，为我所用，临证既辨证又辨病，主张“双重诊断，一重治疗”。对医学的发展，具有深远的目光。

先生于诊余之暇，还著有《诊余抄》一集，曾发表于当时的医学杂志。解放后，应召赴京，担任卫生部中医顾问，兼任北京医院中医部主任等职，致力于祖国医学的发掘、提高工作。在京工作期间，他曾拟对《内经》作一次好好的校勘，以利后学进一步的研究；又曾竭力搜集善本医书，修订我国《历代医籍考》。但不幸罹患癌症，经多方诊治无效，于1959年11月6日逝世，壮志未酬，殊为遗憾！

二

章先生的学识是十分渊博的，对仲景之学和明清崛起的温病学说都有很深的研究。他对中医学突出的贡献是冶寒温二家于一炉，在温热病的辨证和治疗上展现了独特的风貌。

纵观祖国医学的演变，他深有感触地说：“宗仲景者，每歧视清代温热家言，而温热家亦诋毁经方，互相火水，历三百年而未已，其实均门户之见而已。”他生平很推崇王旭高之学，认为：“王旭高师法天士，予仲景书亦深达有得，故所著俱切实用。”章先生治学，无门户之见，无派别之争，学淹众长，避其所短。他认为温病学说是《伤寒论》的延伸与发展，不应当划分鸿沟。他虽然批评清代苏医治热病有轻描淡写之处，但认为其用药轻灵亦颇可取，而注意保存阴液，增强抗病能力的方法是十分正确的。他治疗热病十分注意保护心力，这与吸取苏医之长有关。

温热病的治疗以保存阴液为要着，因为阴液是抵御温邪之根本，病邪之进退，取决于阴液的消长，而温阳强心则似乎是伤寒家事。其实，热病在发展过程中，由于禀赋的差异，受邪的强弱，病变岂止伤阴一端。例如温邪虽易伤人阴液，但发热汗泄，阳气焉有不伤之理？至于病变至危险阶段，正气不支，总由阴竭而伤阳，由阳亡而脱变。再有治疗失当而药误者，见热而浪投寒凉，病邪未却，而心阳将脱，更是岌岌可虞。章先生通过大量的临床实践，深刻地认识到热病时保护阳气的重要性。特别是热病若病程较长，或病人极期，正邪交争以致决定阶段，若正气尚可支持，医者则有从容之机与病邪相周旋，若心力不健，极易昏痉厥脱致变，斯时热之高低已不足以判断疾病的转归，而心力之健否则是病情能否逆转之关键。若神气肃索，迷蒙呓语，脉来糊数，或脉微欲绝，或脉沉细而不鼓指，或两脉有歇止，必须着力扶正强心，保护阳气以固阴液，若辗转徘徊，势必两败俱伤，若投清温开泄，则祸不旋踵。

热病进温补，章先生还得力于张景岳、喻嘉言两家。他对张景岳治京师一少年，舌焦神愦，以大剂温补得生，有很高的评价；对于嘉言治虚人外感于解表药中用参之法，亦有深刻的领悟。凡此，均变法，非常法也，不知其变，不足以应付病情之万变。温补法的应用，难免不遭人非议，而先生但求无愧于心，表现了很大的胆识与魄力。《冯氏锦囊》"全真一气汤"（人参、熟地、麦冬、五味子、白术、附子、牛膝），先生最为赏用，以其温阳而无升浮之弊，育阴而有化气之功。例如他对湿温（肠伤寒），只要有心衰之端倪，多用此方化裁，高热亦在所不忌，若兼见谵语迷蒙，则加用胆星、川贝、远志、菖蒲之类，甚则加用紫雪丹之凉开，一面育阴扶正，一面慧神祛邪，采取了振奋功能以消除病原的手法，这一宝贵经验，值得我们加以继承。

先生以为寒温两家没有不可逾越的鸿沟，以证为主，则六经辨证、三焦辨证、卫气营血辨证均可统一。例如湿温（肠伤寒），其病灶在肠，日晡热高，属阳明病，亦即中焦病，初中期多呈现气分证，2 周以后，当警惕邪入营血，导致肠出血。对于肠出血的治疗，先生从《伤寒论》"葛根芩连汤"悟出"苦以坚之"之法，并谓"此类药多能收敛肠黏膜"。如川连、黄柏、荠菜花、白槿花、苦参、银花炭、生地榆、乌梅、白芍等，这类药既有直接针对病原的意图，又有防止和治疗肠出血的作用。当然，出血过多，气随血脱，又当温摄，不在此例。

这里举一肺炎病案，以见先生治温热病注意保护心力之一斑。

邢孩，先是寒热咳呛，据述以受惊而来，但受惊仅是诱因，感受外邪是主因也。顷诊肌热不甚壮，而咳呛频仍，入夜气急胸高，白昼气急虽稍减，而两鼻煽动，吃紧处尤在脉之细数而软弱，此俗所称之肺风痰喘，西医则属肺炎。治疗以宣肺强心为主，夫脉为血府，脉软弱，心力衰，血之运行不畅故也。处方（剂量已换成今制，下同。——笔者注）：生麻黄 2.4 克，杏仁泥 10.5 克，川桂枝 3 克（后下），生石膏 18 克，炙紫菀 9 克，射干 5 克，白苏子 9 克，苦桔梗 5 克，粉前胡 5 克，粉甘草 3 克，红枣五枚。浓煎频服。

按 此证乍看之，"肌热不甚壮"，似乎病情不重，但"咳呛频仍，入夜气急胸高"，"两鼻煽动"，说明风温闭肺，证殊不轻。先生点出"吃紧处尤在脉之细数而软弱"，何以故？细为血少，数则有热，软弱示心气不足，证实而脉弱，表示抗病功能衰减，心衰已有端倪可察，此时，若仅予辛凉开闭，就有可能证由阳而转阴，导致心衰；若一味温补，又不能摒退炎蒸，驱邪开闭。先生选用大青龙汤（去生姜）为主干，以麻杏石甘宣肺开闭，清热平喘，以桂枝通脉强心，庶可防心衰于未然。先生用仲景之方以治风温重证，其以证为主，不为寒温二家所拘，于此可见。如药后依然高热，气急鼻煽者，先生往往于上方加用鱼腥草、蒲公英等以清热解毒，收效颇捷。

三

章先生不仅对温热病的治疗有独到的见解和丰富的经验，而且对内科杂病及妇科病的治疗也有很深的造诣。

1. 审明主因,辨证、辨病紧密结合

祖国医学重视治病求因,审因论治。《素问・至真要大论》就有“必伏其所主,而先其所因”的论述,张仲景又提出“千般疢难,不越三条”,发展为内因、外因、不内外因的三因学说。章先生在临证中特别重视审明主因,任凭见证错综复杂,他都能透过现象,认清本质。何为主证,何为兼证,何为主因,何为诱因,辨析详明,切中肯綮。特别可贵的是,他除了继承前人病因学说之外,又能随着时代的脚步,既辨证又辨病,使病因学说内容更加丰富。

举例言之,咳嗽一案载:“以咳为主证,痰作白沫,量少而不易咯出,多是气管炎症,兼见咽干作痛,音为之嗄,则炎症之由来,系风燥之侵袭。”这种辨证,层层深入,最后辨明风燥这一主因,施治自可中的。又如他论虚劳潮热:“古今治虚劳潮热之方,扼其要,可分三大类:一养阴,二祛瘀,三温补。虽因症候而异,其希冀热之下降则一,究其实,多不验,盖热为结核菌刺激病灶之产物,主因不除,热无由而解。”先生所讲的养阴方剂,显然是指后世沿用的甘寒养阴之剂,而祛瘀、温补两类,殆指仲景治虚劳的大黄䗪虫丸、小建中汤。这里表明了先生对肺结核潮热病因的认识,并不意味着古人这些方剂可弃置不用,只要罗列几味今知有抗结核菌作用的中药了事。先生始终把握辨证论治这一中心,对肺结核潮热以育阴潜阳、润肺杀虫为主要手段,若病久阴伤及阳,温补亦在所不忌。不过先生认识到上述三类方剂对结核菌起间接的抑制作用罢了。朱良春老师深明先生之心法,对肺结核病长期应用抗痨药不效,全身功能低下者,用人参、紫河车、制首乌、炙地鳖虫、炙蜈蚣等温阳、祛瘀并举,往往获验。学古而不为古人所囿,能从常法中跳出来,自有创获。

正确地结合辨病,对我们审明病因,指导治疗,具有很大的意义。例如对胃溃疡病的治疗,先生指出:“凡此等证过用香燥刺激之品,未有不偾事者。”其原因是这类药物不仅耗伤胃阴,且能导致出血,故不可不慎。他因此创造性地运用大剂量的杏仁等富含油质的药物以解痉缓痛;以煅鸡蛋壳、煅瓦楞子等含有钙质的药物以制酸;以马勃等清热药以消炎;以象牙屑、琥珀等化瘀生肌,对病因进行针对性的治疗。并创订了一张治疗胃溃疡的验方(凤凰衣30克、玉蝴蝶30克、轻马勃20克、象贝母20克、血余炭15克、琥珀粉15克,共研细末,每服2克,1日3次,食前服),广为流传,治验甚多。

2. 融会新知,传统理论赋予新意

章先生认为,对祖国医学理论体系应该去粗取精、去伪存真地加以继承。他以现代医学的研究作他山之助,使祖国医学的传统理论更增光辉,并对中西理论的疏证与沟通,提出很多创见。对祖国医学“气”的学说的认识,他曾说:“气之一字,凡百学术皆所关涉。以其最著者言之,如理学家以气言哲理,技击家以气言拳理。而我医家所言之气,可占病理学之半。然则气之定义,研究学术实不可笼统含糊者也。吾人在医言医,气者,神经之官能作用暨神经之紧张力也。拳家练气,亦练局部神经之紧张力而已。详言之,非万言不能尽。”他又说:“古人物质属之血,功能属之气。”言简意赅,毋庸赘辞。

先生于30年代,就称黄疸为肝炎,并提出过用黄芩、黄连作粉剂内服泄化湿热的方法,这种有益的探索,表明了先生在学术上的积极进取精神。当然,先生并不废弃辨证论治的原则,例如他对脾阳不足,兼见湿热内蕴,证见“神疲脉迟,旬日不更衣,目白黄”者,用温泄法,以姜、附与硝、黄并用。

先生对中西学理的沟通,在他的医案中,俯拾皆是,例如温病邪陷心包一证,他认为:“心包者,实指中枢神经也。”这就说明中医所称之心,包括大脑的部分功能。他认为大叶性肺炎,痰有铁锈色,系“肺循环郁血故也。”进而推论:“麻黄所以为此证之主要药,即因其能亢进血压,消失郁血故也。”至于麻黄应当配合清热消炎药同用,自不待言。

经闭一证,概言之,责之冲任不调,先生参以新知,认识更为具体。如:“室女之停经:①由于内分泌障碍;②营养不及所需;③神经系之变化。而第三者为最普遍,《内经》所谓‘二阳之病’”。“室女停经、萎黄病、子宫结核、内分泌障碍病,皆可从望、切两诊得之,惟神经系之变化,则少迹象可寻”。“月经之生理虽在卵巢,亦受神经系之支配,古人调经多用疏肝,即此理也”。这就示人对经闭当区别其为卵巢实质病抑为官能障碍。若系实质病,体实者当攻之;体弱者,攻补兼施;体虚不任攻伐者,温养奇经,调整卵巢功能。若系官能障碍,即迳予疏肝调经。先生对用攻法,曲尽其妙。他曾借鉴喻嘉言、王孟英二氏,以当归芦荟丸出入治血瘀热结;又喜用虫类药,以大黄䗪虫丸、抵当丸破瘀通经。

在先生的医案中,往往对中西学理合并讨论,其立论超脱不凡,毫无斧凿之痕迹。如:“考经不正常,恒能引起胃证候”;“古人用平胃散通经,即是此理”;“凡痛与带下,总是炎症”;“宣肺多是祛痰剂,肃肺多是镇咳剂”等。这些可贵的论述,足资我们研究与学习。

3. 博采诸家,制方用药独创一格

章先生广泛地吸取了古代医家的有益经验。加上自己的创造发挥,他的处方不落俗套,别有风韵。

先生对痢疾的治疗,在辨证上突破了“红痢属热,白痢属寒”的禁区,认为:“古人有红痢属热,白痢属寒,白属气,而赤属血,其说不可拘;赤痢有用附子者,白痢有用黄连者,前者镇痛,后者消炎,拘泥寒热便不可通。”他主张不论痢、泻,凡早期证实体实者,先予通利,以缩短疗程,提高疗效。赏用大黄,腹痛必佐温药,如附子,这显然受了验方“通痢散”的启示。他同时不拘“痢无止法”的旧说,喜用含有鞣质的药物,究其源起,殆本仲景用诃子治“气利”。考诃子、乌梅、石榴皮、陈红茶等,含有鞣质,过去称为收敛止泻药,今知有抗菌作用,则先生的经验,又得到科学的证实。先生对此类药物,并非泛泛使用,多与通利药并行,这样组合的方剂,既无攻下太过之弊,又无兜涩留邪之虞,互相调节,至为稳妥。又如青皮,系橘之未成熟者之皮,饶有酸味,有收涩作用,能消积、止泻、止痢,尝见先生处痛泻要方,多以此味易陈皮,又可使该方扶土抑木之功增强,大有奥义。

先生治一翟姓男,患痢,案载:“临圊努责,在仲景称为后重,用苦寒以坚之,苦寒以坚之者,消炎之意也。参以金元用归芍和之者,其力更宏。处方:黄柏炭 6 克、北秦皮 12 克、全当归 9 克、苦桔梗 5 克、香连丸 3 克、白槿花 15 克、山楂炭 12 克、杭白芍 12 克、焦六曲 12 克。”这里所谓“用苦寒以坚之”者,系指仲景治热利下重者,用白头翁汤;所谓“参以金元用归芍和之者”,系指张洁古治痢下赤白的芍药汤;方中桔梗,取法于金匮排脓散;楂曲炒焦,意在吸附;白槿花一味,陆定圃盛赞其治痢之功,单味应用治痢,民间广为流传。如此斟古酌今,精心锤炼,宜乎“其力更宏”。

先生勤求古训,临证多有巧思。昔仓公治临淄氾里女子病胀满,用芫花下虫数升而愈,先生引伸其义,用十枣丸配合槟榔、黑白丑、续随子、皂角子等治疗阿米巴痢,苟证见少腹胀满如石,按之有痛处,则放手猛攻。他由此参悟到:“下者亦驱虫之一法”,“破气药多寓有杀

虫之意”。所谓发皇古义，舍博览群书，反复实践，提高升华，别无他途。

先生对药物的研究是很有独到之处的，如望江南治热病便秘，每用30克，作用缓和而可靠，且无腹痛和继发便秘等副作用，十分安全。紫花地丁长于清热解毒，又擅解疔毒，先生移用治温热病，殆为排泄毒素。又如蚤休，除清热解毒、抗风湿以外，还可熄风定惊，先生认为："蚤休所以能定惊厥，无非通便而已"，一语道破真谛。先生尝用葛根，生用既长于解热，又能生津养胃，呕家不忌，殆取其镇静、解痉之功。如此等等，限于篇幅，恕不一一列举。

次公先生是现代医学史上一位值得称道的人物，他在祖国医学发展的道路上留下了不可磨灭的足迹，一代宗师，众所景仰。我们要沿着先生开拓的道路继续前进，立志振奋我们中华民族的精神，使传统医学迸发出新的光彩，以特有的姿态立于世界医学之林，从而告慰于先生在天之灵！（本文蒙朱良春老师提供资料并赐予指导，谨致谢意。）

（原载于《山东中医学院学报》1984年第8卷1期）

三十六、章次公学术经验管窥

中国中医研究院　何绍奇

章次公先生(1903—1959),名成之,江苏镇江人。著名中医临床学家、教育家。曾任卫生部中医顾问、北京医院中医科主任。主要著作有《诊余抄》、《药物学》、《章次公医案》等。

善言古者,必有验于今

次公先生是中西医结合的倡导者之一。早在三四十年代,他就在实践中敏锐地觉察到中西医各有所长,亦各有所短,中医要进一步提高临床疗效,不但不能持门户之见,而且还要懂西医,虚心地向西医学习,向西医请教,使现代医学知识为我所用。据姜春华老师回忆,大约在30年代末期,次公先生曾和他一道去向一位留学归国的李姓医学博士学过听诊[1]。次公先生亦曾撰文,谓既“追随陆渊雷、徐衡之两先生问业于余杭章太炎先生之门,倡言中医改进”,又“与西医中积学之士何云鹤等上下议论,反复研讨”。[2]认为西医在诊断与鉴别诊断上注重实据,确有独到之处,应该取“拿来主义”中西融汇之。特举次公先生案例数则为证。

【例一】

肖男,胃脘痛,痛有定时,一为午后3时许,一为凌晨2时许,十二指肠溃疡多有之。琥珀3克,瓦楞子9克,百草霜9克,杏仁泥12克,六轴子1.2克,云茯苓9克,共研细末,每次饭后一小时半服1.8克。

【例二】

章男,下血后,胃之左侧痛并未消失,可以测知溃疡并未收敛。仙鹤草30克,全当归9克,威喜丸9克(包),柿饼霜12克(包),阿胶珠24克。

【例三】

桑男,舌中剥,其剥在舌根,大多胃黏膜有炎症或溃疡。平素嗜酒,病之主因也。此番因拂逆,上膈隐痛,似痉挛状,其痛彻背。加味金铃子散予之。金铃子9克,延胡索12克,台乌药6克,杏仁泥24克,旋覆花9克(包),云茯苓12克,全瓜蒌12克,五灵脂9克,谷麦芽各9克,佛手9克。

【例四】

陈女,多酸与胃中灼热有连锁关系,欲除灼热,先当制酸。煅瓦楞30克,米仁12克,竹茹9克,夏枯草12克,煅牡蛎30克,小蓟9克,杏仁18克,云苓12克。

赵女,已届更年期,精神上起变化,有时血压偏高;气候转变,则腰臀酸痛。全当归6克,杭白芍12克,明天麻9克,料豆衣12克,山萸肉9克,潼沙苑9克,炙甘草2.4克,生麦芽12

克,大枣5枚。

以上案例非但直截了当地引用西医的名词术语,在病理上也兼用现代医学知识加以分析。如十二指肠溃疡的节律性疼痛、多酸与胃中烧灼感的关系,更年期的精神症状及血压波动等,如此记载病案出现在五六十年之前(由于种种原因,《章次公医案》只收集到先生1940年前后的部分医案),可谓“开风气之先”。也正是在大量实践的基础上,先生举“发皇古义,融会新知”为大纛,主张临床尽可能做到“双重诊断,一种治疗”。所谓“双重诊断”,即中医的诊断和西医的诊断。中医在诊断上,固然要辨“病”,如疟疾、中风、痢疾之类,但更重“辨证”,虽然以症状命名的疾病并不等于就是一个症状,但以辨证(包括主症、兼症及其病因、病理、病位、病性等)为中心是无可置疑的。这样的方法自有其特点和优势,而短处却在缺少对疾病的特异性(病原)和确定性(病灶)的认识,因而治疗上也就少了针对性。“双重诊断”就是要求把中医的辨证与西医的辨病结合起来,治疗上相应地也要把“治病”、“治证”结合起来,疗效就可能会比单一的辨证用药好。至于用药,则千方百计发掘、发现、发挥方药、针灸之长,而不是“中药加西药”,是之谓“一种治疗”。先生的远见卓识,影响相当深远,尽管当时不断遭到非难,但先生“我行我素”,坚持他的追求。笔者1980年访问章太师母时,她说:“中西结合有什么不好!次公说过,我的主张,是‘黄帝’教我的:‘善言古者必有验于今’。”(语出《素问·举痛论》)

精研药物,讲求实效

次公先生出自沪上名医丁甘仁、曹颖甫先生之门。曹氏曾谓:众多门人中,得我薪传者,唯次公一人而已[3]。但次公先生不受所学之囿,不存门户之见。他认为作为医生,追求的是临床疗效,而治病要靠药物,所以他毕生致力于中药的研究和应用,早年曾编著《药物学》四卷,其中大部分资料都载入《中国药学大辞典》一书中。

他之研究药物,除了参考历代本草著作,还致力于仲景原著以及《千金》、《外台》和宋人方书,博采众方,并深入探索前贤在用药上的不传之秘。例如对柴胡这味药,他就用考证方法,据《千金》用柴胡六十五方,《翼方》三十五方,《外台》五十四方,《本事方》十一方,参以己验,得出其主要作用为:祛瘀、解热、泄下,与洁古、东垣、叶天士“升阳劫阴”之说有异。正如姜春华老师后来指出的:单用大量柴胡,确能致泻。今人以柴胡升浮,其实柴胡并没有劫伤肝阴的副作用[4]。次公先生敢于疑古,对诸本草所载有疑惑之处,每每据自己的实践,大胆质疑,获取新知。如传统认为人参、五灵脂为“十九畏”之一,而气虚血瘀证用人参、五灵脂的机会很多,他经长期使用观察,证实二味同用并无任何副作用,而有相得益彰之功。

先生也乐于接受现代药物研究的新成果。如先生结合西医对“肠结核”的认识,在四君子汤、理中汤、诃子散之外加百部一味,即是取百部有抗结核菌的作用。

【例一】

沈女,黎明泄泻,多属肠痨,此病多在青年,不易速愈。土炒党参9克,野于术9克,云茯苓12克,扁豆衣9克,五味子4.5克,芡实12克,蒸百部9克,清炙草3克。

一切真知都发源于实践经验。对于民间单方草药,先生也着意搜集、验证。在其医案中,如马鞭草抗疟、白槿花清肠、陈红茶止痢、蒲公英治胃痛、麻雀煎汤治百日咳、莱菔英(即萝卜茎叶)治痢疾肠炎、荠菜花治血尿便血、仙鹤草强心、棉花子补虚止血等等,不胜枚举。

先生博览群书，虽小说闲章，但有裨于临证参考者，亦乐于一试，以验证其效。如《镜花缘》一书有治水泻赤白痢方（制川乌、生熟大黄、苍术、杏仁、羌活、甘草），先生觉其组方颇为奇特，然甚合理法妙在寒热并用而收荡涤积垢、导滞止痛之功。遂试用于痢疾泄泻初起，其效颇著。

先生在实践中发现：不少胃、十二指肠溃疡病患者舌苔半光剥，多为气郁化火，灼伤胃阴，或长期使用香燥药所致。此时宜清养胃阴为主，止痛则宜含油脂药物，具缓痉镇痛作用。以大剂量(24～30克)杏仁泥治疗胃痛，即是先生的独到经验。

【例二】

高男，胃痛开始多作于饥饿时，得食则减；其痛由渐加剧，乃至食前食后皆痛，曾呕吐紫黑色物。今经常嘈杂、饱闷、腹泻。古人属诸痰火，切忌辛香燥烈药。凤凰衣9克，琥珀屑9克，炙马勃9克，柿霜18克，杏仁泥18克，象贝18克，野蔷薇花9克，花粉9克，血余炭9克，研末，每服1.5克，1日3次。

热病用附子及六神丸的经验

急性热性传染病，由于持续高热，而致心阴心阳耗竭者颇不少见。先生指出：仲景《伤寒论》、《金匮要略》均有"急当救里救表"之说，即有所提示，如四逆诸方，即为热病心衰之剂。曾撰文，谓"仲景是发明热病心力衰竭的第一人"。[5]30年代，祝味菊先生以善用附子著称，虽高热神昏，唇焦舌蔽，亦喜用大剂附子，挽救了不少患者的生命。章先生称之为"心狠手辣"，大为佩服[6]。他自己对热病中后期，邪势方衰而心力不支有厥脱之危者，则常用《冯氏锦囊》之全真一气汤（人参、麦冬、五味子、熟地、白术、制附子、牛膝、炙甘草）。此方合参附汤与生脉散，养阴与温阳并进；至于熟地、白术，则取脾肾兼顾之意。盖热病不危于邪盛，而亡于正衰者多矣。高热患者，若神气萧索，脉来糊数，或脉沉细而不鼓指，或见歇止，或脉微欲绝，即当着力于扶阳强心，保阳气、固阴液。

【例一】

施女，二诊，湿温17日，正在紧要关头，出血虽止，然面黄神痿，两脉糊数。用全真一气汤合紫雪丹，一面育阴扶正，一面慧神祛邪，此变法也。炮附块4.5克，潞党参9克，麦冬9克，熟地12克，白术9克，淮牛膝9克，淡竹叶9克，紫雪丹0.9克，分3次服。

【例二】

李男，此严重之湿温症，两日来大便色红，终日神蒙谵语，湿温病而见此候，生命之危，不绝如缕。川黄柏9克，陈胆星9克，飞滑石15克，白槿花15克，银花炭12克，茯苓18克，石菖蒲9克，马齿苋15克，至宝丹1粒，分4次化服。

二诊：药后红色之便不再作，是为大幸，终日谵语不休，神烦不宁，而面容如此黄晦，脉搏如此细数，皆与证情相反，表示正气竭蹶，苦寒香开之药，势难再进，予全真一气汤作万一之想。炮附块9克，党参9克，生白术9克，鲜生地30克，麦冬9克，远志6克，陈胆星6克，五味子4.5克，怀牛膝12克。

此案前后共七诊，在四诊之后，热势即挫，神志亦渐次清晰。至六诊即恢复正常体温。

六神丸本是家喻户晓的喉科用药，先生仔细剖析其配伍用药经验，认为牛黄不仅有清热解毒、芳香开窍、利痰镇惊之功，还有强心的作用；蟾酥不仅攻毒消肿，辟恶通窍，还有强心、升压、兴奋呼吸的作用；麝香亦具强心回苏之功。提出“六神丸可兴奋心肌与脑神经”，热病心力衰竭用桂附则人畏惧之，用六神丸既能强心，又不遭谤。对肺炎、乙脑、肠伤寒等疾病邪毒炽盛、高热鸱张之时，即须注意休克、心衰这一潜在的危机，在其神识乍清乍昧之际，即当投以六神丸。

【例三】

孔男，病湿温匝月，苔灰腻，脉濡数，扪其肌肤，不甚润泽而热，与人问答，有意识者半，不知所云者半，合目则谵语频作，不更衣10日许，邪气尚未肃清，而正气虚，已是吃紧之极。软柴胡4.5克，制附子4.5克，生苍术4.5克，黄芩9克，全瓜蒌12克，杭白芍9克，生枳实9克，连皮槟榔9克，山楂肉12克，莱菔英9克，六神丸30粒(分3服)。另：参须15克，浓煎代茶。(此人午后服药，翌晨3时许，得垢腻之大便甚畅，热减神清，从此方加减，凡10日许而病瘥。)

治疗消化性溃疡的护膜法

对胃及十二指肠溃疡的治疗，先生一方面既重视整体的辨证论治，如脾胃虚寒，痛处喜热喜按，得热食而安者，用建中汤；气滞，噫气者，用越鞠丸、四磨饮；胃阴伤，舌红，便难，其痛隐隐然者，用一贯煎加减等等。另一方面，又重视溃疡局部的治疗，创造性地提出了“护膜法”。常用药如瓦楞子、滑石、象牙屑、凤凰衣、赤石脂、茯苓、龙骨、伏龙肝等，有保护胃黏膜，促使溃疡愈合的作用。

【例一】

李男，胃痛8年，多作于食后2小时许，得食可稍缓，有黑粪史，其为溃疡病，殆无疑义。凤凰衣30克，玉蝴蝶30克，轻马勃20克，象贝20克，血余炭15克，琥珀粉15克，共研细末，每服2克，1日3次，食前服。

按：凤凰衣即鸡蛋内膜，是先生治疗溃疡病常用之药；玉蝴蝶，功擅舒肝和胃生肌，与凤凰衣同用起协同作用；马勃能止血制酸，与消瘀止血的琥珀同用，治溃疡病出血极佳。

【例二】

陈女，胃痛多作于食后2小时许，进硬物则其痛更甚，溃疡病之嫌疑甚重，凡此等证过用香燥刺激之药，未有不偾事者，慎之。苦杏仁24克，全当归12克，白芍9克，玄胡9克，桃仁9克。茯苓9克，米仁15克，滑石9克。另鸡蛋壳置瓦上焙焦，每服2克，1日3次，饭前服。

此案用杏仁、桃仁、当归行滞化瘀止痛，茯苓、苡仁传统认为健脾利湿，此处却是用以保护胃黏膜。

使用虫类药物的经验

虫类的药用，已有数千年历史。仲景《伤寒》、《金匮》开其先，《肘后》、《千金》、《外台》、《本事》继之，其后叶天士、张锡纯、恽铁樵等亦善用虫类药者。章次公先生治疗内、妇科杂病，常用虫类药入复方，以增强疗效。如痹证之用全蝎、蜈蚣、蕲蛇、地鳖虫、蜂房等以宣痹定痛；早期肝硬化之用蟋蟀、蝼蛄、地鳖虫；神经性头痛之用全蝎、蜈蚣、僵蚕等，皆其例也。其门人朱良春先生得章先生之薪传，潜心研究虫类药物数十年，拟定“益肾蠲痹丸”、“复肝散”等名方，并著《虫类药的运用》一书，对其师之学作出了重要的继承和发扬。兹举先生数案，以见其学验之一斑。

【例一】

宋男，背部疼痛，右髋关节强直已有7年。精神倦怠，四肢无力，踝关节浮肿，霉季更甚。西医诊断为风湿样脊椎炎、髋关节炎。大活络丹30粒，每日1粒，分2次服。

二诊：服大活络丹无反应，亦无显效。几日来天气不正，所苦倍甚。蕲蛇15克，露蜂房15克（焙），炙大蜈蚣5条，炙全蝎6克，三七15克，仙茅15克，全当归30克，桑寄生15克，生白术15克，甘草9克。上药共研极细，用龟鹿二仙胶120克，烊化成浆，为丸，如小绿豆大。每服4.5克，每日2次。用落得打9克，千年健9克，五加皮9克，伸筋草9克，天仙藤12克，煎汤空腹送丸。

三诊：背痛、踝肿大为减退。原方续服。

【例二】

王女，头痛达10年之久，作辍无常，痛剧则呕吐频作，彻夜不寐，痛苦不可名状。治风当先治血，古有明训，但追风通络之品，仍不可少。炮附块30克，全当归30克，大川芎18克，甘枸杞18克，明天麻18克，藁本18克，大蜈蚣10条，炙全蝎18克，制半夏18克，绵黄芪30克，炒枣仁18克，茯苓18克，生白术18克。上药共研细末，1日3次，每次3克，以饭后服为佳。

20多年前，我有幸在朱良春老师指导下参加先生遗案的整理工作，学到很多终生受益的东西。今年是先生逝世40周年，爰为此文，以志纪念之忱。

（原载于《上海中医药杂志》1999年4期）

三十七、发皇古义融会新知的章次公

上海市浦东中心医院　李仁众

章次公老师，诞生于公元1903年(光绪三十年)，殁于1959年11月。屈指算来逝世已有25年。因为胞兄患肠伤寒夭亡，故此立志学医，而对肠伤寒证，更是痛下工夫。

时上海丁甘仁先生在南市石皮弄轫创“上海中医专门学校”，乃从丹徒故乡负笈就读。1929年国民党拟消灭中医，引起全国医药界反抗，此阴谋终以群情激愤而失败。而中医界有识之士更加惕励，深知欲求中医之自强，中医本身即应消除门户之见，以求团结；另外中医师须适合潮流，撷取外来科学，以发扬我固有医学之精粹。对中医由于封建影响所混入之糟粕，亦应舍弃，如此才能符合进化之原则，而章师亦即此中之佼佼者。章师之学博而深，章师之行卓而醇，章师之术新而缜。爰以见闻所及，叙述如下：

博　学

师之治学，无正宗思想，在《论临证指南温热门席姓七案书后》一文中曾说：“吾人生当科学昌明之世，但问其学说之是非，不问其人在历史上地位如何。苟仲景学说有背科学，则其罪当与庸医同科；若铃医有一方之效足录，则位亦与仲景同等。所以读古人书，当先打破传统偶像之成见，当以科学之尺度衡量之，然后始有持平之论。”由此可见其心灵中毫无成见之垢滓，但以事实为根据，不随声附和。所以然者，由于积学之深醇广博，而能高瞻远瞩。就国学言，曾受业于余杭章太炎先生门下，太炎先生为当代国学大师，精究文字声韵之学。研究学问、考订史实，有六条家法为准绳：汰华辞、重佐证、断情感、戒妄牵、审名实、守凡例。太炎先生认为国运盛衰，都可以在文学、艺术、科学各方面反映出来，如宋朝国势积弱、文章亦苍白无力；次公师亦认为宋代国势积弱、政治腐败，反映在医学上以《圣济总录》全篇空洞废话为医者之必修课，这些都是脱离实际的表现。

章师精究仲景《伤寒论》。在中医专门学校读书时，有些经方老师深戒门徒以叶天士之《临证指南》寓目。初时以先入为主，师训为戒，条而谨守，自行道后，间亦试用清代温病家时方，于经方汗下皆无卓效时，引用时方，时有良效，乃深知以往门户之见之错误，在深思熟虑之后，慨然说：“若必以仲景为千古不易之圣哲，则吾国治伤寒之法、必自划于二千年以前，而凌蔑此后之师法。……虽然守一先生之法，徒取于叶天士轻描淡写之剂，敷衍伤寒之笃病，以防变为卸责地，是又庸医之素行，与经方家始终执汗下之荆以应病者，厥失惟钧。”

他不但在经方、时方上都能采其所长，弃其所短，在治学上只要有实效于病情的，即使村妪农叟刍荛之见，亦珍采奉收。他如诸子百家、稗官野乘、他人所不屑顾者，亦择要而摘录之。后在世界红卍字会医院主持中医部工作，得交识西医邓源和、李邦政、胡嘉言、陈端白诸良医。从学术上畅论中西医之得失，毫无顾忌，作推心置腹之论，是以积学如醇泉，汩汩源不竭。无经方、时方之门户见,更无中西医门户见。

教 学

自中医专门学校毕业以后,因学业优异,留校教授药物学。章师之意愿,不欲因循守旧,默守成法,故虽在母校,以后又在中国医学院执教。然而学校环境均不能展布其志向。1929年与武进徐衡之、上海陆渊雷等创立上海国医学院。经费则由徐衡之回武进货田产等筹。揭"发皇古义,融会新知"八字为校训,自编药物学之讲义。曾自叙当时梗概说:"撷其精华,汰其浮辞,旁取日本,远采欧西,剪辟宋元以来……肤廓之论,发扬古医学之实效;研究生药,以广种植,苦心孤诣,另辟蹊径。"

章师教学中编订之《药物学》确经深思熟虑,不落前人窠臼。而又暗合古人规范。兹据芍药一味申论之,以下即章师之论说:

"自宋元而后,上工大师之论芍药,莫不以为酸寒收敛,非黄宫绣一人而然也。拙巢先生(中医专门学校教师)根据《本经》,独以为苦平开泄,殊有卓见。然吾人居今日论芍药之功效,实不能受嗅味之支配药物功能,以味酸而敛固非,以味苦而泄亦非是。至论桂枝汤中之芍药,乃桂枝之佐药,而非监视桂枝者,其言殆足信矣!清·邹澍著《本经疏证》卷七:'营阴结于内,卫阳不得入,则啬啬恶寒,淅淅发热。营与卫周旋不舍则鼻鸣干呕,营与卫相持而络不相舍,则汗出矣,与桂枝汤。芍药桂枝一破阴,一通阳,且佐以生姜,解其周旋不舍之维,使以甘枣,缓其相持之势,得微似有汗,诸证遂止,此实和营布阳之功,断断非酸收止汗之谓也'……"。

1980年1月号《中成药研究》31页,揭载《赤芍注射液的药理作用》,其文为上海第一医学院药学系王珏英等所著,其小结中谓:赤芍注射液80克/千克,腹腔注射,小白鼠常压缺氧耐受力显著提高,动物存活时间延长了69.8%,并在实验中有直接扩大冠状动脉作用,静脉注射可明显改善由脑垂体后叶素(0.5单位/千克)引起的急性心肌缺血。……

由上文可见芍药酸收之说为不可信,味苦而泄之说亦不能通,而破阴之说为可通。师数十年前之议论,至今日有科学研究作证。1983年10月,中国农工民主党上海市委所编之《农工沪讯》,第21页有王云峰同志所著《术高德昭的名医章次公》一文。兹摘录其身受教益之回忆说:"章次公为了精通岐黄,对《本草纲目》有深刻的研究,他……讲解药物,材料丰富,分析详明,深入浅出,引起同学们浓厚的兴趣,章氏甚至对《本草纲目》中每一味药在那一页,以及附方都了如指掌,又能以现代科学观点、科学成就,折衷中西,确定药的效能,有玄虚失实的,则加以否定,去芜存菁,厥功甚伟。"

其友人将章次公在教学中讲义编为二册四卷,惜发行量甚少,而他自己认为尚须修改,未经修改印行,总觉自歉。但他业务很多,无暇再作整理,其实这四卷我认为还有重印价值,不知有关出版社能否注意及之。

医 案

章师业务繁忙,故无暇时作专著,平时在各种杂志上发表之文章,至今尚未曾有人汇总,加以编订,此实为一大憾事!章师昔日曾在《中国医药月刊》、《中华医史杂志》等发表若干文章,离今将近四十年,如不及时采集汇编,日久恐更难归综。解放后曾编辑《新中医药》,

以后荣任中央卫生部中医顾问时曾继续编辑，一直到停刊为止。间亦忙里偷暇，写一些文章，均别具风骨，凡中医界富有革新思想者皆誉为“新声”，但岂能尽如人愿，尚有部分持不同意见者责难，且有越出责难之范围者。自古以来，科技界有非常之才学者，必有非常之毁誉，亦无可足怪！

可庆幸的是，当章师在世，及门弟子抄录其医案甚多。1980 年，南通朱良春医师联系同学，分门别类、编订《章次公医案》一册自发行后，不胫而走，不翼而飞，国内国外争购一空。各杂志登载读后感想，一致赋予极高评价。据我所知，福建中医学院温病教研组陈明见医师，亦集有 1000 案例，初步编集油印，内部发行。

其医案所以能轰动医坛者，并非无故。观其医案，可谓前无古人。因其一扫过去陈规旧习八股式之叙论，而以简洁清新语句，分清病情之鉴别，用药之理由，是师法古人，或特创新意。故临证观摩章师诊病，再抄录其案语，可获事半功倍之伟效。兹举肿胀而论，有心性之浮肿，有肾病引起之浮肿，又有肝脏病引起之浮肿，在诊治上如何分辨？今试录张姓一案如下。

肿从足部起，逐渐波及腹部，其形如箕，按之石硬。其人嗜酒多年，疑是肝脏性腹水。脉无变异，不类心脏病；面目不浮肿，亦不类肾脏病。处方：海南片 9 克，黑丑 9 克，莱菔子 9 克，昆布 15 克，五灵脂 9 克，桃仁 12 克，牡丹皮 9 克，粉萆薢 9 克，泽泻 9 克，土牛膝 9 克。（文见《章次公医案》222 页）此方之妙，短短 51 字中，告诉学生对三种不同肿胀、不同诊断的概念，由此概念，再推广之三种疾病不同处理，此在六十年前，具此才调之中医岂不珍贵？章师非不识陈规旧矩者，特以科学之思路，使古法为新时代所服务，此其所以为可贵！我愿其尚有珍藏章师医案之门人，汇订续集扩大发行，以嘉惠后学。

医　德

章师之医德，其最突出点是助人为乐，能帮助同道及后学学术业务上之进展；同时亦能吸取他人之长，又不讳言自己业务上的缺点；对待病人，更是一片仁心，不以医术为营利之目的。兹分头介绍：

1. 帮助同道提高业务水平

有些病人，拿来从前医生所开的处方给章师看，假使用药极为对路，并无差错的，他和病人说明“我的处方意见，和前医相同，因此你不必远道到我这儿来，前医能够解决你的疾病。”此种情况，在当时私人开业的医生，具有这种高尚风格的，极为少见。有时方中稍有更改一二味时，必说明更改之原因，在自己处方中书写明白，然后嘱病者下次仍到前医处诊治，将更改的章师处方作参考。如果同道介绍病人到章师处去治疗的，那处方就以畅晓明白的说明，此病属于何病，应如何鉴别，用何种汤方，命病人回去告诉原介绍医生。

上海稍具名望之医生，即高抬身价。如欲立雪门墙者，非多金不办，章师异于是，苟志愿到章师诊所学习，可以自带笔记本列于徒众之间，听其口讲指划，循循教诲。章师亦取人之长，有疑难疾病，有时亦介绍给其他同道，观察学习他人之长处。须检查的，介绍到医院中去，不延误病人。

2.《道少集》与《立行集》的印行

这两集都搜集他在诊疗中失败的病例，前者引用扁鹊："人之所病，病疾多；医之所病，病道少。"《立行集》则除记录平时之医论外，还搜集临证上所不能见效以及失误之病例，作事后之检讨，以作前车之鉴。章师以为对待别人固可隐恶扬善，若以对待他人之法，而原谅自己学术上之错误，此必沦为无行之庸医。

3. 救死扶伤，乐助贫病

对于这些情况，我还是节录王云峰医师的文字：

"章次公不是有钱的人，却喜舍己助人，曾曰：'人生最苦者莫过于贫病交迫，我想救人才去学医；如想发财，不是可以做商人吗？'章医生对贫病交迫的人，免费施诊给药，赤贫者还酌情给以生活帮助，一掷多金毫无吝色。他在诊桌抽屉内，每天放着10个药折，在五六十号病人中，如有贫苦者，章即加以安抚，同时取出药折，给他赎药。倘病人缺少扶持人，他就叫学生相帮取药。"

章次公在学术上、医德上均足为吾人学习之榜样。

（原载于《北京中医杂志》1985年第5期）

三十八、章次公运用艾叶心法浅窥

朱步先

章次公先生是一位富有创新精神的著名医家，他以“发皇古义，融会新知”为治学嚆矢，知识渊博，学贯中西，临证能打破常规，自出机杼。爰从《章次公医案》中拈出先生运用艾叶的案例数则，略加分析，借以窥其学术风格之一斑。

胃痛案

【例】

王女，胃脘阵阵作痛，痛剧则呕，其苔白滑，寒象也。姜半夏9克，淡吴萸5克，官桂皮5克，乌药9克，公丁香3克，荜茇6克，延胡索9克，生艾叶9克。

分析 此证舌苔白滑，为寒邪内伏之征，寒凝气滞，胃失通降，是以脘痛阵作，痛剧则呕。案药取温阳散寒、降逆止痛之属，堪称的对，而其特色则在生艾叶一味。考《卫生易简方》治“脾胃冷痛”，即用“白艾末，沸汤服二钱。”李时珍盛赞艾“纯阳也，可以取太阳真火，可以回垂绝元阳，服之则走三阴，而逐一切寒湿，转肃杀之气为融和。”故为治阳虚寒凝、脘腹作痛之要药。先生引用之，良有以也。余受先生之启迪，治胃寒痛反复发作，除用姜、附散气分之寒，更用当归、肉桂、艾叶散血分之寒，屡获良效。

又：艾叶之性，苏恭以为“生寒、熟热”；李时珍认为“生温，熟热”。证诸临床，则“生寒”之说，诚不足取。

呕血案

【例】

蒋女，丧明之痛，肝气犯胃，不能饮食，入则吐。淡吴萸2.4克，春砂壳5克，旋覆花9克，佩兰梗9克，白蔻仁3克，苏子9克，云苓12克，杏仁泥9克，佛手片6克，伏龙肝30克（煎汤代水）。

二诊 呕吐甚则呕血，兼有白痰酸液。云苓12克，淮山药9克，阿胶珠12克，柏子仁12克，知母9克，桑白皮9克，生艾叶5克，肉桂末0.9克（分2次吞），生侧柏叶18克，煅瓦楞子30克（先煎）

分析 此证因肝气犯胃而呕吐，因呕甚损伤胃络而呕血，故以养胃降逆，消痰止血为治，二诊用艾叶，殆出于下列考虑：一则与凉润之品同用以平调胃中寒热。从呕吐“白痰酸液”句，可以测知胃中冷热不调，是以方中既用知母之属之凉润，复用艾叶之属之温热，以调其寒热之偏颇，使归于平也。二则取其止血之用。方从《金匮要略》柏叶汤化裁而来（缺马通汁，以肉桂代干姜,《千金方》用此汤亦加阿胶)。由于加用了凉润之品,则艾叶的温性受到抑制,而发挥其收敛止血作用。且出血遽投清凉,虽可阻遏其妄行之势,但难免有留瘀之弊,《素问·调经论》曰:“血气者,喜温而恶寒,寒则涩而不流,温则消而去之。”柏叶之属凉血止血、艾叶又能和营以助融运。当然,若肝郁化火、气逆血升之候,清凉犹恐未及,又不可扼守此例而不变。

泄 泻 案

【例】

汤女,泄泻日四五行,泄不爽,腹隐痛,苔白。此肠部发生吸收障碍,古人属诸脾有寒。炮附块 4.5 克,杭白芍 9 克,熟锦纹 6 克,炒防风 6 克,薤白头 9 克,生艾叶 4.5 克,炒枳实 9 克,山楂肉 9 克,地枯萝 9 克。

分析 此证腹隐痛,苔白,寒也;泄不爽,邪滞逗留,传导失司也。先生经验,无论痢疾与泄泻,初起泄不爽者,总宜因势利导,通下逐邪为要。证属寒滞内伏,当予温通。用艾叶者:助附子温经止痛;配附子、熟军温下寒积;含有鞣质,有收敛止泻作用,与山楂、熟军等同用,当有助于“肠部吸收障碍”之消除也。先生用艾叶治泄泻,随证制宜,如与附子、肉桂、炮姜等同用,治疗脾肾阳虚之泄泻;与桂枝、苏叶、神曲等同用,治疗外受寒邪、内停食滞之泄泻。匠心独运,妙义迭出。

痢 疾 案

【例】

张男,排便夹白冻,次数频繁,临圊先腹痛而努责,昨夜壮热如焚,无论其为肠炎抑或为痢,总当迅速排去肠内容物。郁李仁 15 克,杏仁泥 24 克,海南片 9 克,杭白芍 9 克,防风 9 克,羌活 6 克,薤白头 12 克,小青皮 6 克,延胡索 12 克,山楂肉 15 克,地枯萝 12 克

二诊 畅下后,第二步治法,惟单宁与炭类善其后。乌梅 4.5 克,山楂炭 12 克,六神曲 9 克,枳实炭 9 克,百草霜 12 克,石榴皮 9 克,生艾叶 4.5 克,藕节 5 只,谷、麦芽各 9 克

分析 艾叶治痢,前人经验有云其能治“冷痢”者,有云其能治“脓血痢”者,李时珍则认为:“胶艾汤治虚痢,……尤著奇效。”盖因其有温化寒湿、和营止痛之功,视证之属寒属热、属实属虚,配合或温或寒、或消或补之品,以建功耳。先生此案用艾叶,在于其含有单宁(鞣质),不仅能收敛止涩,固摄下焦气化,而且有抗菌作用。山楂、枳实等炭类,则能清理余滞,吸附毒素。痢疾畅下后余邪未尽,以单宁与炭类并用,固涩中寓有通利,这一治法,确属别开生面。惟痢疾初起邪实,单宁类药物即当慎用,否则有兜涩留邪之弊。先生曾治一李姓儿童,“病泻数月之久,始则作红白黏冻,赤者则为近月事”,显系寒热夹杂之久痢,予“乌梅丸、生艾叶、海南片、炮附块、石榴皮、陈红茶、炒赤枯砂糖”为治,其用艾叶之属,配合了海南片(槟榔)之通利,开阖得宜,相反相成,诚为久痢之善法也。

崩 漏 案

【例】

狄女,面容与舌皆呈严重贫血,此番行经大量如冲,以致发生急性脑贫血而厥。炮附片

6 克，苎麻根 12 克，潞党参 9 克，熟地 18 克，生黄芪 9 克，生艾叶 6 克，仙鹤草 18 克，炮姜炭 3 克，肉桂末 1.2 克(分 2 次吞)，生阿胶 24 克(烊冲)。

分析 艾叶功擅止血，张仲景所立胶艾汤，即为治疗妇女漏下、妊娠产后下血等症之效方。一般来说，由于此物性温，又有收敛作用，适用于虚寒性崩漏。凡漏下腹中隐痛，艾叶是其选矣；若腹中胀痛，则以清通为宜，倘用艾叶当与化瘀之品并用。若崩漏属诸血热妄行，可与黄芩等同用，如奇效四物汤。此证暴崩血脱，气无所附，阳无所依，以致晕厥。故先生一面用参、芪、附、桂之属益气摄血，一面用艾叶、仙鹤草、阿胶等止血固冲，一澄其源，一塞其流，标本兼顾，法度井然。先生于此证择用艾叶，旨在加速血液凝固也。

此外，先生亦有用艾叶配合生地榆、乌梅、秦皮、黄柏、石榴皮、藕节、陈红茶、千金驻车丸治疗便血色鲜者，殆取大队含有鞣质之品，达到保护肠黏膜、收敛止血的目的。此证习惯上责诸湿热伤营，分析所选诸品，除艾叶为温性止血药外，余则多为清热燥湿、清营止血之品，从此点认识，亦无不合。

章先生学富心灵，视野广阔，他接受了前人丰富的经验，又汲取了西医学之长，疏方用药，不落俗套。以艾叶为例，先生在准确把握药物性能的基础上，触类引伸，或取其温阳散寒以镇痛，或取其温涩调中以止泻，或取其和营收敛以止血，如此等等，不一而足。至于配伍之妙，变幻之巧，更是清新隽永，余味不尽。他的宝贵经验值得我们深入学习，其治学方法亦有很大的借鉴意义。

(原载于《北京中医学院学报》1984 年第 4 期)

三十九、博采众方、责求实效的章次公

金芷君

在学术思想上，章公不持门户之见，不拘寒温界限。曾说道："各家学说，互有短长，治学者不应厚此薄彼，能取长补短，其庶几矣。""为医者，仲景之书固不可不读，而于历代各家医集、晚近中外科技书籍，以及其他小说笔记之类，凡有关医道者，胥应浏览，识见广邃，而后临床辨证论治，自可左右逢源，得心应手。"是以其临床重在辨证，对经方、验方、时方、单方草药，凡确有疗效者，皆不避之。

章公善于接受新知识，面对中、西两种医学，章公提出了"发皇古义、融会新知"的主张，积极倡导中西医结合，提出不少沟通中西医理论的见解。如他说道："古人物质属之血，功能属之气"；"宣肺多是祛痰剂，肃肺多是镇咳剂"；"月经之生理虽在卵巢，亦受神经系之支配，古人调经多用疏肝，即此理也"。其诊疾往往施行双重诊断，一重治疗。

在临床中，章公尤以善治温病及女科调经见长。对温热病的治疗，十分注意养心，常以甘寒（如生地、麦冬）、甘温（如黄芪、党参）并用，且善用六神丸，认为六神丸可兴奋心肌与脑神经，故热病心衰或中毒性休克者用之，每奏良效。又时用《冯氏锦囊》全真一气汤（人参、熟地、麦冬、五味子、白术、附子、牛膝）为主，治湿温重证，获救者甚众。因该方乃参附汤、生脉散合方加味，温阳而无升浮之弊，育阴兼有化气之功，故有时虽见高热谵语，但病入极期，正不胜邪，毅然舍病救本而获验。案如：施女，凡湿温症牙龈易于出血者，如见便溏，须防肠出血。今热势过高，而面色苍然，神气萧索，非病之常规也。鲜生地30克，玄参9克，麦冬9克，银花15克，带心连翘12克，小蓟12克，赤苓12克，冬青子9克，旱莲草9克，郁金4.5克，九节菖蒲4.5克，至宝丹0.9克（分3次服）。

二诊 湿温17日，正在紧要关头，出血虽止，依然面黄神瘘，两脉糊数，用全真一气汤合紫雪丹，一面育阴扶正，一面慧神祛邪，此变法也。炮附块4.5克，潞党参9克，麦冬9克，熟地12克，白术9克，五味子4.5克，淮牛膝9克，淡竹叶9克，紫雪丹0.9克（分3次服）。

三诊 热渐退，再以养阴温阳并进。炮附块4.5克，生熟地各12克，生白术9克，炮姜炭3克，白芍12克，麦冬9克，淮牛膝9克，炙甘草3克。

四诊 心脏已无问题，当侧重清热，病在三期之外，尤当注意营养。

对女科调经，亦充分运用中西医两套理论予以诊治。案如：室女之停经：一由于内分泌障碍；二因营养不如所需；三则神经系之变化，而第三者最为普遍。《内经》所谓"二阳之病"。当归12克，云苓9克，白术15克，薄荷6克（后下），白芍9克，柴胡9克，生姜二片，甘草3克，大黄䗪虫丸12克（分2次吞服）。

二诊 室女停经，萎黄病、子宫结核、内分泌障碍病，皆可从望、切两诊得之；惟神经系之变化，则少迹象可寻。生白术9克，黄芪9克，茯神9克，酸枣仁9克，广木香2.4克，潞党参9克，当归9克，远志3克，龙眼肉9克，粉甘草3克，生姜2片，大枣4枚。按：《内经》云："二阳之病发心脾"，初诊以逍遥散疏肝健脾，调经；大黄䗪虫丸祛瘀生新通经闭。二诊用归脾汤充养气血，体健而经自行。

(原载于《上海中医药杂志》1989年6期)

四十、略论章次公对中风学说的贡献

屈传平

近代已故名医章次公先生(1903—1959),对祖国医药学造诣精深。所著的《药物学》、《诊余抄》及后门人整理出版的《章次公医案》,是先生“发皇古义,融会新知”之大成,特别对中风的理论、防治、方药方面有独到之建树。

1. 以外风内风、真中类中为纲

章氏认为“风痨臌膈,乃中医四大难症”,中风居难症之首,“内风即现代医学所称之脑溢血,此病以出血面积之大小,吸收之迟速而定其预后,一蹶不复者为真中,贻留偏枯不遂,麻木不仁者为类中。如年事已高而见偏废,其废在60日不恢复者,即难根治,对中风病的预后提出明确见解。现代研究表明,脑血栓形成后,绝大部分血液通不过栓塞部位,使脑组织缺血而坏死,大脑皮质中神经细胞对缺血尤为敏感,数分钟断血后即可引起不可恢复的病变,对脑组织破坏范围大,程度严重,因而即难根治。”章氏的判断与现代研究结果是相符合的。〔中华医学杂志 1979,(10):628〕

2. 强调补虚通络,提倡食养疗法

口眼㖞斜,舌强言蹇,偏瘫,多见于现代医学之脑血栓形成。对此,章氏始终抓住“阴血不足,经络瘀滞”这一主要病理特点,提倡补血、活血、通络为治疗大法,以收“治风先治血,血行风自灭”之效果。并自拟方如下:全当归、牛膝、豨莶草各 12 克,制首乌、枸杞子、白芍、川断、炙僵蚕各 9 克,蝎尾 1.8 克,大活络丹 1 粒(入煎),竹沥 60 克。另:常服海带汤,生西瓜子或菊花煎汤代茶。

3. 擅用虫藤通络、介石潜阳

章氏学有渊源,对中药配伍了如指掌,所著的《药物学》可见一斑,尤其对介贝及矿物药的运用,已入炉火纯青之境。在其所创治中风的四方中可见其用药规律,其大体可分为四类:①用介贝类药重镇平肝,潜阳熄风,导血下行,如石决明、生龙牡等,是宗吴瑭“治下焦如权,非重不沉”之理;②用虫类药活血通络,搜风止痉,是取叶天士“取虫蚁迅速飞走诸灵”,促其脑血管破损病灶吸收,如僵蚕、蝎尾等;③用藤类药,活血通络以松散病根,如络石藤、桑枝等;④善用滋阴补肾养肝药,以养肝肾阴血不足,促脑神经细胞恢复,如熟地、制首乌、全当归、枸杞子、怀牛膝。

总之,章氏熔中西医于一炉,在中风的理论和实验中积累了丰富经验,值得学习、继承、发扬。

(原载于《上海中医药杂志》1992 年 1 期)

四十一、治咳保肺组新方

——章次公先生治咳经验探析

马继松　朱　华　韩　刚

咳嗽小恙,若施治不得其法,亦难速效。《章次公医案》咳喘门、儿科咳嗽门和百日咳门治咳之法值得称道。

抓住主症,从肺入手

经曰:“肺为咳。”喻昌云:“咳者,肺之本病也。”景岳更明言:“咳证虽多,无非肺病。”章氏在治咳时,能紧紧抓住治肺这一关键,细勘病情之寒热虚实,而投以温、凉、补、泻,故取效颇捷。

1. 温法

《医学心悟》曰:“咳嗽之因,属风寒者十之八九。”故温法治咳最为常用,但又有辛温宣肺、温润止咳和温肺化饮的不同,辛温宣肺法多用于感寒而发的急性气管炎,有痰少白黏不易咳,甚至无痰干咳之症状,章氏悉以三拗汤为主方。麻黄乃祛散肺经风寒之第一要药,杏、草相合更助宣泄祛邪之功,使外邪悉解,咳乃自止。即前贤所谓“治外感咳,以祛邪为先”之意也。温润止咳法则用于久咳不已,时辍时甚,感寒则剧,痰白稠多,容易咯出或咳而音嗄者,以止嗽散为代表方。然因咳嗽多作于冬令或气候交变之时,有痰无痰或痰之多少,常难恒定。故章氏喜将两方合投:痰多配三子养亲汤;湿甚合苍术、苡仁;痰咯不爽时,多遵“痰不得出反是隐患”,总以祛痰为先,加远志、杷叶;痰少咳剧时,为防肺气耗散,以收敛镇咳为要,加五味子、南天竹子;咳甚致气促有喘之虞者,又常合入鹅管石、旋覆花或李中梓的鸭掌散(即麻黄、银杏、甘草)温化痰浊、降气平喘。章氏对“既无攻击过当之虞,大有启门驱贼之势”的程氏止嗽散极为赏识,认为用药平稳,既可用于寒咳,又可用于热咳,此确系经验之谈。而对素有寒涎冷饮内聚,复为风寒外邪所诱,致“咳逆倚息,痰多清稀,畏寒背冷,脉见双弦”,甚至“寒热而兼上气”者,则又果断投以温肺化饮的小青龙汤或苓桂姜辛味半汤。

2. 凉法

感受风热或肺阴较虚之人患咳嗽,章氏多用凉法,但又有辛凉宣散和甘凉清润之别。若辨证知咳嗽确系“温邪上受”引起,无痰或痰多作白沫,量少不易咯出,喉痛或咽干作痛、音嗄,或咳引胸中痛、洒然有寒意者,咸遵《内经》中“风淫于内,治以辛凉,佐以苦,以甘缓之,以辛散之”立法,以牛子、桔梗、射干、前胡、生草、杷叶、马兜铃、桑叶、桑皮、知母、贝母出入;喉痛常配山豆根;咽痛音嗄则加胖大海;表热甚者入连翘、薄荷;痰难咯者加杏仁、远志;痰黄脉数者辅佐大量银花、连翘以清解肺经实热;而对“咳剧胸胁作痛,舌尖红苔根微黄腻,时衄”,则断为“肺燥复被风寒所束”,用本法配黄芩三拗汤(16 朱女案);对“痰臭时发时休,已历一年余,但胸膺并不作痛”者,又用本法参鱼腥苇茎汤(38 张案)。在治此类证时,并未墨守吴瑭“治上焦如羽,非轻莫举”之陈规,除遵“肃肺多是镇咳剂”,喜用射干、桑皮、前胡、杷叶以降逆镇咳外,还独有创见地用冬瓜子、柏子仁以治急性气管炎症。(“柏子仁一药,作清肺滑痰之用”,又为该药应用拓开一条新路。)小儿热咳,章氏喜用僵蚕、地龙。近代研究,这些虫类药除对气管有明显解痉作用外,尚含一定量的蛋白质,略可补益,且能镇惊,故对因神经系统发育未臻完善,受热易兴奋致惊的小儿,堪称允当。章氏在辨病的同时,着重辨证,如咳兼咽痛,咽喉充血,“无须消炎,疏散亦是消除郁血之一法”,径用辛凉宣散之桑菊饮加浮萍、射干、胖大海(朱弟案);对稚孩平卧则咳剧,因痰引起高热,甚至痰热交作而咳、喘、惊者,为防急惊致厥,更将连翘、枯芩、蚤休等苦寒解毒药合地龙、桔梗、紫菀等共投,以清热、熄风、定惊(莫幼案),此亦辛凉宣散的变法。若肺胃阴虚,晨呕便燥,痰黏不爽,或久咳舌光滑,疑为肺痨者,章氏认为,“舌光有厚痰,不宜用温燥化痰药”。谨防更伤其阴,而遵“肺与大肠相表里”之旨,将吴瑭沙参麦冬汤合桑皮、大贝、马兜铃、甜杏仁共投,或加山药、知母滋肺胃之阴,或添桑椹、首乌以益血清补,或参蜜枳壳、谷麦芽通肠化滞,或伍侧柏叶、仙鹤草凉血止血,巧妙组成甘凉清润止咳方,肠濡便通,肺热下泄,咳亦遂止。

3. 补法

“肺合皮毛”。咳嗽为患,外因为多,体质素馁之人,尤易为六淫所触,故前贤有“外感以咳嗽为轻,内伤以咳嗽为重”之说,非用补法不能达到祛邪止咳的目的。章氏临床能细析症状之异,分别采用固卫实表、通阳化饮和滋阴养血三法以治内伤之咳。对“药一帖热退,但临风仍洒洒然有寒意,医用祛痰药其咳增多者”,则诊为卫外阳虚,用玉屏风合三子、远志、银杏(9 赵案);对慢性咳嗽入冬辄发,难奏捷效者,更用归芪桂枝汤固卫和营、益气实表,以图根治(19 崔女案);对“咳而呕,平素缺乏营养,面色不华,与咳有连锁性”的痰饮患者,认为“不可予刺激性祛痰剂”,而改成温补脾阳、祛痰化饮的苓桂术甘汤合旋复二陈汤取效(21 李女案)。第 24 施女案编者按:“白术、茯苓据药理研究有排钠作用,由此可见,苓桂术甘汤有排泄体内不正常水液的作用,亦即通阳化饮之功。”如果系肺病,见咳、鼻衄、膺痛者,则采用泻白散加百合、百部、白芍、麦冬、马兜铃、黑木耳等。(17 黄案),虽未用过多止咳药,但因肺经郁火得宁,清肃之态遂复,咳焉不止!这种滋阴养血止咳法和《景岳全书·咳嗽篇》“内伤之病多不足,若虚中挟实,亦当兼清以润之”颇合。对“金破不鸣”和因肺结核、支气管扩张等引起的咯血,投之均有彰彰之效。

4. 泻法

前贤云,“肺为贮痰之器”,若气管为痰所阻,必致气道不利,呼吸有碍,咳嗽顿起。故章氏将泻肺涤痰视为治本止咳的一大要法。证较轻者,多用三子养亲汤为主,参入宣肺祛痰药。遇“听其呛”或“咳初音即嗄”或“咳而气逆”的痰涎壅塞较甚者,遂按《金匮要略》“咳而上气,喉中水鸡声,射干麻黄汤主之”投方:如确为饮邪,多参入葶苈子泻肺逐饮;晨起咳甚,常伍入鹅管石温镇寒涎;痰多难咯出,又喜合三子共图。章氏并未囿于幼儿质小体嫩,稚阴稚阳,对“咳声如在瓮中发,有痰不易咯唾者”,知乃气管痉挛故,仍宗古人经验,重用开肺,即用葶苈麻射汤合辛凉微毒,有清热解毒、利水消胀之功的蟾皮夺关攻邪(郭弟案)。而对痰涎壅塞很重,“病咳未满一候,已剧烈不能平卧”者,不仅将射干麻黄汤合苏、葶、莱菔三子及干姜、鹅管石同投,更用“利肝肺气,心腹寒热冷痰”(《别录》)的肉桂和辛温咸且有小毒“性质燥烈,吹喉鼻则通上窍、导二阴则通下窍”(《士材三书》)的皂荚共末服用。此是由《金匮要略》治“咳逆上气,时时唾浊,但坐不得眠”的皂荚丸化出。“祛其痰,卧斯平矣”(13郑案),另外,遇胁痛,手不可近,初曾寒栗高热、短气、咳嗽、多痰沫、难侧卧,西医诊为浆液渗出性胸膜炎者,除用《金匮要略》治肝著的旋覆花汤合镇咳之大贝、杏仁、桑皮、紫菀,理气之青皮、川楝子及活血之乳没、丹皮外,时佐十枣丸或控涎丹逐水蠲饮(39施、40杨案),较单纯泻肺涤痰法又深一层,学者宜细辨析之。

细绎病因,权衡调治

《内经》云:‘肺咳不已,则移于五脏;五脏不已,则移于六腑。”“五脏六腑皆令人咳,非独肺也。”故章氏治咳时,不仅抓住主症,从肺入手,且尤善细绎病因,权衡施治,即在辨证过程中。不失时机地根据脏腑之间的内在联系双管齐下,以求显效。

1. 养胃保肺

“饮入于胃,游溢精气,上输于脾,脾气散精,上归于肺”,即肺脏赖“中焦受气取汁”得到滋润,而脾胃的升降运化作用又受到肺气肃降的制约。若病久脾胃虚弱,精气不能上浥心肺,必致肺气短乏而作咳;若脾胃升降失常,又会聚湿积饮,有碍肺气肃降而致咳。故对久咳而有痨之迹象者,章氏常如前所述,用沙参麦冬汤养胃阴以增肺液。但对“咳二日,将咳先作呕逆,剧则呕吐白沫,舌腻,古人属之胃寒者”则断定“非一般止咳剂所能奏效”,而按“胃咳之状,咳而呕”立法,用降逆和胃的旋覆花、丁香、半夏、荜茇合镇咳的苏子、百部、冬花、五味而奏功(37朱案),此亦系养胃保肺之法。何哉?“六腑以通为补也”。

2. 调肝益肺

肝主疏泄宜升,肺主治节宜降,二者共助心以维持机体气血的协调。若肝气因郁怒化火升发太过,则致“木叩金鸣”,或肝木失肾水之濡养,使虚阳逆上,肺娇不耐其炎,均会致咳。前证多兼右胁痛,章师用四逆散以青皮易枳实疏肝止痛,参以甘温微辛的娑罗子缓解肝气,旋覆花降中略破以下气通络,药虽寥寥,却扼其要(11史案);后证常伴痰血,故在用玉竹、白芍、麦冬、女贞子养肝肾阴液的同时,佐入银柴胡、海蛤壳、桑白皮、旋覆花降肝经逆上之气,仅用侧柏叶一味止血药来顾其标(81张案),主次分明,颇能启迪后学。

3. 补肾敛肺

肾乃水火之脏,为气之根,主纳气;肺乃五脏之华盖,为气之主,主出气,且“水为至阴,其本在肾;水化为气,其标在肺”。景岳又云:“盖水之与气,虽为同类,但阳旺则气化,而水即为精；阳衰则气不化，而精即为水。”故人身水液之出入，由肺肾共同调节。若肾阳失煦，必将阴霾弥空，不但积湿成痰生饮，且水饮射肺，致咳不已，甚至喘胀。章氏于此等证，悉宗“咳喘一症，在肾为虚”，投熟附、熟地、炮姜、全归、五味子、核桃肉、鹅管石、补骨脂，补命门之火纳气归肾，略加苏子、银杏等少量温敛镇咳之药，由于做到“必伏其所主，而先其所因”，故获效较好。治久咳伤及心、肾之阳的肺心病患者，此法应引起足够的重视。

组方精细，善用“药对”

章氏处方用药简洁明快，谨守理法，多用成方，但法中有巧，巧中有变，泛应曲当。此特点在对咳嗽的治疗中表现尤其突出。用药务求击中要害，如对“气急不能平卧，已历2个月之久，左卧则腹中水声漉漉，痰不多，必用力乃能咳出。今察其两足浮肿，胸部闷窒异常，尿少，脉微弱”的垂危大证，能透过纷繁错综的症状表现，探得病之真谛系肾阳衰微，气不摄纳。予炮附块9克合熟地15克、鹅管石24克、核桃肉9克、银杏10粒、五味子4.5克、苏子12克温肾纳气图其本，仅用茯苓9克运脾气、利痰水，远志4.5克、细辛3克镇咳祛痰而顾其标(35吴老案)。《冷庐医话》说：“用药最忌夹杂。”章氏牢记此理，故虽痰咳不爽，却没用大剂祛痰药，有浮肿又未投太多利水品。药仅十味，却味味贴切，绝无碍症之嫌。再如对百日咳呕吐患儿，不用止呕药，却宗“欲求镇咳，必先宣肺”之理，取麻杏石甘汤加调燮肺气升降的苏子、紫菀、贝母、射干、白前等取效。若不是临床经验宏丰又具真知卓见者，难有此等佳案。

由于药对能通过药物的“七情和合”发挥较大疗效，且使处方精炼，故章氏在咳嗽的施治中，屡屡以药对投方。如取滋肾润肺的知母配化痰清肺的贝母用于急性气管炎症的祛痰；将辛甘凉散的桑叶配甘辛寒降的桑皮治因受风燥引起的痰咯不出、咽痛音嗄(6朱案)；以少量辛温偏散的麻黄(少于3克)合苦寒偏降的射干(多于6克)治表证咳剧音嗄(12黄案)；用敛肺止咳的五味子合解气管痉挛的麻黄以取其一阖一开作用而平干咳(8唐案)，还遵杨素园“前胡桔梗，一升一降，以泄肺邪”之语而将两药频投于“风热外袭咳呛痰黄的气管炎症”(陈案)。有时章氏还将几个药对同用于一方之中：如将百部(甘温微苦，温肺下气)与百合(甘淡微寒，润肺养阴)，桑白皮(人气分泻肺中邪热)与地骨皮(入血分清肺中伏火)这两对药同用治肺结核干咳鼻衄(17黄案)，更创用甘温辛散、通络下气的娑罗子配咸温降逆、消痰行水的旋复花治干咳胁痛；取“性极锐利，通窍涤痰”的皂角合“散寒化饮，畅利气机”的肉桂，破壅开闭，直扫胸中痰浊。

姜春华教授曾言：“章先生没有正统观念，他主张博采众方，处方中把单方草药也用进去。”苎麻根原为清热止血之品，章氏受《医学正传》用其与砂糖煮烂后嚼咽治哮喘的启发，以其与能治“虚劳咳嗽”(《本草再新》)的功劳叶合归芪桂枝汤治虚劳久咳；山慈菇原为清热解毒、散结消肿之品，六轴子乃消肿散瘀、祛风止痛之药，但他却从《本草再新》“山慈菇治痰热烦火”与《饮片新参》“六轴子敛肺、化痰、定喘咳”中悟出二药有镇咳之功，将一般医生极少用的有毒药物，频投于百日咳及急性气管炎的呛咳不已症。此足见章氏不仅识见广邃，且能大胆实践，学以致用。另如昆布、海藻、绿豆、黑豆、地枯萝等，鲜见医生用于咳嗽，章氏亦时有用之。章氏还常选用疗效较好的成药和单方，如将半硫丸用治痰饮宿恙，十枣丸用治渗出性胸膜炎，抱龙丸、紫金锭治痰热剧咳有肺闭之虞者，用清热化痰、止咳平喘的鹭鸶涎丸及民间验方麻雀煎汤治百日咳等。还有一点值得提及的是:一般医生不常用于咳证的养血敛阴的白芍药,他却在26案中选用了。考其用意:一为敛肺之气阴,恐麻黄、细辛等过散;二是取其柔肝缓急之功,谨防肝火伤肺;三乃用其调营益卫之力,杜外邪复感;四宗王好古"白芍可疗肺急胀逆喘咳"之说,以验诸临床。其对白芍的多种用法,值得借鉴。

(原载于《现代名医医案选析》,1989年内蒙古人民出版社印行)

四十二、融会新知通为用

——章次公先生治胃新路

朱建华

《章次公医案》中治疗胃病的内容丰富多彩，各具特色，学习后颇受启发。

融会新知，发扬中医特色

胃病门收集了1940年前后的医案，病者多为劳苦大众，章先生不囿于传统的辨证方法，尽量结合辨病，区别其为功能性，抑或为器质性，对于把握疾病的实质，了解其标本所在，恰如其分地处方用药，具有重要意义。章先生还归纳了胃、十二指肠溃疡的主要症状：胃脘痛有定时，吞酸嘈杂，得食则舒，其痛日久可伤及血络，络损血溢，或解黑粪，或呕吐紫黑色物。章老能在40年代借鉴西医来研究中医，确是难能可贵的。

章先生明确指出："溃疡性之胃酸过多，徒用和中之品无益，消炎收敛类而有刺激者，亦无益。"胃病不尽是吴萸、姜、桂证，辛香燥烈之品对溃疡病之疼痛诚属所忌，故自制治疗溃疡病的经验方：凤凰衣30克，玉蝴蝶30克，轻马勃20克，象贝母20克，血余炭15克，琥珀粉15克，共研细末，每服2克，1日3次，食前服。凤凰衣本为养阴清肺药，但除善治久咳、咽痛失音外，还可以用于颈淋巴结结核、溃疡不敛以保护溃疡面，故章先生治疗溃疡病常用此药。玉蝴蝶功擅润肺、舒肝、和胃、生肌，除治咳嗽、音嗄外，又善治肝胃气痛、疮口不敛，还有补虚宽中、促进食欲之功，与凤凰衣同用可起协同作用。马勃长于清肺利咽，既可止血，又可疗疮。象贝具有清热泄降、医疮散结之功，对于溃疡病之胃痛吞酸尤为适宜。琥珀不仅能镇惊安神，且有化瘀止血、疗疮治痈作用。血余炭主要有清瘀止血作用，与马勃同用于溃疡出血极佳。本方药仅六味，但具镇痛、止血（保护溃疡面）、祛瘀和血（促进溃疡面愈合）之功能，不失为治疗溃疡病的佳方。叶天士治疗胃病注重养阴，补东垣补气升阳法之未备。章先生治疗胃溃疡病，创立了养胃消瘀、护膜医疡之大法，从立法到选药，清新灵活，较之叶氏又有了新的进展。章先生还喜用煅瓦楞、煅鸡蛋壳、赤石脂、滑石等以制酸。赤石脂是一味收涩固脱药，善治久泄久痢，然此物又为治胃病之佳药，因其具有"收涩、止血、收口生肌、疗溃疡不敛，厚肠胃"之功，既可制酸，亦可保护消化道黏膜，止胃肠道出血。还常取当归、桃仁、杏仁并用，不仅能行滞化瘀止痛，且均含有油质，对溃疡面有保护作用。对于病久入络而曾有出血史者，章先生特别提出："凡此等证过用香燥刺激之品，未有不偾事者。"故善用活络化瘀之品，如五灵脂、全当归等，意在化瘀而不伤新血。对于出血者常用生地榆、伏龙肝、血余炭、百草霜等，配以活络化瘀之品，意在止血而不致停瘀。伏龙肝除有止吐、止血作用外，亦有制酸作用；取百草霜收涩之性助溃疡面之修复。对胃痛下血者还常用仙鹤草30克、全当归9克、威喜丸9克、柿饼霜12克、阿胶珠24克制成散剂服用,具养血、止血之功,并兼有保护胃肠黏膜的作用。其中威喜丸为《太平惠民和剂局方》所载,以茯苓为末,融黄蜡为丸而成,具补益固涩之作用,原用于治元阳虚惫、精气不固之病证。柿饼霜治口腔黏膜溃疡有良效,具清凉润胃作用,故亦能保护胃黏膜。上述二方选药虽异,然则养胃护膜医疡,其旨相同。章先生辨证结合辨病,坚持中医特色,对制酸之用药作了下述鉴别:"胃酸过多之原因甚繁,因怫逆而起者属于神经性,古人所谓肝气犯胃;受寒而起者属于消化不良,古人称谓胃寒。胃溃疡亦有胃酸过多,其溃疡即因胃酸过多而起者。他则胃分泌不正常,则因胃之实质变化。凡胃酸过多,对症疗法多用钙剂(煅)中和之。原因疗法:消化不良如吴茱萸汤;肝气怫逆者如逍遥散、一贯煎;胃溃疡者当保护胃黏膜,如吸着剂旋覆代赭汤、独圣散之滑石。亦有胃酸不足亦能吞酸者,以上诸法皆无效,受寒则泛泛有酸意而大便溏、腹痛,不受寒则否,所谓一时性之胃酸过多。"值得深入学习和研究。

章先生治疗胃及十二指肠溃疡,服上述散剂而痊愈者甚多,如案五按:"患者经钡餐造影确诊为复合溃疡,共服上方两料,复查龛影消失,而告痊愈。"除辨证准确,用药允当外,还有一个很重要的因素,即散剂的使用,不仅方便、经济实惠,更主要的是吸收快,作用持久,对保护溃疡面,促进溃疡面愈合很有助益。《圣济总录》曰:"散者渐渍而散解,其治在中。"

章先生在胃病门中详述了治疗溃疡病的经验,却未述及慢性胃炎的治疗,笔者认为主要限于当时条件,胃镜检查尚未发展,而慢性胃炎又不易为胃钡餐透视所发现。章先生治疗的胃痛患者除溃疡病外,实包括了部分慢性胃炎患者,故上述方法对部分慢性胃炎亦适用。

以通为用,调整胃肠功能

胃为水谷之海,主受纳腐熟水谷,以通为用,以降为顺,传化物而不藏。一旦气机壅滞,形成气滞、血瘀、湿阻、食积、痰浊、火郁等,则相因为患,中焦为实滞所阻可使胃失通降;若脾胃虚弱,中焦不运,胃失濡养,则滞自中生。故胃病不论寒热虚实,内有郁滞,不通则痛是其共同的发病机制。寒则凝而不通,热则壅而不降,伤阳者滞而不运,伤阴者涩而不行。治疗以通为法,《医学真传》云:"通之立法,各有不同。调气以和血,调血以和气,通也;上逆者使之下行,中结者使之旁达,亦通也;虚者助之使通,寒者温之使通,无非通之立法也。"章先生治疗胃病多采用通降之法,强调调整胃肠功能。他因证立法,对于因胸襟怫逆而胸次窒闷者,常用越鞠丸、金铃子散为主方,以泄肝和胃、理气宽中。胃为多气多血之腑,初痛在气,久痛入络。对久痛者,常用当归、桃仁、琥珀、九香虫、五灵脂、炒蚕砂、刺猬皮等以化瘀镇痛、推陈致新;对疼痛剧烈者常配罂粟壳、六轴子(杜鹃花科植物羊踯躅的果实,每用1~3克)取其明显的麻醉镇痛之效。对于胃气上逆、浊气壅塞者,善用苦辛下泄、宽中降浊的汪氏五磨饮以及辛苦芳化、理气燥湿的二陈汤,常配入椒目、黑丑、大黄之属或增谷麦芽、莱菔子、加平散(自创方,由平胃散加鸡金、砂仁组成)、丑灵散(自创方,由黑丑、五灵脂组成)以消滞泄浊。对胃肠机能减弱者多用薤白、乌药、菖蒲、肉桂等辛香之品,以疏通气机,增强胃肠功能。对虚寒性胃痛,既取法仲景,用辛甘生阳、酸甘化阴法,选用建中汤(便难而痛剧者用当归建中汤,气虚用黄芪建中汤,较轻者用小建中汤),重在滋养强壮、缓急止痛;又取东垣甘温健补、恢复脾运、振奋胃阳之意,常以参、术为君,配以佩兰、厚朴、荜茇、艾叶芳香辛散之品。对于胃脘痛而舌红苔光剥者,倡叶氏"忌刚用柔"之说,每予魏氏一贯煎法,养肝阴滋胃液,或用麦冬、山药、知母、白芍、黄精及桑麻丸养阴滋液;更用阿胶、龟板、鳖甲等胶质之品,既滋阴养血,又养胃护膜,以促进溃疡面之修复。

对于虚实互见、寒热错杂之胃痛,章先生更是选药精当,布阵井然,消补兼施,寒热同用,均恰到好处。如张案之男性患者,无论进食多少皆胀满难忍,腹中雷鸣,大便难。此胃肠功能不健全,须缓图功效;升麻、鸡内金各9克,制番木鳖、莪术、明雄黄各3克,黄芪15克,广木香6克,淮山药、党参、生白术各12克共研细末,每服1.5克,1日3次。案中所言"无论进食多少皆胀满难忍",说明脾运不健,导致胃降失和。所谓"腹中雷鸣",一般说有两种情况,多数是水饮所作,仲景谓之水走肠间,漉漉有声;亦有风邪所伤者,前人谓之"水本无声,风荡则鸣"是也。所以此处的大便难不是血虚液少的大便干,而是因脾运乏权、湿浊困中、升降失调、津液不能敷布所致。脾健宜升,方中用参、芪、白术、山药益气补脾,配用升麻升清,伍以鸡金健脾消食,盖脾得健运则胀满自消,此乃治其本。木香、莪术行气消胀(莪术能化食滞);小量雄黄调整胃肠功能;制番木鳖为良好的苦味健胃药。此四味共治其标。全方补泻同用,补而不滞,消而不伤。又如对心下痞一证,常师仲景小陷胸汤、泻心汤之意,取大黄、黄芩、黄连、黑丑、川楝苦寒泄热,又用姜半夏、川椒目、薤白头、杏仁、瓜蒌辛宣胸阳,寒温并用,辛开苦降,从而达到升清降浊、消除痞满之目的。

章先生熟谙药物性能,且常自出新意。其善用杏仁治胃病,即是突出的一例,在胃病80案中,用杏仁者达40次之多。《滇南本草》云杏仁能"润肠胃"。《主治秘诀》云杏仁能"消食、开滞气"。章先生用杏仁治胃痛,取其疏利开通、破壅降逆,功效甚佳。他说:"杏仁中氢氰酸可以镇痛,杏仁之油可以弛缓痉挛。"氢氰酸有剧毒,可由胃肠道吸收而引起吐泻、腹痛等中毒症状,章先生用15~24克左右入煎剂而未见有中毒者。章先生认为:"有头晕如酩酊状者"为药物所致,即古籍所谓"若药不瞑眩,厥疾弗瘳",但用量以不超过30克为度。临床运用中常与当归、桃仁配合,其行滞化瘀止痛的效果极好,亦为章先生所创见。还有治胃病选用皂荚子、葶苈子、薤白头等,超乎常规用药之惯例,而为章先生又一独特之经验。对胃功能衰减或消化障碍,表现为胃痛、胸闷、脘胀、心下痞硬、大便艰而不爽,舌苔白腻或垢浊者,每选用此类燥湿健脾、醒胃调中、行气消胀之品。如谢姓患者,进食后胃之右侧既胀且痛,且多作于午后,此胃功能弱也。处方:薤白头12克,生枳实、皂荚子、莱菔子、乌药、晚蚕砂、谷麦芽各9克,海南片6克。又如屠姓患者以心下痞硬为主症,饱食更甚,饥亦不减,干呕,腹中雷鸣,大便难,属胃肠功能不健而异常发酵者。处方:薤白头、谷麦芽各12克,生枳实、神曲、海南片、葶苈子各9克,制黑丑、乌药各6克,另以加平散9克分2次服。所谓异常发酵者,当是宿食不消。方中选用皂荚子、葶苈子、薤白头等药。其中,皂荚子除和血润肠外,《本草图经》云:"治膈痰吞酸。"葶苈子不仅长于泻肺利水,且有消食散满、导滞宽中之功,《本经》谓其"主癥瘕积聚结气,饮食寒热,攻坚逐邪,通利水道"。薤白头多用于胸阳不振之胸痹,《本经逢源》曰:"捣汁生饮,能吐胃中痰食虫积。"《岭南采药录》曰:"能发散解表,健胃开膈。"章先生用诸药治胃病脘胀皆获著效。在消食化滞药中,还常取蚕砂、两头尖、五灵脂、鸡屎醴,其目的在于以浊导浊。鸡屎醴出自《内经》,用治臌胀有"一剂知,二剂已"的效果,能够逐水,这突破了一般消食化滞用药之常规。此皆值得后学细细体味,仿用于临床。

(原载于《现代名医医案选析》,1989年内蒙古人民出版社印行)

四十三、清温为本分八法

——章次公先生治痢经验

马继松　韩　刚

学习《章次公医案·痢疾门》，发觉其由清、温两大根本法则衍化出的治痢八法，颇有广泛的临床指导意义。

清　法

李中梓曰："夫痢起夏秋，湿蒸热郁，本乎天也……气壮而伤于天者，郁热居多。"前贤又曰："无湿不成痢。"然湿滞蕴久，又极易化热，故清法为治痢常法，对邪正皆实而病程短暂者尤有实用价值。章氏常将清法与疏表、解毒、攻积、固涩四法合参，而辨证分投。

1. 清里疏表法

湿热痢患者如又感受风热时邪，则表现脐下阵痛，痛则欲泄，泄下赤冻，壮热头痛，舌边红中腻或光等症状。章氏常用清热疏表法，习以葛根芩连汤或四逆散为代表方，加入银花、桔梗、防风、杏仁以协柴胡、葛根宣表，佐秦皮、黄柏、苦参、地榆以助黄连、黄芩清里，并配适量调气和血之品，使里通而表自解。遇痢疾初起，但腹痛后重颇甚，常宗"六腑以通为补"之旨，加入大黄荡积推滞。在此法中，常喜配入荷叶，因其"性微温平，味辛"，可"清凉解暑，止渴生津，治泻痢，解火热"，更能"生发元气，裨助脾胃"，以防过分苦寒败胃伤中，足见其用药之精切老到。

2. 清热解毒法

若赤痢泻血而不爽，日夜达数十次，腹剧痛不可按，后重里急，多伴壮热渴饮、舌红少津、脉来数劲等一派阳热炎炎之证候。章氏每投清热解毒法，恒以白头翁汤、香连丸、芍药甘草汤为主方，辅以荠菜花、银花炭、马齿苋、白木槿花、苦参、滑石等，更增清解凉血之效，并恪守蒋宝素"治痢之法，当参入治痈之义"，将消痈排脓之佳品鱼腥草、败酱草等频频入药，极具巧思。他还能不囿于古人"红痢属热，白痢属寒，白属气，赤属血"之说，虽遇赤痢，仍根据张石顽所论"血色鲜浓紫厚者，信乎属热，若淤晦稀淡，或为玛瑙色者，为阳虚不能制阴而下，非温理其气则血不清……"，谨慎辨证，非确系热毒盛壮者，从不轻投大剂苦寒。此和近贤蒲辅周之说"人以胃气为本，治痢亦当先审胃气，热毒痢应用苦寒攻伐者，中病即止；若苦寒太过则伤中气，往往导致正虚邪陷，所谓热证未已，寒证复起"不谋而合。这种以顾护脾胃气阴为首义的原则，值得深研学习。

3. 清肠攻积法

对湿热痢患者,腹痛虽甚,泄后略松,痢下纯赤或夹带白色黏液,脘腹胀满,嗳呃泛恶,脉滑数,舌红苔黄白浊厚者,章氏常视患者体质之强弱或病势之缓急,采用不同的清肠攻积法。分别以小承气汤或十枣汤为主方,佐黄连、秦皮、白头翁、川楝子苦寒燥湿配杏仁、当归、青皮、槟榔降气润肠,共奏奇功。对身体壮实者,还时投黑丑、皂荚、葶苈子、续随子、十枣丸峻攻逐邪,以求速效(25 王案五诊),可供参考。

4. 清化固涩法

热痢或阿米巴痢后期,便次已减,腑行较爽,后重渐轻,虽泄赤黏,但时可见粪,无热或身热缠绵而不高者,章氏常能巧予清化固涩之法。借用治肝胃不和、脘痛吞酸的戊己丸为主方,取其"乙己化土,酸甘敛阴"之意,且佐入秦皮、黄柏、槐花、苦参、银花炭、荠菜炭、地榆炭、熟军炭、陈红茶、焦山楂。一面继续清理肠中残余之湿热,一面和胃敛阴作善后调理。荠菜味甘平,《药性论》云:"烧灰(服),能治赤白痢。"《广西中药志》曰其:"健胃消食,化积滞。"章氏将其配以苦甘凉"能除烦止渴,解腻清神","炒煎饮,治热毒赤白痢"的茶叶,不但止痢甚佳,且价廉易觅,值得推广。

温　　法

对"脾胃阳和生发之气,受生冷之物和湿浊阴邪伤戕"后而成痢者,章氏又擅用温法治之,并能根据表邪的有无、食滞的轻重、体质的强弱、病程的暂久,分别化裁出温里托表、温运导滞、温润化浊、温健固涩四法,以应病情的无穷之变,对慢性痢疾和休息痢尤建卓效。

1. 温里托表法

对患痢又感风寒之邪,表现腹痛便脓又寒热交作者,章氏常宗蒋宝素"痢如有表,予败毒散、小柴胡汤"之旨,合入喻昌的"逆流挽舟"法,组成温表托里一法。其代表方为荆防败毒散,取荆芥、防风、羌独活、柴前胡疏在表之邪,配枳实、薤白、木香、白芍、当归等消滞理气和血,清在里之湿浊肠积,使表解里和,寒热退而滞下止。此法亦即李中梓治泻九法中"升提"、"疏利"二法的衍化发展,虽师古而不泥于古。另此法和清里疏表虽同为表里兼治之法,但彼用柴胡、葛根辛凉宣泄以疏肌,此用荆芥、防风辛温发散以解表;彼常配黄连、黄芩、秦皮、苦参以解毒清肠,此每配扁豆、云苓、川芎、当归温养气血。二法虽同可治表里合病之痢,而实质却有寒热之异,值得玩味。

2. 温运导滞法

对"初得痢,热不显",或休息痢将愈,仍有一些积滞尚未涤清而现白痢或努责无所下、胸脘痛、呕哕等脾虚挟湿的患者,章氏最喜用温运导滞法。代表方为千金温脾汤、洁古芍药汤和保和丸,常配入槟榔、薤白、青皮、枳壳等,消不克脾,温可生气。有时为加强消积之力而投大黄,但亦制熟而用,惟恐损伐脾胃之阳。对"腹中剧痛,痛则冷汗出"断为寒甚者,在用温脾汤的同时,更增入肉桂、艾叶、延胡、山楂以助温导之功(16 欧阳女案);对“便色黑而黏,量甚少”者,加入莪术、香附温理血分(24 王男案二诊);若脾虚较著,瘀浊渐去,便转黄,临圊爽,日仅一二次者,每添白术、云苓(19 胡女案三诊)。方随证转,泛应曲当。孕妇患痢,古人常有投鼠忌器之虑,如近贤何廉臣曾提出“五禁”,其中一禁枳、朴破气,二禁制军破血,主张用张璐调气凉血法。但章氏却遵“有故无殒,亦无殒也”之旨,时常放手用槟榔、枳实、青皮、郁金、木香、杏仁合熟军温导而获效,非学验俱丰者难以为之(10 吴女案)。

3. 温润化浊法

对高年、体虚、重身得痢伴腹部胀满气滞者,章氏恒用温润化浊法取效,主方为危氏《世医得效方》的五仁丸及仲师麻仁丸,常加入蒌仁、当归、白芥子以助温润滑肠之功。此法和上法虽皆属“通因通用”的范畴,但本法以富含油脂的药物润导为主,寓通于润,而收“温者镇其痛,下者去其肠积”之效(21 卢男案)。当归可治“肠燥便难,赤痢后重”,《圣济总录》曾以其配黄连、龙骨治血痢;且杏仁消食去滞之功在《金匮》、《医学启源》和《滇南本草》中都有记载,《杨氏家藏方》更以杏仁配巴豆治暴下水泻及积痢;而李杲又云郁李仁“专治大肠气滞,燥涩不通”,故章氏在其他几类治法中,亦常配入此三药(《章案·痢门》共有 76 诊,有 27 诊用当归,18 诊用杏仁,9 诊用郁李仁),取诸药润下利气又可和血,不仅与“行血则便脓自愈,调气则后重自除”的治痢大法相合,且此类药物补不滞邪,开不伤正,老弱妇孺皆可服用,开辟了一条用油类润下剂治痢的新途径。另在此法中,章氏还常配伍痛泻要方。该方主治“肝旺克脾”导致肠鸣腹痛的泄泻,章氏根据“痢疾与泄泻皆属肠病,用药实可互通”之理,以降气导浊的青皮易理气和中的陈皮,配合白芍、防风疏肝理脾及诸仁温润消滞,共治痢疾,恰到好处。

4. 健脾固涩法

休息痢、噤口痢及胎前患痢而产后不止,出现大便色青或溏黑,无里急后重或虽有而不甚,稍进冷食诸症加剧,甚至二便不能自收持者,章氏明确指出:“畅下后,第二步治法,惟单宁与炭类善其后。”(4 张男案二诊)而大胆投以温健固涩法。临床用理中汤、三奇散、补中益气汤、乌梅丸、驻车丸、十灰丸,配入石榴皮、生艾叶、制诃子、煨益智、肉豆蔻、焦山楂、罂粟壳、陈红茶、百草霜、伏龙肝等收敛肠气,杀菌止痢,并宗周慎斋“下痢血色如猪肝、如紫草、如苋菜汁者,非炮姜不治”之旨,而常将炮姜频频入药。《赤水玄珠》曰:“休息痢者,愈而数日又发……以异功散等补剂加收涩药。”故章氏尤喜用异功散合薏仁、扁豆、神曲、谷麦芽益气健脾,并视证情适当加入上述收涩之品,取效更捷。对久痢纯血、神疲肢清者,责之气血双虚,除改用赤石脂、血余炭由血分固涩,并配别直参、黄芪、升麻、附子大举陷下之脾气,更合熟地、阿胶珠峻补耗亡之阴血,共收“阳生阴长、阳化阴藏”之效(15 陈女案)。若滞下仅减其半,便溏黑,难自约,深恐过涩敛邪,故减其药,且增木瓜、川楝子以疏木郁、解土壅,更合脏连丸吞服,以厚肠壁而止痢。对阿米巴痢之便次频、纯为白黏液者,却在温补收涩的同时,加入苦参、槟榔、川楝子、败酱草,一以杀虫,一以排脓(29 胡男案)。这又是他善于结合现代医学理论用药的明证。另此法和清化固涩法虽同用于痢疾之后期,但彼用治湿热痢,故投苦寒之品以坚之;此为虚寒痢,故赖温涩之味以固之。同中有异,切忌混淆。

结　语

观章氏治痢，从不为“白寒赤热”所拘，而是以辨证为依据。虽系赤痢但其证均显寒象，则大胆投附子、炮姜；而白痢通体现热证时，却予以大黄、黄连。或视病情将温清之药合方，但主次有别，偏寒偏热，丝丝入扣。

他还恪守“大肠者，传导之官”和“痢初无止法”等理论，对泄泻和痢疾初期，不管便之赤白，通常以通便、清热化湿为要着，不但常用小承气、五仁丸、十枣汤等，还将既调气又活血的桃仁、延胡、香附、莪术等频频入药，通过宣通行滞来达到治痢止痛的目的。在腹痛稍减、痢下渐畅时，纵有表证，却大胆根据“通中寓敛”、“敛中寓通”之治则，突破方书“邪未去，不可敛”的治痢禁条，为后世治痢别树一帜。

章氏治痢，即善宗大家大法用药（如治痢用薤白即仿仲师四逆散加减法），亦常取民间之单验方（如用红茶、荠菜花治血痢即源于民间，治痢效方通痢散则出自章回小说《镜花缘》），且有所发挥。如根据桔梗、败酱草均能排脓治肺痈或肠痈之理，将二药借用排肠道脓液以止痢；根据肺和大肠相表里的关系，将治悬饮的要药葶苈子、十枣丸等借用清肠道积滞而止痢；还根据艾叶、延胡可“温宫散寒，活血调气”之理，将二药引用治寒痢引起的腹痛（24于女案，14孙男案）；另遵“黄蜡可收敛护膜，云苓善健脾化湿”之理，将原治血海虚寒、梦遗带浊的威喜丸，巧用于治虚痢（26马男案）。它如由“鱼腥草功擅散热毒痈肿”，悟出可用治痢疾导致的肠黏膜溃疡（14孙男案）；由防风为风药中润剂，悟出能配黄芪升清以止虚痢（11蒋女案）。更通过大量实践指出：“杏仁用大量，以疏利开达，破壅降逆，对痢之积滞而里急后重者有显效”（2何男案）；“十灰丸对肠黏膜出血有直接收敛作用”（14孙男案按语）；“韭菜根炒猪肝可作为久痢虚人的营养剂”（27钱男案）等。徐大椿曰：“凡痢症不现纯虚之象，总不宜人参。”故章氏为避壅补之嫌，不仅很少用参，且极少用白术、山药，一旦用之，亦配以适量芳化流动之品以振奋脾运。至于阴柔腻膈的熟地、麦冬等，几乎从不见用。

（原载于《现代名医医案选析》，1989年内蒙古人民出版社印行）

四十四、辨治湿温有所发

——浅论章次公先生对湿温病的辨治

安徽中医学院　吴华强　马继松

阅《章次公医案》,发觉其对湿温的施治颇多独到之处,在挽救危证中尤多卓见。

祛湿清热,宣透渗利

湿温一证多系湿热二邪相合,“上下充斥,内外蒸熬”,以身热缠绵伴明显胃肠症状为主要表现。由于湿热氤氲胶着致患,正如薛雪所云:“热得湿而愈炽,湿得热而愈横。”故章氏每以祛湿退热为总治则,使湿热两分,具体采用如下数法。

1. 清宣芳化

王孟英曰:“既受湿而又感暑者也,即是湿温。”故章氏于湿温初起常喜用清宣芳化之法,使暑湿外散内消,每以葛根芩连汤、四逆散、达原饮、甘露消毒丹等方,合以“治上焦如羽,非轻莫举”的银花、连翘、青蒿、豆卷、薄荷、茵陈等,并配入藿、佩、蔻、菖之类芳化,共奏殊功。如伤寒一候的劳男,其热弛张无定,渴喜热饮,章氏用蒿、薄、翘、芩清透暑热;佩兰、六一散芳化利湿;因见手臂红点隐隐,更用白薇、地丁防热入营,并宗王孟英“病人舌苔淡白,或厚腻,或干黄者,是暑湿热疫之邪尚在气分,悉以此丹(指甘露消毒丹)治之立效”之言,参以甘露消毒丹,益增清化之力。另如壮热一候的谢女,苔白腻满布,胸窒闷异常,用达原饮原方去厚朴之温燥,合四逆散加葛根清宣,佐佛手芳化。对此等外有表邪的湿温,章氏善以柴葛并用,且倡言柴胡有祛瘀、解热、泄下三用。他平时又告诫门人:在汗多和上壅下闭、上蒙下流等证出现时,最好忌柴葛,或从小量试用为妥。真可谓善用柴胡、葛根者也。

在第五王案中,因高热而“第二天即耳聋,谵语,两手痉动”,虽病重不祥,但仍以连翘、黄芩、豆卷、青蒿子清宣,菖蒲、郁金芳化,为防邪由卫、气转营、血,又佐焦栀、茅根、胆星、川贝冲吞紫雪丹以清心凉营。对此有外邪,且温重于湿者,虽薛雪曾曰“病在二经之表者,多兼少阳三焦,病在二经之里者,每兼厥阴风木。……故是证最易耳聋、干呕、发痉”,但章氏并未浪投平肝熄风或单纯和解少阳,却仍从宣化获效。即使病程稍久,但邪有外退之机者,他亦常取此法因势利导。如上述王案第七诊,因现白痦,当即指出,“半因于毒素由肌腠外泄”,故遵气化则湿化之理,用连翘、葛根、牛蒡、豆卷轻宣肺气,合苡仁、泽泻、车前化湿。朱良春先生按:“葛根用 24 克之多,一取其长于解热,二取其松肌,有促进毒素排泄之功效。”其理乃本于《本草备要》之“葛根……可止渴生津,开腠发汗,解肌退热”。足见其学有渊源。再如发热 13 天的陈女,胸背前后现不明显红点,他指出:“此毒由毛窍外泄。”遂以银花、连翘、黄芩、升麻引邪外出。亦是以祛邪为先也。

2. 疏中健运

湿温病不得外解,必累及脾胃。《温病条辨》即指出:“上焦最少……中焦病最多……当于中焦求之。”而薛雪更有“湿热病属阳明、太阴者居多,中气实则病在阳明,中气虚则病在太阴”之论。对此,章氏每以疏中健运之法,根据证偏阳明与太阴之异,或佐苦寒清胃,或配甘温益脾,代表方为半夏泻心汤、危氏六神散(出自《世医得效方》,系四君子汤加扁豆、山药)等。如刘女,胸闷在吞食厚朴末后已减轻,但章氏从汗多、面色不华断为虚象居多。由于“诸香皆泄气”,故又强调芳香类不宜常服,改予半夏泻心汤加厚朴末(仅用2.4克分吞),以达到调和肠胃、补益健运的目的。对便溏欲呕、苔腻灰黑的潘男,观其神气萧索,脉象沉细,根据章虚谷论湿温证“人身阳气旺即随火化而归阳明,阳气虚即随湿化而归太阴”之说,予六神散合附子、干姜、苡米、伏龙肝,并配以扶火生土的四神丸,使土厚能运湿,而热亦随湿化而散。此外,对于虚人患温的丁男,亦是通过健脾疏运与利湿芳化相结合而退除久热的。

3. 利尿苦坚

湿温淹滞,不得速解,常由中犯下,使便溏溲少。此时,章氏每投利尿苦坚法,选用葛根、黄芩、黄连,合六一散,或以三黄汤加利尿药。如发热早暮起伏且旬余不退的吴某,腹中雷鸣泄泻,虽有谵语手痉,章氏未用清营熄风药,而投葛根、黄芩、黄连,六一合剂,加银花、连翘、赤苓、苦参以止泻。泻止则阴液得复,而热退则虚风自平。又如湿温患者应女,虽耳聋大渴,但章氏认为便泄最可虑,故用三黄汤加苦参、秦皮苦坚其阴以止泄,又入滑石、芦根、绿豆等利尿以实便而不伤阴。湿热之邪被苦寒药燥之、淡渗药泄之,焉不两分而速解!再如前述王案之八诊中指出湿温16日见神清是佳象,但便溏日三四行,却为此时所最忌,因而急予黄连、黄柏、苦参、地榆、荠菜花、白槿花、银花炭等苦坚收敛,合通草、赤苓、荷叶(《纲目》曰其“消水肿”、《医林纂要》曰其“去湿”)、白薇(《别录》言其“下水气”)等利尿去湿,诸药皆寒凉,故热亦随湿去而消。

清营宁血,温通强心

湿温一证,病程较长,往往出现复杂变化。如因湿邪化燥,化火伤津,使病入营血,每有络损血动和心衰营涸之危象。章氏于此亟予止血强心,以冀化险为夷。

1. 凉血清营

遇湿热极盛,犯营动血者,章氏常宗叶桂“入血就恐耗血动血,直须凉血散血”之言,予凉血清营法。如余男案:“湿温已逾两候,此病不忌神昏谵语,最忌便溏色赤,或俗称漏底伤寒是也。”故予苦参、白槿花、荠菜花、银花炭凉血止血,使泄泻得止。病甫3日的宗男,因热高腹痛,便溏如血,苔腻脉数,断为暑湿之邪深伏其内,予白头翁汤合金银花、荠菜、马齿苋凉血止血,配连翘、郁金清营,药简而效捷。而徐男病经17日,热势早暮弛张,且牙龈时时出血,章氏断为阴分受伤,故急治其标,不避滋腻有碍湿热之嫌,用生地、玉竹、花粉、知母合银花、连翘、青蒿、白薇、郁金、菖蒲、碧玉散共收奇功。他还谆谆告诫："热入营血，不可墨守芳香化湿之成法。"巧思灵变，可见一斑。

2. 辛通温阳

湿温一证也常因素体阳虚或过用寒凉，或年老体弱而导致骤然发生由实转虚的突变。对此，章氏尝用明医冯楚瞻的全真一气汤（由附子、人参、熟地、麦冬、白术、怀牛膝、五味子组成），取其温阳而少升浮之弊，育阴而多化气之功。且只要一见心衰之征兆，即使高热，也不畏俗医之非议，放手用此方损益，每使垂危得救。如李男案中云："此严重之湿温证，两日来大便色红，终日神蒙谵语，湿温证而见此候，生命之危，不绝如缕。"投银花、黄柏、白槿花、马齿苋、胆星、菖蒲、至宝丹。二诊指出"红便不再作，是为大幸，终日谵语不休，神烦不宁，而面容如此黄晦，脉搏如此细数，皆与证情相反，表示正气竭蹶，苦寒香开之药势难再进。予全真一气汤作万一之想。"原方用附子 10 克、鲜生地 30 克，仅加远志、胆星各 6 克。三诊时再以此方出入，诸症悉安。另一湿温 17 日之患者施女，面黄神萎，两脉糊数，章氏在危急之中用全真一气汤合紫雪丹，一面育阴扶正，一面慧神祛邪。接诊再加炮姜 3 克而收功。其寒温并用之法，既仿古人，又能活用。

在病入极期、正邪交争的决定阶段，有的患者高热暂退，但章氏指出："热之退，不足喜；热之高，不足虑。所虑在神志迷蒙，脉来糊数。"此乃心阳不健之兆，极易发展至昏痉厥脱，故急投附子辛温通阳以救脱。如余男一案，四诊时热退如常人，但汗多而冷，腹中绞痛，脉不鼓指，于是指出：此非正常之退热，乃虚脱之预兆，还需防其肠出血。并宗《温病条辨·中焦篇》"素阳虚者，加附子"之说，予炮附块、全归、浮麦、煅龙骨、高丽参煎汤代茶，并辅以牡蛎粉外用扑身。药虽寥寥，却扼其要，乃匠心独运之佳案。

养阴益气，致力复旧

湿温既属热病，势必耗伤阴分。吴瑭明言："温病之兼湿者忌柔喜刚，湿退热存之际，乌得不用柔哉！"故湿温后期，湿邪渐化而虽有微热时，章氏多用养阴，辅以益气，强调邪退正衰之时当补之。如余男一案，第六诊时已离险境，虽转向坦途，但还得投用条参、白芍养阴，复入山药、扁豆、茯苓益中，略佐橘皮健运。再如潘男第四诊案曰："热退，歇止脉解除，病势已入佳境。宜静养，慎饮食。如其热复燃，则功亏一篑矣。"遂予归芪四君加沙参、苡米以补益气阴。此类收功复元的案例颇多，治疗皆井然有序，有始有终。

因湿温之证多系阳被湿困，无以透发，致使病情淹缠，故吴瑭强调湿温禁汗、下、润三法，指出："润之则病深不解。"然章氏却巧妙地利用附子的振奋阳气，与大队养阴药如石斛、生地、麦冬等同用，取阳生阴长之意，既无灼阴伤津之弊，更免"湿热一去，阳即衰微"之险，甚而宗"治下焦如权，非重不沉"之法，加入鳖甲、牡蛎之类，如仲男一案的第七诊，病势已将稳定，在投以菖蒲、郁金、连翘、川贝化浊醒神的同时，配入附片、鳖甲、鲜生地、鲜石斛、高丽参须，通过温阳化阴，促使浊降清升，湿开热透，终使诸证迅速向愈。

结　　语

综观章氏对湿温一证的辨治尚有所发，特赘述于后。

1. 倡寒温一统论

他认为："寒温两家没有不可逾越的鸿沟"，批评吴鞠通："以为温病当论三焦，不可循六经，谬矣！"如仲男一案的前后九诊，均按伤寒辨证，而施治却以时方为主，始终以增液汤、生脉散合清心芳化药出入，仅后几诊加入附子。丁甘仁为近代著名的经时溶一论者，章氏不愧为其高足矣。

2. 重视脉诊

自叶桂《外感温热篇》著辨舌大法后，许多医家被"时病重舌、杂病重脉"之说所拘。章氏治湿温虽十分重舌，认为"舌边尖红绛，呈三角形"为湿温典型症状，以之与伤寒鉴别。但他尤重脉诊，多次强调脉糊数的危险性。余男第五诊案："虽体温骤降，幸脉不增数，示正气尚能挣扎。"李男三诊："神志迷蒙，热度与脉搏仍旧高涨，病在危殆中。"潘男四诊中还由"热退，歇止脉解除"来断言"病势已入佳境"。此外，对热挫而脉不减的沈某又指出，"脉不降之因，乃炉烟虽熄，灰中有火"，断其热势必升。这些均是通过脉诊察知和推断病情的。

3. 妙用六神丸

该药原系喉疾要药，然章氏通过大量实践，却认为六神丸"并可兴奋心肌与脑神经"，指出"热病心力衰竭用附、桂，则人多畏惧；用六神丸则既能强心，又不遭谤"，实为心得良言。例如患湿温匝月的孔男，其苔灰腻，其脉濡数，肌肤不润而热，意识欠清，谵语便秘，断为邪气尚未肃清而正气已虚，已是紧张之极，故投四逆散合达原饮加减，并另以参须浓煎代茶吞服六神丸（每次吞服 10 丸），以收强心之效。遣方用心良苦，遂能十日许而瘥。

（原载于《现代名医医案选析》，1989 年内蒙古人民出版社印行）

四十五、胆识久远挽危急

——章次公先生治小儿急性热病之一斑

芜湖中医学校　汪玉兰　马继松

章次公先生对小儿急性热病的治疗独具慧眼。从《章次公医案》所载13种儿科常见病中有关急性热病的辨治即可获明证。

表里同治，疏消并行

小儿由于脏腑娇嫩，形气未充，腠理疏薄，表卫不固，易被外邪所侵。感邪后，因系“纯阳之体”，而六气又易从火而化，常现热证。小儿感受温邪之后，因温为阳邪，加于稚阳之体，非但尤易化热，且更易导致惊厥、昏谵而使险象迭出。自叶桂始，医家多囿于治温当循“卫气营血”之序，故对此等高热多习用辛凉疏表、清热解毒之剂，然往往不见显效。章氏为丁甘仁高足，常执“经时熔一”观点，不受此说所拘。他认为小儿脾常不足，感邪后往往导致乳食停滞，蕴积发热。因外邪与宿食积滞裹挟，表里同病而难速退。虽叶桂在《临证指南·幼科要略·伏气门》中云：“温邪忌散，不与暴感门同法……况热乃无形之气，幼医多用消滞，攻治有形，胃汁先涸，阴液劫尽者多矣。”然章氏敢越雷池，主张治此等高热要在疏散清解的同时加以消导，提出“非清之、下之不能速效”的观点，常能一剂知，二剂已。如治伤食门成幼，发热两日，由脉滑数、苔垢腻、不更衣而腹痛等断为：“此外感兼肠胃病，当表里两解。”用柴胡、连翘、黄芩、蚤休辛凉疏散、苦寒清解，参以消食导滞的枳壳、槟榔和地枯萝。复诊时果然大便畅通而热去。朱良春氏在按语中云：“柴枳同用，深得推陈致新之妙。柴胡并能通大便，是先生独到的经验。”同门王幼案，从其热多作于日晡、溲赤、睡中龂齿等辨为有形之积，除用槟、枳、大黄磨谷消积外，还配入黄芩、连翘引热由表透发，宜乎速效也。又如治温病门陆幼，高热伴气喘神蒙，因排便不爽，予凉膈散合牛黄抱龙丸表里同治、疏消并行。二诊时，其热弛张起伏，见神迷谵语、腹部膨满，遂用青蒿、连翘、寒水石等辛凉疏散清解，并用枳实、槟榔、蚕砂、皂荚子消食，郁金、瓜蒌、知母、地龙化痰，配以神犀丹凉血安神以防逆传心包之变，终使40℃高热得以消退。同门丁弟因热病延长二候而神迷，断为其“病灶多半在肠”，在用竺黄、胆星、蚤休、紫雪丹消痰热、通大便的同时，虑及肺与大肠相表里，略佐连翘、青蒿以疏宣肺表之邪，双解而取效。

上病下取，釜底抽薪

风热乳蛾类似急性扁桃体炎，系由风热邪毒壅于肺胃，上扰咽喉所致。小儿脏腑娇嫩，易为风热所侵。如常食煎炙煿烤之品,肺胃每蕴积热,稍受外邪即诱发而成乳蛾。章氏不仅善于将其与白喉鉴别,且施治更有精辟之处:除采用疏风、消肿、清解的射干、薄荷、银花、僵蚕、桔梗、甘草、山豆根、板蓝根直接从局部治疗外,一遇大便难通,则放手投以硝、黄通便泻火,顿挫炎炎之势。朱氏在按语中云:"尝见此类患者,咽痛红肿,汤水难咽,下之则病去大半。"林幼痄腮,亦在用辛凉清解的同时,配防风通圣丸通便退热。程幼患百日咳,因身热壮甚,为防肺闭,用射干配牛黄抱龙丸,复诊更用太乙丹通肠泄热。又丹痧门王小和王幼,除用常法治局部症状外,还分别配以浮萍、赤苓、通草、茅根、地龙、绿豆或浮萍、栀子、通草、茅根、六一散以利尿,引心火下泄,亦属釜底抽薪之变法,对后学良多启迪。

时症后期,注重色脉

前人常认为小儿脉不足为凭。章氏治高热,虽以证为主,但在时证后期却每以望色诊脉为重,强调指出:"凡时后证期,凭脉而不凭舌。"此乃小儿脏腑未全,形气未充,易虚易实,而由实转虚尤为多见之故。临证遇色脉稍一不足,即加强心之药,尝谓:"脉为血府,脉软弱,心力衰,血之运行不畅故也。"虽见发热、咳呛,入夜气急胸高,两鼻翼煽动,却根据脉细数软弱而舍寒凉清解法,改麻杏石甘汤,加桂枝以通脉强心。再如王幼,泄泻1周,四肢厥冷,虽见高热,但脉却沉细。章老胆识过人,舍证从脉,断为"心火大衰,非温药不能拨乱反正",在用大剂附子理中汤温振脾肾阳气的同时,仅用少许黄连反佐,"厚肠壁而止泻"。朱氏在按语中大声疾呼:"此等证如误用大剂苦寒,可导致亡阳之危!"章氏对面色和形态亦十分注意,如宗幼患麻疹,将回之际高热不退,气急鼻煽,除用麻杏石甘汤退热平喘外,观其面色灰败,配炮附子温心阳而救逆。泄痢门徐幼,大便清稀,日十余行,精神疲乏,终日迷迷嗜睡,尤其是其肢冷面白,故成为用附子理中汤的确实依据。

在疾病危重之标,章氏还常根据色脉来判断预后。如王幼高热达39.3℃,泻时攒眉苦目,知其腹痛努责。他指出:"凡稚孩病痢,最能使正气衰沉",观其"独头动摇,泪缺少,脉沉细",认为该患孩"败象迭见,痢属难瘥"。而在温病门丁弟案第四诊中,虽亦见两脉沉细不鼓指,他却宗张景岳"小儿虽发病容易,变化迅速,但其脏器清灵,易趋康复"之言,而认为:"壮年人见此脉,便难挽救;未冠者心脏浑璞,遭侵害易衰弱,亦易恢复,故见此脉,未必定是绝症。"均值得后学细究深研。

自叶桂《外感温热篇》对舌诊大加阐发后,"时病重苔,杂病重脉"似乎已成医界之定见。然章氏不落窠臼,从数十载临证中得出:"时病亦不可不重脉"之真谛,于医学之发展功莫大焉!

草药外治,简便易行

小儿服药不便,且因体稚质嫩,对药物反应较成人为显,故外治法遂为历代医家所重视。清代陈复正在《幼幼集成》中即记载了多种外治方法。章氏对此法亦每每采之,内外并施,收效更速。如肺炎门夏幼,断为肺闭实证,因痰声漉漉,除用生白附、白芥子、竹沥半夏、石菖蒲、远志合胆星、蚤休、地龙及玉雪救苦丹温寒并投、泄痰开窍外,另用麻黄9克,白芷12克,苏子15克,橘皮、佩兰各9克。煎汤令吸其蒸汽(注意勿入口)。朱良春按:"以麻黄、白芷等煎汤令吸气，对于许多重症肺炎确有改善症状的作用。”又如王幼泄泻，以白芷、升麻、蟾皮、赤石脂共末，葱汁调敷脐部，以补内服药力之不逮。沈幼下痢脱肛，外用罂粟壳、五倍子、石榴皮、陈红茶煎汤熏洗肛门。冯幼便溏后重，亦用陈红茶、地榆蒸熏肛门。高幼患乳蛾，用玄明粉溶于温开水中漱口。丹痧王幼初诊时以元明粉冲水漱口，复诊时改用锡类散外吹等等，均是外治法的佳验。

章氏常用单方草药治病，如张幼患麻疹，“瘖历6日，依归壮热脉数，气粗鼻煽”，在用大剂麻杏石甘汤加味的同时，另用干荷叶一角、绿豆衣9克代茶。陈幼患百日咳，章氏指出：“此症如见壮热，并发肺炎易如反掌。”在用三拗汤加镇咳化痰的同时，取活麻雀一只，去毛及肠杂煎汤饮。在丹痧王幼一案的二诊中指出：“表之后，当清之。”除用滋阴清解药外，还用陈萝卜缨120克煎汤代茶。此法源于王孟英《随息居饮食谱》中所介绍：“凡一切喉证，时行瘟疫，斑疹疫痢，水土不服，饮食停滞，痞满痞疸，胀泻脚气，痧毒诸病，洗尽(指萝卜缨)浓煎服之。”

此外，章氏注重对草药的应用。如以蚤休治壮热惊厥，干荷叶宣发透疹，地枯萝、望江南消食导滞等，均值得验证推广。

结　语

章氏对小儿急性热病的施治经验，除上述四个方面外，用药量不轻于成人以及无效者易方较频等，也是其独到之处。如温病门丁弟初诊时，因湿温并重、壮热神迷，故连翘、石菖蒲均取12克，其他药亦极有分量，袪邪毫不手软，以求速战速决。然此证用清解药而效果不显时，亦未过拘于湿温缠绵难愈，而是由脉沉细不鼓指而改用茯苓四逆汤去干姜，加当归、白芍、大枣、二芽等回阳益气、养血健脾，以图急救。急性热病非比慢性虚证，虽需有方有守，更需有胆有识，方能当机立断，力挽危急。

（原载于《现代名医医案选析》，1989年内蒙古人民出版社印行）

四十六、章次公先生《乡居治验录》简析

无锡市惠山区前洲镇医院　沈桂祥

章次公先生(1903—1959),名成之,字次公,号之庵。江苏镇江人。我国杰出的中医教育家、临床学家。1955年应召晋京,任卫生部中医顾问、北京医院中医科主任,兼任中央保健局中南海保健医师等职。1959年11月6日因肺癌不治,溘然长逝,终年56岁。

先生早年毕业并任教于上海中医专门学校,师从名医丁甘仁、曹颖甫及国学大师章太炎先生。在沪从事诊疗和教学工作,蜚声医坛。据1931年《中国医学院院刊》第2期赵锡庠、谢诵穆撰《本级小史》记载:"民国十七年春,王一任、章次公诸先生创中国医学院于上海黄家阙路","会武进徐衡之先生鉴国医之否塞不振,蓄志兴学,与渊雷、次公二先生立场既合,同气相应,上海国医学院乃于民国十八年春成立龙华路上",倡"发皇古义,融会新知"校训。值此纪念章次公先生诞辰一百周年之际,谨将业师孙砚孚先生当年就读上海国医学院时保存完好的《实习观摩集》、《杂病医案》油印合订本所载的章次公撰《乡居治验录》,原文恭录于次,以飨读者,使次公先生尘封70余年的宝贵治痢医案和经验,流传于世,补朱良春先生1999年10月编辑出版的《章次公医术经验集》痢疾门医案收录之未及也。

乡居治验录　　章次公

慈亲见背,村居读礼,谬采虚声者,犹时以医事过问。大港西十字街,赵少儒夫人,病赤白痢下,凡十余日。体瘦神疲,身热泛恶,家人虑其不治,丐予诊以决之。其人在未病痢下之前,颈际瘰疬破溃,浓水涔涔未已,正气久伤,重以肠辟,恶候已见,病之棘手,不待言矣。

赵夫人　　(废历)八月十三日晚章成之制方

痢有二忌,厥为身热、泛恶,今兼而有之,难治。

生白芍七钱,苦参片三钱,木香后下一钱半,炒银花三钱,生地榆四钱,川连一钱,洗当归二钱,血余炭三钱,陈红茶一钱。浓煎频服。

附注:此方白芍、当归意在去其后重,川连、苦参清肠杀菌,地榆、银花、血余炭、陈红茶所以止其肠膜出血,木香芳香,吾特取其调味而已。

赵夫人　　十四日晚二诊

病略瘥,仍之。

赤白芍各四钱,地榆炭三钱,白头翁三钱,油当归三钱,银花炭三钱,血余炭三钱,香连丸入煎钱半。

附注:此方服后身热尽减,大便已爽利而次数减少。

赵夫人　　十六日三诊

热已退,泛恶亦平,病情确有转机。所堪虞者,体质素羸弱,加以久延床褥,正气不支耳。

炒白芍五钱，炒白术三钱，地榆炭三钱，油当归四钱，潞党参二钱，山楂炭三钱，茯苓四钱，六神曲三钱。香连丸人煎钱半。

附注：此方服后，略烦闷，未几即舒。

赵夫人　　十八日四诊

痢后前人有养阴和胃一法，今师其旨。

干地黄二钱，生白芍三钱，钗石斛钱半，西洋参七分，炒冬术钱半，盐水橘皮一钱，炙甘草八分，扁豆衣钱半，生谷麦芽各二钱半，陈仓米三钱。

附注：此方服后以糜粥调养而愈。

予治痢好用倪涵初治痢三方，观此一案之用药，实亦不能越其范围也。

按　赵夫人痢疾案，病赤白痢旬余，体瘦神疲，身热泛恶，且系结核病患者，颈际瘰疬破溃，脓水涔涔未已。症情凶险，"恶候已见"者矣。先生早年治痢"好用倪涵初治痢三方"，前后凡四诊，服药不过十剂，糜粥调养而愈。案语简洁，重点突出，如初诊仅17字，对痢疾恶候已明确指出，并示明预后。二诊案语仅"病略瘥，仍之"5字，盖药既合拍，毋庸更章矣。三诊虽然热已退，泛恶平，但久延床褥，正气不支，仍属可虑，意在病虽趋向好转，仍应慎重对待，不可丝毫疏忽也。直至四诊，始行履险入夷，养阴和胃，以善其后。仅此一案，便可觇先生辨证用药之缜密，既治证，又治病，中西医理结合，可谓丝丝入扣，吉光片羽，弥足珍贵也。时至21世纪的今天，仍有颇多揣摩借鉴之处。

考清人倪涵初，浙江山阴(今浙江绍兴)人，因世医治痢疾多循常规而效不显，故根据痢疾不同阶段，自立三方，多有奇效，撰《倪涵初痢疾三方》。谓痢疾初起，服"初起煎方"；若十日半月外不愈，服"加减煎方"：若延至月余，见脾胃弱而虚滑者，当服"补理煎方"。根据痢疾之特点，又提出了忌温补、大下、发汗、分利之法。并主张清邪热、导滞气、行瘀血、消导疏通大法，不泥于成法，但又不离乎规矩，对治疗痢疾有一定参考价值。赘言补释，以悉倪翁之法，而窥次公先生治痢之要妙也。

四十七、继承章次公先生的医德医术，发扬中医药学

安徽无为县二坝镇医院　彭益胜

章次公先生是我国中医现代史上一位备受医界尊重的著名中医学家。其为人正直、医德高尚，医术精湛而自成一家，已为中医界所公认，堪称杏林巨匠，一代宗师。在纪念章先生诞辰一百周年之际，我们后辈要缅怀先生为中医药学奉献的丰功伟绩，继承他高尚的为人品格与医德医术，努力发扬我国中医药学，更好地为广大人民群众健康服务，使中医学发挥它应有的作用。现拟从以下几个方面谈谈学习章先生的崇高品德和学术思想。

（一）以章次公先生的人品和医德为榜样，做一名受人尊重的医生

章先生师承孟河丁甘仁先生，学问渊博，医术精湛，堪称德高望重的医家。在上海开业行医之际，处处为患者着想，尤其是同情贫苦就医者。在上海开业的日子里，他每天规定时间专为穷苦人诊疗，不收诊疗费用，无钱买药者，还给予免费赠药。

上海何时希先生在回忆中写道："章先生在上海开业时，所收诊金仅及一般中医之半，深夜出诊也呼之即去，故有平民医生的称誉。但因诊号很多，也能累积多金，其本性淡于名利，其应聘去京是想为昔日衷中参西，振兴中医的宏愿可以有所展现"。

从以上的叙述可以看出，章先生的为人品格确实高尚，以诚信为本，对患者关爱仁慈，堪称苍生大医而不过誉。孔子曰："志于道，据于德，依于仁，游于艺。"章先生的仁心医德正如其言，闻之令人肃然起敬。

（二）继承章先生学术思想——发皇古义，融会新知

发皇古义，融会新知，是章次公先生治学座右铭。章先生不仅对仲景学术深有研究，又能及时吸收新的学术思想。对叶天士等苏派医学合理的部分也乐于接受。既无墨守成规之法，又无门户之见，思路活泼自然，真正身体力行地实现他的治学格言。

章先生治学严谨，立足点高，主张博览群书，巨细不捐。曾师事国学大师章太炎，对印度因明学悉心研究。因是指推理论证的依据，明即知识和智慧之意，与中医辨证思想有相同之处。很自然，研究因明学将直接有助于中医的辨证思维能力。

章先生对仲景书作出了客观的评价："仲景之书所以可贵，因为他有纯客观的思想，反对医家诊病处方轻视临床证候草率从事的精神，从自己实践中的直接经验，结合前人的经验成果，掌握证候群，定出许多应用的规律，这是仲景的具体成就，也是仲景书的主要内容。"章先生热情地歌颂张仲景伟大之处是具有"人民医生"的光荣称号。他郑重地说道："如果仲景不是具有丰富的临床经验的'人民医生'，就不可能有这样高度的成就，他的法则，确具

治疗上的优越性，在今日仍被中医界广泛运用着。这正是仲景不同于其他医家之处。”历代名医都是通过勤奋读书，勤于临证，对患者如同亲人，真心实意地为患者服务，几十年日积月累，才成为大众信得过的人民医生。正如吴鞠通所言：“进与病谋，退与心谋，十阅春秋，然后可得。”章先生高瞻远瞩，他的这种实事求是的思想作风，时至今日，仍然十分正确，对现实有很深的教育和指导意义。

章先生在接受前人的经验方面实事求是，毫无成见。对温病学大师叶天士作了高度评价：“所可佩者，融汇古人之论而自成一家学说，使以往医理与治疗，顿改旧观，且开创清代三百年医学之基础。善读古人书，富于创造力，叶氏诚一代医学人豪也。”在论及张仲景与叶天士二位医家学术思想方面，在寒温两派与经方时方之争问题上，章先生作出十分公平而令人心服的评述。“温病以卫气营血四字为纲领，其归纳证候方法，凭借客观事实，固与仲景之划分六经，异曲同工者也。”但同时章先生又指出：“学如积薪，后来居上，此学术进化之公例也，以吾医家而论，不问病灶，不究病源，纯凭辨证用药，仲景天士俱有得失。”说明章先生读古人书不死于句下，而能善读善疑，取舍有度，发挥古人未尽之意，持论公正公平，合于情理。

（三）治学严谨，正确认识中西两种学术体系

章先生治学严谨，体现在二个方面。一是实事求是，二是细心慎重。例如对《伤寒论》这部典籍作出如是的辨证评价：“《伤寒论》是汉代以前经方家的总汇，是祖国医学遗产中重要的一部分，我们应该接受它的合理部分，批判它的不合理部分，相对的认识其优缺点。”先生十分重视诊断，他说：“我们今天不论研究仲景学说也好，临床上使用仲景治疗方法也好，都不能放弃现代科学的诊断法。”并说：“治学作人，一以贯之，岂但治病为然，而非邃于医而深于名理者，恐其闻之而骇且惑也。”章先生深切地感到：“大凡一个医家，要充实他的临床经验，必须深入群众，寻求访问。”这些精辟的论述，正说明章先生做人治学十分严谨，诊病处方用药审慎，不随便马虎。尊古而不泥古，读书自出见解，且能引伸文意，自成一家之言。

关于中西学术，世人都以为是两种学术体系，如冰炭相反，但章先生持公平合理之论，从中西医二者之间的分别联系处来沟通平衡。他说：“中医的诊断，有些地方不及西医，但也有其突出之处，不但诊断如此，中医的一切都是从综合的整体的着眼，不同于西医学片面地过于重视局部的变化，如果既从整体着眼，又注意局部的病灶，则辨证论治当更为精切，更接近于了解事物的本质。”又说：“夫中西医之学术，立场根本不同，西医以生理解剖为基础，治疗必述病原物为根据，中医则反是，以医者之直觉推求天人之变，阴阳虚实之理，禀赋之强弱，土地之厚薄，藜藿膏粱之异，劳心劳力之别，精思冥悟，辨析毫芒，然后出之于有条理，有系统之学说，药与证相符，病与方不悖，自然得心应手，迎刃而解矣。”

章先生对经方与时方、伤寒与温病两大派系之争，评论极为公平。

尤其值得称颂的是，章先生首倡中医临床要“双重诊断，一重治疗”的学术主张，是颇合临床实际的，在当时实属难能可贵，为医界所推崇，在今天的中医临床上仍然有其重要的现实指导意义。

综上所述，章次公先生确是一位学问渊博，医术精湛的中医大家。我们应继承章先生高

尚的人品，光辉的业绩和富有创新的学术思想。

我们要学习的是章次公先生在他一生中怎样以全副的精力来发掘祖国医学遗产，在临证实践中发扬提高，充实论证，开拓新的思路与方法。从而把我国的中医药学提高到一个新的水平，使中医药学走向世界，为人类作出更大的贡献。我想，这便是我们对章次公先生的最好纪念。

四十八、章次公治学的求实精神

曹向平

章次公先生逝世已经20多年了。回忆20世纪30年代，我曾听过先生的多次讲学，亦曾数度问业于先生之门。我的印象，他是一位不拘小节的学者，对中医事业怀有革新之望，于古籍尤能探微抉奥，并力求新知而补其不逮。治学强调求实。博览强记，精思熟虑，重在实践中探明是非，而不轻信“成法”。对于后学，循循善诱，若有一得之见，每引为他山之助。并屡以昌黎“师不必贤于弟子，弟子不必不如师”之语，激励后起。今就见闻所及，述其二三事，以窥其治学精神之一斑。

一、议陆九芝评叶天士

先生原系经方派。他对《伤寒论》、《千金》、《外台》、《本事方》用力尤勤，治温热宗陆九芝《世补斋医书·广温热论》。这和他师事曹拙巢、赵吉甫，友善陆渊雷，并得与诸先生之切磋砥砺有关。后来他在实践中遇到并非如陆九芝所谓“温热病治之得当，无不于旬日贻之以安”的客观事实，因而他说：“吾侪早年受其濡染，以为温病两候之外，皆是误治致之。嗣后亲友中有寒热甫起即邀诊者，愈治愈重，麻桂、青龙、栀豉、芩连、白虎，无不备尝，终归无效而已，始恍然叶氏创轻灵纤巧之剂，实不得已而为之，非故与仲景立异，亦非仲景之叛徒也。”又谓“陆九芝评论叶氏之处，不能使叶氏心折无辞”。于是他在临床上，熔仲景、天士之方于一炉，疗效更见提高，诊务日盛。

先生还认为，对待学术问题和前人学说，可以有自己的见解，但只能有我见而不应有成见。所以他在陆九芝评叶天士席姓案后说：“后人欲评前哲之学说，最不可先有成见，成见横梗胸中，其流弊为武断。九芝批此案，成见既深，武断毕露。滋水制热之法，用于热病，至叶氏乃有步骤，有条理，从存津液至生津液，实为叶氏之最大业绩，吾人不可一概抹杀也。平心论之，叶氏自有其不可及处，尊信太高，诋毁太过，俱非持平之论。”先生这种实事求是，在实践中检验是非的态度，以及不囿于门户之见、尊重师友学术思想的高尚品格，在今天继承整理祖国医学和学派争鸣中，仍然值得提倡和学习。

二、从实效出发，主张中西医结合

20世纪30年代，正是中医处于遭受歧视摧残的时期。当时有志于复兴中医和革新中医的颇不乏人。但章先生对当时在理论上穿凿附会的“汇通派”是有不同看法的。他说；“往日五行生克、运气胜复之说，高材者尚能墨守，以为应用之标的，今易以神经细胞，科学方式,遂使中医多一层魔障。学力浅陋者,并无深切认识,从此不愿进取,而于新学理又仅皮毛而已,更少彻底了解……今则条理紊乱,系统丧失,倒悬于新旧之间,失据于进退之路。”可见他对五行运气之说,是持批判态度的。他很重视吸取西医知识,但反对那种穿凿附会、生搬硬套的方法。认为这样,则中医的体系必然破坏无余,而精华糟粕更混淆不清,尤其浅学之辈,中西医学均一知半解,莫知适从,欲求发扬,自属空话。他的主张仍是立足于实践的。他曾想与陈端白、徐衡之先生合办一平民医院,主张各种病证,皆用西医最新而精确的诊断方法,治疗仍用中药,经方时方,民间单方,悉可采用,以有实效为依归。这样“中西医案之优劣,胥于此中得一明白之结论。倘中药竟奏全功,一人如此,十人如此,甚至百分之百如此,于是再推研药理,于是中医能治某病,能治者发扬之,不能者摒弃之,此之谓科学方式”。后虽因财力受限,有志未逮,但仍未放弃这一方式,他在临证时,遇有疑难病例,往往约请西医会诊,以明确诊断,从而检验其疗效的得失。

三、勇于总结治疗失败的教训

医案是临床经验的积累。很多医案中详述了复杂病情、诊治曲折、而终获痊愈的全过程。这是我们临床上重要的参考资料。但是先生提示人们还应注意“古人医案,多后生刊定,自诩著作者,皆不可恃,以作者自表功绩者多,讳言失败者尤多,医之学识有深浅,经验有多寡,终其身从不杀人误人者,不易言也。世宁有以文字自讼者乎。此有价值之医案所以少也”。这是他感到古人医案中,在治效方面有很多渲染浮夸之处,不能尽信,尤其失败病案,百难得一。因此,他自己很留心总结失败病例,详叙始末,并取太史公所谓“人之所病病疾多,医之所病病道少”之意,将其失败病案,编成《道少集》,以自勉勉人。兹录其肠寄生虫病误诊为痨的失败案例如下:

仲君年 24 岁,镇江人。家族无虚劳史。3 年前,左颈曾患瘰疬,今已收敛,瘢痕存在。自去年春初,自觉肌肤不和,他人以手抚之,亦有热象,缠绵至今,体日以惫,家人恐其痨已深沉,特嘱来沪,就诊于予,一决预后。当下午 2 时,热已 102 度(华氏),脉亦细数达百至,予亦认为肺痨嫌疑甚重,盖瘰疬为结核性淋巴结肿大,今热如此之高且久,非痨而何,为处一方:

仲世兄仲景所称之虚劳,概括现代神经衰弱及营养不良。明代慎柔主用攻瘀,景岳主用滋阴,则确为痨瘵也。此证为虚劳,抑为痨瘵,当以 X 线检查之。今以其面色黄晦如此,甘温能除大热之法较妥。川桂枝 1.5 钱,全当归 3 钱,黄芪 4 钱,杭芍 3 钱,山萸肉 3 钱,仙鹤草 5 钱,炙草 1 钱,生姜 3 片,红枣 9 枚。

此后面色显见好转,此案之力居多。3 日后怡和医院 X 线报告,旧有结核病灶,今已石灰化。病者之久热不退,既与肺病无关,而面容黄晦,则其热殆贫血欤。贫血系何因而致,尚未了然,爰介绍就诊于李邦政博士,听肺无问题,当验血及大小便,报告有钩虫。贫血之因在此。诊断既明,方药自亦有效,旬余患者脉静身凉。受此教训,自省思虑未周(绝未有虫病之联想),乃遍考古籍,在王孟英所著之《古今医案按选》中,得孙文垣治潘姓小孩一案,恍然自失,惛然自丧。不如今人,犹可说也,以西医有别种诊断之助;不如古人,当施夏楚。录之既自惕砺,且勉后起。

从本案的失败记录中,充分反映了先生的襟怀坦白,勇于吸取教训,开始诊为虚劳而不曰痨瘵,不用清滋而用甘温,此先生高明之处。钩虫感染每导致贫血,但长期发热者实不多见。检便确诊为钩虫病，所谓"方药自亦有效"，想系结合驱钩而奏效，此先生所以主张以西医诊断方法为应用之助也。于此可见先生不仅能总结失败教训，而且敢于公诸教学，不计毁誉。这种治学态度和医疗作风，在当时确属令人敬佩，在今天更应加以发扬。

章先生的治学态度是严肃的，也是求实的。他是主张用新来之学识，与古人之理论，对勘研究之，既不是今而非古，也不尊古而非今。他对理论也好，经验也好，不独重于持之有故，言之成理，而更在于行之有效。这种实践第一的观点，即在今日视之，未始不是正确的。

四十九、章次公诊治热病重视维护心力的学术思想

俞淦琪

章次公先生(1903—1959),江苏镇江人。曾悬壶执教于沪上。先生学识渊博,达古通今,学贯中西,堪称中医近代史上的巨擘。本文谨就《章次公医案》(以下简称《医案》)中关于诊治热病重视维护心力的学术思想,试作探讨。

(一)参合古今,创论温病维护心力之见

温热病心力衰弱之危症,临床不为鲜见。清代温病学家守温邪伤阴之说,论及颇少,虽仲景《伤寒论》设有少阴病篇,专论心力式微,盖寒温之鸿沟,未敢逾越。章次公先生认为:"吴鞠通以为温病当论三焦,不可循六经,谬矣。"(《医案》·张案·91页)指出:"温热家也存在着缺点,即他们对心力的维持显然重视不够,误以伤寒为热病,过分拘泥为寒所伤,因此对温病现少阴、太阴等症候时便觉左右为难。"(《伤寒论讲稿》未发表)先生对易水派医家张景岳、高鼓峰敢于在温热病热势鸱张之时,直用参附之类的胆略十分赞赏,曰:"体弱之人,而病极严重之温邪,缠绵时日,正气更伤,此生死之关键系焉。夫正气旺盛则生,衰竭则死。纯用清温开泄,祸不旋踵,昔张景岳治京师一少年,舌焦神愦,以大剂温补回生,其书犹在。"(《医案》·陈案·43页)先生不拘寒温门户之见,灵活运用《伤寒论》六经和温病卫气营血、三焦的辨证方法,冶寒温于一炉,以伤寒心阳虚衰之论,补温邪伤阴不足之见。且能参合现代医学理论,认识《伤寒沦》少阴病的实质,曰:"少阴病的主证是脉微细,但欲寐,已出现了生理机能衰退的现象,病人已缺乏正常的抵抗力,循环机能障碍。"指出:"少阴病必须挽救垂危的心脏。"(《伤寒论讲稿》未发表)章先生对温热病维护心力的学术见解独树一帜,对温病学的发展作出了贡献。

(二)详审脉证,辨析心力式微之征

温热病出现心力式微,是病情的危急关键时刻。章先生积验颇丰,对温热病现心力式微的某些体征,独具慧眼,辨析入微。尤其在脉诊、神识表现和胸痞的阐发上甚为精辟。兹分述如下:

1. 脉法

章先生对温热病的心力衰微脉象的认识,宗于仲景《伤寒论》少阴病脉象的观点,以"脉微细"为主要指征,尝谓:"夫脉为血府,脉软弱,心力衰,血之运行不畅故也。"(《医案》·邢案·320页)在其热病医案中述及的大要有:

(1)"脉来糊数"、"两脉糊数"此脉象散乱难及,脉息急促疾动。见之于湿温病在二三候之间。先生以为此脉的出现,"非病之常规也"。告诫曰:"病伤寒十二日,其热在弛张不

定中。热之退，不足喜；热之高，不足虑。所虑在神志迷蒙，脉来糊数。扶正实为当务之急，医者当权衡其轻重缓急，不可墨守成规。"(《医案》·仲案·26页)

(2)"脉不鼓指"，"两脉沉细不鼓指"。其象：脉细数无力，重按始得。良由心阳不支，血脉失其鼓动。见之于"热势退清如常人，汗多而冷。"或"检温不及彀……神气萧然。"(《医案》·潘案·36页)或高热阳证现此脉的阳证见阴脉之候。皆为"心力大衰"的阳脱之象，先生指出此情"恐非细故"，亟宜温阳救脱。

(3)"脉搏如此细数"，"脉之细数而软弱"，于病邪未去，正气竭蹶之证中见之。先生曰："凡时症后期，凭脉而不凭舌，今两脉细数，阳症而见阴脉，危候也"(《医案》·丁案·314页)。

(4)"脉微欲绝"为体弱之人罹感时邪或病极严重之温邪，缠绵时日，正气更伤，于病之极期，症现：高热谵语，脉微欲绝。先生认为：此脉为"生死之关键"，乃心阳将亡之征兆。

2. 神识

热病之神识昏迷有闭脱之分，闭者属实；脱者属虚，属心阳衰微者为亡阳之脱证。温热病出现心阳虚之神识症状，因邪热缠绵，虚实夹杂，泾渭难分。仲景《伤寒论》少阴病之"但欲寐"，其象：精神萎靡不振，困倦嗜卧，其状似睡，若呼之则略振作，少顷又如前状，为心阳将亡，神气萧萎之征。章先生谙熟仲景之旨，在温病中尤善辨析识别。《医案》中述道："热虽不高，而合目有迷蒙状。""与人问答，有意识者半，不知所云者半，合目则谵语频作。""终日谵语不休，神烦不宁。""面色苍然，神气萧索。""精神萎靡""神志时明时昧"。这些记述，说明先生在临床上对温热病的神识辨析何等细致入微！

3. 胸痞

温病见胸痞证者有虚实两端，实为湿热交阻胸膈；虚为心阳不振，血脉失之旋运，需温少阴之阳也。先生于刘女案曰："湿温症之闷大别有二：热度高时，心脏不强之闷，其脉多虚弱；热不高亦闷者，营养缺乏居多，仲景称为虚痞。"寥寥数语，道中了辨析胸闷之机的真谛。

(三) 博采众方，权衡心衰诸证之宜

章先生对热病心力衰弱的治疗，一是宗于《内经》"寒者热之"的治疗原则温阳救心。同时根据温热病伤津耗阴的特点，对冯兆张的全真一气汤最为赏用。二是常用紫雪丹、六神丸强振心力，体现了先生善于掌握和运用中药现代药理研究的成果，不囿于寒温之宜忌，拓展了运用中药治疗心衰的新途径。兹对先生常用的方剂分述如下：

1. 参附汤

组成：人参、附子。功具回阳、救逆、固脱为大温大补之剂。近代药理研究证实：人参附子均具强心之功。章先生于温热病现心阳不支之虚脱证，则以此方挽救之。

2. 全真一气汤

组成：熟地、麦冬、白术、怀牛膝、五味子、制附块、人参。本方为明清间浙江海盐冯兆张创制的一张名方，功具补阳滋阴摄纳。原书指证："上实下虚、上热下寒之证，下泻上喘，唇口焦裂，五心壮热，手足指尖皆冷，脉则细数无伦，两尺更弱。"

近代药理研究，本方的熟地、五味子、附块、人参均具强心之功。章先生对温热病邪热未去，心已呈现阴竭阳衰的危证，最常用此方。

3. 紫雪丹

组成：滑石、石膏、寒水石、磁石、羚羊角、青木香、犀角、沉香、丁香、升麻、元参、甘草、朴硝、朱砂、麝香、黄金。功用清热解毒，镇痉开窍。现代药理学研究：犀角、元参、麝香具有强心之功。先生谓紫雪丹“可补仲景之强心方法之不足。”（《医案》39 页）并用于高热谵语神蒙，脉微细而数之候。

4. 六神丸

组成：麝香、牛黄、冰片、珍珠、蟾酥、雄黄。本为解毒消肿之剂。先生认为：“六神丸可兴奋心肌与脑神经”（《医案》20 页）近代药理研究证实：丸中之蟾酥、麝香具有强心作用。先生谓：“热病心力衰竭用附桂则人畏惧，用六神丸既能强心，又不遭谤。”（《医案》20 页）洵为心得良言。